运动损伤的

EVALUATION AND REHABILITATION

评估与康复训练 全书

全彩图解版

[英] 莫琳·拉芬斯珀格 (Maureen Raffensperger) 著

汪皓男 陈铮威 杨璐铭 译

U0258404

人民邮电出版社

北京

图书在版编目（CIP）数据

运动损伤的评估与康复训练全书：全彩图解版 / （英）莫琳·拉芬斯珀格（Maureen Raffensperger）著；汪皓男，陈铮威，杨璐铭译. -- 北京：人民邮电出版社，2023.11
ISBN 978-7-115-60826-0

Ⅰ. ①运… Ⅱ. ①莫… ②汪… ③陈… ④杨… Ⅲ. ①运动性疾病－损伤－康复训练－图解 Ⅳ. ①R873-64

中国国家版本馆CIP数据核字(2023)第027493号

版权声明

免责声明

本书内容旨在为大众提供有用的信息。所有材料（包括文本、图形和图像）仅供参考，不能替代医疗诊断、建议、治疗或来自专业人士的意见。所有读者在需要医疗或其他专业协助时，均应向专业的医疗保健机构或医生进行咨询。作者和出版商都已尽可能确保本书技术上的准确性以及合理性，并特别声明，不会承担由于使用本出版物中的材料而遭受的任何损伤所直接或间接产生的与个人或团体相关的一切责任、损失或风险。

内 容 提 要

本书旨在为物理治疗师、运动康复师和运动防护师等运动康复领域从业人员提供关于运动损伤预防、评估与康复训练的一站式指南。

本书分别对上肢（肩关节、肘关节、前臂、腕关节和手）、躯干（颈椎、颞下颌关节、胸椎和腰椎）和下肢（骨盆、髋关节、膝关节、踝关节和足部）的解剖学结构、生理学特点，以及常见运动损伤的产生原因、评估方法和针对性康复训练进行了详细讲解。此外，本书采用文字讲解与分步真人示范图相结合的方式对评估方法和康复训练进行讲解，并配以大量总结性表格，能够有效帮助读者理解和掌握相关内容。

- ◆ 主　　编　[英]莫琳·拉芬斯珀格（Maureen Raffensperger）
  译　　　　汪皓男　陈铮威　杨璐铭
  责任编辑　刘　蕊
  责任印制　马振武
- ◆ 人民邮电出版社出版发行　　北京市丰台区成寿寺路 11 号
  邮编　100164　电子邮件　315@ptpress.com.cn
  网址　https://www.ptpress.com.cn
  廊坊市印艺阁数字科技有限公司印刷
- ◆ 开本：700×1000　1/16
  印张：27.5　　　　　　　　　　2023 年 11 月第 1 版
  字数：705 千字　　　　　　　　2025 年 1 月河北第 6 次印刷
  著作权合同登记号　图字：01-2022-2042 号

定价：248.00 元

读者服务热线：(010)81055296　印装质量热线：(010)81055316
反盗版热线：(010)81055315
广告经营许可证：京东市监广登字 20170147 号

前言

我与助理物理治疗师一起工作且教授物理治疗专业的学生超过 35 年，我希望本书能够表达我对助理物理治疗师职业的高度尊重，以及对未来助理物理治疗师在专业领域发挥重要作用的乐观态度。

作为一名骨科医生，我认为助理物理治疗师必须熟悉以下内容：物理治疗师及助理物理治疗师团队的工作方式，循证医学在指导临床实践方面的应用，组织愈合的过程以及不同干预措施对组织愈合的影响。因此，在本书的前四章中，我将重点讨论这些基础内容。

本书的其余各章是按身体部位排列的。在每一章中，我将对相应部位的解剖学和运动学基础知识进行简要描述，接着介绍相应部位的常见损伤。对于每种损伤，我将从病因/致病因素、临床体征和症状、特殊试验、常见的干预措施、预防措施和手术患者的干预措施等几方面进行详细讲解，并在最后提供总结性表格，以便读者对上述内容进行复习和巩固。

在本书中，我致力于重点介绍助理物理治疗师的工作内容，包括数据收集和干预措施，并详细描述特殊试验和干预措施的细节。除了关节活动度测量、徒手肌力测试和功能性活动能力测试之外，物理治疗还涉及许多其他评估方法。这些评估方法可帮助助理物理治疗师进行诊断和记录患者的情况，也是助理物理治疗师与物理治疗师进行有效沟通的基石。我努力通过本书提供更多关于常见损伤以及经研究证明有效的干预措施的知识。然而，我们也要意识到在现有的康复计划（plan of care, POC）内进行临床实践也是很重要的。了解文中 POC 与推荐的干预措施之间的差异，将帮助助理物理治疗师更深入地理解临床推理过程，从而更好地与物理治疗师配合开展治疗工作。

鸣谢

　　如此庞大的一个项目需要很多人的支持。首先，我要感谢我的孩子、我的姐姐和我的朋友。感谢他们在过去几年中的支持、鼓励和耐心，使我能够优先完成本书。我还要感谢出版社的工作人员，特别是编辑梅丽莎·达菲尔德（Melissa Duffield）和珍妮弗·派因（Jennifer Pine）。他们不仅是出版人员，而且是我的朋友。与此同时，感谢我的工作单位——西密苏里州立大学，以及我的同事们，让我有时间完成本书。最后，感谢我的学生们，他们让我的这趟旅程保持新鲜。

莫琳·拉芬斯珀格（Maureen Raffensperger）

审稿人

黛安娜·埃布尔斯（Dianne Abels），M.S.P.T.
副教授，临床教育学术协调员
助理物理治疗师课程
黑鹰学院
伊利诺伊州，莫林

莫顿·约瑟夫·艾梅（Morton Joseph Aime），
PT,DPT,OCS,GCS
助理教授
艺术、科学和健康专业
圣母湖学院
路易斯安那州，巴吞鲁日市

乔·安·拜内（Jo Ann Beine），PTA, MLS
助理物理治疗师课程教师
助理物理治疗师系
阿拉珀霍社区学院
科罗拉多州，利特尔顿

帕特里夏·布雷迪（Patricia Brady），PT, DSCPT
教学专家
助理物理治疗师系
安妮阿伦德尔社区学院
马里兰州，阿诺德

尼佳·金－冈萨尔维斯（Nijah Chinn-Gonsalves），
PT, MHA, DHS
课程主任
助理物理治疗师课程
ECPI 大学
弗吉尼亚州，里士满

马修·康奈尔（Matthew Connell），MPT
课程主任
助理物理治疗师课程

佛罗里达州立学院
佛罗里达州，布莱登顿

山姆·M. 科波莱塔（Sam M. Coppoletti），PT,
DPT, CSCS
课程协调员 / 教员
科学与健康系
辛辛那提大学克莱蒙学院
俄亥俄州，巴达维亚

劳拉－贝丝·福尔特（Laura-Beth Falter），
注册物理治疗师（安大略省），BSc.PT, MSc.
康复科学课程讲师
医疗保健系
triOS 学院
加拿大，安大略省

莉萨·芬尼根（Lisa Finnegan），PTA, ACCE
讲师，临床教育学术协调员
助理物理治疗师课程
南内华达社区学院
内华达州，拉斯维加斯

扎卡里·D. 弗兰克（Zachary D. Frank），DPT,
MS (HCA)
副教授
健康科学系
华盛本大学
堪萨斯州，托皮卡

迈克尔·B. 弗里茨（Michael B. Fritz），MS,
ATC, PTA
教授
助理物理治疗师课程
北岸社区学院

马萨诸塞州，丹弗斯

朱迪思·加夫龙（Judith Gawron），MSPT,DPT
教授
健康科学（助理物理治疗师）系
伯克希尔社区学院
马萨诸塞州，匹兹菲尔德

安·玛丽·赫伯特（Ann Marie Herbert），MPT, OCS
兼职讲师
助理物理治疗师课程
沃什特瑙社区学院物理治疗康复保健中心
密歇根州，安阿伯

凯利·N. 杰克逊（Kelly N. Jackson），PTA
讲师
助理物理治疗师系
克拉克森学院
内华达州，奥马哈

朱莉安娜·克莱普弗（Julianne Klepfer），BS PT/MASS
助理教授
助理物理治疗师课程
纽约州立大学布鲁姆社区学院
纽约州，宾汉姆顿

希瑟·麦克雷尔（Heather MacKrell），PT, PhD
课程主任
健康科学系
卡尔霍恩社区学院
亚拉巴马州，坦纳

乔斯·米兰（Jose Milan），PTA, M.Ed.
系主任/副教授
助理物理治疗师系
奥斯汀社区学院
得克萨斯州，奥斯汀

马里萨·C. 米勒（Marisa C. Miller），PT
助理教授

健康课程
沃尔特斯州立社区学院
新泽西州，莫里斯敦

德博拉·S. 莫尔纳（Deborah S. Molnar），PT, DPT, MSEd
课程主任
助理物理治疗师课程
纽约州立大学坎顿技术学院
纽约州，坎顿

杰里米·奥尔德姆（Jeremy Oldham），MEd, BS, PTA
临床教育学术协调员
助理物理治疗师课程
马里兰州阿勒格尼学院
马里兰州，坎伯兰

琼·E. 桑切斯（Jean E. Sanchez），PTA, BHS, MHS
助理教授
卫生服务管理学士
沃西本恩大学
堪萨斯州，托皮卡

杰奎琳·沙卡尔（Jacqueline Shakar），DPT, MS OCS LAT
系主任
助理物理治疗师系
伍斯特山社区学院
马萨诸塞州，加德纳

洛丽·斯莱特豪（Lori Slettehaugh），MPT
副教授
助理物理治疗师课程
堪萨斯城堪萨斯社区学院
堪萨斯州，堪萨斯城

罗舍拉·斯蒂芬斯（Roschella Stephens），PT, MS, CSCS
教师

目录

第二部分

上肢　51

第五章

肩关节的骨科干预　53

第六章

肘关节和前臂的骨科干预 111

第四部分

下肢 253

第十章

骨盆与髋关节的骨科干预 255

第十一章

膝关节的骨科干预 305

第十二章

足部和踝关节的骨科干预 369

第一部分

助理物理治疗师和骨科康复管理

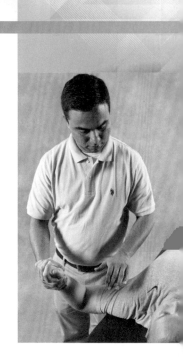

第一章
助理物理治疗师在骨科物理治疗中的作用

学习目标

　1.1　解释骨科患者治疗中的数据收集和干预的重要性。

　1.2　识别患者病史中的一些重要情况，并解释其对骨科治疗的影响。

　1.3　识别患者体格检查中的一些重要情况，并解释其对骨科治疗的影响。

　1.4　讨论体格检查中特殊试验的使用，以及正确解释和再现其作为评估患者康复进展的测试的重要性。

　1.5　列举助理物理治疗师在治疗骨科疾病中使用的问题解决技术的组成部分。

简介

物理治疗在骨科疾病治疗中起着重要作用。对于患者来说，迫切需要获得助理物理治疗师（physical therapist assistant，PTA）和物理治疗师（physical therapist，PT）的专业指导。助理物理治疗师必须非常了解常见的骨科疾病及其病因或致病因素、相关的症状、临床体征、常见的干预措施，以及预防措施。除提供出色的护理外，助理物理治疗师必须注意以下事项。

- 特别注意患者状态的变化
- 与主管物理治疗师进行有效沟通
- 系统性地收集数据，包括特殊试验的结果
- 在物理治疗师为患者制定的康复计划（plan of care，POC）之内，提供基于循证的治疗干预措施
- 患者教育

患者检查与评估

物理治疗师对患者进行初步检查与评估。这包括询问病史和进行基本的体格检查，然后进行更具体的体格检查，从而为患者建立一个POC。为了提供适当的护理，在治疗患者之前，助理物理治疗师必须对护理计划有充分的了解，包括所有禁忌证或预防措施。

病史

在了解患者的病史时，物理治疗师需用心倾听患者对其症状或问题的主诉，判断患者的问题并缩小检查的范围。

患者病史中常见的要素如下。

- 对患者主诉的描述
- 可能的诱因
- 发病以来的时间
- 激惹性
- 加重和缓解病情的因素
- 已进行的诊断性检查（表1-1）
- 治疗史或手术史
- 发病前的状况，包括疾病
- 目前使用的药物（表1-2）

- 职业和/或日常活动
- 生活状况
- 以前的功能水平

体格检查

基本体格检查是在病史采集之后进行的。在基本体格检查中，物理治疗师对患者进行系统检查，筛查肌肉骨骼、神经肌肉、皮肤、心血管肺部、胃肠道和泌尿生殖系统。物理治疗师将患者目前症状的信息，与生命体征、活动范围、力量、感觉/本体感觉、肿胀、平衡、协调、反射、姿势、触痛和功能活动等的评估信息整合。在基本体格检查后，物理治疗师应该对患者的情况有一个或多个初步的假设。

随后进行更具体的体格检查，目的是支持或反驳这些假设。具体体格检查包括评估患者对关节活动、体位、运动和特殊试验的反应。在骨科物理治疗中，有数百种特殊试验。这些试验的诊断价值各不相同。物理治疗师经常使用几种试验来排除或证实一种诊断。一些特殊试验在作为一组试验的一部分时，其敏感性或特异性就会增加。对于有文献支持的一些特殊试验，文中也进行了介绍。助理物理治疗师必须熟悉物理治疗师使用的数据收集方法和特殊试验，这样才能充分解释检查的结果，理解康复计划，并将患者的状态变化准确传达给物理治疗师。本书介绍了一些疾病的常用数据。表1-3列出了由物理治疗师和助理物理治疗师评估的数据，包括正常值、测量方法和参数。

临床警示标志

物理治疗师在进行体格检查时，会记下可能预示着更严重病变的医学"红旗征"。发现患者存在"红旗征"通常表明需要将患者转到其他医疗专业人员处进行进一步检查。表1-4中列出了物理治疗师必须注意的一些常见的"红旗征"。

因为物理治疗师是一个医学职业，所以在过去的二十年中，物理治疗的从业人员已经越来越意识到"红旗征"的重要性。最近，专业人员采

用黄旗、橙旗、蓝旗和黑旗等术语来表示影响护理和治疗的其他因素。这种分类方式有助于助理物理治疗师认识到可能影响患者症状和患者对治疗的反应的生物 - 心理 - 社会因素等。

黄旗代表心理社会因素，包括患者对其身体

问题的认知。橙旗代表精神疾病。蓝旗代表康复中影响与患者工作有关感知的因素。黑旗与蓝旗相似，代表康复中影响患者重返工作岗位的政策或规则。表 1-5 提供了黄旗、橙旗、蓝旗和黑旗问题的案例。

表 1-1 诊断性检查

检查	目的
X 线片	诊断骨折、脱位、关节炎、骨坏死、骨肿瘤
计算机断层扫描（CT）	诊断 X 线片上没有显示的肿瘤或骨折，以及胸部、腹部和骨盆的病变。CT 在诊断肺炎、癌症、骨骼病变和脑出血方面优于 MRI
磁共振成像（MRI）	诊断肌肉拉伤、韧带扭伤、软骨和椎间盘的软组织病变。MRI 对脑瘤和脊髓病变的病理诊断优于 CT
骨扫描	诊断应力性骨折、关节炎、骨感染和癌症
多普勒超声	诊断血凝块
血管造影	观察通过动脉或静脉的血液的流动情况，以诊断血管病变
脊髓造影	诊断椎间盘突出症、椎管狭窄症。将染料注射到蛛网膜下腔，然后进行 X 线片或 CT 检查
关节造影	诊断关节韧带、软骨、肌腱和关节囊的病变
椎间盘造影	确定椎间盘的健康状况。将染料注射到关节盘，然后进行 CT 检查
双能 X 射线吸收法（DEXA）	测量骨密度以诊断骨软化症和骨质疏松症
肌电图（EMG）	评估神经和肌肉功能，以诊断神经疾病、神经根病变和影响肌肉的中枢神经系统病变
神经传导速度（NCV）检查	通常与肌电图一起进行，以评估神经功能，用于诊断神经卡压

表 1-2 用于治疗骨科疾病的常见药物

药物类别	药品通用名称	效果	注意事项	常见副作用（>1%）
非甾体抗炎药（NSAID)	萘普生 阿司匹林 塞来昔布 布洛芬 美洛昔康	减少炎症、退烧、止痛	阿司匹林过敏者禁止使用 会使肝功酶学指标升高 会使血压升高 增加心脏病发作和脑卒中的风险	恶心，呕吐，胃部不适，出血
非麻醉性止痛药	对乙酰氨基酚	退烧、止痛	无	无主要副作用
麻醉性止痛药	右丙氧芬 麦培林 氢可酮 吗啡 羟考酮 曲马多	止痛	有成瘾的风险	便秘，昏昏欲睡，疲倦，恶心，呕吐，意识混乱，口干舌燥，皮肤瘙痒，出汗

续表

药物类别	药品通用名称	效果	注意事项	常见副作用（>1%）
骨骼肌松弛剂	环苯扎林 奥芬那定 甲基卡巴莫 美沙酮 卡里索普多	减少肌肉痉挛	有下列情况之一者不宜服用：患有心血管疾病 或心力衰竭；青光眼、肝病；甲状腺功能亢进症。增加癫痫发作的风险	味觉改变（金属味）、视力模糊，口干，昏昏欲睡，疲倦，头晕，头痛，便秘
甾体抗炎药	氢化可的松 泼尼松 地塞米松	减少炎症，止痛	抑制免疫系统 会使血糖升高 会使血压升高 会使骨密度降低 增强精神方面的反应	液体潴留，失眠，情绪波动，烧心，胃部不适

表 1-3 骨科疾病评估中收集的数据

生命体征

心率

根据年龄预测的最大心率：使用传统公式（220 − 年龄）或田中公式［208 −（0.7 × 年龄）］计算。

以根据年龄预测的最大心率的 60% ～ 80% 进行锻炼或以卡氏公式［（0.7 × 心率储备）+ 静息心率，其中心率储备 = 最大心率 − 静息心率］的心率计算结果进行锻炼

血压

高血压前期：收缩压 >120mmHg 或舒张压 >80mmHg。

高血压：收缩压 >140mmHg 或舒张压 >90mmHg。

如果收缩压 >210mmHg 或舒张压 >110mmHg，患者应该停止运动

呼吸频率

成人的正常呼吸频率是每分钟 12 ～ 16 次。

如果呼吸频率 >45 次 / 分，患者应该停止运动

血氧饱和度

血氧饱和度正常为 95% ～ 99%。

一般来说，如果血氧饱和度下降到 90%，就需要注意；

如果血氧饱和度下降到 85% 以下，患者应该停止运动

体温

正常体温为 97.8° F ～ 99° F（1°F ≈ − 17.2℃，余同）。

患者在发烧时应该停止运动

平衡

使用平衡工具进行评分，如计时起立和行走（TUG）、四位站立测试、伯格平衡测试等。

一般来说，可按 0 ～ 4 级评分，具体如下。

0——在没有最大帮助的情况下不能采取或维持一个姿势。

1——在有帮助的情况下，如在手臂或照顾者的支持下，能够采取一个姿势。

2——能够维持一个姿势，但不能在阻力下保持平衡。

3——能够在中等程度的阻力下保持平衡。

4——能够在最大的阻力下保持平衡

关节活动度（ROM）

可以测量选定的关节，并以度数记录或评估功能水平

深腱反射（DTRs）

- 0 代表不存在
- 1+ 代表减弱
- 2+ 代表正常
- 3+ 代表轻度亢进
- 4+ 代表非常亢进

力量	姿势
可以通过徒手肌力测试（MMT）、测力计评估功能。评估的等级如下。 5 级（良好）——能够在重力作用下完成动作，并在最大阻力下保持。 4 级（正常）——能够在重力作用下完成动作，并在中等阻力下保持。 3 级（一般）——能够在重力作用下完成动作，但是不能抗阻。 2 级（弱）——能够在去除重力作用的情况下完成动作。 1 级（差）——试图做动作时可感觉到肌肉收缩；没有明显的动作。 0 级——没有明显的肌肉收缩	矢状面：一条垂直于地面的线穿过外耳道，通过肩峰，在髋关节旋转轴的后方，在膝关节旋转轴的前方，并通过小腿的外侧。 冠状面：头部中立，肩水平，肩胛骨棘突 2 英寸（1 英寸 ≈ 2.54 厘米，全书同），髂嵴水平，腹股沟皱褶水平，双足处于中立位。 水平面：头部中立，肩部和骨盆垂直于足，足稍外旋且双侧对称，足不旋前或旋后

肿胀	功能水平
1+ 代表正常。当手指按压在皮肤上时，会留下一个几乎无法察觉的印记。 2+ 代表轻微水肿。当手指按压在皮肤上时，15 秒内仍有压痕。 3+ 代表中度水肿。当手指按压在皮肤上时，压痕会持续 15 ~ 30 秒。 4+ 代表明显水肿。当手指按压在皮肤上时，压痕持续时间大于 30 秒	评估从仰卧到坐、从坐到站、转移、站立、步态方面的协助等级和运动质量。 独立——能够在没有协助、辅助设备或额外时间的情况下完成。 有条件的独立——能够独立完成，但需要辅助设备或额外的时间。 设置——能够在环境经过设置的情况下独立完成任务。 监督——能够在有或没有辅助设备的情况下完成任务，但需要远距离的监督和 / 或言语 / 视觉提示。 待命协助（SBA）——能够在有或没有辅助设备的情况下执行，但需要近距离监督和 / 或言语 / 视觉提示。 接触保护帮助（CGA）——能够在有或没有辅助设备的情况下执行，但需要密切监督、触觉提示和言语 / 视觉提示。 最低限度的协助——仅在最低限度的协助下就能完成。照顾者的协助约占 25%。患者完成大约 75% 的任务。 中度协助——能够在照顾者的适度协助下（约占 50%）完成。患者完成约 50% 的任务。 最大帮助——能够在照顾者最大限度的协助下完成。照顾者的协助约占 75%。患者完成大约 25% 的任务。 依赖——无法执行

续表

疼痛	肌张力
以视觉模拟评分法进行疼痛分级（0～10级），或 Wong-Baker 脸部表情评分法进行疼痛分级（0～10级）	使用改良阿什沃思量表进行分级（0～5级）。 0——肌张力没有增加。 1——肌张力略有增加，在关节活动度末端呈现最小的阻力或出现卡住和释放。 2——肌张力轻微增加，在关节活动度的50%以内呈现最小抵抗，随后出现卡住。 3——肌张力在大部分关节活动度内有较明显的增加，但受累部分较易被移动。 4——肌张力显著增加，被动运动困难。 5——患部在运动中僵直

认知

警觉性和导向性（4级）

人、地点、时间和情况

其他工具：

圣路易斯大学精神状态检查（SLUMS）

迷你脑电图

表 1-4 常见的红旗征 [1]

系统	体征 / 症状
心血管系统	• 患冠状动脉疾病，并出现胸痛、肩痛、颈痛或颞下颌关节（TMJ）疼痛，尤其是在服用硝酸甘油后缓解 • 下肢活动引起上肢疼痛（如骑自行车、走路、爬楼梯） • 运动中或运动后疲劳感持续的时间超过预期 • 晕倒（晕厥），且在晕倒前没有任何警示迹象 • 后侧大腿或小腿疼痛
呼吸系统	• 持续地咳嗽、呼吸困难 • 仰卧时肩部疼痛加重
消化系统	• 食物、牛奶、抗酸药引起的肩部、背部、骨盆或骶部疼痛
皮肤系统	• 有最近发现的肿块或结节，或以前存在的肿块或结节发生变化 • 痣的近期变化 • 存在肿大的、无痛的、橡胶状的淋巴结
神经肌肉骨骼系统	• 肌肉无力，深肌反射减少 • 骨痛，因负重而加重，在夜间加重 • 与活动无关的疼痛 • 渐进的神经系统缺陷，如无力、感觉丧失、反射改变、肠道或膀胱功能障碍 • 无痛性无力 • 无法解释的体重减轻 • 疼痛不因体位改变或休息而缓解，且在夜间出现 • 没有创伤史的胸部、背部、髋部或肩部疼痛

[1] 修改自 [Goodman, C. C, & Snyder, T. K. (2012). *Differential diagnosis for physical therapists: Screening for referral* (5th ed.). St. Louis, MO: Saunders.]

表 1-5	生物－心理－社会方面的常见临床警示标志
临床警示标志	案例
	黄旗征：灾难化，或把健康问题想得很严重；对运动、再次受伤或返回工作岗位过度恐惧；对健康问题过于在意，有不良的应对策略
	橙旗征：精神疾病，包括人格障碍、临床抑郁症
	蓝旗征：工作满意度低，与同事或主管的关系差，工作环境差，或认为工作环境导致不适合在返回工作岗位后改变工作职责
	黑旗征：不利于重返工作岗位的政策或法律，保险理赔方面的冲突，诉讼，职业危害

助理物理治疗师的作用

助理物理治疗师在物理治疗师 - 助理物理治疗师团队中的作用是动态的。患者往往会在一个治疗过程中出现明显的变化，从而让骨科物理治疗的实践具有挑战性和灵活性。助理物理治疗师负责提供程序性干预措施、收集相关数据，并与主管物理治疗师和其他参与患者护理的人进行沟通。

提供干预措施

在检查和评估患者后，物理治疗师建立诊断、预后、护理计划和患者的治疗目标。物理治疗师必须考虑以下几个因素来决定是否将干预措施委托给助理物理治疗师[2]。

- 所选择的干预措施是否在助理物理治疗师的职责范围内？
- 患者的情况是否足够稳定，可以委托助理物理治疗师进行干预？
- 委托给助理物理治疗师的干预措施的结果是否可预测？
- 助理物理治疗师是否具备提供所选干预措施的知识、技能和能力？

- 与干预有关的风险和责任是否已被识别和管理？
- 助理物理治疗师提供物理治疗师相关服务是否满足所有支付方的要求？

如果上述问题的答案均是肯定的，物理治疗师可以指导助理物理治疗师提供特定的干预措施。助理物理治疗师利用个人知识和经验，在物理治疗师制定的康复计划中选择干预措施。助理物理治疗师也可以修改康复计划中的干预措施，但选择和修改干预措施需要助理物理治疗师有充足的知识储备。

使用问题解决技术来指导干预措施

助理物理治疗师提供干预措施是一个不断利用问题解决技术的过程。这一过程包括决定何时和如何提供选定的干预措施、何时修改干预措施，以及如何确保患者的安全和舒适。美国物理治疗协会的教育、认证和实践部门合作创建了助理物理治疗师在患者 / 客户干预中使用的问题解决流程，如图 1.1 所示。这个流程对助理物理治疗师来说是一个非常有用的工具。

收集数据

数据收集发生在患者治疗的整个过程中，从而确定患者是否在康复。助理物理治疗师通过观察、提问和评估患者情况来收集数据（见表 1-3）。随后助理物理治疗师将重新评估最初由物理治疗师收集的大部分数据。助理物理治疗师可能会收集的患者的数据包括生命体征、认知、活动范围、力量、关节末端感觉、水肿、疼痛、平衡、协调、深层肌腱反射、肌张力、姿势、功能活动性（包括步态）和 / 或特殊试验，从而确定患者是否在朝着既定的目标进步。如果患者的进展缓慢，或者注意到意外的体征或症状，或者达到了既定的目标，助理物理治疗师会向物理治疗师报告数据结果。

沟通

在助理物理治疗师促进患者康复的三个主要作用中，沟通是最关键的。助理物理治疗师与患者、患者家属、物理治疗师和其他人进行言语和非言语的沟通。由于骨科物理治疗的动态性质和相对较少的复诊次数，助理物理治疗师与物理治疗师的沟通是频繁的。

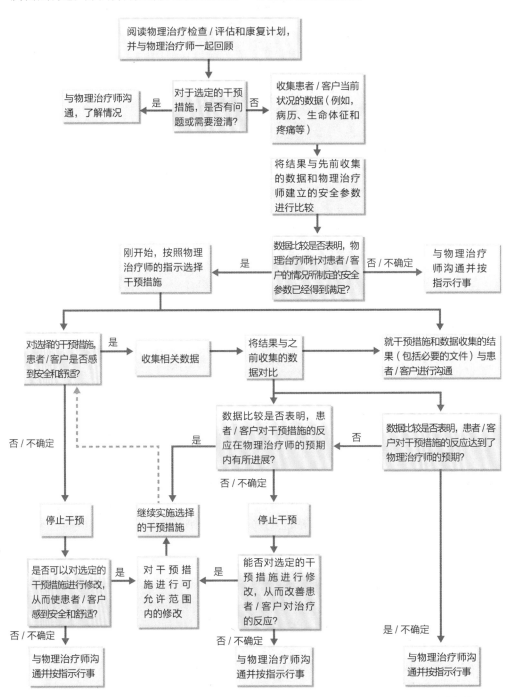

图 1.1 由美国物理治疗协会教育、认证和实践部门开发的问题解决技术流程图，展示了助理物理治疗师在提供干预措施时使用的问题解决流程 [3]

专栏 1-1	重述、反驳和澄清的积极倾听技巧的案例	
	患者说的	助理物理治疗师的反应
重述	"希望我变得更好，这样我就可以和我的孙子们一起玩。"	"你的一个目标是能够和你的孙子们一起玩耍？"
反驳	"我希望我的背部变得更好，这样我就不需要做手术。"	"原来你在担心需要做背部手术的可能性。看来做手术会与你繁重的工作形成冲突。"
澄清	"确定治疗是否对我有帮助，因为上次治疗没有帮助，这次问题更严重。我还必须考虑到我的女儿必须请假带我去接受治疗。我不想觉得自己是个负担。"	"你最关心的是治疗对解决问题是否有帮助，对吗？"

与患者及其家属沟通

患者想知道他们的症状产生的原因，物理治疗师和助理物理治疗师正在做什么，他们可以做什么来得到改善，需要多长时间来恢复，如何防止复发，以及预期结果。最初物理治疗师会与患者讨论这些问题，因此助理物理治疗师与物理治疗师站在同一起跑线上是很重要的。与患者沟通的一部分包括使患者了解他们的状况，但使用混乱或复杂的医疗术语会使患者感到害怕，可能对他们的康复产生不利影响。一个不错的解决方法是助理物理治疗师询问物理治疗师在与患者沟通时对患者的具体考虑。倾听患者的意见与交谈同样重要。积极的倾听技巧包括重述、反驳和澄清[4]。专栏 1-1 给出了积极倾听技巧的案例。

与物理治疗师沟通

物理治疗师和助理物理治疗师之间的有效沟通对患者的康复是至关重要的。物理治疗师和助理物理治疗师之间的沟通应该是开放和诚实的，可以双向提供信息。为了避免产生误解，助理物理治疗师要明确对检查结果和康复计划的疑问。物理治疗师也需要被告知患者的意外的反应、数据收集的结果，以及实现目标的进展。助理物理治疗师可以向物理治疗师建议修改康复计划，但康复计划的任何修改必须由物理治疗师完成。在问题解决技术的流程中，助理物理治疗师与主管物理治疗师的沟通是必不可少的。

与其他人沟通

除了与患者和物理治疗师沟通外，助理物理治疗师还经常通过书面文件与其他医疗机构和付款人沟通。所有文件必须准确反映所提供的治疗的全部内容，不能遗漏任何已做的事情。沟通记录和文件应足够完整，以便另一个物理治疗提供者在原助理物理治疗师不在的情况下治疗患者。所有文件应清晰、准确、及时和简明。

用批判性思维将这一切联系起来

批判性思维是物理治疗实践的基础（图 1.2）。收集的数据、提供的干预措施和患者教育是由批判性思维决定的。数据收集为干预措施提供信息，而干预措施又为进一步的数据收集提供信息。适当的患者教育是由数据收集决定的，并且应包括干预措施的信息。最后，与物理治疗师和其他卫生保健提供者分享信息是必要的。

骨科物理治疗的指导原则

以下原则可用于指导助理物理治疗师对骨科患者的治疗。

1. 以患者为中心。
2. 观察、思考、倾听、不断提问。保持好奇心。
3. 全面地治疗患者。
4. 注意组织愈合。按照康复计划的指示，对愈合组织施加负荷。
5. 对患者进行教育，但要避免使用令人恐惧或惊恐的术语。

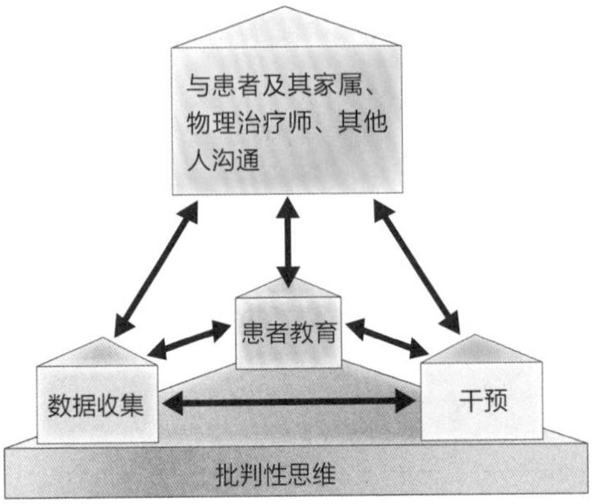

图 1.2 批判性思维是物理治疗实践的基础。助理物理治疗师收集数据、提供干预措施，并教育患者和家属。这些康复内容是助理物理治疗师与物理治疗师和其他医务人员沟通的内容。与其他医务人员的沟通为数据收集、干预和患者教育提供依据。所有这些内容都由助理物理治疗师记录下来

6. 与主管的物理治疗师保持沟通。

7. 遵循康复计划,使用证据来指导干预措施。

总结

在骨科疾病中，物理治疗在患者尽快和完全恢复方面起着重要作用。助理物理治疗师必须了解骨科物理治疗的目标，了解组织愈合的知识，并了解基于证据的干预措施，以协助物理治疗师提供最高标准的康复措施。接下来的三章将分别讨论这些考虑因素。

复习题

1. 与同学讨论当你在患者病史中注意到以下各项时对你治疗的影响。

   a. 患者有长期使用泼尼松治疗慢性阻塞性肺病的历史（>7 年）。

   b. 患者住在没有电梯的公寓的二楼。

   c. 患者诉说 2 年前开始的疼痛。

   d. 患者有脊髓损伤和截瘫的病史。

   e. 患者的工作需要每天多次举起超过 50 磅（1 磅≈0.45 千克，余同）的重物。

   f. 患者在下床、洗澡和穿衣后，疼痛程度为 9/10。

2. 与同学讨论当你在初步评估中注意到以下医疗提示时对你治疗的影响。

   a. 患者有抑郁症病史。

   b. 患者目前的主诉是由于最近发生的机动车事故，其配偶在事故中死亡。

   c. 患者在工作中受伤，并表示对他 / 她的工作非常不满。

   d. 患者说目前的问题是可能发生的最糟糕的事情，它将永远不会好转，而且疼痛总是 10 分。

3. 阅读下面的初步评估。与同学讨论评估中的重要情况和康复计划。描述你在为这个患者提供康复措施时将会收集的至少六种类型的数据。

患者在家中接受初步评估，评估时间为全膝关节置换术（右侧膝关节）后第 4 天。生命体征：心率为 75 次 / 分，血压为 138/74mmHg，呼吸频率为 14 次 / 分，血氧饱和度为 98%，体温为 98.4°F。患者是一名 65 岁的男性，独自居住在入门处有 3 级台阶、两侧有栏杆的房子中。患者的侄女在接下来的一周里与他住在一起照顾他。他有慢性腰痛的病史，双侧的腕管综合征未修复，还有高血压。他在当地一家食品厂工作，是一名叉车司机。患者说他很想回到工作岗位上，因为他只有 2 周的带薪休假时间。患者之前的功能水平：在没有设备的情况下可以独立行走，但主诉膝关节疼痛。他是全职工作者，业余爱好是修理旧汽车。

客观检查结果如下。除右肩外，上肢活动度正常，右肩的活动度仅限于外展 140° 和内收 120°，主诉疼痛（4/10）。他的左下肢、右髋关节和右踝关节的活动度正常。膝关节活动度为 15°～100°，关节活动度为 25°～95°。上肢力量为 5/5，但右肩外展力量为 4/5，伴有疼痛（5/10）。膝关节的疼痛在最好的情况下被评为 2/10，在最坏的情况下被评为 7/10。

患者能够在有扶手的厨房椅子上从坐到站，需要接触保护帮助。他在躺椅上需要少量协助。他使用带轮子的助行器行走时，需要接触保护帮助／待命协助，行走距离为 40 英尺（1 英尺≈0.3米，全书同），右侧在耐受的情况下负重。患者从仰卧位到坐位，再从坐位到仰卧位，他的右腿需要最低限度的协助。在接触保护和言语提示下，患者使用双侧扶手上下 3 个台阶。患者说他有一个家庭锻炼计划，并且他准确地演示了这些锻炼。他在家中使用冰块来缓解疼痛和肿胀。患者的伤口敷有无菌敷料。钉子未移位，注意到引流有少量黄色液体。

4. 假如你是被指派给上一个问题中描述的患者的助理物理治疗师。你对患者进行了一周的治疗，但患者在步态上没有任何进展。运用问题解决技术，思考你可能的下一步选择。康复计划会如何影响你的选择？

参考文献

1. Goodman, C. C., & Snyder, T. K. (2012). *Differential diagnosis for physical therapists: Screening for referral* (5th ed.). St. Louis, MO : Saunders.
2. Crosier, J. (2010). PTA direction and supervision algorithms. PT in motion.
3. American Physical Therapy Association (2007). Problem-solving algorithm utilized by PTAs in patient/client intervention. In *A normative model of physical therapist assistant education*: Version 2007 (pp. 84 – 85). Alexandria, VA : American Physical Therapy Association.
4. Davis C. M. (2011). *Patient practitioner interaction: An experiential manual for developing the art of health care* (5th ed.). Philadelphia, PA : F.A. Davis.

第二章

循证物理治疗

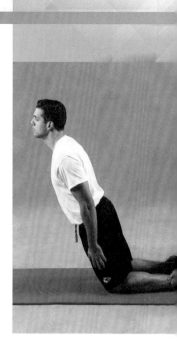

学习目标

2.1 解释证据等级的概念，举例说明各等级的证据，并解释各等级的证据如何影响物理治疗实践。

2.2 列举促使在物理治疗专业中使用证据指导临床决策的因素。

2.3 解释助理物理治疗师在将证据应用于实践中的作用。

2.4 描述助理物理治疗师在物理治疗实践中对证据体系的贡献。

2.5 列举并简要描述研究文章的主要部分。

2.6 比较第一类和第二类错误。

2.7 解释信度、效度、敏感性和特异性。

2.8 解释最小临床重要差异（MCID）在解释物理治疗干预结果中的相关性。

2.9 解释临床实践指南（CPG）如何促进最佳实践。

简介

物理治疗专业正处于历史上最有活力的时期。在这种环境下，物理治疗师必须使用证据来指导物理治疗实践，并告知患者临床结果。因此，本书所介绍的疾病干预措施都是基于有效的证据。助理物理治疗师（physical therapist assistant，PTA）必须先了解什么是证据，如何对证据进行优先排序，以及如何将证据融入实践。

证据的应用为物理治疗的实践提供了活力。研究可以为最佳实践提供信息，并成为干预措施选择的多样性和支撑性的来源。此外，临床专业知识也是证据的一个重要组成部分。当 PTA 开始实践时，他们将积累有关干预有效性的经验，这些经验也将成为今后他们治疗患者的证据来源。

为什么讨论循证实践

1992 年，由医学博士 Gordon Guyatt 领导的团队首次提出循证医学的概念[1]。1999 年，美国物理治疗协会（American Physical Therapy Association，APTA）委员会撰写了一份立场声明，支持"发展和利用以证据为基础的实践，包括整合现有的最佳研究、临床专业知识、与患者 / 客户管理有关的患者价值和情况、实践管理和卫生政策决策"[2]。从这时起，物理治疗研究的数量就有了大幅的增长[3]。简而言之，在过去的二十年里，人们越来越希望、有能力且需要将物理治疗实践建立在证据之上。循证实践（evidence-based practice，EBP）现在已经成为物理治疗专业的指导原则。以下几个因素促使证据应用于实践。

- 由于技术的进步和互联网的兴起，沟通和消费信息的能力提升。
- 患者对其治疗选择的认识有所提升，这在很大程度上得益于其使用互联网获取相关信息。
- 物理治疗界传播信息的能力得到提升。
- 第三方支付方要求物理治疗从业者证明其干预措施的有效性，从而应对不断上涨的医疗费用。

- 物理治疗师和助理物理治疗师将证据应用于实践，其目的是改善患者的治疗效果。

证据的等级

那么，什么是证据？证据包括研究，也包括临床专业知识。证据有多种形式，通常按其产生过程的严格程度分级[4]。等级较高的证据适用性更强，并具有更大的效度和信度。等级越低，证据的可靠性或可信度就越低。图 2.1 展示了证据的 6 个等级。

第 6 级：专家意见、不确定的数据、经验

在证据等级分类金字塔中，不确定的临床经验和专家意见是最低级别的证据。这个等级的证据不包括任何关于治疗干预的研究。

第 5 级：病例系列研究、个案报告、病例对照研究

分类金字塔向上，下一等级的证据包括个案报告、病例系列研究和病例对照研究。这些研究被称为回顾性研究，也就是说，这些研究是通过在治疗结束后回顾性分析临床结果完成的。个案报告涉及回顾性地探索一个患者的情况和干预措施的有效性。例如，关于一名髌骨骨折后髌腱断裂的患者的个案报告，题目为"髌骨骨折后髌腱断裂"[5]。

病例系列研究分析的是对少数病情或临床结果相似的患者的干预效果。这类研究只是在研究一般的干预效果。例如，一项分析神经肌肉电刺激（neuromuscular electrical stimulation，NMES）对三例全膝关节置换术后患者的股四头肌力量影响的病例系列研究，题目是"神经肌肉电刺激对双侧全膝关节置换术后股四头肌力量的影响：一个病例系列研究"[6]。

在病例对照研究中，患有某种疾病的受试者（病例受试者）与基本特征匹配但是没有这种疾病的受试者（对照受试者）进行比较。这种类型的研究设计可以用来确定可能导致疾病的因素，但由于缺乏对纳入受试者的随机性，它的结论非常

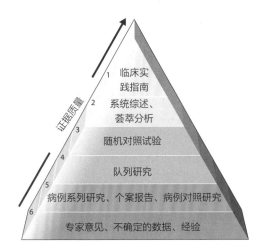

图 2.1　证据的 6 个等级。证据的排序是根据证据等级高低排列。最低级别的证据包括专家意见、不确定的数据和经验。最高级别的证据来自临床实践指南

有限。例如，Barton 等人[7]比较了有特定膝关节病变的人群和没有这种膝关节病变的人群的足旋前角度。这项研究的题目是"髌股疼痛综合征的足和踝关节特征：病例对照和可靠性研究"，其旨在确定足外翻是否是导致这种膝关节病变的一个因素。

第 4 级：队列研究

队列研究属于一个等级较高的证据，因为它们为一个假设提供了更有力的证据。队列研究根据相似的特征（如年龄或性别）对受试者进行分组。这类研究比较了各组受试者对某一干预措施的反应。由于受试者被长期追踪，队列研究属于前瞻性研究（也称为纵向研究）。Wideman 等人[8]进行了一项队列研究来评估工伤患者的抑郁症恢复情况，题为"物理治疗中抑郁症状的恢复：对有工作相关的骨科损伤和抑郁症状患者的前瞻性队列研究"。

第 3 级：随机对照试验

随机对照试验（randomized controlled trial, RCT）是一个更高等级的证据。RCT 是受试者被随机分配到实验组或对照组的一类研究。实验组接受正在研究的治疗或干预，而对照组则不接受。对两组的结果进行前瞻性的比较。例如，Crossley 等人对物理治疗在减少髌股疼痛方面的有效性所做的比较研究的一项随机对照试验。该研究的题目是"物理治疗对髌股疼痛的作用：随机、双盲、安慰剂对照试验"[9]。

RCT 和病例对照研究的重要区别是，RCT 中受试者被随机分配到某一个实验组。这种方法提供了两组具有可比性的证据。为了进一步加强研究，通常受试者不知道他们被分配到哪个组或接受哪项干预措施。更好的研究设计是受试者和收集结果的研究人员都不知道受试者被分配到哪一组。

第 2 级：系统综述、荟萃分析

系统综述和荟萃分析靠近证据等级分类金字塔的顶端，可提供非常有力的证据。系统综述严格审查针对特定问题的研究结果，并从临床结果的角度对其进行讨论。例如，通过多项研究的结果，对关节松动术治疗外踝扭伤的疗效进行研究的系统综述，题目是"徒手关节松动 / 整复在治疗外踝扭伤中的疗效：系统综述"[10]。

荟萃分析同样是通过一种统计分析的方法来考虑多项研究，对结果进行量化组合。荟萃分析通常是使用系统综述来完成的。Brudvig 等人检索有关肩关节功能障碍治疗的文献并完成了一项荟萃分析，题为"运动疗法和关节松动对肩关节功能障碍患者的影响：一项系统综述和荟萃分析"[11]。

第 1 级：临床实践指南

物理治疗行业一个相对较新的证据结果是制定了临床实践指南（clinical practice guidelines, CPG）。这些包含推荐干预措施的指南是由物理治疗师团队在对大量高质量的研究文献进行系统回顾后制定的。例如，2008 年 McPoil 发表了一个关于足底筋膜炎管理的 CPG[12]。美国物理治疗协会的骨科分会致力于为肌肉骨骼损伤患者的物理治疗制定 CPG。物理治疗的从业者和学生应尽可能地使用 CPG 来指导治疗。由于这些特定疾病的证据的强度不同，本书将在讲解这些特定疾病相关内容的小节标题处括注 CPG。

助理物理治疗师在循证实践中的作用

尽管研究结果常用于物理治疗师检查患者和制定康复计划，但助理物理治疗师也可以使用循证实践的知识来加深对评估结果和干预措施的理解。循证实践可以引导助理物理治疗师在康复计划中选择有研究支持的干预措施。了解研究结果的助理物理治疗师可以更清楚、更自信地解决患者的问题。助理物理治疗师对证据的了解提高了物理治疗师 - 循证实践团队的有效性。

除了使用循证实践来影响干预措施选择外，助理物理治疗师还可以在临床研究中产生更积极的作用。这始于其好奇心和对改善患者临床结果的渴望。对临床研究感兴趣的助理物理治疗师可以通过以下方式扩展知识。

- 告知同事自己对临床研究的兴趣。
- 每个月阅读物理治疗杂志。
- 熟悉相关电子数据库及资源网站。
- 收集可以发表的干预措施的数据。
- 发表研究结果，传播研究成果。

怎样阅读研究文献

学术研究文章的写作有一个固有的顺序：摘要、方法、结果、讨论和结论。其中每个部分都包含不同的信息。下面介绍各个部分的内容。

摘要

摘要位于文章的开头，是对研究的目的、问题、方法、结果和意义的简要总结。阅读摘要是确定该研究是否符合自己兴趣的最快方式。

方法

方法部分列出并描述了研究中使用的步骤和过程，包括研究设计（例如，是队列研究、RCT还是个案报告）、受试者选择、使用的材料以及干预和数据收集的细节。这里提供的信息足够详细，以便其他研究人员复制该研究。

结果

结果部分介绍了研究的结果。这一部分通常包括原始数据和数据的统计分析，但不包括对研究结果的主观解释。下文的"统计学考量"对解释结果部分很有帮助。

讨论和结论

作者在讨论部分解释其研究结果。这一部分通常包括研究结果的临床意义、研究的局限性以及对该研究题目进行进一步研究的建议。在结论中，作者总结了研究的目的和结论。

统计学考量

第一类和第二类错误

研究的目的是发现某种疾病的原因、研究者使用诊断测试的价值、研究者使用设备的可信度、研究者的数据收集的可重复性以及研究者的干预效果。在这个过程中，研究者希望所收集的数据能表明真实的关系。换句话说，这些结果是没有错误的。如上所述，建立一个对照组，集合大量的受试者，将受试者随机分配到实验组或对照组，并使用一种对受试者和研究者"施盲"的方法，可以增加结果真实的可能性。然而，所获得的结果不可能完全确定是真实的，即结果不是由偶然误差造成的。在进行研究时可能会出现两种类型的错误，它们被称为第一类和第二类错误。第一类错误是指研究者通过研究得出存在某种关系的结论，而事实上并不存在这种关系。换句话说，该结果是一个假阳性的结果。我们相信一个错误的结果。第二类错误是指当研究者通过实验得出不存在关系的结论，而事实上存在关系。换句话说，该结果是一个假阴性的结果。我们不相信一个真实的结果。图2.2描述了这两种类型的错误。

概率

在分析数据时，研究者以犯第一类错误的概率来报告检查结果的可信度。一般认为，这个概率不应超过5%。如果结果报告为$p<0.05$，则假阳性的概率小于5%；如果$p<0.01$，则假阳性的概率小于1%。

敏感性和特异性

第一类和第二类错误可能是由测试结果造成的。特异性是衡量一个检查正确排除非病例的能力。在这个例子中，如果怀孕测试结果是假阳性的（错误的），我们可以说该检查特异性不高，因为它没有排除这个非病例。测试的特异性是以百分比来报告的。如果一个检查在30%的情况下会得出假阳性的结论，那么它的特异性为70%（100% - 30%）。我们拒绝真实事件的可能性取决于检查的敏感性。敏感性是衡量一个检查正确检测一个病例的能力。在这个例子中，如果怀孕测试结果是假阴性的（错误的），我们可以说这个测试不是很敏感，它没有正确识别出病例。敏感性同样是以百分比来表示的。一个检查在40%的情况下得出假阴性的结论，其敏感性为60%（100% - 40%）。要牢记特异性和敏感性之间的区别。敏感性是衡量一个阳性检查结果正确判断一个事实（一种疾病、条件或有效干预）的指标。特异性是衡量一个阴性检查结果正确排除一个非事实（疾病、条件或干预措施的有效性）的指标。物理治疗师已经研究了许多用于骨科物理治疗的特殊试验的特异性和敏感性。了解了这些数字，就能理解为什么物理治疗在首诊时可能会进行多项检查，以及为什么某项检查可能比其他检查更受欢迎。

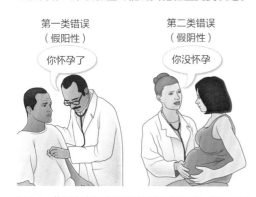

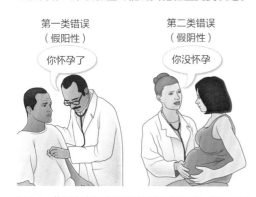

图2.2 从研究中得出的结论可能是错误的。第一类错误的结果是相信一个不真实的事件，第二类错误的结果是拒绝一个事实

信度

在进行研究时，研究者可能使用仪器来收集数据。助理物理治疗师经常依靠仪器和工具来评估患者的状况。在这两种情况下，所用仪器的信度是非常重要的。信度是由测量的准确性和一致性决定的。仪器信度是通过研究测试者内部信度和测试者间信度来衡量的。测试者内部信度是指当一个研究者在多次试验中使用仪器时，其测量结果的可重复性。例如，如果一个助理物理治疗师重复使用关节角度尺来测量Q角，并获得相同的测量结果，那么该关节角度尺将被认为具有良好的测试者内部信度。测试者间信度是指在一次试验中由多个研究者使用仪器时，仪器测量结果的可重复性。用上面的例子来说，助理物理治疗师测量了Q角，然后让其他几个同事重复这个过程。如果每个研究者得到的测量结果是一样的，那么这个关节角度尺就会被认为具有良好的测试者间信度[13]。

效度

效度是指测量工具在多大程度上测量了它所要测量的东西。一个工具只有有好的信度才能被认为有好的效度。除此之外，它所产生的结果必须能反映它所要测量的东西。在一个效度的例子中，研究者将使用倾角仪测量肩关节活动度的结果与使用关节角度尺的结果进行了比较，旨在验证倾角仪的效度[14]。

最小临床重要差异

自从Jaeschke及其同事首次提出最小临床重要差异（minimal clinically important difference，MCID）的概念，研究人员一直试图从患者的角度来量化物理治疗干预的真正益处。最小临床重要差异被定义为患者主观感觉有改善的最小变化[15]。最小临床重要差异的重要性在于，尽管研究显示干预措施之间有统计学上的显著差异，但患者可能感觉不到差异[16-20]。统计学意义与临床意义是不同的。最近的研究考察了用于评估疼痛、平衡、功能、步态速度和残疾的各种量表的最小临床重要差异，从而确定每个评估工具患者注意到改善所需的最小值。

总结

　　物理治疗师必须了解将证据应用于治疗干预的重要性，从而证明他们选择的治疗方案的正确。这些证据包含许多来源，其质量等级各不相同。随机对照试验、系统综述、荟萃分析和CPG提供了强有力的证据。助理物理治疗师在使用证据方面的作用是明确既定的康复计划，补充康复计划中的治疗方案，并为助理物理治疗师和主管物理治疗师之间的讨论提供基础。助理物理治疗师也可以通过开展研究为证据体系做出贡献。

复习题

1. 使用证据等级分类金字塔，将下列研究按其证据质量等级排序。
   a. 跟腱拉伸对踝关节扭伤复发的影响：一项随机对照试验。
   b. 复发性踝关节扭伤患者的踝关节背伸活动范围：个案报告。
   c. 踝关节扭伤的临床实践指南。
   d. 踝关节背伸活动范围受限是踝关节扭伤的因素吗？一项纵向的队列研究。
2. 列出并简要描述研究文章的各个部分。
3. 以下是第一类错误或第二类错误的例子吗？
   a. 一篇研究文章的结论是：患者教育不能减少膝关节损伤的风险。
   b. 一篇研究文章的结论是：肱二头肌的力量是膝关节损伤的一个因素。
4. 一位助理物理治疗师正在测试一种测量本体感觉的新设备。当两个检查员使用该设备时，测量结果是相同的。这是一个测试者内部信度、测试者间信度或效度的例子吗？
5. 一位助理物理治疗师正在测试一种测量肌肉力量的新设备。这个设备得到的结果与现有的测力计测量的结果是相似的。这是一个测试者内部信度、测试者间信

度或效度的例子吗？
6. 作为一名助理物理治疗师，最小临床重要差异对你的意义是什么？
7. 作为一名助理物理治疗师，你可以在哪些方面参与循证实践？

参考文献

1. Evidence-Based Medicine Working Group. (1992). Evidence-based medicine. A new approach to teaching the practice of medicine, *JAMA, 268*, 2420 – 2425.
2. HOD statement on evidence.
3. Herbert, R., Jamtvedt, G., Hagen, K. B., Mead, J. M., & Chalmers, I. (2011). *Practical evidence-based physiotherapy.*
4. West, S., King, V., Carey, T. S., Lohr, K. N., McKoy, N., Sutton, S. F., & Lux, L. (2002). Systems to rate the strength of scientific evidence: Summary. *Evidence Report/Technology Assessment: Number* 47. AHRQ Publication No. 02-E015, March 2002. Agency for Healthcare Research and Quality, Rockville, MD.
5. Jackson, S. M. (2012). Patellar tendon rupture following a patellar fracture. *Journal of Orthopaedic and Sports Physical Therapy, 42*, 969 – 969.
6. Stevens, J. E., Mizner, R. L., & Snyder-Mackler, L. (2004). Neuromuscular electrical stimulation for quadriceps muscle strengthening after bilateral total knee arthroplasty: A case series. *Journal of Orthopaedic and Sports Physical Therapy, 34*, 21 – 29.
7. Barton, C. J., Bonanno, D., Levinger, P., & Menz, H. B. (2010). Foot and ankle characteristics in patellofemoral pain syndrome: A case control and reliability study. *Journal of Orthopaedic and Sports Physical Therapy, 40*, 286 – 296.
8. Wideman, T. H., Scott, W., Martel, M. O., & Sullivan, M. J. L. (2012). Recovery from depressive symptoms over the course of physical therapy: A prospective cohort study of individuals with work-related orthopaedic injuries and symptoms of depression. *Journal of Orthopaedic and Sports Physical Therapy*, 42, 957 – 967.
9. Crossley, K., Bennell, K., Green, S., Cowan, S., & McConnell, J. (2002). Physical therapy for patellofemoral pain: A randomized, double-blinded, placebo-controlled trial. American *Journal of Sports Medicine, 30*, 857 – 865.
10. Loudon, J. K., Reiman, M. P., & Sylvain, J. (2014). The efficacy of manual joint mobilisation/manipulation in treatment of lateral ankle sprains: A *systematic review.* British Journal of Sports Medicine, 48, 365 – 370.

11. Brudvig, T. J., Kulkarni, H., & Shah, S. (2011). The effect of therapeutic exercise and mobilization on patients with shoulder dysfunction: A systematic review with meta-analysis. *Journal of Orthopaedic and Sports Physical Therapy, 41*, 734 – 748.

12. McPoil, T. G., et al. (2008). Heel pain—plantar fasciitis: Clinical practice guidelines linked to the international classification of function, disability, and health from the orthopaedic section of the American Physical Therapy Association. *Journal of Orthopaedic and Sports Physical Therapy, 38*, A1 – A18.

13. Weiss, L., DeForest, B., Hammond, K., Schilling, B., & Ferreira, L. (2013). Reliability of goniometry-based Q-angle.*Physical Medicine and Rehabilitation, 5, 763 – 768.*

14. Kolber, M. J., & Hanney, W. J. (2012). The reliability and concurrent validity of shoulder mobility measurements using a digital inclinometer and goniometer: A technical report. *International Journal of Sports Physical Therapy, 7,* 306 – 313.

15. Jaeschke, R., Singer, J., & Guyatt, G. H. (1989). Measurement of health status: Ascertaining the minimal clinically important difference. *Controlled Clinical Trials, 10,* 407 – 415.

16. Clement, N. D., Macdonald, D., & Simpson, A. H. R. W. (2013). The minimal clinically important difference in the Oxford knee score and Short Form 12 score after total knee arthroplasty. *Knee Surgery, Sports Traumatology, Arthroscopy.* doi: 10.1007/s00167-013-2776-5.

17. Ebert, J. R., Smith, A., Wood, D. J., & Ackland, T. R. (2013). A comparison of the responsiveness of 4 commonly used patient-reported outcome instruments at 5 years after matrix-induced autologous chondrocyte implantation. American *Journal of Sports Medicine, 41,* 2791 – 2799.

18. Franchignoni, F., Vercelli, S., Giordano, A., Sartorio, F., Bravini, E., & Ferriero, G. (2014). Minimal clinically important difference of the disabilities of the arm, shoulder and hand outcome measure (DASH) and its shortened version (QuickDASH). *Journal of Orthopaedic and Sports Physical Therapy, 44,* 30 – 39.

19. Kukkonen, J., Kauko, T., Vahlberg, T., Joukainen, A., & Aärimaa, V. (2013). Investigating minimal clinically important difference for Constant score in patients undergoing rotator cuff surgery. *Journal of Shoulder and Elbow Surgery, 22,* 1650 – 1655.

20. Kwok, B. C., Pua, Y. H., Mamun, K., & Wong, W. P. (2013). The minimal clinically important difference of six-minute walk in Asian older adults. *BMC Geriatrics, 13,* 23.

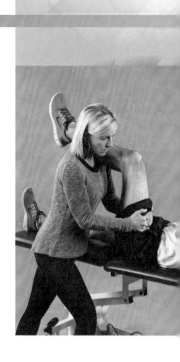

第三章
骨科物理治疗的目标

学习目标

3.1　明确物理治疗的主要目标。

3.2　描述组织炎症和组织愈合的阶段，讨论适合每个阶段的物理治疗干预措施。

3.3　对比疼痛控制的闸门理论和神经矩阵理论。

3.4　解释中枢敏化，并讨论其在物理治疗干预中的意义。

3.5 比较收缩性组织和非收缩性组织的伸展方式，描述其对物理治疗的影响。

3.6 描述凹凸法则，并说明在进行关节松动时，这一法则的重要性。

3.7 解释神经松动的原理。

3.8 列举并简要解释肌肉表现的四个原则。

3.9 讨论在向心、离心、等长和快速伸缩复合训练的肌肉表现练习中的注意事项。

3.10 讨论物理治疗干预中本体感觉、平衡和神经肌肉再训练的重要性。

3.11 讨论基于 FITT 模式的有氧运动项目的主要组成部分。

简介

物理治疗的愿景是"优化运动以改善人类体验"。这一愿景可以通过各种各样的目标和方法来实现。以优化运动为例，助理物理治疗师可以处理组织愈合、疼痛调节、组织活动性、肌肉性能、神经肌肉控制、心血管健康、功能性运动、姿势矫正和教育等问题。本章提供了优化运动的干预策略。

组织愈合

组织愈合的目标是使组织恢复到损伤前的状态，从而减少疼痛、改善功能，并尽量减少再次损伤的风险。这可以通过了解正常的组织愈合过程，观察患者的体征和症状，并在适当的时候提供适当的干预措施来实现。组织愈合遵循一种可预测的模式，分为三个相互重叠的阶段。这三个阶段分别是炎症阶段、增殖和修复阶段以及成熟和重塑阶段。每个阶段都有清晰的临床症状、细胞变化和适当的物理治疗干预措施。

第一阶段：炎症

炎症阶段从组织损伤开始，一般持续 3 至 6 天。它的特点是以炎症为主要症状：发热、肿胀、发红、疼痛和功能丧失。在这个阶段，患者即使在休息时也会出现疼痛。细胞变化包括最初的血管收缩及随后的血管扩张，这导致局部发热和发红。受影响区域的动脉通透性增加，使液体积聚在组织中，导致肿胀。巨噬细胞清理坏死细胞、细菌和细胞碎片。当巨噬细胞清理完该区域并开始死亡时，巨噬细胞死亡会募集成纤维细胞到该区域。从巨噬细胞到成纤维细胞的细胞变化表明

第二阶段的愈合开始。尽管炎症阶段是组织愈合过程的一个必要部分，但在第一阶段，重要的是控制炎症的影响，避免延长对组织的伤害。适合这一阶段的干预措施是支撑、保护、休息、冰敷、加压和抬高。这些干预措施统称为 PRICE。在这一阶段，治疗的重点是借助被动运动、辅助设备和软组织松解，最大限度地减少关节活动度、力量和功能的损失。

第二阶段：增殖和修复

增殖阶段通常从第 3 天开始，到第 21 天结束。在这个阶段，炎症的表现停止。患者休息时不再有疼痛感，但当组织被拉伸时，会出现疼痛。在第二阶段，成纤维细胞正忙于制造和沉积胶原纤维。但是在这个阶段，胶原纤维是不成熟的、薄的、没有良好的纤维排列。它是由脆弱的氢键结合在一起的，易于形成，也易于破坏。在第二阶段的愈合中，重点是在胶原纤维连接容易改变时拉伸组织。此时的拉伸将使胶原纤维排列整齐，并有助于恢复正常的活动范围。温和的力量练习也可以在此阶段开始。

第三阶段：成熟和重塑

在第三阶段，胶原纤维在重建期沉积在损伤区域后，逐渐成熟、变厚，并通过共价键永久地结合在一起。炎症的表现已经消失，这时的临床表现可能是活动范围受限、无力，以及拉伸超过组织阻力点时的疼痛。成熟和重塑阶段大约从第 3 周开始，可以持续到 1 年。在这个愈合阶段，物理治疗的干预措施包括渐进式抗阻练习、离心力量练习、快速伸缩复合训练，以及运动或职业

的特定活动。表3-1提供了组织愈合的三个阶段的治疗指南。总之，可以用建造房屋的比喻来理解组织愈合的这三个阶段（见图3.1）。在第一阶段，该区域的碎片被清除，从而可以进行重建（见图3.1A）。在第二阶段，胶原纤维已经在该区域沉积，但因为它们排列得杂乱无章，与损伤前组织还存在明显的不同。但这些纤维已经"就位"，并已经为组织结构重组做好准备（见图3.1B）。在第三阶段，胶原纤维重组，结构类似于损伤前的组织（见图3.1C）。

表3-1　组织愈合各阶段治疗指南	
组织的愈合阶段	炎症的治疗指南
第一阶段	保护，休息，冰敷，加压，抬高，支撑，被动运动，使用辅助设备，尽量减少关节活动度和力量的损失
第二阶段	拉伸、调整胶原蛋白的数量并恢复正常的关节活动度练习，温和的力量练习
第三阶段	渐进式抗阻练习、离心力量练习、快速伸缩复合训练、运动或职业的特定活动

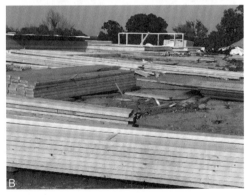

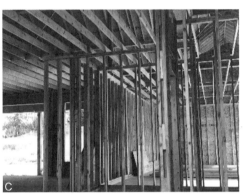

图3.1　组织愈合的三个阶段可以比喻为建造房屋。在第一阶段（A），区域被清理；在第二阶段（B），重建所需的材料到达现场；在第三阶段（C），材料组合成一个可识别的结构

激惹性

激惹的概念可以应用于组织的愈合[1]。激惹的程度主要与炎症的阶段有关。高度激惹的组织对运动的耐受性很低。对患者的检查可能会因激惹而缩减，而且患者可能在运动后有几小时的疼痛。患者常主诉疼痛在0～10分中达到7分或以上。其主动活动度将比被动活动度更受限制。

中度激惹的组织会随着运动而变得疼痛，但速度较慢，且症状消退得更快。因此患者将能耐受更多的运动。患者对疼痛的评分通常为4～6分，并且主动活动度与被动活动度相似。

低度激惹的组织可以忍受运动，而不会出现疼痛的持续增加。患者通常将他们的疼痛评分为3分或更少，并表现出相同的主动活动度与被动活动度。

疼痛

尽量减少或缓解疼痛通常是物理治疗的一个目标。疼痛是一个警告系统，它保护我们免受可能有害或危险的事物的影响。虽然它是一种不愉快的经历，但它是一个重要的功能。对疼痛的讨论和研究已经持续了几个世纪，关于疼痛控制有两个理论，闸门理论和神经矩阵理论。这两个理论有助于我们理解疼痛并对其展开治疗。

疼痛控制的闸门理论

Melzack 和 Wall 在 1965 年提出了疼痛控制的闸门理论[2]。根据这一理论，疼痛是通过直径小、无髓鞘的神经纤维（C 型纤维）从外周疼痛感受器输入中枢神经系统（CNS）的。直径较大的 A 型纤维是传导速度较快、有髓鞘的纤维，传导非疼痛感受的输入。当疼痛刺激激活 C 型纤维时，对传导速度较快的 A 型纤维的干预性刺激会阻止疼痛到达大脑。通过这种方式，A 型纤维关闭了"闸门"，使 C 型纤维输入受到抑制。根据这一理论，当大脑意识到疼痛时，它可能向脊髓发出信号，进一步减少来自 C 型纤维的输入。图 3.2 解释了在闸门理论下，疼痛信号在脊髓内传导的机制。闸门理论加深了我们对疼痛的理解。它解释了我们观察到的现象，即一个非疼痛的刺激可以用来抑制疼痛。例如，在你撞了头之后，你可以揉揉头。此外，它还为大脑和情绪对疼痛的影响提供了一个解释。

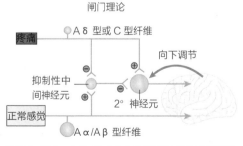

闸门理论

图 3.2 Melzack 和 Wall 提出的闸门控制理论的机制描述。在脊髓中，非疼痛刺激的神经纤维传导更快，从而阻断疼痛刺激，关闭疼痛的"门"

神经矩阵理论

疼痛的神经矩阵理论的局限性在诸如幻肢痛（感到疼痛的部位并没有可能的疼痛源）的情况下很明显。到 20 世纪 90 年代末，梅尔扎克开始提出神经矩阵，或称为大脑中产生疼痛的神经网络[3,4]。他认为神经矩阵是由基因决定的，但被感觉经验、压力和认知影响改变。疼痛控制的神经矩阵理论与闸门理论有很大的不同。这一理论认为疼痛不是一种输入，而是一种输出。疼痛是由大脑产生的。可能造成伤害的东西的刺激所产生的痛觉输入由神经纤维带到大脑，而大脑解释这种输入并确定这种体验是否是痛苦的。为了使大脑能够解释痛觉刺激，大脑的许多区域都参与其中。这些区域以各自特有的模式相互交流。交流发生在大脑中储存不同信息（如记忆、信仰、知识、理解、文化期望、情绪、恐惧和社会背景）的不同区域之间。大脑中被痛觉输入激活的地方构成了所谓的人的疼痛神经标记（见图 3.3）。痛觉输入迅速传遍整个大脑，点亮人的独特疼痛通路，因此大脑可以判断这一刺激是否构成威胁或危险。如果大脑确定它存在威胁或者危险，输入的感觉就会产生疼痛。

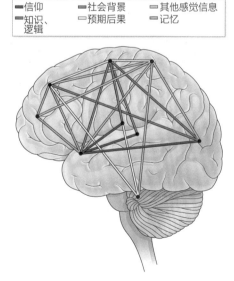

图 3.3 疼痛神经标记的例子。当大脑感知到危险的刺激时，一条条独特的通路被激活，涉及大脑的许多区域

中枢敏化

神经系统不断发生变化，这些变化为神经可塑性提供了依据。举一个神经可塑性的例子，如果神经元 A 反复刺激神经元 B，二者就会发生变化，通路效率提高，使神经元 A 更容易且更有可能刺激到神经元 B。依据疼痛神经标记理论，患者的大脑越经常使用这些路径，就越容易再次激活疼痛神经标记。该系统变得过于敏感，这种现象被称为中枢敏化。

Woolf 在 2011 年将中枢敏化定义为中枢神经系统内神经信号的放大，引起对疼痛的过度敏感[5]。此现象解释了疼痛如何成为慢性疼痛，并可能在没有病理的情况下存在。在恐惧和灾难化思维的推动下，疼痛的神经标记非常高效，从而导致患者经历与病理不相称的长时间的疼痛。

近期，国际疼痛研究协会（International Association for the Study of Pain，IASP）明确描述了三种类型的疼痛[6]。神经性疼痛是由疾病或神经系统的病变引起的。由于非神经组织的实际或威胁性损伤而引起的疼痛被称为痛觉性疼痛。痛觉性疼痛是对疼痛的描述，其中中枢神经系统敏感性的变化（可塑性）导致症状的慢性化。

治疗慢性疼痛的患者是困难的，对于助理物理治疗师来说，意识到这种敏感性是极其重要的。慢性疼痛患者可以从有关疼痛感知的神经科学教育中受益，这被称为治疗性神经科学教育。这种教育的基础是理解疼痛不是对大脑的输入，而是来自大脑的输出。患者必须将疼痛与伤害区分开来，并理解在疼痛状况下运动仍然可能是安全的。助理物理治疗师在减少患者的恐惧感或威胁感方面起着重要作用。助理物理治疗师教育患者时必须谨慎选择使用的措辞。事实表明，助理物理治疗师在一次患者教育课程中提供的对疼痛的理解可能会导致患者身体功能的改善和大脑活动的减少[7-13]。

组织活动性

改善软组织的活动性，进而恢复正常的功能运动模式，并尽量减少再次受伤的风险通常是骨科物理治疗的目标之一。活动受限可能是由于包括肌肉、肌腱、韧带、关节囊、神经、筋膜和皮肤在内的软组织的缩短。通常活动性下降很少有只涉及一种结构的情况。拉伸或释放受累组织可以改善活动能力。这可能是由于组织对拉伸的耐受性提升、组织的实际延展度提高，或两者兼有。了解组织对拉伸的反应对给患者提供安全、有效和有针对性的拉伸是很重要的。

活动性运动的适应证和禁忌证

活动性运动的适应证包括软组织或关节活动性受损、挛缩，由于活动受限、肌肉无力（如果不加以纠正可能会导致拮抗的肌肉缩短并继发畸形）以及预防损伤而导致的功能减弱[14]。

活动性运动的禁忌证包括骨性阻碍、急性炎症或感染、拉伸时的剧烈疼痛、组织创伤、过度活动或稳定/功能由已缩短的结构提供的情况[14]。例如，盂肱不稳定的手术后，为了提供稳定性而禁止拉伸。外科医生可能会限制患者肩部外旋运动的范围，从而提高关节的稳定性。在治疗因脊髓损伤而四肢瘫痪的患者时，选择性缩短某些软组织有助于功能改善。患者可能通过指屈肌缩短实现功能性的张力抓握。

软组织对拉伸的反应

软组织对拉伸的反应有两种主要方式：结构性改变和功能性改变。结构性改变包括微小撕裂和组织拉长。功能性改变导致组织对拉伸的耐受性提高。功能性改变将在后面的神经生理学部分进一步详细讨论。

非收缩性组织、收缩性组织（肌肉）和神经的拉伸导致的结构改变是不同的，下面将单独讨论。

非收缩性组织

非收缩性软组织（肌腱、韧带、关节囊、筋膜和皮肤）由含有胶原蛋白、弹性蛋白和网状蛋白纤维的基质组成。这些纤维的每一部分都有不同的特性，并有不同的用途。组织对拉伸的反应主要受胶原蛋白和弹性蛋白的浓度和排列的影响。组织承受压力的能力在很大程度上受基质中蛋白多糖总量的影响。基质是一种凝胶状物质，起到支撑、滋养软组织并为其提供水分的作用。基质主要由水和蛋白质组成。基质中的蛋白多糖用于抵抗压力。

胶原蛋白为组织提供抗拉强度，即组织对拉伸和撕裂的抵抗能力。组织随着胶原纤维比例的增加和组织中纤维的排列而获得抗拉强度。平行的、有组织的纤维排列比无序的纤维排列提供更高的强度（图3.4）。

弹性纤维是有弹性的，使组织得以延伸。拉伸弹性蛋白纤维会导致纤维被拉长，纤维在释放后会恢复到预拉伸长度。网状蛋白是一种薄的胶原蛋白。它们为组织增加体积并支撑胶原纤维。

当非收缩性组织被拉伸时，组织的反应可以用应力 - 应变曲线表示，如图3.5所示。施加的负荷或应力导致组织拉长或变形，这被称为应变。对于助理物理治疗师来说，重要的是要了解拉伸量和软组织变化之间的联系，从而对组织施加足够的拉力但不会造成组织损伤。

对组织施加的渐进式拉力最初会导致弹性反应，引起组织暂时性拉长。如果在这个时候释放拉力，组织将很快恢复到原来的长度。如果继续对组织施加拉力，组织会由于撕裂发生塑性（永久）反应。图3.5中的四个区域描述了软组织对压力的不同反应：起始区、弹性区、塑性区和组织损坏区[15]。

在起始区，很小的负荷就可以使组织被大幅拉长，因为波浪形的胶原纤维会被拉直。如果压力被移除，组织会迅速回缩到原来的长度，胶原纤维也会恢复其波浪形。

弹性区

在弹性区，组织伸长需要更大的负荷，因为胶原纤维已经被拉直并沿应力线排列。组织应力和胶原纤维伸长之间的关系接近1:1的比例。但是，拉伸到弹性区的末端不会导致组织损伤，而且当应力被移除时，伸长是完全可逆的——纤维以弹性反应缩回到原来的长度。

塑性区

在塑性区，由于胶原纤维之间的结合变化，导致组织发生持久性变化，并且纤维最终被撕裂。组织被永久性拉长并伴随微小撕裂。如果要增加组织长度，需要向组织施加应力至塑性区。

在塑性区的后期，组织在很少或没有额外的应力下就可以产生大量的变形。这种现象被称为组织"颈缩"，接着组织完全损伤或断裂。"颈缩"一词是指组织变得更薄，并出现类似颈部的结构，很像被拉长的太妃糖在破裂之前的样子。助理物理治疗师应该注意到组织"颈缩"的感觉，从而避免在出现这种情况之前继续施加额外的压力。

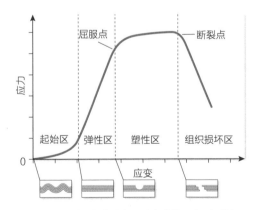

图3.5　非收缩性组织的应力－应变曲线。胶原纤维在起始区被拉直，在弹性区开始被拉伸。然而，不可逆的变化只发生在塑性区域，并有微小的撕裂。在持续的压力下，组织断裂

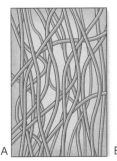 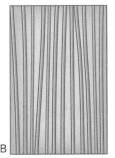

韧带中的胶原纤维排列　　肌腱中的胶原纤维排列

图3.4　Ⅰ型胶原纤维无序排列（A）和有序排列（B）

起始区

组织损坏区

在组织损坏区，组织产生宏观损伤，或完全断裂。

收缩性组织

收缩性组织是指肌纤维。骨骼肌是由肌纤维和非收缩性的"被膜"组成的，即肌外膜、肌束膜和肌内膜。肌肉的非收缩性成分对拉伸的反应如上所述。然而，肌纤维对拉伸的反应是不同的。

肌纤维是肌肉的细胞单位，呈长条形，通常贯穿整块肌肉。肌纤维由更小的被称为肌原纤维的纤维构成。肌原纤维包含肌动蛋白丝和肌球蛋白丝。在肌纤维的微观层面，可以看到肌节的解剖结构。肌节是肌肉的收缩单位，指 Z 线之间的肌纤维部分。肌动蛋白丝附着在 Z 线上。较粗的肌球蛋白丝将拉动肌动蛋白丝，使彼此靠近，从而导致肌节缩短。这个过程也表现为在向心收缩中发生的整体肌肉缩短。

随着肌张力的增加，肌动蛋白丝和肌球蛋白丝之间的结缔组织受到压力，这可能导致肌节屈服于拉力。助理物理治疗师可能感到拉伸过程中肌肉长度突然增加，这种现象称为"肌节屈服"[16]。

在持续拉伸或频繁拉伸时，肌纤维会增加额外的肌节从而增加静止长度，如图 3.6 所示。由于肌肉长度增加了，所以这种现象被称为"串联增加"[17-21]。

有两个机械感受器在肌肉对拉伸的反应中起作用：肌梭和高尔基腱器（GTO）。肌梭位于肌腹内，感知拉伸的长度和速度。末端范围拉伸和快速拉伸都会增加肌梭对大脑的输入。刺激肌梭会激活肌肉的 α 运动神经元，从而增加肌张力并增加对抗拉伸的阻力。

位于骨骼肌肌腱交界处的高尔基腱器感知该区域的张力大小。随着肌肉的拉伸或收缩，高尔基腱器受到刺激。这导致了肌肉的抑制和对抗拉伸的能力下降。GTO 在疲劳时调节肌肉输出，在防止肌肉损伤中起着重要作用。

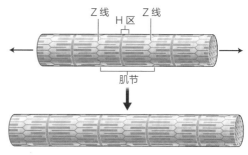

图 3.6　肌肉的拉伸会使肌节增加，从而增加肌肉长度，称为串联增加。这会导致肌肉变长或肌纤维内张力的变化

神经组织

神经可能由于结构或功能的异常而影响运动。在结构上，力学性的限制，如神经紧绷、周围结构的压迫，或神经与周围组织之间的滑动减少，都可能影响运动。在功能上，神经对拉伸的超敏可能限制活动度。疼痛、压力、运动受限和压力可能导致神经对这些刺激过于敏感，更容易受到刺激。在物理治疗中，滑动或拉伸神经可以增加神经的长度或对拉伸的耐受性，并降低神经的敏感性。这将在"神经系统松动"中进一步讨论。

拉伸的类型

静态拉伸

静态拉伸是将组织拉长到有拉伸感或轻微不适的程度并保持一定时间。多种研究都探讨了静态拉伸的最佳保持时间，但是研究结果是不一致的。常见的拉伸保持时间为30至60秒，重复三次。静态拉伸的目的是增加活动范围。

循环拉伸

循环拉伸是一种间歇性的、逐渐递进的拉伸。拉伸中短暂保持，放松，然后再次重复上述过程。通常情况下，循环拉伸涉及5至15秒的拉伸时间，并多次进行。循环拉伸被认为是一种舒适度高且有效的拉伸形式。

弹性拉伸

弹性拉伸是指一种使用快速、弹性运动来拉伸组织的技术。由于涉及高速拉伸，弹性拉伸与组织损伤有关。它最好在患者参加需要高速、末端运动的体育活动之前使用，如篮球、足球或跑步。

促进性拉伸

促进性拉伸技术要求患者主动收缩肌肉以促进或抑制运动，从而增加拉伸的有效性。本体感觉神经肌肉促进技术，如收缩 - 放松和保持 - 放松都属于促进性拉伸。这些技术在增加关节活动范围方面是有效的。

松动的类型

软组织松动

软组织松动（soft tissue mobilization，STM）包括横向摩擦按摩和肌筋膜释放。助理物理治疗师可以使用图3.7所示的设备来协助软组织松动。这种方式被称为器械辅助软组织松动。软组织松动和器械辅助软组织松动的目的是放松肌肉和筋膜张力，减少疼痛，增加血液流动，并拉伸软组织。如果筋膜限制是疼痛或运动受限的原因，患者可能从软组织松动中得到明显改善。

关节松动

在治疗由关节囊或韧带引起的疼痛和运动受限中，可以将关节松动纳入康复计划。关节有两种类型的运动：生理运动和附属运动。生理运动是一块骨相对于另一块骨的运动，如外展和内收。附属运动，或称关节运动，是运动时发生在关节表面之间的非随意运动，如滚动和滑动。附属运动是全范围运动所必需的。关节松动的一个目的是使关节的附属运动正常化，从而恢复正常的生理运动。

附属运动包括加压、分离、滚动、旋转和滑动。加压是指关节表面靠近的运动，分离是指关节表面远离的运动。滚动、旋转和滑动的区别，如图3.8所示。进行关节松动时，需要同时使用滑动和关节分离。

凹凸法则

凹凸法则是生理运动中附属运动滑动的方向。该方向取决于运动的骨的形状。

如果运动的骨相对于静止的骨的表面有一个凸面，那么滑行的方向就与骨的运动方向相反。例如，进行肩部外展时，当手臂向上抬起时，凸形的肱骨头相对于凹形的关节盂向下滑动（见图3.9A）。如果运动的骨相对于静止的骨的表面有一个凹面，那么滑行的方向就与骨的运动方向相同。例如，当进行坐位膝关节伸展时，胫骨的凹面随着小腿的抬起而向上移动（见图3.9B）。

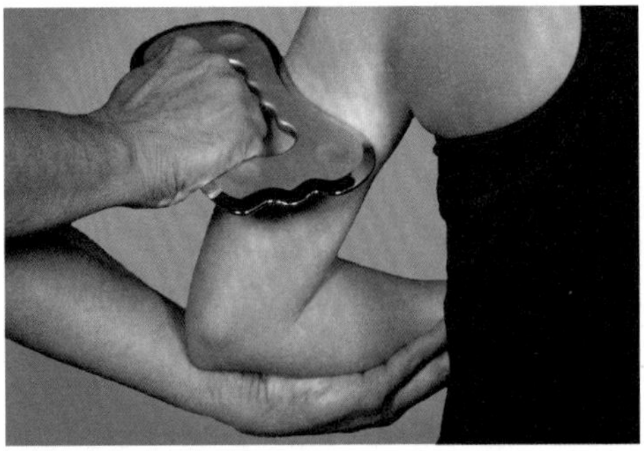

图3.7 此类工具可用于器械辅助软组织松动（ASTM）

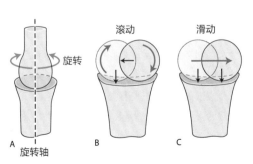

图3.8 旋转（A）、滚动（B）和滑动（C）。滑动是关节松动经常用到的运动

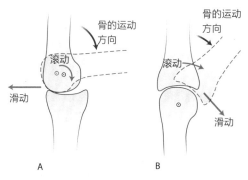

图 3.9 凹凸法则描述的是骨的运动方向与关节内滑动方向的关系。当骨的凸面在凹面上运动时，骨的运动方向与关节内的滑动方向相反（A）。当骨的凹面在凸面上运动时，骨的运动方向与关节内的滑动方向相同（B）

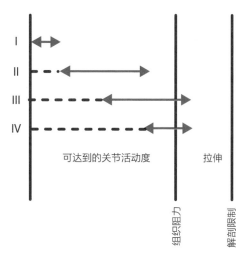

图 3.10 摆动式关节松动的相对振幅

松弛位与紧张位

关节松弛位通常是患者接受关节松动治疗时的位置。它是关节吻合度最低和骨与骨接触最少的位置。此外，在这个位置上，韧带和关节囊处于松弛状态，关节体积最大。这个位置允许完成最大限度的关节松动。

关节的紧张位是关节最吻合的位置。在这个位置，关节表面有最多的接触，关节囊和韧带最紧绷，关节体积最小。这个位置一般不用于松动关节，但常被用来测试韧带的稳定性。解剖学章节中提供了每个关节的松弛位与紧张位。

关节松动的等级

关节松动可以以摆动或持续运动的方式进行。作为一种摆动式运动，关节松动有四个等级，如专栏 3-1 所述。Ⅰ、Ⅱ和Ⅲ级通常用于减轻疼痛，而Ⅲ和Ⅳ级主要用于增加活动范围。摆动式松动是以每秒 1～3 次的速度进行的，持续时间可达 2 分钟。这个过程要重复几次。图 3.10 描述了摆动式关节松动的相对振幅。

在使用持续式关节松动时，有三个等级，如专栏 3-2 所述。Ⅰ级用于减少疼痛，Ⅱ级用于减少疼痛和保持活动范围，Ⅲ级用于增加活动范围。持续式关节松动的方法是先松动 6 到 10 秒，然

后休息 3 到 4 秒，重复该过程大约两分钟。图 3.11 描述了持续式关节松动的相对振幅。

专栏 3-1 摆动式关节松动的分级

- Ⅰ级：在附属活动范围的起始阶段有小幅度的运动。
- Ⅱ级：从活动范围的起始阶段到大约中段的大振幅运动。
- Ⅲ级：从中段到可达到的关节活动度末端的大振幅运动。
- Ⅳ级：在可达到的关节活动度末端的小幅度的运动。

专栏 3-2 持续式关节松动的分级

- Ⅰ级：小幅度的运动，不会对关节囊造成压力，只是牵引关节，从而缓解肌肉紧张和减小关节内的压力。关节没有明显的分离。在摆动式关节松动之前使用Ⅰ级持续牵引。
- Ⅱ级：大振幅运动，对关节囊产生压力，达到组织阻力点。Ⅱ级牵引使关节面分离，并明显减少关节运动。
- Ⅲ级：更大振幅的运动，将关节拉伸到超过组织阻力点，拉伸关节囊和周围组织。

关节松动术的适应证和禁忌证

关节松动术可用于改善关节活动和减少疼痛，还可以改善关节内滑液的流动，改善关节软

骨和半月板的营养供给。相对禁忌证包括骨质疏松症、类风湿关节炎、骨折、关节过大、癌症和神经性症状。怀孕是一个相对禁忌证。怀孕或产后患者的韧带松弛度可能会增加，需要格外小心，怀孕四个月后应避免长时间仰卧。专栏 3-3 是关节松动的治疗指南。

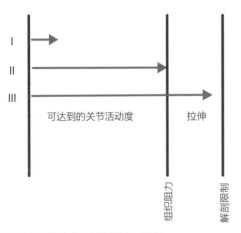

图 3.11 持续式关节松动的相对振幅

<table>
<tr><td>专栏 3-3 关节松动治疗指南</td></tr>
</table>

1. 将患者置于一个舒适的休息位置，使需要松动的关节在治疗床边缘附近。
2. 使关节处于一个松弛位。
3. 根据康复计划和关节松动的目的，确定要进行的关节松动的类型和等级。
4. 调节治疗床或凳子的高度，确保自己有能力保持良好的身体力学。
5. 利用治疗床、毛巾等，用手或器械固定患者一侧的关节。
6. 用一只手或两只手，稍微牵引关节面（持续式关节松动 I 级）。
7. 遵循凹凸法则，向另一侧的关节施力。
8. 持续评估患者。
9. 关节松动后，重新评估患者的疼痛和关节活动度。

神经系统松动

神经系统的治疗可能涉及张力（拉伸）或滑动神经的练习。神经张力运动是以振荡拉伸的方式进行的。当神经被拉紧时，通往神经的血液流量会减少。正因为如此，一般不建议对周围神经进行静态拉伸。神经拉伸的目的是提升神经对拉伸的耐受能力。图 3.12 描述了一个神经拉伸练习的例子。另一种治疗神经系统活动范围减小的方法是神经滑行。这些练习在一个关节上拉长神经，同时在另一个关节上缩短神经。这样操作的结果是神经在神经鞘内移动，且对神经的拉伸非常小。神经滑行的目的是降低神经的敏感性，提高神经和相邻组织之间的活动性。

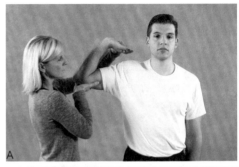

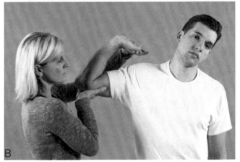

图 3.12 尺神经的神经拉伸。首先，将肘部和腕部的神经拉紧（A）。同时侧屈头部，增加神经的张力（B）。保持 10 ~ 20 秒，然后松开，进行摆动式拉伸

肌肉力量

助理物理治疗师常需要使用提升肌肉表现的干预措施。这些干预措施通常采取阻力练习的形式，用来增加力量、爆发力或耐力。力量反映了肌肉产生力的能力，爆发力反映了肌肉在单位时间内做功的能力，而耐力反映了肌肉在很长一段时间内持续收缩的能力。

肌肉表现的原则

助理物理治疗师只有了解四个原则，才能选择提升肌肉表现的最佳参数。这四个原则分

别是：对强加要求的特殊适应（SAID）原则、训练迁移原则、超负荷原则和可逆性原则。

人体会对所施加的负荷产生特定的适应性 SAID 原则

SAID 原则是指运动的最大好处来自训练的特定需求。换句话说，如果我们通过运动来加强肌肉在拉长范围内的离心力量，那么肌肉在拉长范围内的离心力量就会得到最大限度的提升。如果我们想帮助某人成为一个更好的游泳运动员，训练应该在游泳池中进行。如果我们想提升耐力，我们将通过耐力训练获得成效。

训练迁移原则

训练迁移原则（或溢出原则）乍一看似乎与 SAID 原则相矛盾。训练迁移原则指出，当使用某一种特定的方法来改善肌肉性能时，在其他方面也会有收获[22-24]。例如，当患者通过运动来增强爆发力时，其力量也会得到提升。向心力量训练也可以增强离心力量。快速伸缩复合训练的效果会迁移到运动专项能力中。SAID 原则展现了好的肌肉表现练习，而训练迁移原则展现了不同的运动模式之间存在着延续性。

已有研究表明，训练的效果可以从身体的一侧转移到另一侧[25-27]。这种效果在上肢和下肢都适用。当患者因疼痛或制动而难以活动相关肢体时，可以采用这一原则。

超负荷原则

超负荷原则指出，为了改善肌肉的性能，练习时必须使肌肉面临挑战。当肌肉适应了更大的挑战时，练习的强度、重复次数或组数必须有所增加。一般来说，提供一次重复最大重量（1RM）的 30% 到 50% 的阻力，重复 25 到 35 次，可以提升肌肉的耐力[28]。推荐使用 1RM 的 90%，重复 4 ～ 12 次的训练来增强肌肉力量。

一次重复最大重量被定义为患者只能举起一次的重量。在第二次尝试举起重物时，患者由于疲劳或无力无法以良好的动作形式举起重物并保持稳定的肌肉收缩。患者的一次重复最大重量可以通过逐步增加训练负荷，直到达到只能举起一次的重量的方法获得。如果患者只能举起一个重量 10 次，那么这个重量大约是 1RM 的 75%，也可以很好地估计一次重复最大重量（图 3.13）[29]。

久坐的患者可以在 1 RM 的 30% 到 40% 的阻力下运动，而其他患者通常在 1 RM 的 40% 到 80% 的阻力下运动。运动员的阻力负荷可能在 1RM 的 80% 到 90%。在选择运动强度时，助理物理治疗师要了解阻力练习的目标，并注意在肌肉训练时可能出现的禁忌证。

阻力练习的进阶训练计划有很多。然而，比所使用的具体训练计划更重要的是坚持超负荷原则，即不断地重新评估患者的表现，并在练习中逐渐增加阻力。

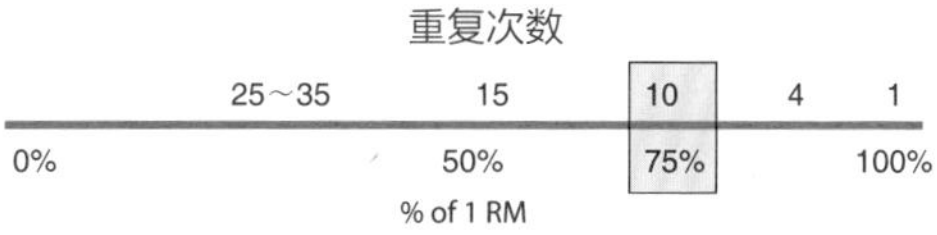

重复次数

	25～35		15	10	4	1
0%			50%	75%		100%
			% of 1 RM			

图 3.13 以 70% 至 90% 1 RM 进行 10 至 15 次运动，会增强肌肉力量。以 30% 到 50% 1 RM 进行 25 到 35 次运动，会增强肌肉耐力。能够在疲劳前完成 10 次运动，则负荷大约为 1 RM 的 75%

可逆性原则

可逆性原则是指如果停止训练，训练所带来的肌肉表现的益处就会丧失。在患者停止运动后的一周内，训练效果就开始终止。助理物理治疗师和物理治疗师需要对患者进行教育，使其认识到通过定期运动保持力量增长的重要性。

肌肉收缩的类型

肌肉可以在缩短、拉长或长度不变的三种状态下收缩。每种类型的肌肉收缩都有其优势和劣势，都对骨科疾病的康复有帮助。

向心收缩和离心收缩

与离心运动相比，肌肉向心收缩产生的力量较小，但需要更多的能量。离心运动会产生更大程度的肌肉肥大。向心和离心运动都会导致肌肉增长，要么是通过串联的方式增加肌节（图 3.6），要么是通过增加平行于肌纤维的肌节，也就是所谓的并联增加（图 3.14）[30-32]。

尽管关于运动对结缔组织的影响的研究尚无定论，但离心运动常被用来增加肌腱体积。然而，离心运动可能导致更大程度的肌肉酸痛。物理治疗师可以在康复过程后期让运动员和肌腱病（如跟腱病和髌腱病）患者进行离心练习，因为他们需要更大的肌腱体积 [33]。

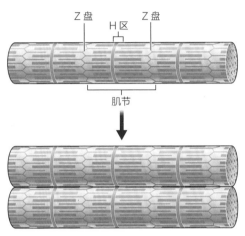

图 3.14　肌肉肥大是由于在现有肌节的基础上增加了额外的肌节，从而使肌肉的直径增加

通常情况下，患者会进行向心 - 离心运动：在身体上升阶段进行向心收缩，在身体下降阶段进行离心收缩。通过协助患者只完成一个阶段的练习，可以让患者只进行向心运动或离心运动。另外，患者可以通过更缓慢地进行该部分的练习，将训练重点集中到某一阶段。例如，患者在抬起四肢时数到 4，在放下四肢的时候数到 6，从而强化离心部分的练习。

等长收缩

如果以最大强度的 60% 或更大的强度进行等长收缩运动，就可以增强力量。因为等长收缩很温和，所以可以在康复过程的早期使用。当关节不能活动、不适合活动时，或者当训练目标是促进关节稳定时，也可以选择这种方法。从等长运动中获得力量增长只发生在发生收缩时关节角度，以及该角度上下 10° 的活动范围内。为了加强整个关节活动

范围内的力量，患者必须至少每隔 20° 进行一次等长收缩运动。这种等长训练的方法称为多角度等长收缩（multiple angle isometrics，MAI）。

快速伸缩复合训练

快速伸缩复合训练用于提升肌肉收缩功率和敏捷性。功率是指肌肉在短时间内做功的能力。快速伸缩复合训练利用储存的能量在肌肉中产生爆发性的、高速的反应。快速伸缩复合训练包括肌肉的离心拉长和紧接着同一肌肉的向心收缩。

一个快速伸缩复合训练的例子是从跳箱跳到地板上，然后从地板上弹起。从箱子上跳下时，股四头肌、腓肠肌和比目鱼肌在落地时被离心拉长，然后在垂直跳跃中迅速收缩。在运动的拉伸阶段储存的能量在收缩阶段被释放。反映肌肉功率的一个指标是，患者能够使肌肉迅速从拉伸位置转换到缩短位置的能力。快速伸缩复合训练最好在患者重返涉及快速加速和减速的运动之前使用。

本体感觉和运动知觉以及神经肌肉控制

本体感觉和运动知觉再训练的目的是重新学习运动知觉和本体感觉。运动知觉（运动的感觉）和本体感觉（位置的感觉）是由肌梭、GTOs 和皮肤以及关节内和关节周围的感受器提供的。这些信息与来自内耳的前庭系统信息一起由大脑进行处理，从而产生位置感觉和运动感觉。

迅速处理来自这些感受器的信息并产生适当的运动反应的能力对防止损伤和最大限度地发挥功能至关重要。当肌肉、肌腱、韧带或关节受伤，或者韧带、软骨被切除，该区域的本体感受器随之减少时，物理治疗师需要在康复计划中加入本体感觉的再训练。本体感觉和运动知觉再训练包括在不稳定平面上运动。已有研究证明运动能有效地重新训练本体感觉 [34-36]。

近期，视觉和语言反馈也被纳入这类干预方法中，从而帮助患者恢复正常运动模式。例如，使用这类训练会降低与跳跃落地模式有关的膝关节韧带损伤的风险。无论是在不稳定的平面上重

新训练和加强大脑中的本体感觉通路，还是进行神经肌肉控制训练，患者都在学习迅速整合本体感觉输入并做出适当的反应。

平衡、敏捷和协调

平衡、敏捷和协调与人体保持重心在其支撑面上的能力有关。敏捷意味着以较快的速度和从容的方式做到保持重心的能力，而协调则意味着顺利和有效地保持重心的能力。平衡、敏捷和协调需要来自躯体感觉、视觉和前庭系统的信息输入。这些信息输入在脊髓和大脑水平上被处理，从而产生保持身体姿势的运动。

对于扰动（破坏平衡的努力），患者可能试图通过使用三种策略之一来维持平衡：踝关节策略、髋关节策略或迈步策略。对于轻微的扰动，最初患者会使用小的踝关节运动来维持平衡。随着扰动的加剧，患者可能还会使用髋部的屈伸来恢复平衡。如果对平衡的挑战足够大，患者可能会迈步以保持重心在支撑面内。虽然这些策略发生在人的潜意识中，但患者可能需要重新学习这些策略。

许多研究表明，物理治疗在改善平衡、敏捷和协调方面是有效的[37-43]。平衡、敏捷和协调活动的基本原则是在确保患者安全的同时提供足够的挑战。渐进性平衡训练治疗指南见专栏3-4。

专栏3-4　渐进性平衡训练治疗指南

1. 从稳定的表面移动到不稳定的表面（从坐在椅子上转移到坐在瑞士球上）。
2. 从硬的表面转移到软的表面（从站在地板上转移到站在泡沫上）。
3. 提高重心（从低跪位到高跪位）。
4. 减小支撑面积（宽站立改为窄站立）。
5. 从睁眼到闭眼。
6. 在任何姿势下增加扰动（向患者抛球）。
7. 从静态稳定到动态稳定（从站在平衡木上，到在平衡木上行走）。
8. 增加冲突的信息输入（在直行的同时将头转向两侧）。
9. 在运动过程中转移认知上的注意力（让患者边走边说）。

对平衡障碍患者的干预必须考虑影响平衡的因素，如运动受限、物理、疼痛和恐惧。通常情况下，在运动和力量恢复正常、疼痛和炎症得到解决后，骨科康复计划中才会加入敏捷和协调活动。敏捷训练和运动专项练习是建立在患者已经充分准备好的基础上的。

有氧耐力

有氧能力既影响骨科疾病，也受骨科疾病的影响。例如，有氧耐力弱的患者的椎间盘愈合较慢。导致疼痛和行走困难的疾病可能导致有氧能力的丧失。

有氧能力的指标是最大耗氧量，或称 VO_{2max}，即人体每分钟可吸入和使用的最大氧气量。VO_{2max} 以每分钟每千克体重的氧气毫升数来衡量。随着体能的增加，VO_{2max} 也会增加。物理治疗师可以进行功率车、跑步机或步行测试，以确定患者大致的 VO_{2max}。

在开具有氧能力运动处方时，确定或估计患者的最大心率（MHR）和靶心率（THR）很重要。MHR 主要受年龄影响。MHR 的估计可以通过用220 减去患者的年龄来确定。例如，220-80=140（次），所以一个 80 岁的患者的 MHR 大约是每分钟140次。Tanaka[44]的研究发现使用208-（0.7×年龄）的公式可以更准确地估计 MHR。使用前面的例子，患者的 MHR 的计算过程如下：208-（0.7 × 80）=152（次/分）。

使用 MHR，可以确定患者的 THR。THR 是希望患者在运动中维持的心率。计算 THR 的一种方法是取 MHR 的 70%。Karvonen 开发的另一个公式用到了静息心率[45]。该公式首先需要用 MHR 减去静息心率来计算心率储备。Karvonen 计算 THR 的公式是: 静息心率 +（0.7× 心率储备）。

当患者的心率反应由于药物治疗而变得迟钝或无法评估时（例如在跑步机上跑步时），可以使用一个主观用力程度量表，如 Borg 主观用力程度量表（RPE）。使用 Borg 量表，患者对自己的运动强度给出一个分值，范围从 6 到

20，如表 3-2 所示。研究已经证明 Borg 量表评分与心率相关 [46, 47]。

当使用增加有氧能力的训练时，助理物理治疗师和物理治疗师应鼓励患者按照 FITT 模式进行锻炼。

- 频率：每周 3 到 5 天
- 强度：最大心率的 60% 到 90%（健康人平均为 70%）
- 时间：20 至 45 分钟或更长
- 类型：大肌群的有节律的运动（例如，跑步和蹬自行车）

表 3-2	Borg 主观用力程度量表 [48]
评分	主观用力
6	不费力
7	极其轻松
8	
9	非常轻松
10	
11	轻松
12	
13	有点吃力
14	
15	吃力
16	
17	非常吃力
18	
19	极其吃力
20	精疲力竭

姿势

姿势训练是治疗一些骨科疾病的重要方式。姿势可能受到肌肉紧张或无力以及习得行为的影响。拉伸和力量训练可以用来解决姿势障碍。此外，患者可能需要在训练中获得视觉反馈和指导。例如，使用镜子、佩戴提供反馈的设备或观看助理物理治疗师的示范。正确的姿势往往会让习惯了不良姿势的患者感到不正常和僵硬。一个有效的技巧是让患者运动至过度矫正的体位，然后放松到起始姿势和过度矫正位置之间的中间体位，并试图尽可能长时间地保持这个体位。姿势再训练应在一天内重复多次，慢慢增加至每小时一次，从而使患者最终适应正确的姿势。

功能性运动

助理物理治疗师可以在骨科康复计划中加入功能训练。通常，患者需要在床上活动、步态和爬楼梯方面进行训练。患者可能需要重新学习如何在有限制或预防措施的情况下执行功能任务。使用支架或夹板可能会挑战传统的运动策略。治疗可能包括在患者进行功能运动时提供激活核心肌肉的指导，以防止患者再次受伤。患者在康复期间，可能需要使用辅助设备进行步态训练来减轻肢体的负担。

总结

如上所述，在骨科康复计划中通常涉及多个目标。助理物理治疗师提供的干预措施只有使用不同的策略，才能达成所有的目标。在骨科物理治疗中，同时达成组织活动性、疼痛、力量和功能能力方面的目标是很正常的。下一章将详细讨论组织如何愈合，以便助理物理治疗师和物理治疗师在帮助患者康复时，根据愈合的时间表来制定干预措施。

复习题

1. 讨论疼痛控制的闸门理论和神经矩阵理论之间的本质区别。
2. 对比拉伸对收缩性组织与非收缩性组织的影响。
3. 讨论中枢敏化在慢性疼痛中的作用。
4. 向你的实验伙伴解释凹凸法则。讨论对关节附属运动的理解和凹凸法则在关节松动中的重要性。
5. 解释神经张力运动和滑动运动之间的区别。物理治疗师何时可能在康复计划中纳入这两种运动？
6. 解释肌肉表现的四个原则：SAID 原则、

训练迁移原则、超负荷原则和可逆性原则。举例说明每个原则如何影响你作为助理物理治疗师的实践。

7. 解释向心、离心和等长运动在康复计划中的作用。

参考文献

1. *Maitland's peripheral manipulation: Management of neuromusculoskeletal disorders* (5th ed.).

2. Melzack, R., & Wall, P. D. (1965). Pain mechanisms: A new theory, *Science, 150,* 971 – 979.

3. Melzack, R. (1999). Pain—an overview, *Acta Anaesthesiologica Scandinavica, 43,* 880 – 884.

4. Melzack, R. (2001). Pain and the neuromatrix in the brain, *Journal of Dental Education, 65,* 1378 – 1382.

5. Woolf, C. J. (2011). Central sensitization: Implications for the diagnosis and treatment of pain. *Pain, 152,* S2 – 15.

6. Kosek, E., et al. (2016). Do we need a third mechanistic descriptor for chronic pain states? *Pain, 157,* 1382 – 1386.

7. Louw, A., Butler, D. S., Diener, I., & Puentedura, E. J. (2013).Development of a preoperative neuroscience educational program for patients with lumbar radiculopathy. *American Journal of Physical Medicine and Rehabilitation, 92,* 446 – 452.

8. Louw, A., Diener, I., Butler, D. S., & Puentedura, E. J. (2011). The effect of neuroscience education on pain, disability, anxiety, and stress in chronic musculoskeletal pain. *Archives of Physical Medicine and Rehabilitation, 92,* 2041 – 2056.

9. Louw, A., Diener, I., Landers, M. R., & Puentedura, E. J. (2014). Preoperative pain neuroscience education for lumbar radiculopathy: A multicenter randomized controlled trial with 1-year follow-up. *Spine, 39,* 1449 – 1457.

10. Louw, A., Puentedura, E. L., & Mintken, P. (2012). Use of an abbreviated neuroscience education approach in the treatment of chronic low back pain: A case report. *Physiotherapy Theory and Practice, 28,* 50 – 62.

11. Moseley, G. L. (2003). A pain neuromatrix approach to patients with chronic pain. *Manual Therapy, 8,* 130 – 140.

12. Moseley, G. L. (2005). Widespread brain activity during an abdominal task markedly reduced after pain physiology education: fMRI evaluation of a single patient with chronic low back pain. *Australian Journal of Physiotherapy, 51,* 49 – 52.

13. Moseley, G. L., Nicholas, M. K., & Hodges, P. W. (2004). A randomized controlled trial of intensive neurophysiology education in chronic low back pain. *Clinical Journal of Pain, 20,* 324 – 330.

14. Kisner, C., & Colby, L. A. (2012). *Therapeutic exercise: Foundations and techniques.* Philadelphia, PA : F.A. Davis.

15. Hammer, W. I. (2007). *Functional soft-tissue examination and treatment by manual methods.* Burlington, MA : Jones & Bartlett Learning.

16. Bottinelli, R., Eastwood, J. C., & Flitney, F. W. (1989). Sarcomere 'give' during stretch of frog single muscle fibres with added series compliance. *Quarterly Journal of Experimental Physiology, 74,* 215 – 217.

17. De Deyne, P. G. (2001). Application of passive stretch and its implications for muscle fibers. *Physical Therapy, 81,* 819 – 827.

18. Lynn, R., & Morgan, D. L. (1994). Decline running produces more sarcomeres in rat vastus intermedius muscle fibers than does incline running. *Journal of Applied Physiology, Bethesda Maryland, 1985, 77,* 1439 – 1444.

19. Scott, A. B. (1994). Change of eye muscle sarcomeres according to eye position. *Journal of Pediatric Ophthalmology and Strabismus, 31,* 85 – 88.

20. Williams, P. E. (1990). Use of intermittent stretch in the prevention of serial sarcomere loss in immobilised muscle. *Annals of Rheumatic Disease, 49,* 316 – 317.

21. Williams, P., Watt, P., Bicik, V., & Goldspink, G. (1986). Effect of stretch combined with electrical stimulation on the type of sarcomeres produced at the ends of muscle fibers. *Experimental Neurology, 93,* 500 – 509.

22. Cormie, P., McGuigan, M. R., & Newton, R. U. (2010). Adaptations in athletic performance after ballistic power versus strength training. *Medicine and Science in Sports and Exercise, 42,* 1582 – 1598.

23. Young, W. B. (2006). Transfer of strength and power training to sports performance. *International Journal of Sports Physiology and Performance, 1,* 74 – 83.

24. Zaras, N., et al. (2013). Effects of strength vs. ballistic-power training on throwing performance. *Journal of Sports Science and Medicine, 12,* 130 – 137.

25. Latella, C., Kidgell, D. J., & Pearce, A. J. (2012). Reduction in corticospinal inhibition in the trained and untrained limb following unilateral leg strength training. *European Journal of Applied Physiology, 112,* 3097 – 3107.

26. Lee, M., & Carroll, T. J. (2007). Cross education: Possible mechanisms for the contralateral effects of unilateral resistance training. *Sports Medicine, Auckland, New Zealand, 37,* 1 – 14.

27. Pearce, A. J., Hendy, A., Bowen, W. A., & Kidgell, D. J. (2013). Corticospinal adaptations and strength

maintenance in the immobilized arm following 3 weeks unilateral strength training. *Scandinavian Journal of Medicine and Science in Sports, 23,* 740 – 748.

28. Petty, N. J. (2011). *Principles of neuromuscloskeletal treatment and management: A handbook for therapists.* Elsevier Health Sciences : London, UK.

29. Reynolds, J. M., Gordon, T. J., & Robergs, R. A. (2006). Prediction of one repetition maximum strength from multiple repetition maximum testing and anthropometry. *Journal of Strength and Conditioning Research, 20,* 584 – 592.

30. Roig, M., O' Brien, K., Kirk, G., Murray, R., McKinnon, P., Shadgan, B., & Reid, W. D. (2009). The effects of eccentric versus concentric resistance training on muscle strength and mass in healthy adults: A systematic review with meta-analysis. *British Journal of Sports Medicine, 43,* 556 – 568.

31. de Souza-Teixeira, F. & de Paz, J. A. (2012). Eccentric resistance training and muscle hypertrophy. *Journal of Sports Medicine and Doping Studies, S1.*

32. Vikne, H., Refsnes, P. E., Ekmark, M., Medbø, J. I., Gundersen, V., & Gundersen, K. (2006). Muscular performance after concentric and eccentric exercise in trained men. *Medicine and Science in Sports and Exercise, 38,* 1770 – 1781.

33. Murtaugh, B., & Ihm, J. M. (2013). Eccentric training for the treatment of tendinopathies. *Current Sports Medicine. Reports, 12,* 175 – 182.

34. Hwang, J. A., Bae, S. H., Do Kim, G., & Kim, K. Y. (2013). The effects of sensorimotor training on anticipatory postural adjustment of the trunk in chronic low back pain patients. *Journal of Physical Therapy Science, 25,* 1189 – 1192.

35. Lephart, S. M., Pincivero, D. M., Giraldo, J. L., & Fu, F. H. (1997). The role of proprioception in the management and rehabilitation of athletic injuries. *American Journal of Sports Medicine, 25,* 130 – 137.

36. Lephart, S. M., Pincivero, D. M., & Rozzi, S. L. (1998) Proprioception of the ankle and knee. *Sports Medicine (Auckland, New Zealand), 25,* 149 – 155.

37. Burschka, J. M., Keune, P. M., Oy, U. H., Oschmann, P., & Kuhn, P. (2014). Mindfulness-based interventions in multiple sclerosis: Beneficial effects of Tai Chi on balance, coordination, fatigue and depression. *BMC Neurology, 14,* 165.

38. Chen, B., Mok, D., Lee, W. C. C., & Lam, W. K. (2014). High-intensity stepwise conditioning programme for improved exercise responses and agility performance of a badminton player with knee pain. *Physical Therapy in Sport: Official Journal of the Association of Chartered Physiotherapists in Sports Medicine* doi: 10.1016/j.ptsp.2014.06.005.

39. Hiroyuki, S., Uchiyama, Y., & Kakurai, S. (2003). Specific effects of balance and gait exercises on physical function among the frail elderly. *Clinical Rehabilitation, 17,* 472 – 479.

40. Karthikbabu, S., Nayak, A., Vijayakumar, K., Misri, Z., Suresh, B., Ganesan, S. & Joshua, A. M. (2011). Comparison of physio ball and plinth trunk exercises regimens on trunk control and functional balance in patients with acute stroke: A pilot randomized controlled trial. *Clinical Rehabilitation, 25,* 709 – 719.

41. Lee, J., & Seo, K. (2014). The effects of stair walking training on the balance ability of chronic stroke patients. *Journal of Physical Therapy Science, 26,* 517 – 520.

42. Martínez-Amat, A., Hita-Contreras, F., Lomas-Vega, R., Caballero-Martínez, I., Alvarez, P. J., & Martínez-López, E. (2013). Effects of 12-week proprioception training program on postural stability, gait, and balance in older adults: A controlled clinical trial. *Journal of Strength and Conditioning Research, 27,* 2180 – 2188.

43. Seo, K., Kim, J., & Wi, G. (2014). The effects of stair gait exercise on static balance ability of stroke patients. *Journal of Physical Therapy Science, 26,* 1835 – 1838.

44. Tanaka, H., Monahan, K. D., & Seals, D. R. (2001). Age-predicted maximal heart rate revisited. *Journal of the American College of Cardiology, 37,* 153 – 156.

45. Karvonen, J., & Vuorimaa, T. (1988). Heart rate and exercise intensity during sports activities. Practical application. *Sports Medicine (Auckland, New Zealand), 5,* 303 – 311.

46. Alberton, C. L., Antunes, A. H., Pinto, S. S., Tartaruga, M. P., Silva, E. M., Cadore, E. L., & Martins Kruel, L. F. (2011). Correlation between rating of perceived exertion and physiological variables during the execution of stationary running in water at different cadences. *Journal of Strength and Conditioning Research, 25,* 155 – 162.

47. Chen, M. J., Fan, X., & Moe, S. T. (2002). Criterion-related validity of the Borg ratings of perceived exertion scale in healthy individuals: A meta-analysis. *Journal of Sports Science, 20,* 873 – 899.

48. Borg, G. (1985). *An introduction to Borg' s RPE-scale.* Ithaca, NY : Mouvement Publications.

第四章
促进各类组织愈合的干预措施

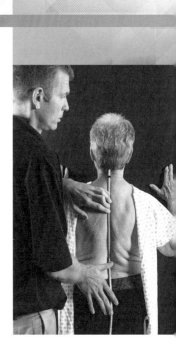

简介

韧带

    韧带病理学：扭伤

    韧带愈合

    韧带愈合期间的物理治疗干预措施

肌腱

    肌腱病理学：拉伤、肌腱病变和腱鞘病变

    肌腱愈合

    肌腱愈合期间的物理治疗干预措施

肌肉

    肌肉病理学：拉伤

    肌肉愈合

    肌肉愈合期间的物理治疗干预措施

软骨：关节软骨和纤维软骨

    软骨病理学：退行性病变和撕裂

    软骨愈合

    软骨愈合期间的物理治疗干预措施

周围神经

    周围神经病理学：神经失用、轴突断裂和神经断伤

    周围神经的愈合和修复

    神经愈合期间的物理治疗干预措施

骨

    骨骼病理学：骨折

    骨折愈合

    骨折管理

    骨折愈合期间的物理治疗干预措施

总结

复习题

学习目标

    4.1 讨论韧带、肌腱、肌肉、软骨、神经和骨骼的愈合过程。

    4.2 描述韧带扭伤、肌腱拉伤、肌肉拉伤和神经损伤的等级。

4.3 说出适用于韧带、肌腱、肌肉、软骨、神经和骨骼病变的常见物理治疗干预措施。

简介

所有组织对损伤的反应都是类似的：损伤后立刻以炎症反应进入愈合过程，随后依次经历增殖和修复及成熟和重塑阶段。虽然不同类型组织的愈合过程基本是相似的，但也有特定组织的考虑：受伤的组织必须用相同类型的健康组织来替代。也就是说，骨由骨替代，软骨由软骨替代，等等。每一个身体组织对损伤或压力的反应都经历了可预测的变化。"形式服从功能"，在康复治疗中，我们利用这一原则来对受伤的组织施加压力，以促进其恢复到受伤前的结构或形态。挑战在于如何在最佳时间内对组织施加最佳的压力，以促进愈合。对组织如何愈合有更深的了解是必要的。

本章讨论了各种类型的组织愈合的具体考虑。组织的血管分布、患者的年龄和健康状况以及受伤的程度等因素都会影响组织的愈合速度。

韧带

韧带主要由Ⅰ型胶原蛋白和水组成。Ⅰ型胶原蛋白坚固而厚实，胶原纤维在韧带上纵向成束排列。韧带曾被认为是简单和惰性的结构，但我们现在了解到，韧带有高度复杂的纤维排列，而且它们的组成因具体功能而异。韧带内的本体感受器在关节位置感方面起着重要的作用。

韧带病理学：扭伤

韧带的拉伸或撕裂被称为扭伤。韧带扭伤的严重程度分级如下。

- Ⅰ级韧带扭伤。韧带的一些纤维被拉伸和微撕裂；没有发现关节松弛的情况。
- Ⅱ级韧带扭伤。韧带部分撕裂；通常导致一些关节松弛。
- Ⅲ级韧带扭伤。韧带完全撕裂或断裂；明显的关节松弛是常见的。

图 4.1 描述了韧带扭伤的等级。

韧带愈合

韧带愈合分为三个重叠的阶段。在第一阶段，组织会发炎。该区域的巨噬细胞积极清除死亡细胞。在第二阶段，成纤维细胞产生用于修复的胶原蛋白。在第三阶段，胶原蛋白的排列情况和成熟程度类似于受伤前的组织。这一过程在第 3 章的"炎症"中有所描述。然而，由于韧带典型的血液供应非常有限，韧带愈合的时间可能会延长（见专栏 4-1）。

部分或全部韧带撕裂后，最初该区域形成血肿。成纤维细胞产生胶原蛋白，沿着韧带的长度排列。然而，即使是在受伤几个月后，重塑的"瘢痕"区域也会持续存在小直径的胶原蛋白。最终的结果是，愈合后的韧带可能只有受伤前韧带拉伸强度的 50% 左右[1,2]。

虽然一般来说韧带的愈合时间很长，但还有其他影响韧带愈合的因素。韧带的位置就是其中一个因素。例如，已经被广泛研究的两条韧带是膝关节的内侧副韧带（MCL）和前交叉韧带（ACL）。在比较这两条韧带时，令人感兴趣的是，MCL 在断裂后可能会愈合，而 ACL 在断裂后不可能愈合。根据这一观察，人们普遍认为关节内韧带的愈合情况不如关节外韧带好。有人认为，关节内韧带的滑液可能会中断血肿的形成，从而破坏这一重要的愈合阶段。

除了位置之外，似乎还有其他因素，使一些韧带比其他韧带更容易愈合。例如，ACL 的损伤导致韧带释放酶，酶在愈合的修复阶段破坏新组织，而 MCL 的损伤则不会导致同样的酶破坏[3]。

韧带愈合期间的物理治疗干预措施

韧带的恢复似乎取决于一些变量，包括韧带所承受的运动量[4-7]。有控制的早期运动有利于韧带的恢复。运动可以增加愈合的韧带中胶原纤维的数量和厚度，并改善纤维排列。已有研究证明，"运动后"的韧带在断裂之前比未运动的韧带能承受更大的力量。因此，在安全条件允许的情况

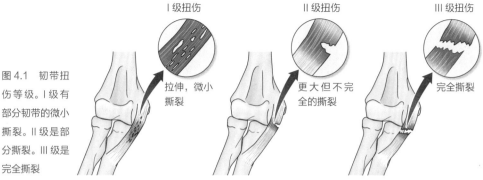

图 4.1 韧带扭伤等级。I 级有部分韧带的微小撕裂。II 级是部分撕裂。III 级是完全撕裂

I 级扭伤
拉伸，微小撕裂

II 级扭伤
更大但不完全的撕裂

III 级扭伤
完全撕裂

下，应尽快运动身体，并逐渐增加负重。

专栏 4-1	韧带愈合的大致时间
第一阶段（炎症）	0 ~ 14 天
第二阶段（修复）	2 周 ~ 2 个月
第三阶段（重塑）	2 个月 ~ 1 年

在韧带愈合的炎症阶段，干预措施应着重于控制炎症反应。使用 PRICE 方法进行治疗，即保护、休息、冰敷、压迫和抬高。渐进式负重、多角度等长运动和韧带保护是这一阶段的常见干预措施。

在愈合的修复阶段，负重要一步步进阶。运动时应温和地对韧带施加负荷，使胶原纤维平行于韧带的方向排列 [4, 6]。然而，在此阶段不应该给韧带造成过度负荷，以免损伤刚愈合的韧带。

在重塑阶段，运动要继续进阶，包括增加韧带压力、向心和离心运动、快速伸缩复合训练和本体感觉再训练。

肌腱

肌腱主要由 I 型胶原蛋白和水组成。胶原纤维沿着肌腱的长轴方向排列成束。肌腱将力量从肌肉传递到骨上。其抗拉强度与骨相当。

肌腱有两种类型的覆盖物：滑膜鞘或腱旁组织。滑膜鞘覆盖物内有滑膜细胞，它可以润滑肌腱。滑膜鞘通常存在于肌腱必须在多个关节上滑行的地方，例如在手部。没有滑膜鞘的肌腱则有腱旁组织——一种由结缔组织组成的松散覆盖物。图 4.2 描述了肌腱的结构。

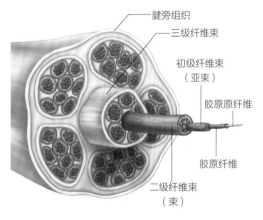

腱旁组织
三级纤维束
初级纤维束（亚束）
胶原原纤维
胶原纤维
二级纤维束（束）

图 4.2 肌腱是由胶原纤维束排列形成的。其外层是滑膜鞘或称为腱旁组织的松散覆盖物

肌腱病理学：拉伤、肌腱病变和腱鞘病变

肌腱的撕裂被称为肌腱拉伤。与韧带扭伤类似，肌腱拉伤的等级分为三级，具体如下。

- I 级：肌腱微小撕裂；几乎没有无力感或功能丧失。
- II 级：肌腱部分撕裂；常见中度无力和功能丧失。
- III 级：肌腱完全断裂；明显的无力和功能丧失。

肌腱的长期过度使用和微小磨损可能导致肌腱的退行性病变，无论是否有炎症。以前人们认为，炎症是肌腱病变的原因，但最近的许多研究表明，在没有炎症的情况下，肌腱也有微观变化。这些变化包括肌腱增厚、不成熟的胶原蛋白形成，以及新血管形成 [8-10]。

带有炎症的肌腱病变被称为腱鞘炎。没有炎症迹象的肌腱退行性病变被称为肌腱病。用来描述有无炎症的肌腱病变的一个综合术语是肌腱病。同样，如果病变涉及滑膜鞘，可以称为腱鞘炎或腱鞘病。

由于肌腱与收缩组织相连，肌腱病变的症状再现可能发生在相连肌肉的收缩过程中。触诊和拉伸组织时，该区域也可能有疼痛感。触诊、拉伸和收缩时的疼痛表明有肌肉或肌腱的病变。这些手法构成了许多肌肉和肌腱病变的特殊试验的基础。

肌腱愈合

肌腱愈合遵循炎症、修复、重塑的过程，但由于血液供应相对有限，营养物质的扩散受到影响，因此时间较长。炎症阶段可能持续到受伤后3周。第三阶段可能在受伤后6至8周才开始。肌腱愈合的大致时间见专栏4-2。

专栏 4-2　肌腱愈合的大致时间	
第一阶段（炎症）	0 ~ 21 天
第二阶段（修复）	3 ~ 6 周
第三阶段（重塑）	6 周 ~ 1 年

肌腱受伤后通常会出现两个问题。一是与周围组织的粘连。肌腱愈合依赖于来自腱旁和周围结构的成纤维细胞产生胶原纤维。正因为如此，粘连很容易出现。二是肌腱的抗拉强度在受伤后一年或更长时间内下降，可能只达到受伤前水平的40%至60%[11]。

肌腱愈合期间的物理治疗干预措施

肌腱受伤后，最初的干预措施主要是控制炎症反应。康复计划通常包括 PRICE 治疗方法。

由于存在粘连性瘢痕的风险，在愈合过程的早期对肌腱进行滑动是非常重要的。常见的做法是在愈合的早期阶段通过被动运动来完成滑动，从而保护肌腱免受肌肉收缩产生的力量的影响。在受伤后约2个月，干预措施可能包括消除重力的主动关节活动度练习。3至4个月后，康复计划中可以包括渐进式抗阻练习，4个月后允许最大限度的肌肉收缩。

由于愈合过程各不相同，而且受许多因素影响，因此最初对愈合过程中的肌腱的压力应该是最小的。随着运动的进阶，观察患者的症状变化。助理物理治疗师应该在组织保护和早期活动之间寻求平衡。当对组织的压力大小有疑问时，助理物理治疗师应向主管物理治疗师咨询。

肌肉

肌肉由含有肌动蛋白丝和肌球蛋白丝的收缩性肌纤维组成。肌纤维由非收缩性组织包裹着，并排列成束。非收缩性组织包括肌内膜、肌束膜和肌外膜。卫星细胞蛰伏在肌纤维的外部。当肌肉发生损伤时，这些卫星细胞被激活并在愈合中发挥主要作用，如下文所述。图4.3描述了肌肉的解剖结构。

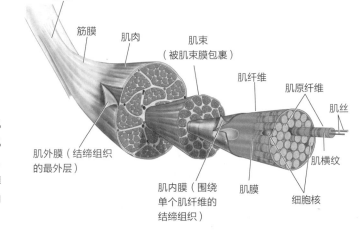

图 4.3　肌肉的解剖结构。肌纤维是肌肉的细胞单位，被肌内膜包裹。肌纤维排列成肌束，被肌束膜包裹。在每条肌纤维内有由肌动蛋白丝和肌球蛋白丝组成的肌原纤维

肌腱

筋膜

肌肉

肌束（被肌束膜包裹）

肌纤维

肌原纤维

肌丝

肌横纹

肌外膜（结缔组织的最外层）

肌内膜（围绕单个肌纤维的结缔组织）

肌膜

细胞核

肌肉病理学：拉伤

肌肉损伤被称为拉伤，其严重程度可分为 I 级、II 级和 III 级。

- I 级肌肉拉伤。肌肉的微小损伤，少数纤维被拉伸或撕裂；虽然疼痛，但肌肉有正常的力量和功能。
- II 级肌肉拉伤。许多肌纤维被撕裂；有明显的力量减弱。
- III 级肌肉拉伤。肌肉完全撕裂；肌肉力量完全丧失；肌肉的表面轮廓可能有明显的变化。

由于肌肉是可收缩的，其病变症状与肌腱疾病相似。触诊、拉伸或收缩时的疼痛可能预示着肌肉病变，这些手法构成了肌肉病变特殊试验的基础。

肌肉愈合

当肌肉被拉伤时，肌肉通过前面描述的愈合阶段进行修复。尽管肌肉有丰富的血管，但受伤后的重建仍需要一些时间。在炎症阶段，出血停止并发生吞噬作用。卫星细胞被激活；细胞分裂，前往受损区域，修补原来的肌纤维或形成新的肌纤维（图 4.4）。如果肌肉损伤破坏了肌内膜，卫星细胞就无法增殖，结缔组织瘢痕就会取代受伤组织。修复阶段可能持续到受伤后 8 周。在第三阶段，肌肉被重塑，修复或替换的肌纤维成熟。肌肉愈合的大致时间见专栏 4-3。

专栏 4-3	肌肉愈合的大致时间
第一阶段（炎症）	0～3 天
第二阶段（修复）	3 天～8 周
第三阶段（重塑）	8 周～1 年

肌肉愈合期间的物理治疗干预措施

肌肉损伤后的初期，干预措施主要是控制炎症反应。通常使用 PRICE 方法进行治疗。

在修复阶段，允许肌肉和肌腱在被动活动范围内活动，同时保护肌肉不受收缩力的影响。伤后 2 个月左右，干预措施可能包括消除重力的主动关节活动度运动。伤后 3 到 4 个月，康复计划中可能包括渐进式抗阻练习，4 个月后允许肌肉最大限度地收缩。肌肉完全撕裂后经手术修复后可能恢复较慢。

软骨：关节软骨和纤维软骨

软骨有三种类型：关节（或透明）软骨、纤维软骨和弹性软骨。关节软骨和纤维软骨参与运动系统，在此做进一步讨论。大多数类型的软骨的主要成分是胶原蛋白、弹性蛋白和蛋白多糖/糖胺聚糖（GAGs）（见表 4-1）。

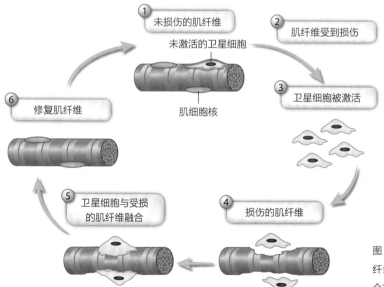

① 未损伤的肌纤维
未激活的卫星细胞
② 肌纤维受到损伤
③ 卫星细胞被激活
肌细胞核
⑥ 修复肌纤维
④ 损伤的肌纤维
⑤ 卫星细胞与受损的肌纤维融合

图 4.4　肌肉愈合过程。肌纤维上的卫星细胞形成一个补丁来修复受伤的组织

表 4-1 软骨的组成	
Ⅰ型胶原蛋白	强壮、厚实、永久性连接的蛋白纤维。存在于成熟的瘢痕、肌腱、皮肤和纤维软骨中
Ⅱ型胶原蛋白	关节软骨中存在的蛋白纤维
Ⅲ型胶原蛋白	薄、在愈合的第二阶段暂时连接的蛋白纤维
弹性蛋白	非常薄的蛋白纤维，可以增加组织的灵活性或弹性
蛋白多糖 / 糖胺聚糖	增加抗压强度的分子

关节软骨排列在骨的末端。关节软骨由水、Ⅱ型胶原蛋白、软骨细胞和蛋白多糖 / 糖胺聚糖组成。蛋白多糖是蛋白质化合物，使软骨能够承受压力。关节软骨是无血管的，这大大影响了其愈合的能力。

纤维软骨构成了膝关节的半月板以及髋关节和肩关节的盂唇。纤维软骨主要由水和Ⅰ型胶原蛋白组成。它含有少量的弹性蛋白和蛋白多糖。纤维软骨中的胶原纤维呈环形，使得组织能够吸收压迫力并抵抗剪切力。

软骨病理学：退行性病变和撕裂

关节软骨的病理变化可能来自创伤、磨损或关节制动。由于受到磨损，关节软骨变得柔软，并可能出现磨损、裂纹和恶化。软骨被磨损的区域被称为关节软骨缺陷。如果不修复，关节软骨缺陷可能导致关节的骨性关节炎。

纤维软骨病变常见于膝关节、髋关节和肩关节。半月板的损伤可能是由于创伤或磨损，表现为软骨撕裂。髋关节和肩关节的盂唇可能由于反复的压力或创伤而撕裂或部分脱离骨质边缘[12]。

软骨愈合

由于关节软骨中缺乏血流，在愈合阶段一般会产生瘢痕组织。最近关节软骨手术修复取得进展，包括软骨下骨的微骨折刺激该区域的血流、从关节的其他区域自体移植关节软骨，以及软骨细胞的采集和再植入，都被证明是成功的治疗方

式。膝关节半月板的外侧是有血管的，但中间和内部的血管逐渐减少。外侧的半月板撕裂如果得到修复，就会痊愈。半月板的修复或缝合可以确保撕裂处在组织愈合时变平，因此愈合过程相对不受干扰。然而，如果撕裂发生在中间或内部，这部分软骨一般会被切除，因为这些区域不可能愈合。切除半月板的手术被称为半月板切除术。

软骨愈合期间的物理治疗干预措施

在软骨损伤的情况下，物理治疗的干预措施取决于损伤的位置和程度。减少对软骨的压力可能包括避免某些运动，如在髋关节盂唇撕裂的情况下，避免进行达到最大关节活动度的髋关节屈伸运动。负重可能受到限制，可以使用开链或等长力量训练来保持力量。

周围神经

神经元（神经细胞）由树突、胞体、轴突和轴突末端组成，轴突末端在其他神经元的树突上形成突触。周围神经是一束轴突，可能包含感觉神经元、运动神经元和 / 或自主神经系统神经元。每个神经元由施万细胞保护，施万细胞在轴突周围形成一个脂肪髓鞘。然后，轴突和施万细胞被一层薄而精致的膜覆盖，这层膜被称为神经内膜。轴突束被神经束膜分隔成束。许多轴突束与血管一起被神经外膜包围，形成周围神经（图 4.5）。

周围神经病理学：神经失用、轴突断裂和神经断伤

周围神经的病理变化包括过度拉伸、撕裂或压迫损伤。如果神经束膜和神经外膜保持完整，周围神经是有可能修复的。神经损伤最初被分为三类：神经失用、轴突断裂和神经断伤。进一步的研究将周围神经损伤分为五种程度（图 4.6）[13]。

第一度（神经失用）。神经轻度损伤，导致暂时的无力和感觉丧失。神经内膜、神经束膜和神经外膜没有被破坏。一般在 6 至 8 周完全恢复。

第二度（轴突断裂）。一定程度的轴突受伤，但神经内膜保持完整。有可能恢复。

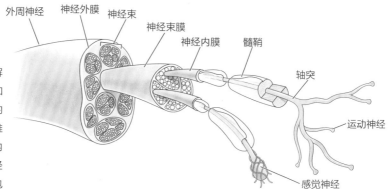

图 4.5 周围神经的解剖结构。感觉、运动和自主神经系统神经元的轴突被包裹在神经纤维中。每个轴突被神经内膜包裹成束，再由神经束膜包裹。神经外膜包裹整个神经

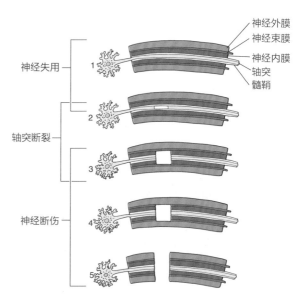

图 4.6 神经损伤的程度

第三度。神经内膜被部分破坏，神经束膜和神经外膜保持完整。有可能恢复。

第四度（神经断伤）。除了神经外膜外，所有的神经结构都被破坏了。如果不进行手术修复，就不可能恢复。

第五度。更严重的神经断伤；神经完全被切断，包括神经外膜。如果不进行手术修复，就不可能恢复。

周围神经的愈合和修复

周围神经损伤后，炎症和愈合会很快发生。如果轴突被破坏，其组成结构会按照从损伤点到远端的顺序逐渐死亡，这个过程被称为沃勒变性。

施万细胞增殖并进入轴突所在的区域，形成小管，作为通道引导新的轴突萌发，穿过病变部位，到达原来被轴突支配的组织（图 4.7）。这个组织被称为目标组织。在该区域形成多个小直径的轴突芽，并以大约 1 毫米/天的速度通过通道生长。

在愈合的最后阶段，到达目标组织的轴突随着它们的成熟而直径增大。然而，轴突和髓鞘的厚度通常不会恢复到受伤前的水平。即使有适当的神经愈合，轴突也可能不能成功到达目标组织。在这种情况下，目标组织仍然是无神经支配的，缺乏神经供应。没有神经支配，目标组织会发生变化，包括骨骼和肌肉萎缩以及囊膜纤维化。

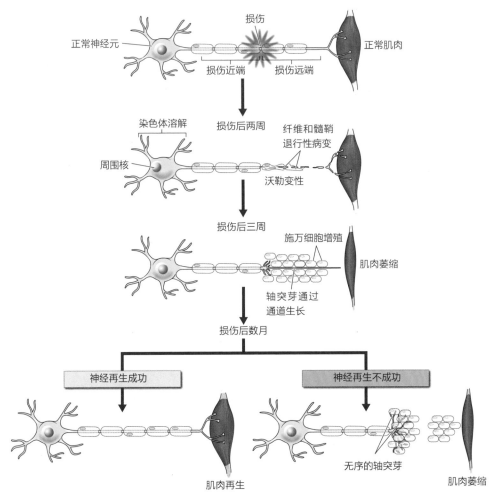

图4.7　神经损伤后的修复。轴突损伤后，轴突从损伤的远端开始退化。轴突芽在施万细胞的引导下向目标组织生长，生长速度约为1毫米/天。损伤不太严重时，目标组织的再神经支配的可能性较高。神经断伤可能会导致神经支配功能的永久性丧失

在第四度和第五度损伤中，神经内膜中的成纤维细胞被激活以重建神经。成纤维细胞的作用导致瘢痕组织增厚，轴突芽很难穿透。因此，这些较高程度的周围神经损伤，必须通过手术进行修复。

手术修复可能涉及使切断的神经末端吻合，并将神经束缝合在一起（Coaptation）。如果神经末端不能适当地对准或靠近，可以进行神经自体移植。通常，从患者的小腿上取下神经并移植到受伤的组织上。另外，还可以植入合成的胶原管来引导神经的生长，这样患者就不会受到进一步的神经损伤。

神经愈合期间的物理治疗干预措施

神经愈合期间的物理治疗干预措施必须确保一开始就很谨慎对待神经张力问题，以避免损伤轴突芽或神经束膜。助理物理治疗师和物理治疗师应全面了解损伤的程度、修复的性质（如果适用）以及神经愈合的过程，以确定如何治疗再生

的周围神经。压力有助于促进神经组织愈合，但在恢复早期应用极端的张力是有害的[14]。恢复早期阶段的康复计划可能包括使用电刺激或浅层加热等治疗方式[15, 16]。

骨

骨是由大约30%的有机物（主要是胶原蛋白）和70%的矿物（主要是钙和磷酸盐）组成的。负责制造骨的主要细胞是成骨细胞。负责吸收骨骼的细胞是破骨细胞。骨一直处于被这两种细胞形成或吸收的状态。

骨骼病理学：骨折

骨骼的常见损伤包括骨软化症、骨质疏松症和肿瘤。这里讨论的重点是骨折后的愈合过程。

骨折是助理物理治疗师遇到的最常见的骨骼损伤或病变之一。图4.8展示了部分骨折类型。从临床角度看，骨折是用Salter分类法来描述的，其中包括以下有关骨折的信息。

骨折的部位。描述骨损伤的部位，常用的术语是骨骺、骨外或关节内骨折。

骨折的程度。骨折可能是完全的（贯穿）或不完全的。不完全骨折包括微骨折或骨裂。青枝骨折是一种常见的儿童不完全骨折。

骨折的形状。完全骨折包括横断、斜断或螺旋骨折。粉碎性骨折表示有两个以上碎片的骨折。

骨折碎片之间的关系。碎片可以移位或不移位。其他术语（旋转、撞击）可以描述移位的碎片。

开放性骨折与闭合性骨折。闭合性骨折（也称简单骨折）是指骨折处的皮肤是完整的。开放性骨折（又称复合骨折）是指骨折处的皮肤不完整。

复杂骨折与不复杂骨折。复杂骨折是指骨折或骨折治疗引起的任何局部或全身并发症。并发症可能包括感染、血管损伤、延迟愈合或不愈合[17]。

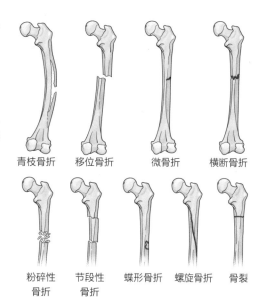

青枝骨折　　移位骨折　　微骨折　　横断骨折

粉碎性　　　节段性　　　蝶形骨折　　螺旋骨折　　骨裂
骨折　　　　骨折

图4.8　骨折的类型

骨折愈合

骨折后的愈合有两种主要机制。如果骨端接近，骨将通过一期修复而愈合，一期修复需要将骨折两端紧紧靠在一起并固定。在这种类型的愈合中，破骨细胞穿过骨折线，清除骨折两侧的死亡的骨组织，然后成骨细胞产生新的骨细胞填充这些区域。

常见的情况是，骨折的两端没有被紧紧地固定在一起，骨将通过二期修复而愈合。骨折处形成血肿（骨折血肿）。骨折端的一小部分骨死亡。吞噬细胞清理该部位的碎片，然后成纤维细胞和软骨细胞在该区域产生纤维软骨痂，填补骨面之间的空隙。软骨痂通常在骨折后4天至3周出现。

成骨细胞开始进入软骨痂，产生骨细胞并将软骨痂转化为硬骨痂，在骨折后5至6周完成。硬骨痂可以在X线片上显示出来，这时骨折处已经愈合。再过几个月至一年，硬骨痂将被破骨细胞和成骨细胞重塑，直到骨直径恢复到受伤前的状态（图4.9）。

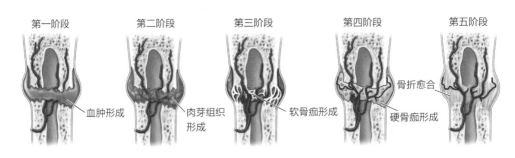

图 4.9　骨折愈合的阶段。在骨端之间的区域形成一个血肿。成纤维细胞和软骨细胞在大约 3 周内形成软骨痂。成骨细胞在大约 6 周内将软骨痂变为硬骨痂。骨骼重塑在骨折后持续数月

骨折后可能愈合缓慢（延迟愈合），或不能愈合（不愈合）。已有研究证明对骨愈合有不利影响的因素包括：骨折复位不充分、骨折不稳定、烟草的使用（吸烟、咀嚼烟草）、高龄、严重损伤、贫血、糖尿病、营养不良（包括缺乏维生素 D）、某些药物和感染。

骨折管理

骨折发生后的最初阶段，医生或外科医生会判断骨折是否需要干预。如果骨折的两端很接近，对位良好，而且骨折情况稳定，可能不需要干预。

但是，如果骨折情况不稳定，可能需要干预。干预措施可以是以下任何一种。

闭合复位。在使用或不使用麻醉的情况下，让骨折两端靠近。在闭合复位后，可以使用牵引或外固定来保持骨折两端的位置。

切开复位内固定术（open reduction and internal fixation，ORIF）。通过手术重新对齐骨折两端。对齐后，用钢板、螺钉、钉子、销子、棒子或导线将骨折两端固定。如果骨端不相近，可以在骨折部位进行骨移植。

外固定。采用石膏、夹板和 / 或外固定器来稳定骨。

牵引。将针插入远端部分，将重量或牵引力施加到骨上以保持对准。牵引法经常用于颈椎骨折的治疗。

骨折愈合期间的物理治疗干预措施

骨折端固定是骨愈合的必要条件，但它常常导致周围肌肉无力、韧带和肌腱缩短，以及骨自身的密度降低。尽管制动带来有害影响在某种程度上是不可避免的，但在制动阶段的治疗是为了尽量减少这些变化。没有被制动的身体部位应该保持运动。在制动部位的近端和远端关节进行关节活动度练习对避免不必要的活动度受限很重要。可以利用未受累的四肢进行有氧运动。

如果有必要，可以利用石膏、夹板或固定器进行等长肌肉练习，以加强制动部位的肌肉力量。未受累的四肢和核心肌肉的力量训练对保持整体力量是有帮助的。此外，加强对侧肢体的力量也可以使制动肢体的力量增加。

总结

许多变量影响着组织的愈合，包括组织的类型、损伤的程度，以及患者的年龄和健康状况。助理物理治疗师通过了解不同类型组织的愈合过程，在愈合最大化方面发挥了重要作用。运动疗法和理疗可用于控制炎症，恢复关节活动度和力量，尽量减少疼痛，并促进正常功能恢复。

复习题

1. 你正在治疗一名骨折并软组织损伤的患者。骨折的治疗如何影响软组织的损伤？这对你的物理治疗有什么影响？

2. 描述神经失用、轴突断裂和神经损伤。不同程度的周围神经损伤对神经功能有

何影响？

3. 讨论闭合复位、切开复位内固定、外固定等术语。

4. 影响韧带愈合的因素有哪些？运动对韧带的作用如何？

5. 描述表明收缩组织（肌肉或肌腱）病变的三个体征。

参考文献

1. Frank, C. B. (2004). Ligament structure, physiology and function. *Journal of Musculoskeletal Neuronal Interaction, 4,* 199 – 201.

2. Thornton, G. M., Shrive, N. G., & Frank, C. B. (2003) Healing ligaments have decreased cyclic modulus compared to normal ligaments and immobilization further compromises healing ligament response to cyclic loading. *Journal of Orthopedic Research, Official Publication of the Orthopedic Research Society, 21,* 716 – 722.

3. Goodman, C. C., & Fuller, K. S. (2014). *Pathology: Implications for the physical therapist.* St. Louis, MO : Elsevier Health Sciences

4. Buckwalter, J. A. (1995). Activity vs. rest in the treatment of bone, soft tissue and joint injuries. *Iowa Orthopedic Journal, 15,* 29 – 42.

5. Thornton, G. M., Johnson, J. C., Maser, R. V., Marchuk, L. L., Shrive, N. G., & Frank, C. B. (2005). Strength of medial structures of the knee joint are decreased by isolated injury to the medial collateral ligament and subsequent joint immobilization. *Journal of. Orthopedic Research, Official Publication of the Orthopedic Research Society, 23,* 1191 – 1198.

6. Tipton, C. M., James, S. L., Mergner, W., & Tcheng, T. K. (1970). Influence of exercise on strength of medial collateral knee ligaments of dogs. *American Journal of Physiology, 218,* 894 – 902.

7. Vailas, A. C., Tipton, C. M., Matthes, R. D., & Gart, M. (1981). Physical activity and its influence on the repair process of medial collateral ligaments. *Connective Tissue Research, 9,* 25 – 31.

8. Ashe, M. C., McCauley, T., & Khan, K. M. (2004). Tendinopathies in the upper extremity: A paradigm shift. *Journal of Hand Therapy, Official Journal of the American Society of Hand Therapy, 17,* 329 – 334.

9. Fredberg, U., & Stengaard-Pedersen, K. (2008). Chronic tendinopathy tissue pathology, pain mechanisms, and etiology with a special focus on inflammation. *Scandinavian Journal of Medical Science Sports, 18,* 3 – 15.

10. Waugh, E. J. (2005). Lateral epicondylalgia or epicondylitis: What's in a name? *Journal of Orthopedic and Sports Physical Therapy, 35,* 200 – 202.

11. Hampson, K., Forsyth, N. R., El Haj, A., & Maffulli, N. (2008). "Tendon tissue engineering." In N. Ashammakhi, R. Reis, & F. Chiellini (Eds.), *Topics in tissue engineering* (Vol. 4, pp. 1 – 20).

12. Seddon, H. J. (1943). Three types of nerve injury. *Brain, 66,* 237 – 288.

13. Sunderland, S. (1951). A classification of peripheral nerve injuries producing loss of function. *Brain Journal of Neurology, 74,* 491 – 516.

14. Topp, K. S., & Boyd, B. S. (2006). Structure and biomechanics of peripheral nerves: Nerve responses to physical stresses and implications for physical therapist practice. *Physical Therapy, 86,* 92 – 109.

15. Hoermann, S., Franz, E. A., & Regenbrecht, H. (2012). Referred sensations elicited by video-mediated mirroring of hands. *PloS One, 7,* e50942.

16. Selles, R. W., Schreuders, T. A. R., & Stam, H. J. (2008). Mirror therapy in patients with causalgia (complex regional pain syndrome type II) following peripheral nerve injury: Two cases. *Journal of Rehabilitation Medicine, 40,* 312 – 314.

17. Roy, S. H., Wolf, S. L., & Scalzitti, D. A. (2012). *The rehabilitation specialist's handbook.* Philadelphia, PA : F.A. Davis Company.

第二部分

上肢

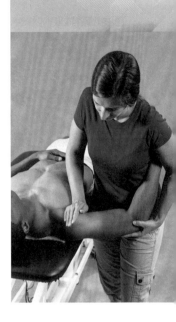

第五章
肩关节的骨科干预

解剖学和生理学

常见损伤

学习目标

5.1　描述肩关节区域的解剖结构。

5.2　描述正常的肩部活动范围。

5.3　解释肩关节的正常运动学，包括肩肱节律。

5.4　描述盂肱关节向前、向后、向下滑动和分离的松动技术，以及肩锁关节和胸锁关节的滑动技术及其目的。

5.5　讨论常见肩关节疾病及典型表现。

5.6　讨论各种肩关节病变的致病因素，并提出预防措施。

5.7　描述物理治疗师可能用于诊断常见肩部疾病的临床试验，以及如何实施这些试验。

5.8　描述非手术治疗患者肩部病变的常见治疗措施。

5.9　讨论手术干预（包括肩袖修复术、肩峰下减压术、下关节囊移位术、班卡特修复术、传统和反向全肩关节置换术）后常见的治疗方法。

5.10　讨论肩关节不稳定与肩峰下撞击综合征、肩峰下撞击综合征与肩袖肌腱病变的关系。

5.11　描述肩关节病变的临床警示。

解剖学和生理学

广义上的肩关节是一个关节复合体，具体包含四个关节，骨性限制和韧带结构相对稀疏。这种解剖学结构使肩关节比其他关节更灵活，同时也为上肢提供了可以覆盖全身的活动空间。肩关节稳定性主要是由其周围的软组织和肌肉提供的。除了韧带、关节囊和盂唇提供的静态稳定性外，这里还将讨论肌肉提供的动态稳定性。这种动态稳定性在很大程度上依赖于四个关节的正常关节运动、三个力偶的正常肌肉力量，以及精确的收缩时间。

骨与关节的解剖学和生理学

肩关节包括 3 块骨和 4 个关节，它们在复杂的运动中相互作用。肩带包含胸锁关节、肩锁关节和肩胛胸壁关节。盂肱关节是指肩胛盂与肱骨头组成的关节（图 5.1）。只有四个关节都正常活动和工作才能促成肩关节的充分活动。

肩关节有 3 个自由度，可以分别在屈 / 伸、外展 / 内收方向产生大约 240° 的运动，在内旋 / 外旋、水平外展 / 水平内收方向产生 180° 的运动。本书将手臂抬高至肩关节屈曲、外展，或者肩胛骨平面内的运动称为手臂抬高。肩胛骨平面内的运动是指肩胛骨平面内的抬高，该平面的角度为从冠状面到矢状面 30° ~ 45° [1]。

肩关节区域的骨和关节总结见表 5-1。

软组织解剖学和生理学

肩关节依靠软组织，包括盂唇、关节囊和韧带来增加关节的静态稳定性。在肩部发现的其他相关软组织包括滑囊和神经。

关节盂唇

关节窝有一个纤维软骨组织叫作关节盂唇。它在关节盂的边缘上高出 1/4 英寸，这增加了 50% 的关节盂深度，并帮助稳定肱骨头 [2, 3]。关节盂唇是盂肱韧带和肱二头肌长头肌腱的附着部位（图 5.2）。在 SLAP 损伤中，关节盂唇和肱二头肌肌腱的关系格外重要（见专栏 5-3）。

关节囊

盂肱关节囊是一种松散的结构，尤其是其下部。这使得肱骨头在上臂抬高时下沉至关节囊下方松弛的褶皱中（图 5.3）。正常情况下，疏松的关节囊可使肱骨头前后移动约 1/4 英寸，并可使其向下移动约 1 英寸 [4]。这种关节囊下方松散结构的重要性将在下文的"粘连性关节囊炎（CPG）"中讨论。

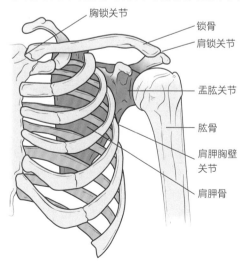

图 5.1　肩关节区域的骨与关节

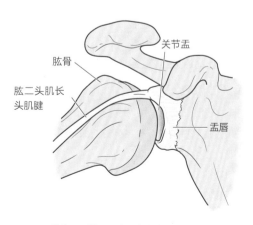

图 5.2　关节盂唇增强了肱骨头的稳定性

表 5-1　肩关节区域骨与关节解剖学和生理学				
关节	解剖学	关节运动及对应的正常关节活动度	骨性标志	临床注意事项
盂肱关节	球窝关节，有 3 个自由度。 凸的肱骨头与凹的肩胛盂相连。 肩胛盂面向冠状面约 30°（肩胛骨平面）	肱骨： 屈曲 0°～180° 伸展 0°～60° 外展 0°～180° 内收 0°～60° 内旋 *0°～70° 外旋 *0°～90° * 肩关节外展 90° 时	肱骨大结节 肱骨小结节 肱二头肌长头沟 肩胛骨喙突 肩胛骨肩峰	关节盂浅，呈梨形，比肱骨头小很多。在任何时候，肱骨头与肩胛盂保持接触的面积都少于其表面积的一半，这增加了关节活动度。 肩肱律：手臂抬高的 2/3 活动度来自盂肱关节。 紧张位：肩完全外展，伴随外旋。 松弛位：约 45° 肩胛骨平面内运动。 关节囊模式：最大限度地限制肩关节外旋，先外展，再内旋；屈曲受限最少
胸锁关节	鞍状关节，有 3 个自由度	锁骨：运动包括抬高 / 下沉、前伸 / 后缩，以及轴向旋转；整个上肢外展条件下的抬高及旋后	锁骨内侧末端在胸骨上切迹处	中轴骨和附肢骨之间的骨连接。 紧张位：肩关节完全抬高和前伸。 松弛位：手臂在体侧
肩锁关节	平面关节，有 3 个自由度，但运动主要发生在 2 个平面内	在上肢抬高末端位置有极小的滑动和旋转	于锁骨外侧端突然下降	肩峰形状（扁平、弧形、钩状或凸状）与其下结构损伤之间的联系。 紧张位：肩关节外展 90°。 松弛位：手臂在体侧
肩胛胸壁关节	肩胛骨位于胸腔上第二肋骨与第七肋骨之间。 肩胛骨内侧缘距离棘突 2 英寸	肩胛骨：抬高，下沉，前伸，后缩，上回旋，下回旋，倾斜，内旋，外旋。 肩胛骨在胸腔上向上回旋 60°	肩胛冈止于肩峰 喙突位于肩胛骨前侧面 冈上窝，冈下窝和肩胛下窝 外侧缘，内侧缘，下角	功能性关节，非真关节（无关节囊或骨性关节）。 肩肱律：手臂抬起的 1/3 活动度来自肩胛骨的上回旋

肩关节韧带

盂肱韧带有上、中、下三部分。这些韧带是关节囊的增厚部分，并在肩的前部和下部形成 Z 字形，以增强关节的稳定性。

喙肱韧带从喙突向下及外侧连接至肱骨头。当手臂垂向一侧时，它有助于抵抗重力作用；当手臂抬高时，它能保证肩关节的正常力学。韧带的张力可能会限制肩关节的运动；而韧带松弛可

能导致肩关节不稳 [5]。

胸锁关节由关节囊、几条胸锁韧带和肌肉共同稳定。然而，胸锁关节最重要的稳定结构是连接在锁骨近端和第一肋骨的肋锁韧带。

在盂肱关节上方有三条韧带，共同形成一个三角形结构（图 5.4）。这三条韧带为肩锁韧带、喙肩韧带和喙锁韧带。肩锁韧带和喙锁韧带都能起到稳定肩锁关节的作用。

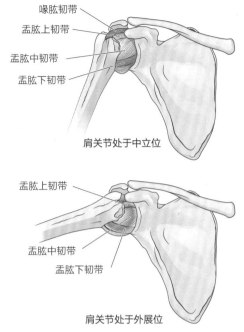

图 5.3 手臂内收时肩关节关节囊下方褶皱处松垂。肩部抬高时这些褶皱允许肱骨头向下滑动至关节盂

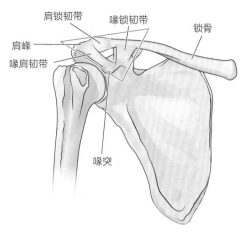

图 5.4 肩锁韧带、喙锁韧带和喙肩韧带形成了三角形结构

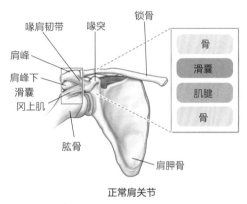

图 5.5 喙肩弓由喙突、喙肩韧带和肩峰组成

喙肩韧带跨越同一骨的两个突起，即肩胛骨的肩峰和喙突。因此，它不像大多数韧带一样，可以把两块骨头连在一起。喙肩韧带与它的骨性附着点一起形成喙肩弓（图 5.5）。这个弯曲的复合体在肱骨头上创造了一个保护性的"顶棚"，帮助稳定肱骨头，防止其向上、向下移位 [6]。冈上肌、肱二头肌长头肌腱和肩峰下滑囊位于喙肩弓和肱骨头之间。这种软组织夹在两个相对不易弯曲的结构（顶部的喙肩弓和底部的肱骨头）之间的关系与肩峰下撞击综合征有关。这种损伤将在本章后面讨论。

肩关节区域的关节囊、韧带和盂唇结构总结如表 5-2 所示。

滑囊

肩关节区域有几个滑囊，可以在需要相互滑动的肌肉间起缓冲作用。其中两个重要的滑囊是肩峰下滑囊（也称为三角肌下滑囊）和肩胛下滑囊。

肩峰下滑囊位于三角肌、肩峰和喙肩弓下。它在三角肌和肩袖肌肉之间形成一个垫子。肩关节撞击综合征存在时，滑囊可能会发炎。如果肩峰下滑囊发炎并肿胀，会导致喙肩弓下的空间进一步缩小。肩胛下滑囊在肩胛下肌的肌腱下以及肩胛骨盂唇的前边缘上。它沿肩胛骨方向对肩胛下肌的肌腱起缓冲作用。图 5.6 描绘了肩关节的两个重要滑囊。

表 5-2 肩关节区域结缔组织解剖学和生理学

结构	解剖学	功能	临床注意事项
关节囊	结构松散，特别是其下部，使得肱骨头可在肩部抬高时下降	稳定关节。 衬有滑膜以产生滑液	关节囊下部的紧密性会导致关节活动度受限。 关节囊松弛会导致肩关节不稳定
盂肱韧带	三束盂肱韧带： • 盂肱上韧带 • 盂肱中韧带 • 盂肱下韧带 在肩前部和肩下部形成Z形	提高盂肱关节的稳定性	这些韧带的松弛会损害关节的稳定性
喙肱韧带	从喙突向下并向外侧走行，与肱骨头上部相连	当手臂垂在一侧时抵抗重力作用。 为肩上部和肩前部提供额外的稳定性	韧带紧张可能限制肩关节活动；松弛可能导致肩关节不稳定
喙肩韧带	从喙突穿过肩关节顶部走行至肩峰	与喙突和肩峰一起，在肩关节顶部形成喙肩弓	肱骨头与喙肩弓的间隙很小。如果发炎，喙肩弓下的肌肉和滑囊可能会肿胀，导致软组织被挤压
喙锁韧带	此条韧带从喙突延伸至锁骨下方。 两部分： • 锥状韧带 • 斜方韧带	提供锁骨相对于肩峰的稳定性	如果肩锁韧带被拉伸或撕裂，喙锁韧带可以为锁骨提供稳定性
肩锁韧带（AC）	覆盖关节的上部和下部	稳定肩锁关节	如果肩锁韧带被拉伸或撕裂，锁骨远端会在肩峰上抬高
胸锁韧带（SC）	包括多条韧带。最重要的是肋锁韧带	通过连接锁骨和第一肋骨稳定胸锁关节	此关节的运动对肩关节全范围活动至关重要
关节盂	纤维软骨的边缘离肩胛盂大约1/4英寸	使肩胛盂深度增加50%，有助于稳定肱骨头。 附着在盂肱韧带和肱二头肌长头肌腱上	盂唇撕裂会引起疼痛和肩关节不稳

神经

肩关节区域最重要的神经结构是臂丛神经。这个神经网络是由 C5~T1 的神经根组成的。神经根不断融合和分离，成为周围神经（图 5.7）。

臂丛神经穿过腋窝，分布在肩关节的前面和下面。它支配肩部的大部分，以及上臂、前臂和手。在治疗神经丛和周围神经损伤的患者时，对肩部神经系统解剖学的基本了解是很重要的。

从臂丛神经发出的神经支配肩部的肌肉。其中应特别注意腋神经和胸长神经。腋神经支配三角肌和小圆肌。该神经在臂丛神经损伤中经常出现。胸长神经支配前锯肌。这条神经很脆弱，因为它沿胸壁浅表走行。前锯肌失去神经支配，发生牵拉或撕裂损伤可导致内侧翼状肩胛（专栏 5-1）。

肌肉解剖学与运动学

肩关节周围的肌肉对提供关节的动态稳定性至关重要。在理解肩关节的运动学之前，需要对

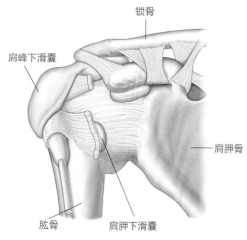

图 5.6　肩峰下滑囊和肩胛下滑囊

肩关节的运动学有一个全面的认识。表 5-3 总结了肌肉的起止点、支配神经、主要运动和临床注意事项。

　　肩关节区域的几块肌肉统称为肩胛骨稳定肌。这些肌肉包括前锯肌、菱形肌、肩胛提肌和斜方肌。这些肌肉可能是强化训练的重点，因为它们共同控制肩胛骨。

专栏 5-1　内侧翼状肩胛

内侧翼状肩胛是由肌肉无力导致的，其中前锯肌无力是最常见的原因。在这种情况下，肩胛骨内侧缘从胸腔突出，像翅膀一样。支配前锯肌的胸长神经发生损伤可能是造成前锯肌无力的原因。胸长神经沿前外侧胸壁浅表分布，易受损伤。由于肩胛骨内收肌基本没有受到限制，由此产生的前锯肌无力会导致肩胛骨向脊柱内侧移动。前锯肌薄弱会影响上回旋力偶的有效性，并可能影响包含手臂抬高的日常生活活动。

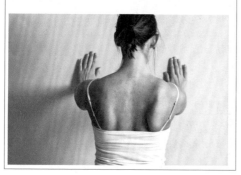

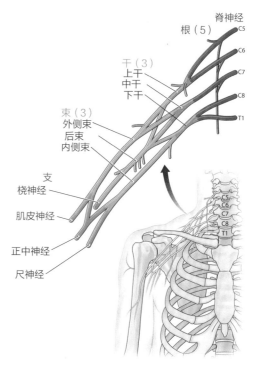

图 5.7　臂丛神经。C5~T1 神经根在移行成周围神经前融合并分离

运动学

肩胛胸壁关节

　　肩胛骨相对于胸腔的运动被称为上提、下沉、前伸、后缩、上回旋和下回旋。当肩胛骨上提时，它向前倾斜以保持与胸腔的接触；其下沉时则会向后倾斜。同样地，随着肩胛骨前伸，其会在水平面内随着胸腔的曲线而转动。肩胛骨内旋导致肩胛骨底部更多地向内旋转，使其更多地位于矢状面。在后缩时，肩胛骨向外旋转，并更多地位于冠状面。图 5.8 描述了肩胛骨的运动。

　　肩胛骨的运动增加了肩关节的灵活性和稳定性。运动使肩胛骨保持与胸部的接触，使肱骨头在不同的手臂位置下保持在关节盂的中心位置，从而增加了稳定性。肩胛骨的运动也有助于提高手臂整体的灵活性。在手臂抬高时，肩胛骨向上旋转约60°，为整个运动贡献约三分之一的范围。这将在后面的"肩肱节律"中讨论。

肩锁关节

由于肩胛骨肩峰与锁骨远端之间的连接，如上所述，肩胛骨的运动被传递到肩锁关节。多年来，肩锁关节的活动量一直存在争议；但最近的研究表明，肩锁关节的活动量是最小的 [7]。然而，肩胛骨倾斜和内/外旋转的运动确实发生在这里。

胸锁关节

肩锁关节只发生了轻微的运动，肩带运动在很大程度上被传递到胸锁关节。随着肩胛骨向上回旋，肩峰上升，锁骨远端也随之上升。这发生在肩外展的前 90° 范围内，锁骨远端随之抬高至多 30°。随着不断抬高，喙锁韧带变得紧绷，其拉紧锁骨，导致锁骨向后旋转。S 形锁骨旋转，抬高外侧端，类似于摇手柄的运动。锁骨远端至少有一半的抬高来自胸锁关节的旋后。

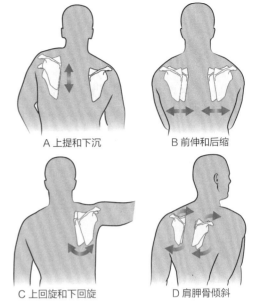

A 上提和下沉　　　　B 前伸和后缩

C 上回旋和下回旋　　　D 肩胛骨倾斜

图 5.8　肩胛骨的运动包括上提和下沉（A）、前伸和后缩（B）、上回旋和下回旋（C），以及肩胛骨倾斜（D）

表 5-3　肩关节肌肉解剖学与运动学					
肌肉	起点	止点	支配神经	主要运动	临床注意事项
斜方肌上束	枕骨隆突和颈椎	锁骨远端	第 11 对脑神经（副神经）	使肩胛骨上回旋、抬高、后缩	三块上回旋力偶肌肉之一，无力可导致撞击综合征
斜方肌中束	C7~T5 棘突	肩峰	第 11 对脑神经（副神经）	使肩胛骨后缩	
斜方肌下束	T6~T12 棘突	肩胛冈上侧面	第 11 对脑神经（副神经）	使肩胛骨下沉、上回旋、后缩	三块上回旋力偶肌肉之一，无力可导致撞击综合征。肩胛骨下沉的动作用于在坐 - 立转换时抬高身体，或用于行走时使用辅助器具
肩胛提肌	C1~C4 横突	肩胛骨上角和肩胛冈根部之间的肩胛骨内侧缘	肩胛背神经	使肩胛骨向上、向下回旋。此外，它的后缩能力较弱	
菱形肌（大菱形肌和小菱形肌）	C7~T5 棘突	肩胛骨内侧缘	肩胛背神经	后缩、下回旋、抬高肩胛骨	肩胛背神经损伤可导致外侧翼状肩胛

续表

肌肉	起点	止点	支配神经	主要运动	临床注意事项
前锯肌	第一～第九肋骨外侧面	深入肩胛骨并插入其内侧缘	胸长神经	使肩胛骨上回旋、前伸。保证肩胛骨内侧缘紧贴胸壁	三块上回旋力偶肌肉之一，无力可导致撞击综合征。胸长神经损伤可导致内侧翼状肩胛
胸小肌	第三、四和五肋骨前面	喙突	胸内侧神经	使肩胛骨下沉、下回旋、前倾	紧张会导致圆肩。可促进胸廓出口综合征
冈上肌	冈上窝	在肩峰和喙肩弓下穿过，插入肱骨大结节	肩胛上神经	肩胛骨平面内的肱骨运动。和其他肩袖肌肉一起，将肱骨头向下、向内拉向关节盂	四块肩袖肌肉之一。常见的撞击综合征累及肌肉
冈下肌	冈下窝	肱骨大结节	肩胛上神经	使肱骨外旋。和其他肩袖肌肉一起，将肱骨头向下、向内拉向关节盂	四块肩袖肌肉之一
小圆肌	肩胛骨外侧缘，靠近下角	肱骨大结节	腋神经	使肱骨外旋。和其他肩袖肌肉一起，将肱骨头向下、向内拉向关节盂	四块肩袖肌肉之一
肩胛下肌	肩胛下窝内肩胛下面	肱骨小结节	肩胛下神经的上部和下部	使肱骨内旋。和其他肩袖肌肉一起，将肱骨头向下、向内拉向关节盂	四块肩袖肌肉之一
背阔肌	下位胸椎和所有腰椎的棘突，下四根肋骨。通常还有其他来自后髂骨和肩胛骨下角的起点	在肱骨结节间沟前方	胸背神经	使肱骨伸展、内收以及内旋。使肩胛骨下沉。使腰椎伸展	肩胛骨下沉的动作用于在坐 - 立转换时抬高身体，或用于行走时使用辅助器具

肌肉	起点	止点	支配神经	主要运动	临床注意事项
大圆肌	肩胛骨下角	穿过腋窝到前肩，插入肱骨小结节	肩胛下神经下部	使肱骨伸展、内收和内旋	唯一不属于肩袖的肩胛骨-肱骨肌肉
胸大肌	两个头：胸骨部起源于胸骨；锁骨部起源于锁骨近端	肱骨大结节前方	内侧和外侧胸神经	使肱骨水平内收、内旋和内收	
三角肌前束	锁骨远端	三角肌粗隆	腋神经	使肱骨屈曲、水平内收	
三角肌中束	肩峰	三角肌粗隆	腋神经	使肱骨外展	
三角肌后束	肩胛冈	三角肌粗隆	腋神经	使肱骨伸展、水平外展	
喙肱肌	喙突	肱骨，约在肱骨干中间位置	肌皮神经	使肱骨屈曲	
肱二头肌	长头：关节盂窝和关节盂唇的上侧面　短头：喙突	桡骨近端桡骨结节	肌皮神经	使肩关节屈曲，肘关节屈曲，前臂外旋	长头对肱骨头的上移起到约束作用
肱三头肌长头	肩胛骨关节盂下侧	尺骨鹰嘴突	桡神经	使肩关节伸展、肘关节伸展	这是肱三头肌唯一影响肩部的部位

胸锁关节也可以发生前伸和后缩的运动，同时伴随肩胛骨在胸腔上的前伸和后缩。胸锁关节在任意方向上可以发生 15° 到 30° 的运动。

盂肱关节

在手臂抬高时，凸的肱骨头在微凹的肩胛骨关节盂上移动。肱骨头的滚动伴随着反方向的滑动，这与第 3 章讨论的凹凸法则一致。当手臂被抬高时，过大的肱骨头必须向下滑动，以充分利用较小的肩胛骨关节盂。这样，肱骨头就不会脱离肩胛骨关节盂。

这种向下滑动还可以防止肱骨头向上移至喙肩弓，并挤压肩峰下方的软组织。此外，手臂的抬高必须伴随肱骨的外旋，以达到肩关节的全关节活动范围（图 5.9）。外旋减少了肱骨头和肩峰之间软组织的撞击 [8]，特别是随着手臂抬高时 [9]。肩关节外展时，肱骨完全内旋限制范围为 60°，中立位完全旋转限制范围为 90°。受限的肩关节外旋活动范围主要影响外展和肩胛骨平面内运动的活动范围。

注意……

当患者进行屈曲和外展运动或肩胛骨平面内运动时，应注意肩关节的旋转位置。记住要保持肩胛骨中立位进行内旋或外旋运动，以避免撞击。同样，在治疗患有肩关节撞击综合征的患者时，也要避免发生在基础平面内的外展。应把肢体移动到肩胛骨平面内进行运动。

由于肱骨头的相对大小和关节盂的深度较浅，肩关节的稳定性取决于关节盂唇、关节囊、韧带和肌肉。主要的稳定肌包括肩袖肌群、背阔肌、大圆肌和肱二头肌。这些肌肉可以在几个方面发挥稳定器的作用。它们可以将关节移动到一个收紧韧带的位置，从而形成一个被动的屏障；可以通过被动张力形成一个屏障；也可以通过主动收缩来拉动骨骼以抵抗不稳定的力量。

研究表明，肩胛下肌是阻碍肱骨头向前移位的屏障，冈下肌和小圆肌形成后部的屏障（图5.10）。肱二头肌的长头、背阔肌、大圆肌和肩胛下肌收缩以稳定肱骨头，对抗其向上移位。冈上肌收缩以稳定肱骨头，对抗其向下移位。我们可以在肩关节不稳定的病例中看到，理解肌肉在关节稳定中的作用在治疗中至关重要。

肩袖肌肉共同作用以稳定盂肱关节。每一块肩袖肌肉都单独负责盂肱关节的运动，而肩袖肌肉的共同作用则是将肱骨头向下、向内拉向肩胛骨关节盂并稳定关节。除了增加关节的稳定性，这个运动还抵消了手臂上举时三角肌的拉力，这将在后面的"力偶"中讨论。

肩肱节律

肩胛骨在胸部的运动是整个手臂上抬运动的一个重要因素。Inman等人在1944年研究了肩胛骨对肩胛外展的影响[10]。他们指出肩关节外展前30°为肩胛骨初始阶段（不运动）；之后肩胛骨每运动2°，肩胛骨运动1°。这种2:1的比例被称为肩肱节律（图5.11）。

此后，这种生物力学关系得到进一步的研究。我们现在认识到，在手臂上抬过程中，肩胛骨上回旋的量和时间是多变的。尽管存在这种可变性，但临床医生应该了解肩胛胸壁运动对整个手臂的上抬是至关重要的，肩胛胸壁运动在整个手臂的

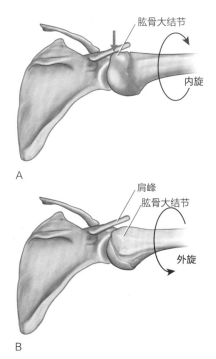

图5.9　肩关节内旋时，随着手臂抬高，肱骨大结节和肩峰之间的软组织受到压迫（A）。肱骨外旋可减少喙肩弓下的这种撞击（B）

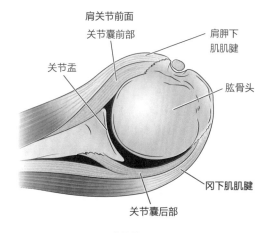

图5.10　盂肱关节的俯视图。前部和后部的肩袖肌肉对肱骨头移位造成阻碍

运动中大约占三分之一，即 60°。

由于肩峰、锁骨和胸骨之间的韧带连接，肩胛骨 60° 的运动伴随着肩锁关节的轻微运动和胸锁关节的显著运动。

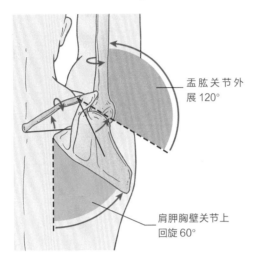

图 5.11　肩肱节律。肱骨与肩胛骨的运动比例为 2:1。在手臂上举 180° 中，肩胛骨上回旋占 60°，肱骨外展占 120°

注意……
注意由于盂肱关节运动受限而导致的过度肩胛骨运动。患者将通过增加肩胛骨运动来弥补盂肱关节运动受限。当目标为增加肩关节活动度时，应瞄准受限的关节。可能需要稳定肩胛骨来集中锻炼盂肱关节。

力偶

整个身体的运动依赖于肌肉的协同收缩，以此来创造一个平稳的运动模式。这一点在肩关节区域表现得最为明显。在手臂抬高的运动中，肩袖肌群和三角肌共同作用，形成盂肱关节部分的运动。同时，三块肩胛骨上回旋肌共同作用，形成肩胛胸壁关节部分的运动。

肩胛骨上回旋肌

三块肩胛骨上回旋肌分别是斜方肌上束、斜方肌下束和前锯肌。前锯肌是三块肌肉中最强壮的，但三块肌肉都必须在不同的位置工作，以确

保肩胛骨平稳地向上旋转。肩胛骨的向上回旋有助于手臂的整体运动，并使盂肱关节肌肉在整个活动范围内保持良好的长度 - 张力关系（图 5.12）。

在这对力偶中，斜方肌上束的作用很小。如果患者肩胛骨上回旋无力，助理物理治疗师应关注其斜方肌下束和前锯肌。

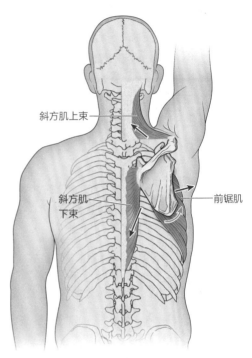

图 5.12　肩胛骨上回旋肌：斜方肌上束、斜方肌下束和前锯肌

肩袖和三角肌

在盂肱关节处，肩袖有一条完美的拉力线，将肱骨头向下和向内拉至关节盂，使其在三角肌产生的向上剪切力（滑动）下保持稳定。这使得三角肌仅外展肱骨而不是引起肱骨头上移（图 5.13）。肩袖撕裂时，三角肌不再因肩袖的对抗收缩，常出现异常的运动模式，包括肱骨相对肩峰的抬高。

在这对力偶中，冈上肌对肱骨头下沉起到的作用是较小的。其他三块肩袖肌肉的牵引力线被

表明在压低肱骨头方面起着更重要的作用。

关节松动术

为了减少疼痛或增加关节活动范围，关节松动术可能是一个有用的干预措施。根据凹凸法则，凸出的肱骨头在凹的肩胛骨关节盂上运动时，伴随的是肱骨头与肱骨干运动方向相反的滑动。肩关节的松弛位是在肩胛骨平面内抬高约45°。重要的是要记住肩胛骨关节盂要位于肩胛平面，这样前后滑动都将垂直于这个平面。表5-4列出了用于增加关节活动范围的肩关节运动和相关的滑动方向。

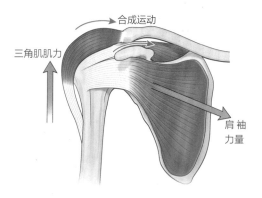

图5.13　手臂抬高的力偶：三角肌肌力和肩袖力量

表5-4　用于增加关节活动范围的肩关节运动和滑动方向	
受限活动	关节松动术的滑动方向
盂肱关节屈曲	盂肱关节向下滑动
盂肱关节外展	盂肱关节向下滑动
盂肱关节内旋	盂肱关节向前、向后滑动
盂肱关节外旋	盂肱关节向前、向后滑动
盂肱关节水平外展	盂肱关节向前滑动
盂肱关节水平内收	盂肱关节向后滑动
一般肩关节运动	盂肱关节分离
肩胛骨上提	胸锁关节向下滑动
肩胛骨下沉	胸锁关节向上滑动
一般肩胛骨运动	肩胛骨分离

注意……
注意在盂肱关节所在的平面内正确地松动关节。记住关节盂不在矢状面。前向松动应在前内侧方向进行。后向松动应在后外侧方向进行。在竖直平面内进行松动会使患者感到不舒服，效果也较差。

盂肱关节

向前滑动

肱骨头于肩胛骨关节盂上向前滑动用于增加旋转和水平外展的活动范围。患者可处于仰卧位或俯卧位。若处于俯卧位，应在锁骨下放置毛巾以支撑肩胛骨。检查者支撑患者手臂，用手尺侧缘向前方和内侧施加使患者肱骨头滑动的力量，如图5.14所示。

向后滑动

肱骨头于肩胛骨关节盂上向后滑动用于增加旋转和水平内收的活动范围。患者处于仰卧位，肩胛骨下放一条毛巾。检查者支撑患者手臂，用手尺侧缘向后方和外侧施加使患者肱骨头滑动的力量，如图5.15A所示。

备选体位为患者处于仰卧位，肩关节屈曲90°，肘部屈曲。检查者支撑患者肩胛骨，在肘部通过肱骨长轴施力，同时稳定肩胛骨，如图5.15B所示。

向下滑动

肱骨头于肩胛骨关节盂上向下滑动用于增加肩关节外展或屈曲的活动范围。患者取仰卧位，肩关节处于松弛位。检查者稳定患者肩胛骨，将患者肱骨头向下滑动。该技术可用于矢状面以增加屈曲活动范围，用于冠状面以增加外展活动范围，如图5.16和图5.17所示。

分离

盂肱关节分离技术可用于一般的关节囊紧绷和疼痛。患者取仰卧位，肩关节微屈曲。检查者抓住患者腋窝处肱骨近端，向外侧牵拉以分离关节面，如图5.18所示。

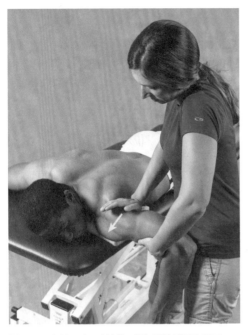

图 5.14　向前滑动盂肱关节可增加其旋转活动范围

胸锁关节

向上滑动

　　锁骨在胸骨上向上滑动用于增加肩胛骨下沉的活动范围。患者取仰卧位。检查者的手指置于患者锁骨近端下方。向上滑动技术如图5.19所示。

向下滑动

　　锁骨在胸骨上向下滑动用于增加肩胛骨上提的活动范围。患者取仰卧位。检查者的拇指置于患者锁骨近端顶部。向下滑动技术如图5.20所示。

肩锁关节

向后滑动

　　锁骨在肩峰上向后滑动用于增加肩锁关节的活动范围。患者取坐位，患侧朝向检查者。检查者稳定患者肩峰，用手掌根部向远端锁骨施加一个直接向后的力（图5.21）。

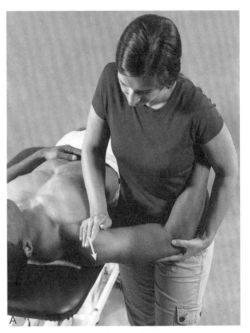

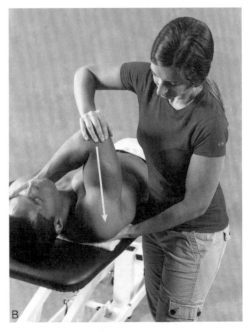

图 5.15　向后滑动盂肱关节可用来增加旋转活动范围。这可以在患者手臂外展（A）或屈曲 90°（B）下完成

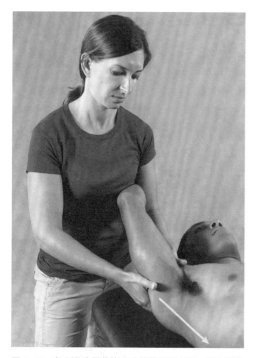

图 5.16　向下滑动屈曲的盂肱关节可用来增加屈曲活动范围

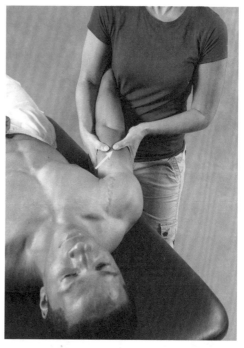

图 5.18　盂肱关节分离技术可用于一般的关节活动范围减少和疼痛

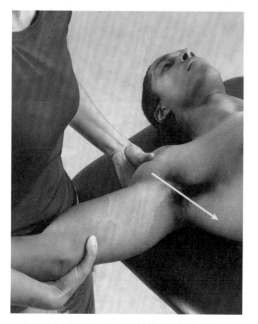

图 5.17　向下滑动外展的盂肱关节可用来增加外展活动范围

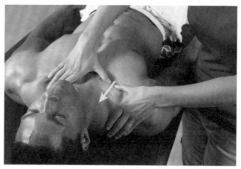

图 5.19　向上滑动胸锁关节可用来增加肩胛骨下沉的活动范围

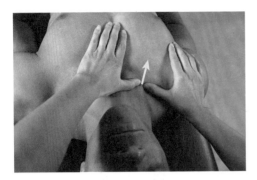

图 5.20 向下滑动胸锁关节可用来增加肩胛骨上提的活动范围

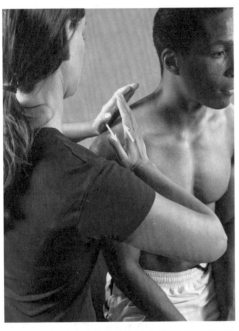

图 5.21 锁骨在肩峰上向后滑动可用来增加肩锁关节的活动范围

肩胛胸壁关节

分离

肩胛胸壁关节分离可增加肩胛骨的活动范围。患者取侧卧位，患侧朝上。检查者将患者手臂搭在自己肩上以提供支撑。检查者抓住患者肩胛骨下角和肩峰，在肩胛骨下活动以松动软组织。肩胛骨可以向任何方向移动（图 5.22）。

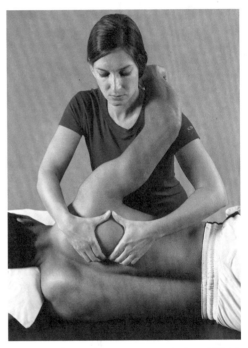

图 5.22 肩胛胸壁关节分离可用来增加肩胛骨的活动范围

常见损伤

粘连性关节囊炎（CPG）

肩关节不稳定 - 半脱位 / 全脱位

肩峰下撞击综合征

肩袖肌腱病变 / 撕裂

后内侧撞击征

肱二头肌肌腱病

肩锁关节扭伤 / 分离

胸廓出口综合征

肩关节骨性关节炎

骨折

　　肱骨近端

　　锁骨

　　肩胛骨

　　肩关节生物力学的轻微异常可导致肩部周围组织，包括肩袖、盂肱关节囊和颈肩部的神经血管结构的病变。肩部疾病经常导致其他疾病的发生。例如，肩部不稳定可能导致肩袖肌腱病变，而肩袖肌腱病变可能导致肩袖撕裂。本节将探讨常见的肩部损伤和治疗方法。

粘连性关节囊炎（CPG）

　　粘连性关节囊炎通常称为"冻结肩"。正常情况下，下关节囊的冗余褶皱使肱骨头随着手臂的抬起而下降。在粘连性关节囊炎的发展进程中，当关节囊发炎、变厚并形成纤维粘连时，关节囊的冗余体积会减小（图 5.23）[11]。这种瘢痕组织严重影响了运动。

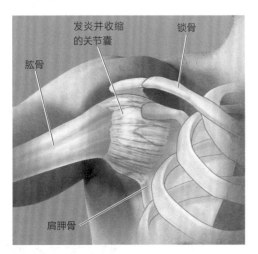

图 5.23　患粘连性关节囊炎时，关节囊发炎并形成纤维粘连

病因 / 致病因素

　　粘连性关节囊炎可以是原发性的，也可以是继发性的。原发性粘连性关节囊炎是特发性的，没有已知的病因。年龄似乎是一个致病因素，因为大多数病例发生在 40—65 岁的人中。此外，大约 70% 患粘连性关节囊炎的人是女性。

　　继发性粘连性关节囊炎与肩外伤或制动有关。一个轻微的创伤可能会引起严重的、长时间的炎症反应，从而导致关节囊的纤维化 [12]。

　　一些医学情况会增加风险。例如，粘连性关节囊炎与糖尿病密切相关，患糖尿病的人患粘连性关节囊炎的风险是非糖尿病患者的 4 倍。它在甲状腺疾病、心血管疾病和帕金森病患者中更为常见 [13]。以前患过粘连性关节囊炎的人，再次患病的风险也更大。

症状

　　冻结肩的最初症状是疼痛和无法活动。疼痛会扩散到整个肩部，也可能延伸到手臂。患者常抱怨运动时和夜间疼痛加重。在上抬和旋转肩部时，无论是被动还是主动的，运动功能的丧失都十分明显。若关节囊是使运动受限的结构，则可观察到关节囊模式的表现。在肩部，关节囊的限制导致外旋和外展受限最为严重。肩关节外旋活动范围的限制也影响外展和肩胛骨平面内活动的范围。

　　根据粘连性关节囊炎的临床实践指南，诊断可能基于两个或两个以上运动平面的关节活动范围减少超过 25%，以及与未受损一侧相比，受损一侧被动外旋活动范围减少超过 50%，或被动外旋活动范围不到 30° [14]。

该疾病的病程分为以下阶段：无运动障碍的疼痛期、渐冻期、冻结期和解冻期。第一阶段一般持续 3 个月。在此期间，患者主诉活动结束时疼痛剧烈，休息时疼痛，入睡困难。渐冻期通常是第 4 至 9 个月，患者活动范围越来越受限。随后进入冻结期，患者的疼痛一般会减轻，但运动仍明显受限。这一阶段通常是第 10 至 15 个月。此时，关节囊增厚并形成粘连。在最后的解冻阶段，运动能力和力量逐渐恢复。这一阶段通常从第 16 个月持续到第 24 个月[15-17]。在将近一半的患者中，活动障碍在两年后仍会持续[18]。图 5.24 描述了粘连性关节囊炎病程的时间轴。

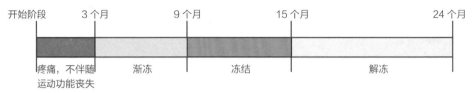

图 5.24　粘连性关节囊炎病程的时间轴

临床体征

没有专门用于粘连性关节囊炎的特殊试验。根据临床实践指南[14]，有以下情况应考虑患者患粘连性关节囊炎：

患者年龄在 40-65 岁；

患者报告疼痛和僵硬逐渐发作并恶化；

疼痛和僵硬限制了患者的睡眠、梳洗、穿衣和够取活动；

肩胛骨关节盂被动关节活动范围在多个方向受限，其中外旋受限最多；

外旋或内旋关节活动范围随着外展角度从 45° 增加到 90° 而减少；

肩关节被动运动末端再现患者疼痛主诉；

关节滑动在所有方向上都受到限制。

常见的干预措施

粘连性关节囊炎患者可从关节松动术和温和的拉伸运动等多种治疗方法中受益。患者通常会被建议执行一个家庭拉伸锻炼计划。接受有关疾病进展的教育对患者来说也是有益的。

在活动关节之前，患者可以通过电刺激、短波透热疗法或超声疗法来减轻疼痛和增加组织伸展性[19-22]。

治疗性运动通常是粘连性关节囊炎患者治疗计划的一部分。选择运动时最重要的考虑因素是组织的激惹性。如果组织非常易激惹，建议在无痛范围内轻微拉伸。钟摆练习可以减轻疼痛、保持或增加活动范围，通常包含在这段时间的治疗计划中。长时间使用小重量训练工具进行低负荷外旋拉伸是非常有效的（图 5.25）。当激惹性降低时，可以使用更积极的拉伸练习。

> 注意……
> 注意肩关节囊的激惹性。在组织非常易激惹的炎症阶段，过激的拉伸可能是有害的[23]。

关节松动术可用于减少疼痛和增加粘连性关节囊炎患者的关节活动度。向前滑动和向后滑动已被证明可以增加外旋的关节活动范围[24]。向下滑动可用于增加屈曲和外展的关节活动范围。

手术治疗粘连性关节囊炎是不常见的，但手术可以用于对其他更保守的治疗方法没有反应的病例。手术选择包括麻醉下操作（manipulation under anaesthetic，MUA）和关节镜下松解关节囊。手术干预后的物理治疗与非手术治疗患者相似。

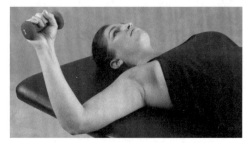

图 5.25　低负荷外旋拉伸对于提升粘连性关节囊炎患者的关节活动范围是非常有效的

结论：粘连性关节囊炎患者	
疾病描述和原因	紧致、瘢痕状的肩关节囊，在女性、糖尿病和甲状腺疾病患者中更为常见
特殊试验	无。临床表现为主动或被动活动受限，通常为关节囊模式
拉伸	专注于恢复所有运动平面的关节活动范围。使用低负荷拉伸和关节松动术
力量训练	无
其他训练	无
避免	会产生疼痛的、过激的拉伸运动

肩关节不稳定－半脱位 / 全脱位

盂肱关节具有较大的灵活性，由关节囊、韧带和关节盂唇提供最低限度的稳定性。如果肱骨头部分脱离肩胛骨关节盂，则为肩关节半脱位；如果肱骨头与关节盂失去接触，则为全脱位（图5.26）。肩关节不稳定发生在向前方、后方或下方。患者的肩关节可能在多个方向上出现不稳定，这种情况被认为是多向不稳定。95% 的肩关节不稳定都发生在向前方。

当肩关节发生半脱位或全脱位时，可能会造成广泛的软组织损伤。当肱骨头滑脱并拉伸另一侧关节囊时，通常会使关节盂侧的盂唇和盂肱韧带撕裂。脱位复发的风险很高，特别是在年轻患者中，其复发率可达 90%[25-27]。

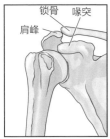

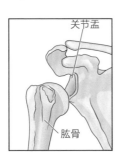

图 5.26 肱骨头与肩胛骨关节盂的正常关系（A）和向前、向下的肩关节脱位（B）

病因 / 致病因素

肩关节不稳定的主要原因有两个：创伤和关节囊松弛。换句话说，承受创伤性脱位的人是"撕裂松脱"，而承受非创伤性脱位的人可能是"天生松脱"。

可用 TUBS 和 AMBRI 来描述上述两种情况。TUBS 是创伤性单方向班卡特损伤的简写，通常需要手术矫正。班卡特损伤是前脱位导致的前盂唇和盂肱下韧带脱离（图 5.27），通常需要手术修复盂唇和盂肱韧带以防止复发。

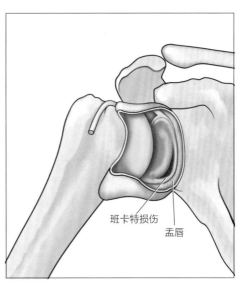

图 5.27 称为班卡特损伤的前盂唇撕裂通常是盂肱关节创伤性脱位的结果

AMBRI 是一种非创伤性肩关节多方向不稳的简写，它需要康复治疗；如果治疗不成功，需要进行被称为下关节囊移位的手术矫正。

TUBS 脱位在年轻男性患者中较为常见（80%～90% 为青少年，85%～90% 为男性），原因可能有机动车事故、运动损伤或跌倒。与之相比，许多有关节先天性过度活动的 AMBRI 脱位患者，更可能有反复发作的半脱位或全脱位，而且可能发生伴有或不伴有关节盂骨骼变化的软组织松弛（仅导致手臂上抬过头顶时不稳定）。这类患者将出现多向不稳定，常见的是在向前、下方。期望此类患者对包括加强关节周围肌肉力量以增加动态稳定性在内的物理治疗有良好的反应。

导致 AMBRI 脱位的因素包括肩胛骨关节盂平坦、肩胛骨和肩部肌肉无力，以及先天性运动过度综合征 [28]。患者可使用 Beighton 评分来评估其先天性运动过度的程度。4 分或 4 分以上被认为是过度运动（图 5.28）。

症状

在半脱位或全脱位之前，患者常报告有忧虑感。半脱位时，患者感觉关节像是从关节窝向外移动，然后又滑回原位。全脱位时，患者会感到关节失去控制，通常会感到疼痛。脱位后，患者可能会报告由于短暂的臂丛神经牵张而导致的手臂感到疼痛和无力。这就是所谓的"死臂综合征"。

如果不稳定发生在向前方，最易导致脱位的位置是外展外旋位。如果患者有后向不稳定，风险最大的位置是外展内旋位。助理物理治疗师和物理治疗师需要指导患者在危险位置活动时保持谨慎。

临床体征

肩关节半脱位或全脱位后，与正常或未受影响侧相比，肱骨头在肩胛骨关节盂上的相对运动通常会增加。这种病理的特殊试验可用于评估盂肱关节不稳定的程度和方向。测试不稳定性的试验包括以下几种。

Beighton 评分评估关节运动过度的程度
1 分——每只手第 5 掌骨伸展超过 90°
1 分——能够把拇指向下压到前臂两侧
1 分——每只手臂肘关节过伸
1 分——每条腿膝关节过伸
2 分——手掌平触地板，同时保持膝关节伸展

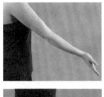
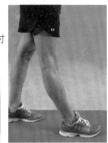
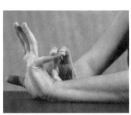
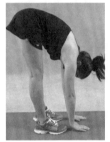
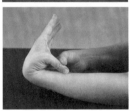

图 5.28　Beighton 评分可用于评估运动过度的程度

恐惧试验（前向不稳定）

恐惧试验是在患者处于坐位或仰卧位时进行的。患者手臂外展 90°，肘关节屈曲，然后缓慢地向外旋转肩部。试验阳性通过患者有无对疼痛的恐惧感来表示（图 5.29）[29-31]。

有些检查者在将患者置于外旋末端位置时向患者肩部施加前向力量。有其他检查者发现，如果患者存在不稳定，无须这种力量，只要增加外展和外旋的程度，就会引起患者的忧虑。

惊吓试验（前向不稳定）

该试验也称为前松解试验。患者取仰卧位。检查者支撑患者的患侧手臂保持在旋转中立位和 90° 外展位 [32]。在此体位下，检查者用另一只手对患者的肱骨头施加后侧滑动力，同时将患者手臂置于外旋末端位置。此时，突然解除对肱骨头的后侧作用力。试验阳性通过患者的焦虑感或症状重现表明。惊吓试验见图 5.30。

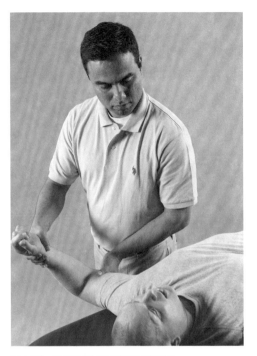

图 5.29　肩关节前向不稳定的恐惧试验

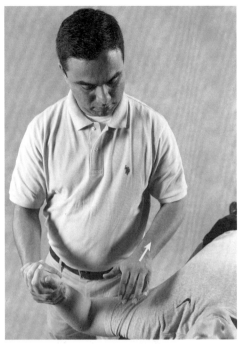

图 5.30　肩关节前向不稳定的惊吓试验。在将患者肩关节向外旋转时施加向后的力量，然后突然松开

前抽屉试验（前向不稳定）

患者取仰卧位，受累的上肢由检查者支撑，肩关节外展约 90°，轻度屈曲并外旋。检查者用一只手稳定患者的肩胛骨，另一只手将患者的肱骨头向前内侧滑动。牢记肩胛骨关节盂的方向，如图 5.31 所示。

将肱骨头向前移位程度与未受影响侧进行比较或采用改良 Hawkins 量表对不稳定程度进行分级 [32]。不稳定程度是由检验者触诊确定的 [33]。专栏 5-2 描述了肩关节不稳定程度的等级。

后抽屉试验（后向不稳定）

患者取仰卧位，检查者支撑患者上肢。当检查者将患者的肱骨头向后和外侧滑动时，保持肩胛骨稳定，同时牢记肩胛骨关节盂的方向（图 5.32）。可用改良 Hawkins 量表对肱骨头移位程度进行分级。

Kim 试验（后向或后下方不稳定）

患者取坐位，手臂外展 90°。检查者用一只手施加轴向（或压缩）力量，使患者手臂继续外展 45°。检查者同时用另一只手向后下方滑动肱骨头。试验呈阳性通过疼痛或患者症状重现表明。该测试也可用于评估肩关节后向或后下方发生撕裂后关节盂唇的完整性。Kim 试验参见图 5.33。

凹陷征（下位或多向不稳定）

患者取坐位，手臂垂在一旁。检查者抓住患者前臂，向下提供牵引力（图 5.34A）。试验阳性通过肱骨头过度移位和患者症状重现表明（图 5.34B）。肩峰前方与肱骨头之间大于 1 厘米被认为是肱骨头过度移位 [34]。试验阳性表明肩关节下方松弛、肩关节多向不稳定和 / 或上盂唇撕裂。

罗氏试验（多向不稳定）

患者取站立位，身体略微前倾，手臂放松。检查者用力评估肱骨头向前、向后和向下的移位程度。前向不稳定的程度通过轻微后伸肩关节的同时向前滑动肱骨头评估。

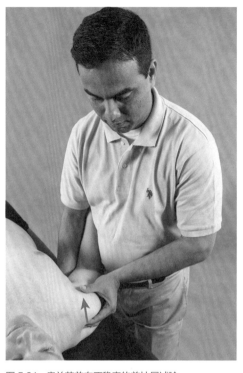

图 5.31 肩关节前向不稳定的前抽屉试验

图 5.32 肩关节后向不稳定的后抽屉试验

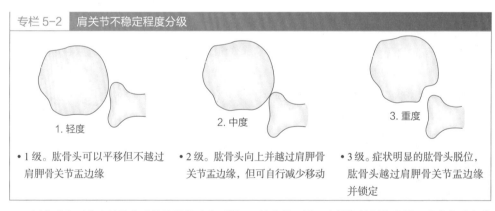

专栏 5-2	肩关节不稳定程度分级

1. 轻度　　　　　　　　2. 中度　　　　　　　　3. 重度

- 1 级。肱骨头可以平移但不越过肩胛骨关节盂边缘
- 2 级。肱骨头向上并越过肩胛骨关节盂边缘，但可自行减少移动
- 3 级。症状明显的肱骨头脱位，肱骨头越过肩胛骨关节盂边缘并锁定

　　评估后向不稳定性的方法是将肱骨头向后滑动，同时使肩关节轻微屈曲。评估下方不稳定的方法是施加向下的牵引力，同时检查凹陷征[35]。试验阳性通过肩关节向下或向多个方向过度移动表明。罗氏试验参见图 5.35。

常见的干预措施

TUBS 脱位

　　创伤性脱位后，患者通常要用悬臂带固定肩关节约 2 周。在早期的保护阶段，治疗的重点是减少疼痛和保护肌肉，保护关节免受进一步的损伤，并最大限度地减少由于固定造成的运动能力和力量损失。可以使用用来减轻疼痛和炎症的理疗，包括冷疗和电刺激。

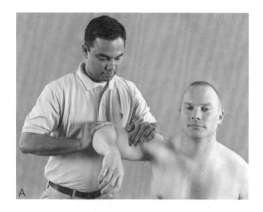

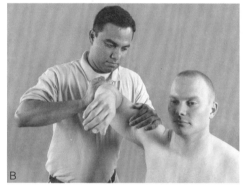

图5.33　肩关节后向不稳定、肩关节后下方不稳定或上盂唇撕裂的 Kim 试验。检查者向患者外展 90° 的肩关节施加轴向力量（A），然后在继续外展患者肩部的同时施加向后下方的滑动力量（B）

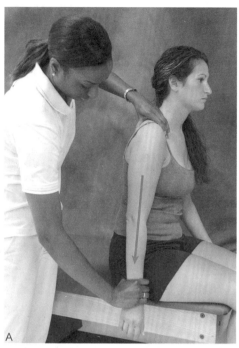

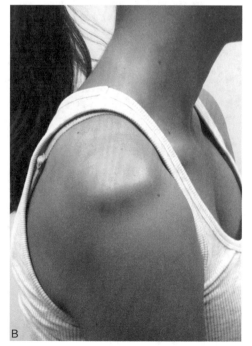

图5.34　肩关节下位或多向不稳定的凹陷征。施加向下的牵引力（A）；肱骨头过度移位导致凹陷（B）

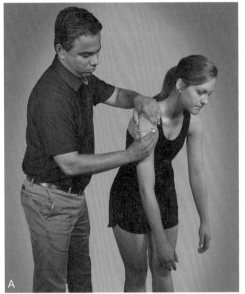

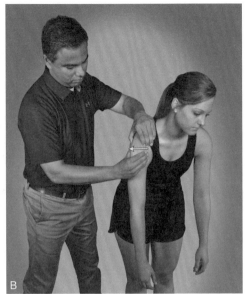

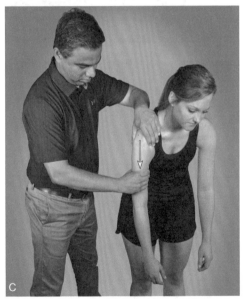

图 5.35 肩关节不稳定的罗氏试验。检查者在患者身体前倾时向患者的肱骨头施加向前滑动的力（A）、向后滑动的力（B）和向下牵引的力（C）

患者在无痛范围内的被动关节活动度练习通常连同无痛内外旋助力主动关节活动度练习，被包括在最初的治疗计划中。为了减轻疼痛和维持关节活动度，患者可以进行钟摆练习。患者此时还可以进行肩袖、三角肌和肩胛骨稳定肌的次最大等长收缩训练。Wilk 建议在肩胛骨平面内 30° 进行肩关节内旋 / 外旋节奏性稳定训练，以激活肩袖肌肉 [34]。

⚑ 临床警示

患有肩关节前向不稳定的患者通常被指导在肩外展时避免肩外旋超过 60°，以避免对前侧关节囊施加过大压力 [35]。后向脱位患者应避免肩关节内旋末端位置伴有肩关节外展，并且应避免水平内收。这些动作有脱位的风险。

患者肩关节半脱位或全脱位后，肩部本体感觉减弱 [36-39]。患者可在此阶段接受上肢本体感觉再训练，包括在球或平衡板上进行负重练习（图 5.36）。

在中间阶段，力量练习进展到等张练习，重点放在肩袖和肩胛骨肌肉上，以增加肩关节的动态稳定性，同时继续进行本体感觉再训练。在最后阶段，将患者的职业或运动考虑在内，进行力量练习、拉伸和本体感觉训练。增加肌肉耐力可能是治疗的一个目标，因为一些研究人员发现，肌肉疲劳会减弱本体感觉 [40, 41]。

📖 康复计划里有什么？ 患侧负重运动可能是后向脱位患者的禁忌。原因是其会导致压迫后侧关节囊，在急性期可能导致脱位情况更加严重。

AMBRI 脱位

AMBRI 脱位患者的康复计划与 TUBS 患者略有不同。因为症状明显的脱位的可能性较小，AMBRI 引起的组织损伤较少。由于此类患者可能反复出现不稳定，因此重点是加强肩胛骨和肩袖肌肉力量、本体感觉再训练，以及肩胛骨和肩袖的神经肌肉控制。

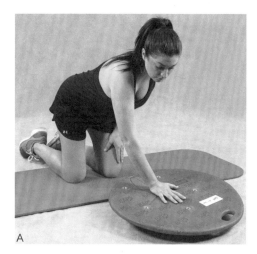

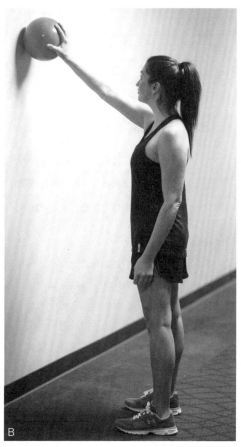

图 5.36 肩关节半脱位或全脱位后，治疗计划可能包括本体感觉再训练。患者可以从在地面上的不稳定平面上训练（A）进阶到在墙上用球训练（B）

重要的是要教导患者避免可能进一步拉伸关节囊和韧带的动作和姿势。上抬运动应在肩胛骨平面进行，而不是在冠状面，以避免不稳定。躯干和四肢的节律稳定可用于提高核心稳定性和加强神经肌肉控制。

负重练习可用于增强本体感觉和获得关节周围肌肉的协同收缩。例如，早期患者可以肘部和膝盖为支点做平板支撑，再进阶到以肘部和脚为支点做俯卧平板支撑，最终在不稳定的表面上做俯卧平板支撑[42]。

加强肩胛骨和盂肱关节周围肌肉的力量也可能会包含在这些患者的治疗计划中。加强的重点通常包括肩胛骨上回旋肌和肩袖肌肉，特别是外旋肌。

> **注意……**
> 当心那些使患者处于半脱位或全脱位危险之中的运动。当在患者的治疗计划中增加练习时，要做最后的检查，以确保患者不会处于危险之中。尤其要注意练习是否会使肩关节内旋和外旋至末端范围。

预防措施

没有可以用来防止肩关节不稳定的指南。然而如果存在不稳定，加强肩袖和肩胛骨肌肉可以防止问题恶化。

手术患者的干预措施

如果创伤性脱位患者有班卡特损伤，通常需要手术修复盂唇。AMBRI 脱位通常对力量练习有反应，但如果不稳定的发作变得频繁或干扰日常活动，则可能需要进行下关节囊移位治疗。

结论：肩关节不稳定的患者

疾病描述和原因	创伤引起的肱骨头不稳定（TUBS 脱位）或先天性运动过度综合征（AMBRI 脱位）
特殊试验	罗氏试验，凹陷征，前抽屉试验，后抽屉试验，Kim 试验，恐惧试验，惊吓试验
拉伸	通常不提及
力量训练	肩袖肌群和肩胛骨肌群，以及作为运动阻碍或抵消不稳定力量的肌肉，包括胸肌、三角肌、背阔肌和大圆肌
其他训练	本体感觉训练，肩胛骨和肩袖肌肉的神经肌肉控制训练
避免	不稳定姿势，后向不稳定时负重

班卡特修复

手术。 为了提高盂肱关节的稳定性，可以采用以下几种手术入路方式。可以将盂唇锚定回盂唇边缘以修复脱离处（图 5.37）。如果关节囊韧带也撕裂，则需要进行修复。如果肩胛骨关节盂边缘有骨丢失，可以使用髂骨移植来重建肩胛骨关节盂。

 康复计划里有什么？

术后阶段。 在进行开放性班卡特修复后，让组织有时间愈合是很重要的。早期的目标是减少疼痛并将固定产生的影响降到最低。患者通常在 4 周内能将肩关节屈曲至 140°，外旋至 45°。在康复过程的早期，治疗计划可能包括肩部被动关节活动度练习，接着推进到助力主动关节活动度练习。在第 4 周结束时，外旋活动从中立位进展到 45°。此时患者可以在中立位置进行旋转肌肉次最大等长收缩训练。若手术中肩胛下肌分离，患者不要进行内旋加强练习。患者也可进行肘关节、腕关节和手的主动关节活动度练习。闭链下的肩胛骨前伸和等长俯卧后缩可用于增加肩胛骨肌群力量。

> ⚐ **临床警示**
>
> 若手术中肩胛下肌分离并重建，患者应在 4~6 周内避免主动内旋加强练习。

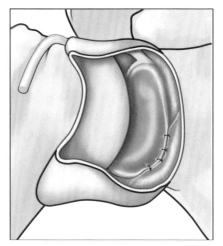

图 5.37 班卡特修复术是一种将盂唇重新连接到关节盂上的外科手术

术后 4 周，患者可逐渐增加外旋活动范围，常见目标是术后 8 周内达到全范围关节活动度。屈曲角度可逐渐增加到 160°。弹力带或轻重量可用来加强肩袖、三角肌、肱二头肌和肩胛骨肌肉力量。本体感觉再训练，如 PNF 技术，可能会被加入康复计划。

下关节囊移位

手术。由于患者的肩关节不稳定问题是多向的，因此手术入路必须适应目前的不稳定。如果前下方关节囊被拉伸，下关节囊移位术是一种常见的手术入路方式。在此手术中，下关节囊被收紧，导致前肩的关节囊被折回（图 5.38）。

术后阶段。术后患者肩部将被固定 6 周，肩部不允许活动。患者可进行肘关节、腕关节和手部关节的活动。在此固定阶段后，治疗计划可能包括有限制的肩部主动关节活动度训练。

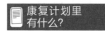
通常情况下，允许患者进行 140° 屈曲、70° 外展、40° 外旋，以及向上能接触腹部的内旋。患者可以开始在所有平面用轻重量进行加强练习，避免不稳定的姿势。干预措施包括肩胛骨肌肉强化，如俯卧划船（图 5.39）和闭链肩胛骨前伸。术后 3 个月，患者将可以完成肩关节全范围关节活动、本体感觉再训练，强化肩袖和肩胛稳定肌肉。

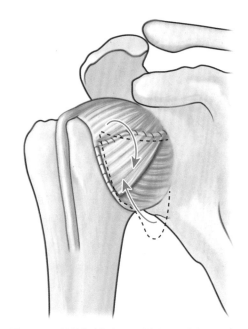

图 5.38 下关节囊移位术是一种收紧前关节囊的手术

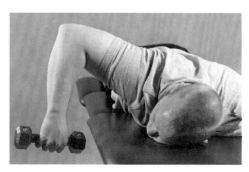

图 5.39 俯卧划船可能被纳入下关节囊移位后的治疗计划

肩峰下撞击综合征

肩峰下撞击综合征（Subacromial impingement syndrome，SAIS）是常见的肩部疾病，据估计它是 50% 以上肩部疼痛情况的来源。在这种疾病中，喙肩弓下的软组织结构在肱骨头和喙肩弓之间被压迫，冈上肌肌腱最常受累。此外，肩峰下滑囊和肱二头肌长头肌腱也经常受到影响。这种压迫导致肩关节结构发炎。图 5.40 描述了肩峰下撞击综合征。

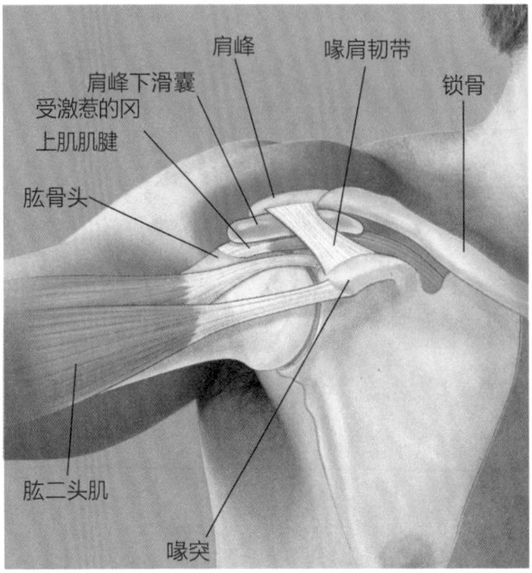

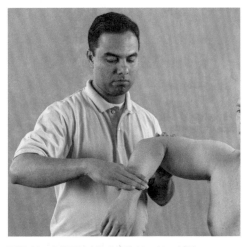

图 5.40　肩峰下撞击综合征涉及喙肩弓下软组织受压。常见的受压结构包括冈上肌肌腱、肱二头肌长头肌腱和肩峰下滑囊

病因 / 致病因素

有许多因素促成了肩峰下撞击综合征。肩峰下间隙的缩小，无论是结构上的还是功能上的，都可能对喙肩弓下的结构造成压力。结构变化包括肩峰形状、肩峰下骨刺、肩袖肌腱或喙肩韧带因过度使用或重复过顶活动而肿胀。

肩峰形状的影响已经得到了很好的研究。人们普遍认为钩状肩峰与肩峰下撞击综合征有关[42-45]。肩峰或锁骨远端下随着年龄的增长而形成的骨赘或骨刺，也与肩峰下撞击综合征有关。重复或长时间的过顶活动可能导致喙肩韧带增厚，从而使肩峰下间隙变窄。一旦肩袖肌腱发炎，它就会膨胀，进一步减小肩峰下空间。此外，在过顶位置时，流向冈上肌的血液暂时减少。

在某些情况下，似乎并不是解剖空间有限，而是功能有限。其原因包括后关节囊过紧、肩袖或肩胛骨肌肉无力、肩部不稳定或肩胛骨运动异常（运动障碍，dyskinesia）。

后关节囊过紧导致肩关节屈曲时肱骨头上移，进一步导致肩峰下空间暂时狭窄[46]。肩袖力量减弱可能会影响肩胛骨下沉运动以及肱骨头的稳定。肩部不稳定导致肱骨头抬高至喙肩弓。

肩胛骨运动障碍与肩峰下撞击综合征有关。肩胛骨异常运动导致肩峰下撞击综合征的最主要原因是上回旋力偶的薄弱。这可能会导致手臂在回落的离心收缩阶段失去对肩胛骨的控制，从而造成肩峰对肱骨的瞬间压力。与正常人相比，肩峰下撞击综合征患者的肩胛骨向下回旋和前倾的程度增加[47]。

症状

肩峰下撞击综合征的标志是疼痛弧。肩关节外展引发的疼痛最剧烈，典型的外展疼痛弧为 60° 至 120°。患者会抱怨过顶运动时疼痛。夜间与侧卧时疼痛加剧。

临床体征

有许多测试可用于评估肩峰下撞击综合征。物理治疗师通常会使用以下测试来确认诊断。

Hawkins 试验

患者取坐位，检查者将其肩关节屈曲至 90°，并伴随肘关节屈曲。随后检查者用力向内旋转患者患侧肩关节。可在不同程度的水平外展、从矢状面向冠状面移动的过程中进行测试（图 5.41）。试验阳性通过患者疼痛再现表明。

图 5.41　肩峰下撞击综合征的 Hawkins 试验

Neer 试验

患者取坐位，检查者内旋其患侧肩关节。随后检查者将患者手臂抬至屈曲或肩胛骨平面内运动的末端范围。在末端范围施加阻力，试图重现患者的症状（图 5.42）。试验阳性通过患者疼痛再现表明。

疼痛弧试验

患者取站立位，检查者指示患者主动外展患侧手臂。在 60° 至 120° 或更小的范围内出现疼痛弧被认为是试验阳性。在这个范围之外的疼痛被认为是试验阴性（图 5.43）。

肩峰下撞击综合征的阳性表现是患者在保持空罐姿势时出现疼痛或感到有阻力。力弱可能伴随着疼痛。满罐姿势通常很少或根本不会引起疼痛。若患者有明显的力弱，则该测试可能表明患者存在肩袖撕裂。

冈下肌试验

该项试验是关于冈下肌的徒手肌力测试。患者取站立位，手臂置于体侧，肘关节屈曲 90°，前臂呈中立位。检查者指导患者保持手臂在此位置，同时用力尝试向内旋转肩关节（图 5.45）。试验阳性通过患者由于疼痛或力弱而无法坚持表明。

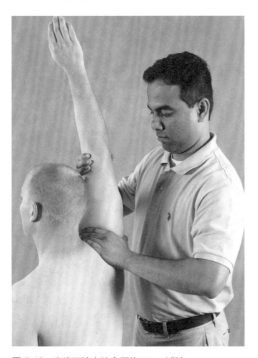

图 5.42　肩峰下撞击综合征的 Neer 试验

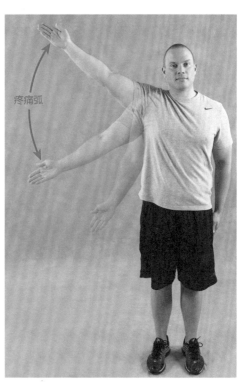

图 5.43　肩峰下撞击综合征的疼痛弧试验。肩关节外展 60° 至 120° 范围内疼痛最明显

满罐 / 空罐试验

患者取站立位，主动外展手臂至 90°，拇指朝上（满罐姿势）。检查者向下按压患者手臂，像是在测试患者的力量（图 5.44A）。然后患者拇指向下，并将手臂举至肩胛骨平面内屈曲 90° 的位置（空罐姿势）。检查者向下按压患者手臂，同样像是在测试患者在该体位的力量（图 5.44B）。

常见的干预措施

通常，肩峰下撞击综合征的治疗计划包括抗炎治疗，如使用冰敷或电离子透入疗法。患者可以进行后关节囊的跨中线拉伸练习（图 5.46）。肩部屈曲和旋转的拉伸通常也包含在治疗计划中。

康复计划里
有什么？　嘱咐患者直至疼痛消退前避免肩关节外展超过60°，以及肩部抬高伴内旋。

　　强化肩胛骨斜方肌、前锯肌、肩胛提肌和菱形肌可以用来治疗肩胛骨运动障碍。强化肩袖肌肉是至关重要的。对于冈上肌，患者应以满罐姿势进行加强练习或以俯卧位水平外展，即在俯卧位100°外展下练习外旋。

　　专注于此项练习的离心阶段将导致冈上肌肌腱肥大，从而弥补炎症后肌腱的变薄。强化背阔肌和胸大肌常用于进一步稳定肩关节。图5.47描述了肩峰下撞击综合征典型的加强练习。

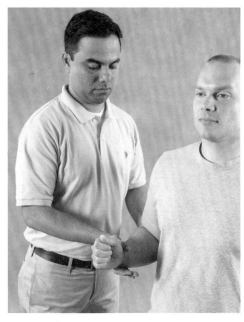

图 5.45　肩峰下撞击综合征的冈下肌试验

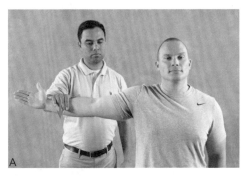

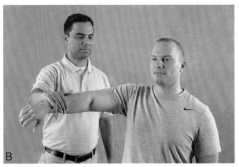

图 5.44　肩峰下撞击综合征的满罐 / 空罐试验。空罐姿势下的疼痛和力弱可能表明试验阳性

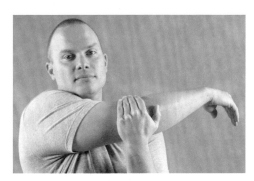

图 5.46　后关节囊的跨中线拉伸练习可用于肩峰下撞击综合征的治疗

预防措施

　　保持肩部肌肉良好的力量对预防肩峰下撞击综合征至关重要。如果出现撞击的迹象，应寻求医学治疗，以减轻炎症，并在该区域的变化不可逆转之前增强肌肉力量。

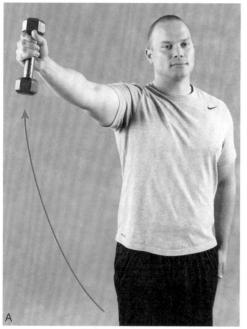

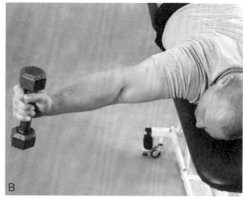

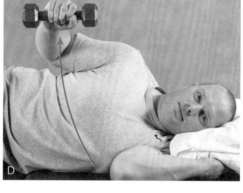

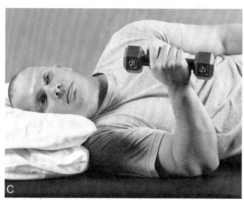

图 5.47　肩峰下撞击综合征的治疗计划中的典型运动包括满罐姿势下强化冈上肌（A）、俯卧水平外展（B），以及强化内旋肌（C）和外旋肌（D）

结论：肩峰下撞击综合征的患者

疾病描述和原因	肩关节骨之间因空间狭窄和过顶活动而引起的肩袖撞击
特殊试验	Hawkins 试验、Neer 试验、满罐 / 空罐试验、疼痛弧试验和冈下肌试验
拉伸	后关节囊
力量训练	肩袖肌肉、斜方肌、前锯肌、肩胛提肌和菱形肌
其他训练	离心运动以使肌腱增厚
避免	肩部抬高伴内旋

手术患者的干预措施

肩峰下减压术

若患者对保守治疗没有反应，可以考虑进行肩峰下减压术以减轻软组织的压力。该手术可能包括清理该区域并移除肩峰下滑囊、肩峰成形术、远端锁骨切除和喙肩韧带切除。在肩峰成形术中，剃除肩峰的下方，去除骨刺，以增加喙肩弓下的空间。为了进一步对该区域进行减压，可以切除锁骨远端，必要时可切除喙肩韧带（图 5.48）。

术后阶段

减压手术后，患者通常会接受物理治疗，最初的目标是减轻疼痛和增加关节活动度。患者可能会佩戴悬臂带，大约 2 周后就可逐渐脱下。助理物理治疗师和物理治疗师应指导患者避免外展肩关节，而是在肩胛骨平面内活动。除了外展和水平内收外，所有平面的钟摆练习和被动关节活动度练习 / 助力主动关节活动度练习是这些患者早期治疗计划的典型组成部分。滑轮可用于助力主动关节活动度练习。

肩关节内旋肌、外旋肌、屈肌、伸肌、外展肌和内收肌的次最大等长收缩训练通常被包括在治疗计划中。肘关节、前臂、腕关节和手部的主动关节活动度练习也很常见。

术后 5~6 周，患者可以开始肩部主动关节活动度练习，但要注意肩胛骨的控制。练习中应可

见正常的肩胛骨运动模式。患者可以增加肩袖和肩胛骨肌肉的等张加强练习。随着患者恢复的进展，肩胛骨肌肉和肩袖肌肉的加强练习应进阶到在肩外展 90° 时使用弹力带和抗阻进行练习。

肩袖肌腱病变 / 撕裂

病理学描述了可能发生在肩袖肌腱的恶化进程。这些变化不一定是炎症（肌腱炎）的标志，而是可能导致肩袖撕裂愈合失败的反应。冈上肌肌腱是四种肩袖肌腱中最常受影响的。

肩袖肌腱撕裂可以是部分撕裂，也可以是整个肩袖肌腱撕裂。撕裂可能很小，也可能很大，涉及几块肩袖肌肉。全层肩袖撕裂和大型肩袖撕裂的保守治疗成功率较低，通常需要手术治疗。图 5.49A 显示了肩袖肌腱小型撕裂。图 5.49B 显示了大结节上肌腱止点处的大型撕裂。

病因 / 致病因素

肩袖肌腱病变 / 撕裂的许多致病因素与肩袖疾病相关。由于处于恶化状态的肌肉变薄，只要很小的压力就会导致肩袖肌腱撕裂。还有一些影响因素包括肩峰下撞击、肩峰形状、肩峰骨刺、反复使用、肌腱过载、异常肩胛骨运动、头部前倾姿势和胸椎后凸加重。

症状

由于肩袖在肩部抬高时起到十分重要的作用，严重肩袖疾病或轻微撕裂的患者可能会有疼痛弧，就像肩峰下撞击综合征患者一样。如果肩袖有中等到较大的撕裂，患者会"耸肩"以试图抬起手臂。

图 5.50 展示了患者右侧肩袖撕裂时被要求完全外展双臂时的姿势。注意患者右侧肩胛骨的抬高。患者的三角肌通常是活跃的，但由于肩袖无法发挥稳定并压低肱骨头的作用，肱骨会在外展至一定程度时撞到肩峰，被迫停止运动。患者可能会感觉疼痛，夜间疼痛更严重，侧卧时疼痛加重。然而，患者主要的感觉通常是手臂力弱。

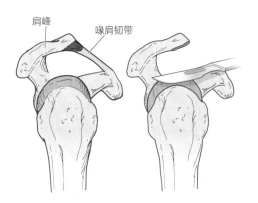

图 5.48 肩峰成形术和喙肩韧带切除可对肩峰下间隙进行减压

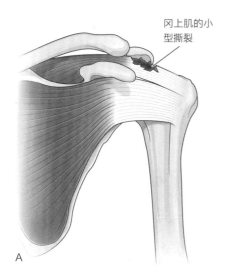

冈上肌的小型撕裂

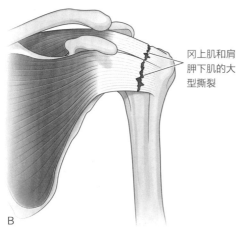

冈上肌和肩胛下肌的大型撕裂

图 5.49　肩袖小型撕裂（A）和大型撕裂（B）

临床体征

对于肩袖肌腱病变和撕裂有许多特殊试验。这些试验可以用肌肉收缩时的无力或疼痛作为撕裂的阳性指标。其他的试验采用压缩肱骨头和肩峰之间的肩袖肌腱的方式，如果有疼痛则表明阳性。除了对肩袖撕裂的特殊试验外，对肩袖肌肉的简单测试也可用于诊断肩袖疾病。

落臂试验

患者取站立位，患肢位于体侧。检查者将患者患侧手臂外展至 90°。检查者指示患者慢慢放

下手臂。检查者松开患者手臂，但如果患者无法控制手臂的下降，检查者应与患者保持足够近的距离以提供支撑（图 5.51）。试验阳性通过患者不能缓慢地使手臂下落表明。

满罐／空罐试验

见前描述（图 5.44）。

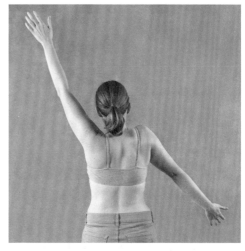

图 5.50　肩袖撕裂患者。由此产生的力弱导致肩带抬高，在试图抬高患侧手臂时，外展运动受限

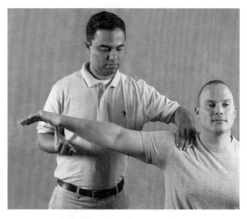

图 5.51　肩袖撕裂患者的落臂试验

外旋衰减试验

患者取坐位，患侧上肢肘部由检查者支撑。检查者抓住患者手腕，患者患侧上肢肘关节被动

屈曲至 90°，患侧肩关节置于肩胛骨平面 20° 的位置。随后检查者将患者的肩关节移至最大外旋位置。当检查者松开患者手腕时，指导患者保持此姿势（图 5.52）。试验阳性通过患者不能保持肩部完全外旋表明。

内旋衰减试验

患者取坐位，患侧手臂置于背后。检查者用一只手托住患者的肘部，使其手臂伸展。检查者用另一只手握住患者的手腕，将患者的手从背部抬起。检查者指示患者保持此姿势，然后松开其手腕（图 5.53）。试验阳性通过患者不能保持手远离背部表面。

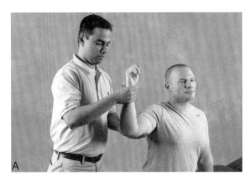
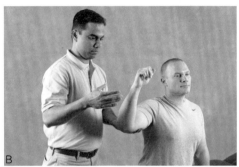

图 5.52　肩袖撕裂的外旋衰减试验。患者处于肩胛骨平面内外旋位（A）。检查者松开患者手腕时，要求患者保持该体位（B）

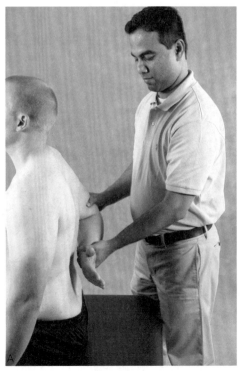
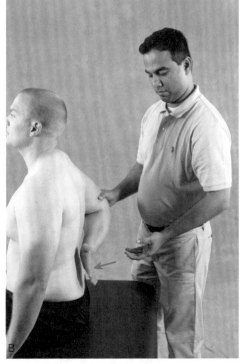

图 5.53　肩袖撕裂的内旋衰减试验。患者保持肩部完全内旋姿势，手臂置于背后。检查者松开患者手腕时，要求患者保持该体位

常见的干预措施

物理治疗的目的是控制疼痛和炎症、保护肩袖肌腱、恢复关节活动范围和力量。钟摆练习、肩部被动关节活动度练习/助力主动关节活动度练习通常包含在早期的治疗计划中。肩袖肌肉、肩胛骨稳定肌、三角肌、背阔肌和胸大肌的强化可以通过次最大等长收缩训练来完成。在可耐受的情况下，患者进阶至使用弹力带和抗阻训练。加强肘关节、前臂、腕关节和手部的力量也是治疗计划的一部分。如果软组织紧张导致病理变化，则可以使用后关节囊拉伸技术。

结论：肩袖肌腱病变撕裂的患者	
疾病描述和原因	肩袖逐渐恶化导致撕裂，致病因素包括慢性肌腱病变、异常姿势、肩峰形状和反复使用
特殊试验	落臂试验、满罐、空罐试验，外旋衰减试验和内旋衰减试验
拉伸	后关节囊（若紧张）
力量训练	肩袖肌肉、肩胛骨稳定肌、三角肌、背阔肌和胸大肌
其他训练	无
避免	无

预防措施

减少患肩袖疾病的可能性可以通过避免重复的过顶姿势和保持良好的肩袖和肩胛骨肌肉力量来实现。保持良好的姿势是很重要的，因为头部前倾姿势与撞击有关[48]。睡觉时应避免双臂超过头顶。

手术患者的干预措施

如果保守治疗不能恢复功能或缓解疼痛，手术修复可能是必要的。

肩袖修复

术后阶段

在关节镜下修复肩袖后，肌腱于骨上愈合预计需要8~12周。肩袖修复后的物理治疗分为四个阶段：术后即刻、保护期、早期强化期和后期强化期。在第一阶段（0~6周），患者被限制进行主动关节活动，并被悬臂带固定，只有在运动时才能取下悬臂带。在这个阶段，患者不允许提任何东西。钟摆练习以及颈部、肘关节、前臂、腕关节和手部主动关节活动度练习可能包含在治疗计划中。

 康复计划里有什么？ 术后第一周，患者可以开始进行仰卧位肩关节被动屈曲活动至110°的练习，以及肩胛骨平面内屈曲小于30°的内、外旋练习。在这个阶段，仰卧位被动关节活动度练习逐渐进阶，增加肘关节、腕关节和手部的抗阻运动，开始肩胛骨肌肉等长收缩练习。

在第二阶段（最多至第12周），患者可以开始用滑轮进行被动关节活动度练习。第9~12周可以增加肩袖肌肉的次最大等长收缩运动，肩胛骨肌肉的徒手抗阻练习以及肩部的主动关节活动度练习。全范围主动关节活动预计大约在术后12周内完成。

第三阶段一般为术后3~4个月。患者患侧手提重物可能仍受限。在患者能够在不耸肩的情况下在肩胛骨平面上进行肩部上抬之前，物理治疗师可能会将其肩部抬高运动限制在90°。此时可以增加俯卧位运动。到第四阶段（术后5~6个月），患者可能恢复到病前的功能水平，恢复职业和体育活动。

后内侧撞击征

后内侧撞击征（Posterior internal impingement, PII）是在后上盂唇边缘和大结节之间对冈上肌和/或冈下肌的压迫。这可能发生在过顶投掷运动员肩关节外旋和外展的位置，如棒球投球的击发阶段。如果反复施加压力，这种压迫可能会引发疼痛，并伴有盂唇或肩袖后上肌肉的撕裂（图5.54）。

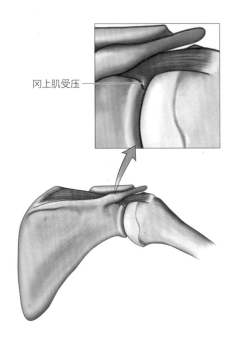

冈上肌受压

图 5.54　后内侧撞击征的特点是当手臂外展和外旋时，肱骨头和肩胛骨关节盂之间的冈上肌或冈下肌受压

病因 / 致病因素

后内侧撞击征的原因仍在研究中。这似乎是在肩部外旋和外展位置重复的过顶活动造成的。后关节囊紧张和肩胛骨的异常运动模式也与之相关 [49, 50]。与后内侧撞击征相关的其他影响因素包括肩部内旋关节活动范围减少、肩部不稳定、肩袖无力和肩胛骨回缩无力。

症状

后内侧撞击征的主要症状是肩外旋、外展时肩后方短暂疼痛。疼痛可能涉及上臂外侧。

临床体征

触诊患者肩峰后外侧下方时有压痛。没有特殊试验可用于诊断后内侧撞击征。

常见的干预措施

后内侧撞击征的治疗目的在于解决导致撞击的因素。治疗计划中通常会包含后肩关节囊的拉伸，可以使用跨中线水平内收拉伸。肩部内旋拉伸，如睡姿拉伸（图 5.55）和仰卧位被动关节活动，也可用于增加内旋的活动范围。关节松动术已被证明可以加强被动关节活动中拉伸的效果，并可能包含在治疗计划中 [51]。

强化肩袖和肩胛骨稳定肌对表现出不稳定的患者也很重要。肩关节内旋和外旋的节奏性稳定训练可以从肩胛骨平面内 20°～30° 开始。随着患者恢复的进展，这些练习可在撞击位上以 90° 外展进行。患者可能会进展到使用弹力带和抗阻练习。肩胛骨外旋肌的强化可以在站立或俯卧位进行（图 5.56）。患者可以通过进行肩胛骨平面内的满罐姿势练习，或外展 100° 伴外旋时进行俯卧水平外展练习来强化冈上肌。患者也应以屈曲 120° 以上的拳击练习，或做加强版俯卧撑来强化前锯肌。

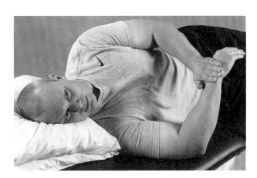

图 5.55　后关节囊睡姿拉伸可用于后内侧撞击征的治疗

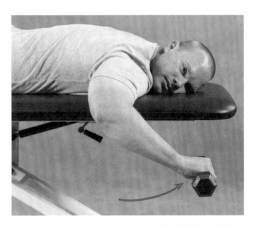

图 5.56　肩后内侧撞击征患者俯卧位肩外旋加强技术

结论：后内侧撞击征的患者	
疾病描述和原因	当手臂外展外旋时，因肩袖无力或后关节囊紧张造成后肩袖受到挤压，常见于过顶投掷运动员
特殊试验	没有特殊试验；后外侧肩峰下触诊时有压痛
拉伸	后关节囊
力量训练	肩袖肌肉、肩胛骨肌肉、菱形肌、斜方肌中束
其他训练	无
避免	急性期时的撞击运动

肱二头肌肌腱病

肱二头肌长头肌腱起源于上盂唇。它在喙肩弓下穿过肱骨头顶部并向下穿过结节间沟。由于这种解剖关系，它有发生炎症（肌腱炎）或无炎症变性（肌腱病）的风险。肱二头肌肌腱病变可能是独立的病变，但常伴随肩袖疾病、肩关节骨性关节炎、盂唇撕裂（专栏5-3）或肩部不稳定。

病因/致病因素

肱二头肌肌腱病变可能是过度使用肌肉导致的，特别是在过顶活动中。肌腱直接与肱骨头上方接触，并位于肱骨大结节和小结节之间，肩部的重复运动以及过顶运动使其处于危险之中。一些运动，如棒球投球、排球、网球和游泳，均让肩部处于一个外展下极度外旋的位置，增加了患病的风险。

肩袖疾病引起的肩峰下间隙撞击可能导致肱二头肌肌腱的撞击。肩部不稳定也可能导致过度使用作为肩部稳定肌肉的肱二头肌长头。

症状

肱二头肌肌腱病常见的症状是肩前部疼痛，这种疼痛随着上提、推和过顶活动而加剧。患者可感受到沿着肱二头肌长头沟的疼痛。

临床体征

肌腱病的症状是触诊痛、拉伸痛和收缩痛。患者常主诉触诊肱二头肌长头肌腱沟处肌腱有压痛。肘关节屈曲抗阻可能引起疼痛。肩部和肘部

完全伸展以及前臂旋前拉伸肌腱也可能引起疼痛。以下特殊试验可用于确认诊断。

注意……

注意肌腱病变的体征，包括触诊痛、拉伸痛和收缩痛。这些体征可以在许多肌肉或肌腱疾病中看到。

专栏5-3 **肩关节上盂唇撕裂**

在投掷运动员中，盂唇撕裂是常见的损伤。撕裂常累及前、后或上盂唇。上盂唇撕裂与肩部上方不稳定有关[52]。由于肱二头肌长头起源于上盂唇，所以上盂唇撕裂的治疗具有挑战性。上盂唇从前到后的撕裂称为SLAP损伤（superior labrum anterior and posterior）。SLAP损伤可能是由肱二头肌功能受损引起的。主动加压试验的结果在上盂唇撕裂的治疗评估中可能呈阳性。

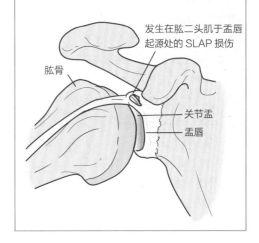

发生在肱二头肌于盂唇起源处的SLAP损伤

肱骨

关节盂
盂唇

Speed 试验

患者取站立位，肩部屈曲约 80°，肘关节伸直，前臂旋后。检查者指示患者抵抗住向下的使肩部伸展的力量。试验阳性通过患者肩前疼痛再现表明。Speed 试验参见图 5.57。

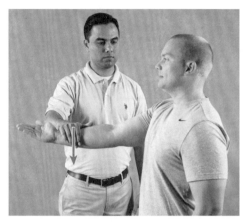

图 5.57　用于评估肱二头肌肌腱病的 Speed 试验

上冲拳试验

患者站立，肩关节呈中立位，肘关节屈曲 90°，前臂旋后，手握拳。检查者握住患者的拳头，并指示患者迅速将手向下巴方向抬起，做一个上勾拳的动作（图 5.58）。试验阳性通过患者疼痛再现表明。

常见的干预措施

对肱二头肌肌腱病患者进行治疗的第一个目标是控制患者的疼痛和炎症。患者应避免过顶活动和搬运重物。治疗计划可能包括冷疗、脉冲超声或电离子透入疗法。当疼痛消退时，指导患者在前臂旋前的情况下轻柔地通过伸展肩关节和肘关节进行拉伸，直至到达疼痛点。患者可以增加肱二头肌的次最大等长收缩训练。

患者可逐渐进阶至等张肱二头肌、肩袖和肩胛骨肌肉的强化训练，也可以在不同的肩关节和肘关节位置增加节奏性稳定训练。专注于离心力量训练将有助于增厚肱二头肌肌腱，减少破裂的可能性。

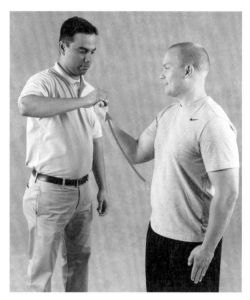

图 5.58　肱二头肌肌腱病的上冲拳试验

通常不需要通过手术治疗肱二头肌肌腱病，除非患者有相关的盂唇撕裂或肱二头肌肌腱断裂。在断裂的情况下，肱二头肌肌腱可以通过手术修复，但这主要是出于美观的考虑。肱二头肌肌腱断裂可导致上臂前侧隆起，称为"大力水手畸形"（图 5.59）。从功能上说，失去一块肱二头肌肌腱的附着影响不大。

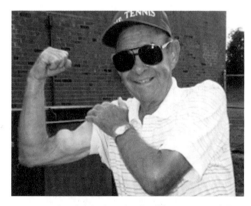

图 5.59　肱二头肌长头肌腱恶化可能导致断裂，由此产生"大力水手畸形"

结论：肱二头肌肌腱病的患者	
疾病描述和原因	由于过度使用或肩袖疾病引起的肌腱疾病
特殊试验	Speed 试验，上冲拳试验，触诊痛、拉伸痛和收缩痛
拉伸	肱二头肌长头
力量训练	肱二头肌长头、肩袖肌肉、肩胛骨肌肉
其他训练	耐受情况下的离心收缩
避免	无

肩锁关节扭伤 / 分离

肩锁关节由肩锁韧带和喙锁韧带稳定。在肩锁关节扭伤 / 分离中，肩锁韧带损伤或撕裂，喙锁韧带也可能损伤。韧带损伤导致肩峰和锁骨分离。肩锁关节损伤分为六种类型（专栏 5-4）。

病因 / 致病因素

肩锁关节损伤通常由直接撞击肩峰并将其推至锁骨远端下方，或由摔倒时手伸出将肩峰推至锁骨上方引起。施加于手臂上的力也可能导致肩锁关节损伤。

症状

肩上方疼痛、肿胀和压痛是肩锁关节损伤后的主诉症状。如果损伤足够严重，可能会发生锁骨外侧抬高，如专栏 5-4 所述。侧卧时疼痛一般会加重。关节活动范围可能会受到限制，特别是在上抬和水平内收时。

临床体征

肩锁关节损伤的特殊试验相对较少。除创伤史和肩上方疼痛的主诉外，下列一项或多项试验可用于诊断该疾病。

跨中线内收应力试验

患者取坐位，肩部屈曲至 90°。检查者支撑患者患侧上肢，水平将患者手臂内收至末端范围。试验阳性通过肩锁关节疼痛表明（图 5.60）。

主动加压试验

主动加压试验也被称为 O'Brien 式试验。

患者取站立位，肩关节屈曲 90°、水平内收 10°，肘关节伸直，肩关节内旋，使拇指指向下方。检查者向患者手臂施加一个向下的力，同时指示患者抵抗这个力（图 5.61A）。检查者指示患者外旋手臂，然后重复这个动作（图 5.61B）。试验阳性通过做第一个动作时患者疼痛再现且第二个动作时疼痛减轻或消除表明。肩关节顶部疼痛是肩锁关节的病理表现。肩关节内部疼痛是盂唇病变的表现[53]。

肩锁关节抗阻伸展试验

患者取坐位，肩关节屈曲 90° 伴内旋，肘关节屈曲 90°。检查者指示患者将手臂水平外展至冠状面。试验阳性通过肩锁关节疼痛表明（图 5.62）。

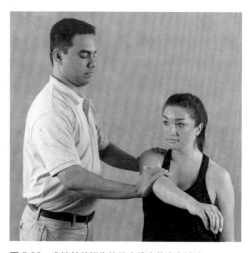

图 5.60 肩锁关节扭伤的跨中线内收应力试验

专栏 5-4 肩锁关节损伤分类

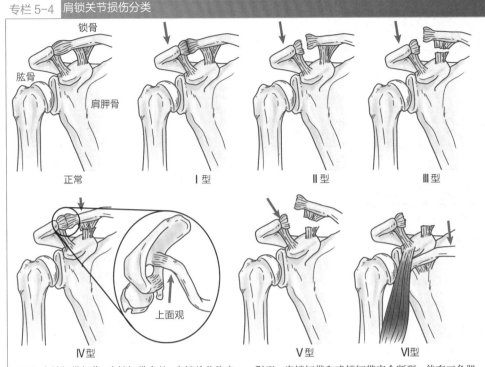

Ⅰ型。肩锁韧带扭伤，喙锁韧带完整。肩锁关节稳定。

Ⅱ型。肩锁韧带完全断裂伴喙锁韧带扭伤。锁骨远端抬高小于 25%。

Ⅲ型。肩锁韧带和喙锁韧带完全断裂。三角肌 - 斜方肌筋膜受损。锁骨抬高 25% 至 100%（4 毫米）。锁骨远端突出。

Ⅳ型。肩锁韧带和喙锁韧带完全断裂，伴有三角肌 - 斜方肌筋膜脱离。锁骨远端向后移位插入斜方肌。

Ⅴ型。肩锁韧带和喙锁韧带完全断裂。三角肌 - 斜方肌筋膜脱离。锁骨极度抬高（>100%），达到皮下水平。

Ⅵ型。肩锁韧带和喙锁韧带完全断裂。三角肌 - 斜方肌上方的筋膜脱落。锁骨远端移位至肩峰下或喙突下位置。

常见的干预措施

肩锁关节损伤的干预措施取决于肩峰和锁骨远端分离的程度以及周围软组织损伤的程度。对于Ⅰ型损伤，许多患者不需要就医。这种轻微的损伤通常会很快愈合，并允许在 1 到 2 周内恢复运动。

Ⅱ型损伤的愈合时间较长，但预期大约在 4 周内会有良好的预后效果。其治疗目标是减少疼痛、减少运动能力损失，并在瘢痕组织形成时保护肩锁韧带和喙锁韧带。患者通常一开始会佩戴悬臂带以减轻疼痛和炎症。冷疗可用于控制疼痛。一旦疼痛得到控制，就可以开始被动关节活动度

和主动关节活动度训练。三角肌、斜方肌、肩袖和肩胛骨稳定肌的次最大等长收缩训练将有助于稳定关节。肩锁关节贴扎已被证明可以减轻疼痛并允许功能性运动（图 5.63）[54]。患者应进阶到使用弹力带和抗阻训练来强化肌肉。

对Ⅲ型损伤的治疗是最具争议的。这类患者无论接受保守治疗还是手术治疗，似乎都有同样好的结果。非手术Ⅲ型损伤的康复计划与Ⅱ型损伤相似，但在时间上要长得多。一般情况下，此类患者可在 3 周内完全恢复关节活动范围，并需要长达 3 个月的康复时间。本体感觉再训练、闭链稳定性和快速伸缩复合训练常被纳入治疗计划[55]。

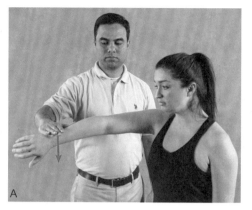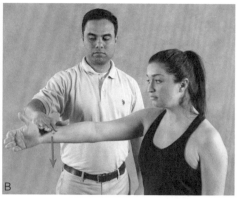

图 5.61 肩锁关节扭伤的主动加压试验。检查者分别在患者肩关节屈曲和内旋（A），以及肩关节屈曲和外旋时（B）对其手臂施加一个向下的力。试验阳性通过做第一个动作时疼痛再现，而做第二个动作时疼痛减轻表明

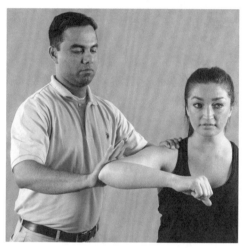

图 5.62 肩锁关节扭伤的肩锁关节抗阻伸展试验

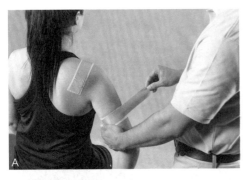
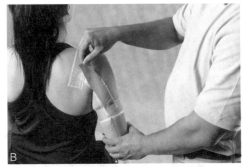
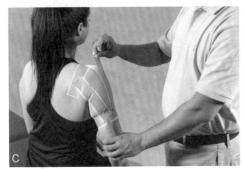
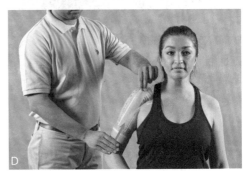
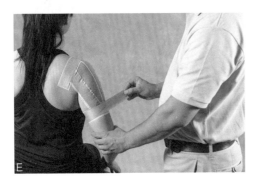

图 5.63 肩锁关节扭伤后的治疗计划可能会包括贴扎。首先在肩峰和肱骨中段（A）进行贴扎。在提供压缩力的同时，从远端到近端在手臂后侧（B）、外侧（C）和前侧（D）进行贴扎。重新在肩峰和肱骨中段（E）进行贴扎，以固定手臂后侧、外侧和前侧的贴布

结论：肩锁关节扭伤 / 分离的患者

疾病描述和原因	创伤导致肩锁关节和韧带损伤
特殊试验	跨中线内收应力试验、主动加压试验（O'Brien 式试验）、肩锁关节抗阻伸展试验
拉伸	无
力量训练	肩胛骨稳定肌、三角肌、斜方肌、肩袖肌肉、肱二头肌
其他训练	本体感觉训练
避免	患侧侧睡

手术患者的干预措施

肩锁关节重建

Ⅳ型、Ⅴ型和Ⅵ型损伤需要手术干预以矫正对线和进行固定。可用来重建肩锁关节的手术包括使用同种异体移植物重建肩锁韧带[56]或喙锁韧带、连接远端锁骨至肩峰或喙突，以及将喙肩韧带从肩峰转移至锁骨作为稳定结构。

术后阶段

手术后的前两周，患者将佩戴悬臂带。在此之后，患者会间歇性地佩戴悬臂带以缓解疼痛。通常患者在治疗计划早期就开始进行有限制的被动关节活动。

 临床警示

术后患者手臂上抬受限，一般只允许肩部屈曲和外展 90°。患者在术后 6 周内不应进行肩部主动活动。应避免内、外旋的末端范围运动。

术后 6 周后，患者可以开始用轻重量或弹力带训练加强肌肉力量。强化肩胛骨稳定肌、肩袖肌肉和肱二头肌通常包含在治疗计划中。患者也可以增加本体感觉再训练。到术后 12~18 周，治疗目标包括恢复全范围关节活动以及力量逐渐正常化。

胸廓出口综合征

胸廓出口综合征（thoracic outlet syndrome，TOS）是一种由颈部和胸前神经和 / 或血管受压或刺激引起的疾病。神经血管束从颈部到达腋窝，经过三个非常狭窄的区域。胸廓出口综合征被认为是由成束的神经受压引起的，也可能伴随静脉或动脉受压。

三个可能的受压部位如下。

- 颈部斜角肌前束和中束之间。
- 锁骨和第一肋骨之间。
- 肋骨和胸小肌之间[57]。

常见的受压部位是锁骨和第一肋骨之间。图 5.64 描绘了三个受压点。

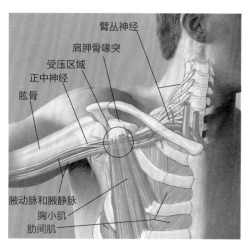

图 5.64 胸廓出口综合征神经血管受压的三个部位分别为：颈部斜角肌之间、锁骨与第一肋骨之间、肋骨和胸小肌之间

病因 / 致病因素

任何使神经血管通道狭窄的因素都可能导致胸廓出口综合征。这包括解剖异常，如多出一根肋骨（颈椎肋骨）或先前骨折导致的锁骨增大。有过顶运动需求的职业性因素，重复使用肩关节可能会导致胸廓出口综合征。对肩关节有很高要求的运动，如投球和举重，会增加发病风险。头部前倾、圆肩或坡肩可能会缩小空间，并导致肌肉紧张，促使疾病发生。在很少的情况下，肿瘤或肿大的淋巴结可能会引起压力的发展。胸廓出口综合征在 20—50 岁的女性中更常见，可能与怀孕有关。

症状

患者主诉手臂和手有疼痛、麻木和刺痛感。他们可能会感到手臂沉重或无力，还可能出现循环系统的变化，包括手掌间歇性呈现蓝色或苍白。上抬或重复使用手臂时，症状会加重。

临床体征

对胸廓出口综合征的许多特殊试验都是基于这样一种理念：病理主要涉及血管结构，尤其是动脉。然而，胸廓出口综合征的动脉累发生率较低。基于这一认识的试验包括对脉搏强度的评估试验。检查者通过触诊患者的桡动脉脉搏来观察其强度，而不是频率。没有一种具有较高敏感性或特异性的胸廓出口综合征特殊试验，因此经常使用一组试验来评估。

Roos 试验

患者取坐位。检查者让患者将双肩外展至90°、完全外旋，肘关节弯曲至90°，头部保持中立位。检查者指示患者握拳，然后张开双手，缓慢、稳定地重复3分钟（图5.65）。试验阳性通过患者症状重现或无法完成完整的3分钟动作表明。

安德森试验

患者取坐位。检查者触诊患者的桡动脉，然后让其伸直并外展肩关节，伸直肘关节。在监测患者脉搏的同时，检查者会指示其将头转向被测试的手臂，并屏住呼吸。重复这个动作，头部转离被测试的一侧。试验阳性通过患者症状重现或头部向两侧旋转时脉搏强度下降表明。图5.66描述了这个试验。

过度外展试验

患者取坐位。检查者触诊患者的桡动脉脉搏，然后让其尽量外展肩部。再次评估脉搏（图5.67）。试验阳性通过患者症状重现或脉搏强度下降表明。

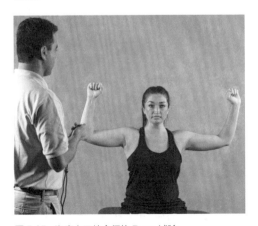

图 5.65 胸廓出口综合征的 Roos 试验

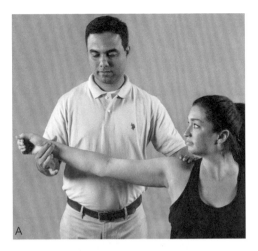

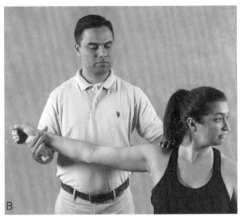

图 5.66 胸廓出口综合征的安德森试验。进行这种脉搏闭塞试验时，患者的头部向受累侧（A）旋转，然后转离（B）

肩外展试验（Wright 试验）

患者取坐位。检查者触诊患者的桡动脉，然后让其外展肩部至90°并完全外旋，肘关节屈曲至90°。患者将头部转离患侧，保持此姿势1~2分钟。再次评估脉搏（图5.68）。试验阳性通过患者症状重现或脉搏强度下降表明。

肋锁（军体支撑）试验

患者取坐位。检查者触诊患者的桡动脉脉搏，然后让患者回缩并下沉肩带。再次评估脉搏（图5.69）。试验阳性通过患者症状重现或脉搏强度下降表明。

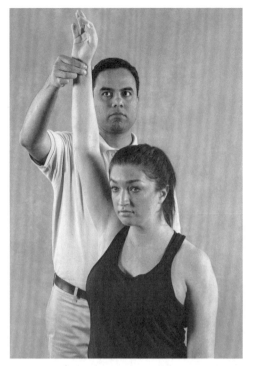

图 5.67　胸廓出口综合征的过度外展试验

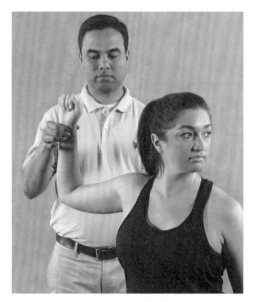

图 5.68　胸廓出口综合征的肩外展试验（Wright 试验）

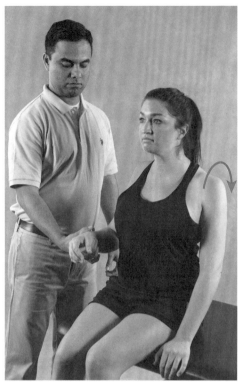

图 5.69　胸廓出口综合征的肋锁试验

常见的干预措施

　　由于胸廓出口综合征的病因众多，治疗方法往往是多方面的。总的来说，治疗计划包括姿势再训练、拉伸练习、力量训练、关节活动度训练、理疗和活动调整 [57-59]。

　　姿势再训练是胸廓出口综合征治疗的一个重要方面。头前伸和圆肩姿势会导致斜角肌前束和胸小肌收紧，造成神经血管结构受压。指导患者保持正确的姿势，进行颈椎回缩和肩胛骨回缩练习。患者每天都要经常进行姿势训练。此外，胸小肌（图 5.70）和斜角肌（图 5.71）的拉伸也经常包含在治疗计划中。

　　运动前的热敷、超声治疗或电刺激等理疗也可能包含在治疗计划中。如果患者有坡肩，那么可以强化肩胛骨稳定肌，特别是肩胛提肌和斜方肌上束。重点应该放在肌肉募集和耐力上，而不是力量上。

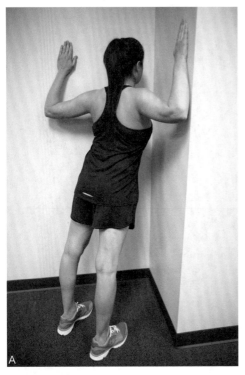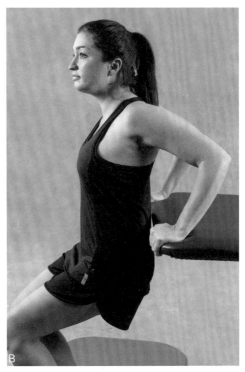

图 5.70 胸小肌的墙角拉伸（A）或离开工作台边缘的拉伸（B）可能被纳入胸廓出口综合征的治疗计划中

根据初步评估的结果，胸锁关节、肩锁关节和肩胛骨胸壁关节的关节活动度训练，以及第一肋骨和颈椎的活动训练，也可能被纳入治疗计划中。还可能伴有神经滑动训练。

预防措施

保持良好的姿势似乎是降低患胸廓出口综合征的风险的关键。避免将沉重的袋子扛在肩上。由于胸廓出口综合征在超重人群中更常见，因此保持健康的体重很重要。

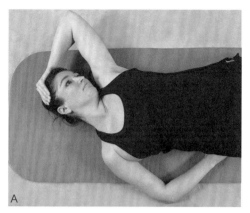
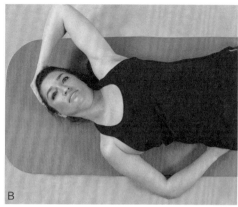
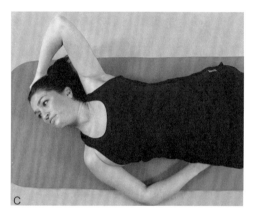

图 5.71 通过颈部侧屈远离患侧，同时头部转离患侧（A）、保持旋转中立位（B）、向患侧旋转（C）拉伸斜角肌

结论：胸廓出口综合征的患者

疾病描述和原因	不良姿势对颈部及腋区神经及血管的压迫
特殊试验	Roos 试验、安德森试验、过度外展试验、肩外展试验（Wright 试验）、肋锁（军体支撑）试验
拉伸	斜角肌、胸小肌
强化训练	斜方肌上束、肩胛提肌
其他训练	姿势、肌肉募集、肌肉耐力
避免	头前伸、圆肩、坡肩

肩关节骨性关节炎

骨性关节炎（Osteoarthritis，OA）是常见的关节炎类型。它也被称为退行性关节病（degenerative joint disease，DJD）。这是一种磨损性关节炎，与类风湿关节炎（全身性疾病）完全不同。换句话说，骨性关节炎是运动部件磨损的结果。骨性关节炎的表现包括关节疼痛、僵硬、活动范围受限和关节畸形。X线片常显示关节间隙减小、骨刺（骨赘）生成，骨密度增加的位置（硬化）显示为变白区域。

肩关节中最常受骨性关节炎影响的是肩锁关节和盂肱关节。图5.72描述了这两个关节的骨性关节炎。

病因 / 致病因素

肩关节骨性关节炎是随着年龄增长而发生的正常现象。

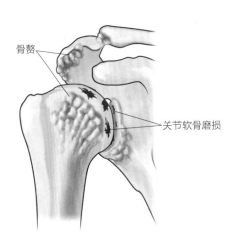

骨赘

关节软骨磨损

图5.72 肩关节骨性关节炎可累及肩胛骨关节盂、肱骨头和肩峰

然而，有一些情况会使它更容易发生：肩关节不稳定或肩袖撕裂病史、肩胛骨关节盂的倾角增加60°，以及肩关节创伤史。重复性过顶运动或休闲活动也会增加其发生的风险。

症状

骨性关节炎的主要症状是疼痛、活动范围受限和捻发音。患者主诉夜间疼痛，清晨僵硬。肩锁关节骨性关节炎可引起肩上或肩前疼痛，盂肱关节骨性关节炎可导致肩部弥漫性疼痛[60]。

临床体征

对于肩关节骨性关节炎没有特殊试验。其诊断是基于X线片和临床表现。

常见的干预措施

肩关节骨性关节炎的物理治疗计划包括疼痛缓解和抗炎理疗、患者教育、活动调整、关节松动术和治疗性练习[61]。这一领域还需要更多的研究，但通常采用关节活动度练习、棒棒练习和钟摆练习来维持或扩大关节活动范围。被动关节活动度和主动助力关节活动度练习可以在无痛范围内进行。关节松动术已被证明是有效缓解肩关节功能障碍患者疼痛、增加关节活动度的治疗方式。力量训练在患者治疗中也得到了有效的应用[62, 63]。

预防措施

预防肩关节骨性关节炎的最佳方法是避免不稳定和创伤。肩部不稳定可导致肩袖撕裂，肩袖撕裂导致关节病变，最终导致肱骨头塌陷。保持正常的关节活动度、保持肩部和肩胛骨肌肉的力量平衡，以及纠正不稳定都可能有助于预防骨性关节炎。

结论：肩关节骨性关节炎的患者	
疾病描述和原因	由老化和创伤导致磨损引起的退化
特殊试验	无
拉伸	所有平面无痛关节活动范围内
力量训练	肩关节周围力弱的肌肉
其他训练	无
避免	无

手术患者的干预措施

如果保守治疗不成功，手术可能是必要的。患者可以接受关节镜清创手术，但如果骨性关节炎恶化，则可能需要进行全肩关节置换术或反向全肩关节置换术。

全肩关节置换术

全肩关节置换术是一种在肩袖肌肉功能正常的情况下，进展性肩关节骨性关节炎的常见治疗方式。假体组件包括一个模仿圆形肱骨头的金属肱骨组件和一个塑料的关节盂"窝"。根据骨质量的不同，可将假体组件用或不用骨水泥连接到骨中。图 5.73 描述了传统全肩关节置换术的假体组件和传统全肩关节置换术后的 X 线片。

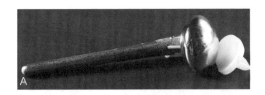

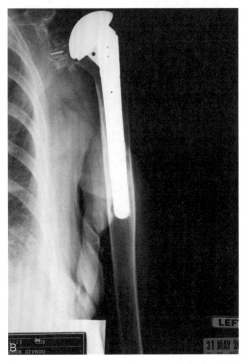

图 5.73　传统全肩关节置换术的假体组件（A）和传统全肩关节置换术后的 X 线片（B）

▶ 临床警示 ───────

一种常见的手术入路方式是从肩关节前方穿过。在这种情况下，肩胛下肌肌腱和肱骨小结节被分离以便进入关节进行手术。植入假体后，肩胛下肌和肱骨小结节被重新连接。采用这种入路方式时，患者外旋关节活动范围受限，在骨愈合的同时加强内旋肌肉以保护修复部位。

术后阶段。传统肩关节置换术后，患侧肩关节将被完全固定在悬臂带中 3 天至 2 周。患者在夜间佩戴悬臂带将持续 4 至 6 周。最初患者不能进行肩部活动，时间最长可达 4 周。医生会指导患者在白天多次使用冰块冰敷以控制炎症和肿胀。

📑 康复计划里 有什么？　▶　通常情况下，术后 4 周外旋活动度被限制在 30° 内，术后 6 周内限制主动内旋活动。在早期治疗计划中允许的典型练习有：钟摆练习，仰卧位助力主动肩关节屈曲练习，俯卧位肩胛骨回缩练习，被动肩关节内旋至胸部、颈部、肘关节、前臂、腕关节、手部的主动关节活动度练习。力量练习可以包括肩关节屈曲、外展和有限外旋的次最大等长收缩训练。

▶ 临床警示 ───────

全肩关节置换术后有脱位的危险。在大多数情况下，这是由于肩关节前方不稳定[64]。传统全肩关节置换术后患者最易脱位的位置是外展外旋位。患者应避免这种姿势至少 6 周。

───────────────

术后 4~6 周，患者可以经常做肩关节屈曲 90° 和肩胛骨平面内的运动、几乎全范围的内旋活动、外旋 30° 内的运动。通常，治疗计划允许患者在这个时候进行 45° 外旋活动。患者也可以进行拉伸和力量练习。术后 6~10 周时，患者可进行外旋 60° 活动，可以开始进行低阻力、高重复性的屈曲、外展、肩胛骨平面内运动、伸展和肩胛骨回缩练习。最终，患者应达到肩关节抬高 160°、内外旋 75° 的活动范围。

反向全肩关节置换术

在反向全肩关节置换术中，肱骨假体呈凹形，肩关节关节盂表面用凸球重新覆盖，扭转了肩部的自然凹凸关系。

如果患者肩袖严重恶化或撕裂，则需要进行反向全肩关节置换术。扭转盂肱关节的凹凸关系可以使三角肌在没有完整肩袖的情况下抬起手臂，如专栏 5-5 所示。图 5.74 描述了反向全肩关节置换术的假体组件和反向全肩关节置换术后的 X 线片。

专栏 5-5	反向全肩关节置换术

反向全肩关节置换术改变了正常肩关节的凹凸关系。肱骨上凹的假体组件在关节盂凸的假体组件上移动，而不是凸的肱骨头在凹的关节盂上移动。这使得三角肌在没有肩袖的情况下可以抬起手臂。

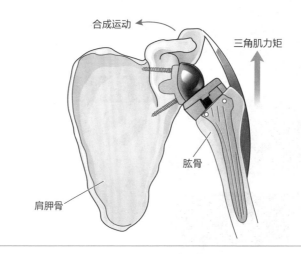

术后阶段。由于肩部凹凸关系改变、肩袖不完整，以及姿势不稳定，反向全肩关节置换术后的康复与传统全肩关节置换术有很大的不同。与传统全肩关节置换术相比，反向全肩关节置换术后肩关节脱位的风险更高。

▶　临床警示

反向全肩关节置换术后脱位的位置为肩关节外展、内收以及内旋位。患者在术后 12 周内必须避免这种组合姿势，也要避免越过中立位的肩关节伸展。患者应该保持肘部在视线范围内。把衬衫塞进裤子里和把手伸进裤子后面的口袋里都是需要避免的动作。

最初患者将用悬臂带固定患侧 3 至 4 周。仰卧时，手肘下要放一条毛巾，避免肩关节伸展。此类患者的治疗计划通常包括在术后 6 周内不允许肩关节主动活动，也不允许内旋的被动关节活动。

📋 康复计划里有什么？

可允许患者被动屈曲肩关节至 90°，外旋肩关节至 30°。患者可开始肩胛骨肌肉的次最大等长收缩训练和颈部、肘关节、前臂、腕关节、手部的主动关节活动度训练。术后大约 3 周，如条件允许，可增加三角肌次最大等长收缩训练。反向全肩关节置换术后，三角肌已成为肩关节抬高的主动肌。最终目标是恢复三角肌的力量，使其与未受影响的一侧一致或更强。

术后 3~6 周，肩关节屈曲和肩胛骨平面内的运动将进展至 120° 左右。患者在耐受的情况下可在肩胛骨平面内进行肩关节外旋运动。在术后 6 周时，患者可以在肩胛骨平面内被动内旋至最多 50°。术后 6~8 周，治疗计划可能包括肩胛骨平面内内、外旋的次最大等长收缩训练。肩胛骨周围肌肉和三角肌将进行次最大等张收缩训练。手臂可开始用于进食和简单日常生活活动练习。术后 3~4 个月可将患者视为门诊患者，治疗目标为肩关节抬高 120°，外旋至 20°~30°。治疗结果与肩袖发病前的健康状态直接相关，尤其是肩袖后部的健康状态[65]。

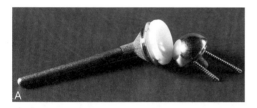

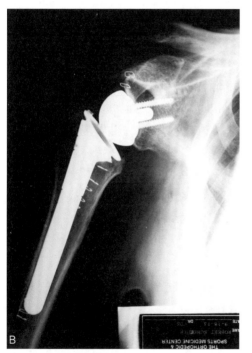

图 5.74 反向全肩关节置换术的假体组件（A）和反向全肩关节置换术后的 X 线片（B）

肱骨近端骨折

肱骨近端骨折可发生在肱骨颈、肱骨干、肱骨大结节和肱骨小结节处。其中最常见的部位是肱骨颈。骨折的发生部位会影响治疗方案的制定，这是因为骨的不同部位的肌肉附着情况不同。冈上肌、冈下下肌、小圆肌止于肱骨大结节；肩胛下肌止于肱骨小结节；胸大肌止于肱骨干。图 5.75 描述了肱骨近端骨折部位和该区域的肌肉止点。

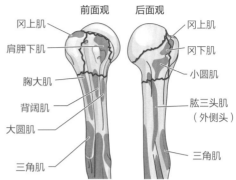

图 5.75 肱骨头骨折的常见部位。该区域的肌肉止点影响治疗方案的选择

病因 / 致病因素

肱骨近端骨折通常是由创伤引起的。此外，其可能是肩部手术的并发症。

症状

肱骨近端骨折后常见的症状是疼痛、肿胀和手臂无法抬起。

临床体征

肱骨近端骨折的诊断无特殊试验，通过 X 线片诊断。

常见的干预措施

由于骨折的愈合是最重要的考虑因素，关节的运动能力和力量可能会因必要的固定而在治疗的最初阶段受到影响。治疗干预将重点放在随着愈合过程允许而维持或恢复灵活性和力量上。

常见的肱骨近端骨折是单纯性、非移位性骨折。在这种情况下，患者骨折处将被固定一段时间，以便开始愈合。一般在 2 周后，根据疼痛情况，患者将开始使用物理治疗恢复轻微的主动关节活动。患者也应该进行颈部、肩胛骨、肘关节、前臂、腕关节和手部的主动关节活动度练习。随着病情的进展，肩胛骨和肩部肌肉的次大等长收缩训练可能包含在治疗计划中。如果骨折涉及肱骨大 / 小结节，附着其上的肌肉的主动收缩可能会被限制 4 至 6 周。

注意……

在肌肉被手术分离并重新连接时，或在骨折涉及肌肉附着部位时，要注意主动收缩的限制。通常在这些情况下，主动收缩和阻力练习是禁忌，直到骨头愈合（一般是 6 周）。

手术患者的干预措施

如果肱骨近端骨折移位或粉碎性骨折，可能需要采用切开复位内固定术（open reduction and internal fixation，ORIF）。在这种情况下，可以使用线、针、板和螺钉来固定碎片。如有必要，半肩关节置换术（仅肱骨部分）或全肩关节置换术可能是最好的手术选择。半肩关节置换术后的康复与传统全肩关节置换术相似（见上文"肩关节骨性关节炎"）。

锁骨骨折

锁骨骨折是非常常见的，最常发生在锁骨中部三分之一。

病因 / 致病因素

锁骨骨折的常见原因是摔倒时肩部受到直接撞击以及摔倒时手伸出。这种骨折在新生儿中也相当常见，发生在分娩时。

症状

锁骨骨折后常见的症状是疼痛、肿胀和手臂无法抬起。

临床体征

锁骨骨折的诊断无特殊试验，通过 X 线片诊断。

常见的干预措施

最初，患者将使用悬臂带或 8 字形支具固定骨折处 2~3 周。如果肩部的活动范围有限，在这段制动期后，温和的关节活动度练习通常是治疗计划的一部分。

临床警示

患者肩部抬高应限制在 90° 以内，持续 6 周。患肢 6 周内不能举起 2 磅以上的物体。患者应该避免钟摆练习，因为它们倾向于向下压低锁骨远端 [66]。

最初的治疗计划可能包括仰卧位主动助力关节屈曲活动至 90°、手臂在侧情况下等长肩内外旋肌肉加强练习，以及肘关节、前臂、腕关节和手部加强练习。7 周后，患者通常需要用弹力带和其他负重完成加强练习。

手术患者的干预措施

如果锁骨骨折移位或患者不能固定，则需要使用锁骨切开复位内固定术。术后康复情况与非手术患者相似。

肩胛骨骨折

肩胛骨骨折很少见。其可以发生在肩胛骨体部、肩胛骨颈部、关节盂边缘、肩峰、喙突和肩胛冈。

病因 / 致病因素

肩胛骨骨折的常见原因是机动车事故。它也可能是运动损伤、直接打击，以及心肺复苏并发症造成的。

症状

肩胛骨骨折后常见的症状是疼痛、肿胀和手臂不能抬起。

临床体征

肩胛骨骨折的诊断无特殊试验，通过 X 线片诊断。

常见的干预措施

肩胛骨骨折后患者通常要用悬臂带固定骨折处 2~14 天。最初，外旋最多至中立位。如果骨折发生在肩胛骨体部，患者可以开始关节活动度练习和温和的肘关节、前臂、腕关节和手部力量练习。在耐受的情况下，通常允许患者在治疗计划中进行次最大等长收缩运动 [67,68]。

总结

肩关节是一个非常复杂的关节，经常受骨科疾病影响。恢复肩关节失去的功能对于完全独立完成日常生活活动和重返工作或运动是必要的。肩关节的骨科疾病可能是损伤、疾病、过度使用、生物力学关系、运动量或力量下降、或不正常的肌肉发力顺序导致的。治疗干预必须考虑所有致病因素。

复习题

1. 和你的同学一起，用你的手来代表肩胛骨，模拟上提、下沉、前伸、后缩、上回旋和下回旋。说出完成每个动作的肌肉名称。

2. 和你的同学一起，用你的手再次代表肩胛骨，模拟内旋、外旋、前倾和后倾。说出与这些动作对应的活动或运动。

3. 伴随下列日常生活活动的肩胛骨运动是什么？

    a. 洗头

    b. 把手伸进裤子后面的口袋

    c. 推开门

    d. 伸手够柜子的顶层

    e. 向上和向后伸手抓住安全带（同侧手）

    f. 伸手去抓安全带（对侧手）

    g. 使用未受影响侧腿迈步时，借助腋拐（非负重步态）

4. 描述在肩外展的整体关节活动范围中，肩胛骨上回旋在肩外展时的重要性。肩胛骨对外展范围的作用是什么？这个概念叫什么？

5. 肩外展时，肩胛骨是如何增加肱骨头与喙肩弓之间的距离的？肱骨头的作用是什么？说出三个位于肱骨头和喙肩弓之间、受上述运动学机制保护的结构。

6. 针对粘连性关节囊病理的临床实践指南已经创建。这对患者教育或干预有什么影响？

7. 治疗肩关节不稳定的患者时，加强肌肉力量可以提供一个屏障，或者起到促进肌肉收缩并稳定肱骨头（防止移位）的作用。和你的实验室同学讨论对于肩关节前部不稳定的患者来说，哪些肌肉是屏障肌，哪些肌肉是肱骨运动的拮抗肌。

8. 在你的同学身上，找出胸廓出口综合征中可能出现卡压的三个部位。观察这三个部位之间的距离。

9. 肩袖中哪块肌肉最常受到肩峰下撞击综合征的影响或发生肌腱病变/撕裂？为什么这块肌肉更容易损伤？

10. 你在治疗一个做完反向全肩关节置换术的患者。什么是反向全肩关节置换术？为什么外科医生要用相反的方法？在前12周，患者应该避免哪些动作？举例说明哪些活动是应该避免的。

11. 对于下列每一种特殊试验，请说出可能产生阳性结果的病理。

    a. 安德森试验

    b. 前抽屉试验

    c. 恐惧试验

    d. 跨中线内收应力试验

    e. 落臂试验

    f. 满罐/空罐试验

    g. 外旋衰减试验

    h. Hawkins 试验

    i. 过度外展试验

    j. Kim 试验

    k. Neer 试验

    l. 疼痛弧试验

    m. Roos 试验

    n. 罗氏试验

    o. Speed 试验

    p. 凹陷征

患者案例：肩关节前向不稳定

患者评估		
患者姓名：××××××	年龄：25岁	BMI：19.1 千克/米²

诊断/病史

医学诊断：右侧肩关节不稳 　　　　**物理治疗师诊断：**右侧肩关节前向不稳，右侧肩关

诊断测试/结果：X线片显示为正常 　　节疼痛

　　　　　　　　　　　　　　　　　　　相关医学病史：无异常

先前的功能水平：患者表示，3周前，在发病前，她的手臂可以完全活动。患者每周有4~6天在健身房锻炼。现在，由于担心肩关节半脱位，她已经调整了锻炼方式

患者目标：关节无痛全范围活动，无限制重返健身房锻炼

用药：无 　　　　　　　　　　　　　**注意事项：**肩关节前向脱位注意事项

社会支持/安全隐患

患者居住条件/支持/障碍：独自居住

患者工作条件/职业/娱乐活动：被聘为送货司机，她的工作包括举起和搬运100磅的重物

生命体征

静息时体温：98.2 ℉ 　**血压：**110/58mmHg 　**心率：**67次/分 　**呼吸频率：**13次/分 　**血氧饱和度：**99%

主诉

患者是一位非常活跃的女性，有右肩损伤3周的病史。她说，当时她正在开门，风吹过门时，她的胳膊被风吹得水平外展。她还有过两次半脱位：一次是在健身房做蝶形动作时，一次是在洗头时。患者主诉为持续性疼痛和恐惧错位

身体评估

定位：警觉并能定位 　**言语/视觉/听觉：**正常 　**皮肤完整性：**完好无损。肩前部有黄色瘀伤

关节活动度：在正常范围内。右肩主动活动受限［屈曲173°、伸展20°、外展168°、内收30°、外旋23°（90°外展）、内旋55°（90°外展）］，对外旋末端范围恐惧

力量：左侧上肢5/5。右侧肩部力量4/5，伴随恐惧；右侧肘部、腕关节、手部5/5 　**触诊：**无

肌张力：正常 　**平衡/协调：**没有测试 　**感受/本体感觉：**正常

耐力：没有测试 　**姿势：**正常 　**水肿：**肩前轻微水肿

疼痛

疼痛评分和位置：最好1/10，最差8/10 　　　　**缓解因素：**保护性体位、药物

激惹因素：健身房蝶形动作、洗头、将胳膊穿进外套 　**激惹性：**患者主诉半脱位发作后1天肩袖疼痛

功能检查

患者是功能独立的。由于重量限制在25磅，她没有重返工作岗位

特殊试验

试验名称：恐惧试验 　**结果：**阳性 　**试验名称：**罗氏试验 　**结果：**向前滑动时阳性

评估

患者的症状和体征与右侧肩关节前向不稳定一致

短期治疗目标

1. 患者外旋时主动关节活动度增加15°，无半脱位感

2. 患者可以表达并展示对错位预防措施的理解

3. 患者可以独立进行家庭锻炼

长期治疗目标

1. 患者可以在所有运动平面内完成与正常关节活动度相差不超过10°的主动关节活动

2. 患者表明3周内无半脱位/全脱位发作

治疗计划

频率/持续时间：第1周内一周三次，第2~3周内一周两次，第4~7周内一周一次

内容：理疗、治疗性练习、神经再教育、患者教育

患者案例问题

1. 这个患者是 AMBRI 脱位还是 TUBS 脱位？

2. 为什么患者会出现复发性半脱位 / 全脱位？如何指导患者避免脱位？

3. 你第一次见患者时会收集什么资料？

4. 如果治疗计划不能为你提供指导，你可以对这个患者使用什么物理治疗？为什么？是否有禁忌的物理治疗？

5. 如果治疗计划不能具体为你提供指导，为这个患者选择三个治疗性练习。证明你的选择。

6. 组织易激惹如何影响你的决定？

参考文献

1. Lippert, L. S. (2017). *Clinical kinesiology and anatomy*. Philadelphia, PA : F.A. Davis Company.

2. Halder, A. M., Kuhl, S. G., Zobitz, M. E., Larson, D., & An, K. N. (2001). Effects of the glenoid labrum and glenohumeral abduction on stability of the shoulder joint through concavity-compression: An in vitro study. *Journal of Bone and Joint Surgery. American Volume. 83–A,* 1062 – 1069.

3. Lippitt, S., & Matsen, F. (1993). Mechanisms of glenohumeral joint stability. *Clinical Orthopaedics and Related Research,* 20 – 28.

4. Matsen, F. A., Harryman, D. T., & Sidles, J. A. (1991). Mechanics of glenohumeral instability. *Clinics in Sports Medicine, 10,* 783 – 788.

5. Edelson, J. G., Taitz, C., & Grishkan, A. (1991). The coracohumeral ligament. Anatomy of a substantial but neglected structure. *The Journal of Bone and Joint Surgery, British Volume, 73,* 150 – 153.

6. Moorman, C. T., Warren, R. F., Deng, X.-H., Wickiewicz, T. L., & Torzilli, P. A. (2012). Role of coracoacromial ligament and related structures in glenohumeral stability: A cadaveric study. *Journal of Surgical Orthopaedic Advances, 21,* 210 – 217.

7. Matsen, F. A. (2009). *Rockwood and Matsen's the shoulder, 5th edition.* Philadelphia, PA : Elsevier.

8. Browne, A. O., Hoffmeyer, P., Tanaka, S., An, K. N., & Morrey, B. F. (1990). Glenohumeral elevation studied in three dimensions. *Journal of Bone and Joint Surgery, British Volume, 72,* 843 – 845.

9. Lawrence, R. L., et al. (2017) Effect of glenohumeral elevation on subacromial supraspinatus compression risk during simulated reaching. *Journal of Orthopaedic Research, 35,* 2329 – 2337.

10. Inman, V. T., Saunders, J. B., & Abbott, L. C. (1996). Observations of the function of the shoulder joint. 1944. *Clinical Orthopaedics and Related Research, 330,* 3 – 12.

11. Tamai, K., Akutsu, M., & Yano, Y. (2014). Primary frozen shoulder: Brief review of pathology and imaging abnormalities. *Journal of Orthopaedic Science, Official Journal of the Japan Orthopedic Association, 19,* 1 – 5.

12. Mullett, H., Byrne, D., & Colville, J. (2007). Adhesive capsulitis: Human fibroblast response to shoulder joint aspirate from patients with stage II disease. *Journal of Shoulder and Elbow Surgery, 16,* 290 – 294.

13. Wang, K., Ho, V., Hunter-Smith, D. J., Beh, P. S., Smith, K. M., & Weber, A. B. (2013). Risk factors in idiopathic adhesive capsulitis: A case control study. *Journal of Shoulder and Elbow Surgery, 22,* e24 – 29.

14. Kelley, M. J., Shaffer, M. A., Kuhn, J. E., Michener, L. A., Seitz, A. L., Uhl, T. L. ... (2013). Shoulder pain and mobility deficits: Adhesive capsulitis. *Journal of Orthopaedic and Sports Physical Therapy, 43,* A1 – 31.

15. Hannafin, J. A., & Chiaia, T. A. (2000). Adhesive capsulitis. A treatment approach. *Clinical Orthopaedics and Related Research,* 95 – 109.

16. Neviaser, A. S., & Neviaser, R. J. (2011). Adhesive capsulitis of the shoulder. *Journal of the American Academy of Orthopaedic Surgeons, 19,* 536 – 542.

17. Neviaser, R. J., & Neviaser, T. J. (1987). The frozen

shoulder. Diagnosis and management. *Clinical Orthopaedics and Related Research, 223,* 59 – 64.

18. Binder, A. I., Bulgen, D. Y., Hazleman, B. L., & Roberts, S. (1984). Frozen shoulder: A long-term prospective study. *Annals of Rheumatic Disorders, 43,* 361– 364.

19. Cheing, G. L. Y., So, E. M. L., & Chao, C. Y. L. (2008). Effectiveness of electroacupuncture and interferential eloctrotherapy in the management of frozen shoulder. *Journal of Rehabilitation Medicine, 40,* 166 – 170.

20. Dogru, H., Basaran, S., & Sarpel, T. (2008). Effectiveness of therapeutic ultrasound in adhesive capsulitis. *Joint, Bone, Spine: Revue du Rhumatisme, 75,* 445 – 450.

21. Jain, T. K., & Sharma, N. K. (2013). The effectiveness of physiotherapeutic interventions in treatment of frozen shoulder/adhesive capsulitis: A systematic review. *Journal of Back and Musculoskeletal Rehabilitation.*

22. Leung, M. S. F., & Cheing, G. L. Y. (2008). Effects of deep and superficial heating in the management of frozen shoulder. *Journal of Rehabilitation Medicine, 40,* 145 – 150.

23. Diercks, R. L., & Stevens, M. (2004). Gentle thawing of the frozen shoulder: A prospective study of supervised neglect versus intensive physical therapy in seventy-seven patients with frozen shoulder syndrome followed up for two years. *Journal of Shoulder and Elbow Surgery, 13,* 499 – 502.

24. Johnson, A. J., Godges, J. J., Zimmerman, G. J., & Ounanian, L. L. (2007) The effect of anterior versus posterior glide jointmobilization on external rotation range of motion in patients with shoulder adhesive capsulitis. *Journal of Orthopaedic and Sports Physical Therapy, 37,* 88 – 99.

25. Hovelius, L., Augustini, B. G., Fredin, H., Johansson, O., Norlin, R., & Thorling, J. (1996). Primary anterior dislocation of the shoulder in young patients. A ten-year prospective study. *Journal of Bone and Joint Surgery, American Volume, 78,* 1677 – 1684.

26. Postacchini, F., Gumina, S., & Cinotti, G. (2000). Anterior shoulder dislocation in adolescents. *Journal of Shoulder and Elbow Surgery, 9,* 470 – 474.

27. Simonet, W. T., & Cofi eld, R. H. (1984). Prognosis in anterior shoulder dislocation. *American Journal of Sports Medicine, 12,* 19 – 24.

28. Neer, C. S. (1985). Involuntary inferior and multidirectional instability of the shoulder: Etiology, recognition, and treatment. *Instructional Course Lectures, 34,* 232 – 238.

29. Farber, A. J., Castillo, R., Clough, M., Bahk, M., & McFarland, E. G. (2006). Clinical assessment of three common tests for traumatic anterior shoulder instability. *Journal of Bone and Joint Surgery, American Volume, 88,* 1467 – 1474.

30. Lo, I. K. Y., Nonweiler, B., Woolfrey, M., Litchfield, R., & Kirkley, A. (2004). An evaluation of the apprehension, relocation, and surprise tests for anterior shoulder instability. *American Journal of Sports Medicine, 32,* 301 – 307.

31. Rowe, C. R., & Zarins, B. (1981). Recurrent transient subluxation of the shoulder. *Journal of Bone and Joint Surgery, American Volume, 63,* 863 – 872.

32. McFarland, E. G. (2011). *Examination of the shoulder: The complete guide.* New York, NY : Thieme.

33. Buckup, K. (2011). *Clinical tests for the musculoskeletal system: Examinations-signs-phenomena.* New York, NY : Thieme.

34. Wilk, K. E., Macrina, L. C., & Reinold, M. M. (2006). Non-operative rehabilitation for traumatic and atraumatic glenohumeral instability. *North American Journal of Sports Physical Therapy, 1,* 16 – 31.

35. Magee, D. J. (2013). *Orthopedic physical assessment, 6th edition.* St. Louis, MO : Elsevier Health Sciences.

36. Blasier, R. B., Carpenter, J. E., & Huston, L. J. (1994). Shoulder proprioception. Effect of joint laxity, joint position, and direction of motion. *Orthopaedic Review, 23,* 45 – 50.

37. Lephart, S. M., Warner, J. J., Borsa, P. A., & Fu, F. H. (1994). Proprioception of the shoulder joint in healthy, unstable, and surgically repaired shoulders. *Journal of Shoulder and Elbow Surgery, 3,* 371 – 380.

38. Smith, R. L., & Brunolli, J. (1989). Shoulder kinesthesia after anterior glenohumeral joint dislocation. *Physical Therapy, 69,* 106 – 112.

39. Zuckerman, J. D., Gallagher, M. A., Lehman, C., Kraushaar, B. S., & Choueka, J. (1999). Normal shoulder proprioception and the effect of lidocaine injection. *Journal of Shoulder and Elbow Surgery, 8,* 11 – 16.

40. Carpenter, J. E., Blasier, R. B., & Pellizzon, G. G. (1998). The effects of muscle fatigue on shoulder joint position sense. *American Journal of Sports Medicine, 26,* 262 – 265.

41. Myers, J. B., Guskiewicz, K. M., Schneider, R. A., & Prentice, W. E. (1999). Proprioception and neuromuscular control of the shoulder after muscle fatigue. *Journal of Athletic Training, 34,* 362 – 367.

42. Balke, M., Schmidt, C., Dedy, N., Banerjee, M., Bouillon, B., & Liem, D. (2013). Correlation of acromial morphology with impingement syndrome and rotator cuff tears. *Acta Orthopaedica, 84,* 178 – 183.

43. Chang, E. Y., Moses, D. A., Babb, J. S., & Schweitzer, M. E. (2006). Shoulder impingement: Objective 3D shape analysis of acromial morphologic features. *Radiology, 239,* 497 – 505.

44. Natsis, K., Tsikaras, P., Totlis, T., Gigis, I., Skandalakis, P., Appell, H. J., & Koebke, J. (2007) Correlation between the four types of acromion and the existence of enthesophytes: A study on 423 dried scapulas and review of the literature. *Clinical Anatomy, 20,* 267 – 272.

45. Ogawa, K., Yoshida, A., Inokuchi, W., & Naniwa, T. (2005). Acromial spur: Relationship to aging and morphologic changes in the rotator cuff. *Journal of Shoulder and Elbow Surgery, 14,* 591 – 598.

46. Harryman, D. T., Sidles, J. A., Clark, J. M., McQuade, K. J., Gibb, T. D., & Matsen, F. A. (1990) Translation of the humeral head on the glenoid with passive glenohumeral motion. *Journal of Bone and Joint Surgery, American Volume, 72,* 1334 – 1343.

47. Turgut, E., Duzgun, I., & Baltaci, G. (2016). Scapular asymmetry in participants with and without shoulder impingement syndrome; a three-dimensional motion analysis. *Clinical Biomechanics, Bristol Avon, 39,* 1 – 8.

48. Alizadehkhaiyat, O., Roebuck, M. M., Makki, A. T., & Frostick, S. P. (2017). Postural alterations in patients with subacromial impingement syndrome. *International Journal of Sports Physical Therapy, 12,* 1111 – 1120.

49. Manske, R. C., Grant-Nierman, M., & Lucas, B. (2013). Shoulder posterior internal impingement in the overhead athlete. *International Journal of Sports Physical Therapy, 8,* 194 – 204.

50. Spiegl, U. J., Warth, R. J., & Millett, P. J. (2014). Symptomatic internal impingement of the shoulder in overhead athletes. *Sports Medicine and Arthroscopy Review, 22,* 120 – 129.

51. Manske, R. C., Meschke, M., Porter, A., Smith, B., & Reiman, M. (2010). A randomized controlled single-blinded comparison of stretching versus stretching and joint mobilization for posterior shoulder tightness measured by internal rotation motion loss. *Sports Health, 2,* 94 – 100.

52. Wilk, K. E., Macrina, L. C., Cain, E. L., Dugas, J. R., & Andrews, J. R. (2013). The recognition and treatment of superior labral (SLAP) lesions in the overhead athlete. *International Journal of Sports Physical Therapy, 8,* 579 – 600.

53. O' Brien, S. J., Pagnani, M. J., Fealy, S., McGlynn, S. R. & Wilson, J. B. (1998). The active compression test: a new and effective test for diagnosing labral tears and acromioclavicular joint abnormality. *American Journal of Sports Medicine, 26,* 610 – 613.

54. Shamus, J. L., & Shamus, E. C. (1997). A taping technique for the treatment of acromioclavicular joint sprains: a case study. *Journal of Orthopaedic and Sports Physical Therapy, 25,* 390 – 394.

55. Ellenbecker, T. S. (2011). *Shoulder rehabilitation: Non-operative treatment.* New York, NY : Thieme.

56. Rushton, P. R. P., Gray, J. M., & Cresswell, T. (2010). A simple and safe technique for reconstruction of the acromioclavicular joint. *International Journal of Shoulder Surgery, 4,* 15 – 17.

57. Novak, C. B., Collins, E. D., & Mackinnon, S. E. (1995). Outcome following conservative management of thoracic outlet syndrome. *Journal of Hand Surgery, 20,* 542– 548.

58. Lindgren, K. A., Manninen, H., & Rytkönen, H. (1995). Thoracic outlet syndrome—a functional disturbance of the thoracic upper aperture? *Muscle & Nerve, 18,* 526 – 530.

59. Smith, K. F. (1979). The thoracic outlet syndrome: A protocol of treatment. *Journal of Orthopaedic and Sports Physical Therapy, 1,* 89 – 99.

60. Hawi, N., Magosch, P., Tauber, M., Lichtenberg, S., Martetschläger, F., & Habermeyer, P. (2017). Glenoid deformity in the coronal plane correlates with humeral head changes in osteoarthritis: A radiographic analysis. *Journal of Shoulder and Elbow Surgery, 26,* 253 – 257.

61. Philadelphia Panel. (2001). Philadelphia Panel evidence-based clinical practice guidelines on selected rehabilitation interventions for shoulder pain. *Physical Therapy, 81,* 1719 – 1730.

62. Crowell, M. S., & Tragord, B. S. (2015). Orthopaedic manual physical therapy for shoulder pain and impaired movement in a patient with glenohumeral joint osteoarthritis: A case report. *Journal of Orthopaedic and Sports Physical Therapy, 45,* 453 – 461, A1–3.

63. Guo, J. J., Wu, K., Guan, H., Zhang, L., Ji, C., Yang, H., & Tang, T. (2016). Three-year follow-up of conservative treatments of shoulder osteoarthritis in older patients. *Orthopedics, 39,* e634 – 641.

64. Moeckel, B. H., Altchek, D. W., Warren, R. F., Wickiewicz, T. L., & Dines, D. M. (1993). Instability of the shoulder after arthroplasty. *Journal of Bone and Joint Surgery, American Volume, 75,* 492 – 497.

65. Boudreau, S., Boudreau, E. D., Higgins, L. D., & Wilcox, R. B. (2007). Rehabilitation following reverse total shoulder arthroplasty. *Journal of Orthopaedic and Sports Physical Therapy, 37,* 734 – 743.

66. Johnson, D. H., & Pedowitz, R. A. (2007). *Practical orthopaedic sports medicine and arthroscopy.* Baltimore, MD : Lippincott Williams & Wilkins.

67. Margheritini, F., & Rossi, R. (2011). *Orthopedic sports medicine: Principles and practice.* Milan, Italy : Springer Science & Business Media.

68. Barber, F. A., & Fischer, S. P. (2011). *Surgical techniques for the shoulder and elbow.* New York, NY : Thieme.

第六章
肘关节和前臂的骨科干预

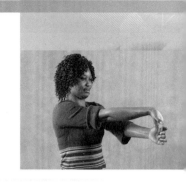

解剖学和生理学

常见损伤

学习目标

6.1 描述肘部的解剖结构。

6.2 列出肘关节和前臂屈曲、伸展、旋前、旋后的正常活动范围。

6.3 解释肘部肌肉对运动做出的相关贡献。

6.4 描述正常肘关节运动学。

6.5 描述常见的肘关节病变和典型表现。

6.6 讨论各种肘关节疾病的影响因素，以及相关的预防措施。

6.7 描述用于诊断常见肘部疾病的临床试验，以及如何实施这些试验。

6.8 解释肘关节病变的常见干预措施。

6.9 描述肘关节的手术干预措施和术后注意事项，包括尺侧副韧带重建（Tommy John 手术）和切开复位内固定术。

6.10 讨论肱骨上髁炎、上髁病和上髁痛等术语的使用。

6.11 描述肘关节病变的临床警示。

解剖学和生理学

肘关节和前臂允许手进行大范围的功能运动。通过肘部从完全伸展到屈曲150°的矢状面内运动能力，以及前臂从手掌向前到手掌向后的冠状面内运动能力，手可以获得显著的运动量。这里将讨论肘部和前臂的四个关节和三块骨，以及发生在肘关节（屈伸）和整个前臂（旋前和旋后）的运动。

骨与关节的解剖学和生理学

肘关节和前臂复合体由四个关节组成。在肘部，肱骨与桡骨（肱桡关节）、尺骨（肱尺关节）相连。在前臂，桡骨和尺骨在近端（桡尺近侧关节）和远端（桡尺远侧关节）连接。

肘关节是单轴、有一个自由度的屈戍关节，而肱尺关节实际上是一种改良的屈戍关节，肱桡关节是一个浅球窝关节，桡尺近侧关节是一个车轴关节（图 6.1）。肘关节有一个自由度，可在矢状面内屈伸。前臂可在冠状面内旋前和旋后。表 6-1 总结了肘关节及前臂的骨与关节结构。

在解剖位置上，肱骨长轴与尺骨长轴形成外翻角，也称为提携角。据报道，提携角平均在 5°~15°，根据性别差异不一 [1, 2]。

软组织解剖学和生理学

关节囊及韧带

肘关节囊包裹着肘关节复合体的三个关节。肘关节囊由三条韧带稳定。内侧的副韧带（也称为肱尺副韧带或尺侧副韧带）在内侧稳定关节以抵抗肘部外翻的力量。外侧的副韧带（也称为肱桡副韧带或桡侧副韧带）在外侧稳定关节以抵抗内翻力。环状韧带将桡骨头固定在尺骨上，并在拉力作用下稳定桡骨。在肘关节囊和韧带的远端，骨间膜连接整个前臂的桡骨和尺骨，并稳定前臂。

在前臂远端，桡骨和尺骨在桡尺远侧关节相连。该关节由三角纤维软骨复合体（Triangular Fibrocartilage Complex, TFCC）稳定，这是一种软组织结构，包括位于尺骨远端的纤维软骨盘和一些韧带。这个关节和 TFCC 将在第 7 章中进行更全面的讨论。

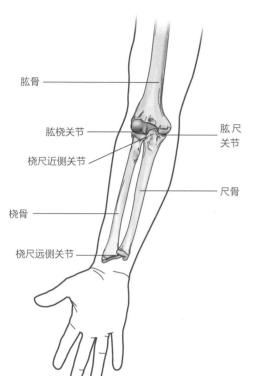

肱骨

肱桡关节

桡尺近侧关节

桡骨

桡尺远侧关节

肱尺
关节

尺骨

图6.1　肘关节由肱骨远端、桡骨近端和尺骨近端构成。肱尺关节是一个改良的屈戌关节。肱桡关节是一个浅球窝关节。桡尺近侧关节是一个车轴关节

滑囊

鹰嘴滑囊位于肘部后侧的鹰嘴突上方，可以缓冲肱三头肌肌腱，以促进肌腱在关节上方的运动。通常在鹰嘴上触诊不能感觉到这个滑囊，但在发炎时可以摸到和看到它。（鹰嘴滑囊炎见专栏6-1）。

图6.2描绘了肘部的软组织结构。这些结构的解剖学和生理学可以在表6-2中找到。

神经

一些周围神经支配肘部肌肉或通过肘部区域支配前臂和手部肌肉。这些神经包括肌皮神经、正中神经、尺神经和桡神经。

外侧面观

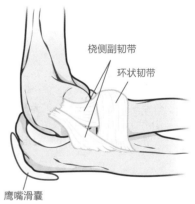

桡侧副韧带

环状韧带

鹰嘴滑囊

前面观

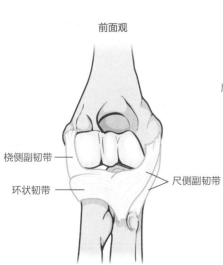

桡侧副韧带

环状韧带

尺侧副韧带

内侧面观

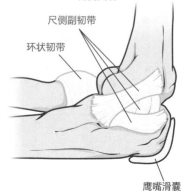

尺侧副韧带

环状韧带

鹰嘴滑囊

图6.2　肘部的软组织包括副韧带、环状韧带和鹰嘴滑囊

表 6-1 肘关节及前臂的骨与关节解剖学和生理学

关节	解剖学	正常关节活动度及运动	骨性标志	临床注意事项
肱尺关节	有一个自由度的改良屈戌关节。在肱骨远端的滑车与滑车切迹在尺骨近端相连	屈曲：0°~150° 伸展：0° 屈肘时，凹的尺骨在肱骨线轴形的滑车上向前滑动。肘关节伸直时尺骨向后方滑动。凸的鹰嘴突嵌入肱骨后方的鹰嘴窝	肘部后方尺骨鹰嘴突。关节近端内上髁是腕屈肌、指屈肌、旋前圆肌和尺侧副韧带的附着部位。内上髁后方的肘管是尺神经的浅沟	跌倒时肘部撑地可能导致鹰嘴骨折。 尺神经位于肘管内，容易被卡压或压迫。 这个关节不呈直线，而是形成 5°~15° 的外翻角。 紧绷姿势：肘关节完全伸展、前臂旋后 松散姿势：屈曲约 90°，旋后约 10° 关节囊模式：屈曲时比伸展时受限更大
肱桡关节	有一个自由度的浅球窝关节。这个关节也被称为车轴-屈戌关节。肘关节完全伸展时，桡骨头不与肱骨接触	肘关节屈曲时，凹的桡骨头在圆的肱骨小头上向前滑动；肘关节伸展时，凹的桡骨头在圆的肱骨小头上向后滑动	关节近端外上髁是腕部和手指伸肌、旋后肌和桡侧副韧带的附着部位	桡骨头骨折可能是摔倒时手伸出造成的。 紧绷姿势：屈肘 90°、前臂旋后 5° 松散姿势：远离紧绷姿势活动。 关节囊模式：屈曲时比伸展时限制更大
桡尺近侧关节	尺骨近端桡切迹与盘状桡骨头之间的车轴关节	旋前：0°~80° 旋后：0°~80° 桡骨头在尺骨近端旋转，以实现旋前和旋后	旋前和旋后时在肘关节后外上髁远端约 1 英寸处触诊桡骨头	桡骨头骨折可能是摔倒时手伸出造成的。 紧绷姿势：完全旋前或完全旋后 松散姿势：屈肘 70°，旋后 35° 关节囊模式：旋前和旋后均受限
桡尺远侧关节	桡骨远端尺切迹与凸的尺骨远端之间的车轴关节	旋前：0°~80° 旋后：0°~80° 桡骨远端绕尺骨旋转，以实现旋前和旋后	腕关节外侧桡骨茎突。 腕关节轻微屈曲时的桡骨远端	桡骨远端 +/- 尺骨骨折是常见的，称为科利斯骨折。 TFCC 是一种稳定关节的软组织。这种复合体可能导致手腕疼痛（参见第七章）

专栏 6-1　**鹰嘴滑囊炎**

滑囊是分布在全身的薄薄的液体囊。滑囊的功能是在彼此之间或在骨突起处缓冲肌肉层。滑囊炎是指滑囊的炎症或刺激。它会导致该部位发热、疼痛、发红和肿胀。滑囊炎的疼痛通常是非常局部的。如果滑囊很深，肿胀可能不明显。由于鹰嘴滑囊是浅表的，所以在鹰嘴滑囊炎中肿胀非常明显。

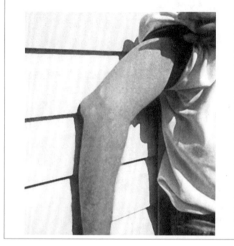

当肌皮神经穿过上臂时，它支配肱二头肌、肱肌和喙肱肌。顾名思义，它继续作为皮肤神经进入前臂，为前臂外侧皮肤提供感觉（图 6.3A）。正中神经穿过上臂前侧，以及肘关节前方（位于肱动脉内侧）。随着它继续进入前臂，它支配着两个旋前肌和腕关节及手的大部分屈肌（图 6.3B）。在肘部正中神经不容易损伤，但是当它穿过腕关节的腕管时它变得非常脆弱。

尺神经位于上臂内侧，在肱骨内上髁后面穿过肘管然后回到前臂的前内侧。尺神经在肘管狭窄的空间里最脆弱，因为它紧挨着骨头，不受保护。撞击肘部的这个区域会引起疼痛和刺痛，通常被称为撞击"滑稽骨头（funny bone）"。尺神经延伸至前臂，支配尺侧腕屈肌和部分指深屈肌，然后延伸至手部，支配大部分手内在肌（图 6.3C）。

桡神经位于上臂的后部。它支配肱三头肌和肘肌，在桡神经沟或螺旋沟内穿过肱骨后方。它出现在肱骨的外侧，穿过肘部到外上髁的前方。在肘部以下，桡神经分成两个分支支配肱桡肌和腕关节及手部伸肌。由于桡神经穿过肱骨后侧的桡神经沟，因此很容易产生损伤（图 6.3D）。这一区域的肱骨骨折会对桡神经造成损伤。

> **注意……**
> 注意神经可能受到压迫的地方。神经受压会影响感觉、力量，可能还会影响受压部位的远端反射。虽然神经可能在其长度的任何地方受到压迫或被卡压，但由于解剖学的原因，有些位置更容易受到损伤。

肌肉

肘部和前臂的肌肉是指负责完成肘关节屈伸、前臂旋前和旋后的肌肉。了解肘部的运动学需要先了解肘部和前臂的运动学。表 6-3 回顾了肘关节及前臂肌肉的起止点、支配神经、主要运动和临床注意事项。

肘关节及前臂运动学

当桡骨和尺骨的凹面滑向肱骨远端凸面时，就会发生肘关节的屈伸。虽然肱桡关节和肱尺关节是不同的，但由于韧带丰富，桡骨和尺骨同时活动。正常肘关节屈曲活动度为 150°，正常伸展为 0° [3]。

肘关节复合体的主要关节是肱尺关节。屈肘时，凹的尺骨滑车切迹在凸的肱骨滑车的前面和上面滑动。在末端范围尺骨冠突进入肱骨前部的冠突窝。肘部伸展时，尺骨向后方和上方滑动，直至尺骨鹰嘴进入肱骨后端的鹰嘴窝。

由于肱桡关节和桡尺近侧关节的运动，整个前臂产生旋前和旋后的动作。在旋前时，桡骨在尺骨上滚动并与尺骨交叉；旋后时前臂的两根骨不交叉。正常旋后和旋前的活动度为从前臂中立位开始 80°，即可形成 160° 的运动弧。

表6-2　肘关节及前臂结缔组织的解剖学和生理学

结构	解剖学	功能	临床注意事项
关节囊	包括肱桡关节、肱尺关节和桡尺近侧关节。内表面有薄的滑膜层		
内侧副（肱尺）韧带又称尺侧副韧带	三束。 • 前束：内上髁至尺骨冠突 • 后束：内上髁至尺骨鹰嘴 • 横束：在前束和后束之间	在内侧稳定关节。抵抗可能导致肘部外翻的力量	过顶投掷运动员容易发生尺侧副韧带扭伤
外侧副（肱桡）韧带又称桡侧副韧带	两束。 • 前束：从外上髁到环状韧带 • 后束：从外上髁后至桡骨头至尺骨	在外侧稳定关节。抵抗肘内翻的力量，特别是在肘关节屈曲时	
环状韧带	从尺骨桡切迹的前部，绕桡骨头到桡切迹后侧	将桡骨头抵在尺骨上，并在拉力作用下稳定肘部	桡骨头会在牵张力的作用下从环状韧带中脱出。这在幼儿中最常见
骨间膜	连接整个前臂的桡骨和尺骨	稳定前臂的骨	
鹰嘴滑囊	在鹰嘴的肱三头肌肌腱内、下方或上方发现数个滑囊	减少肱三头肌肌腱和大的鹰嘴之间的摩擦	鹰嘴可能会发炎、变大，并有明显的肿胀

关节松动术

肘关节松动术可用于减轻疼痛或增加活动度。表6-4总结了肘关节的运动和用于增加活动度的滑动技术。

肱尺关节

前向和后向滑动

肱骨上尺骨的前向滑动可用于增加肘关节的屈曲活动度。肱骨上尺骨的后向滑动可用于增加肘关节的伸展活动度。患者取仰卧位，肘关节屈曲约45°。检查者用一只手稳定患者的肱骨，用另一只手在尺骨近端施力（图6.4）。

分离滑动

肱尺关节上尺骨的分离用于增加肘关节的屈伸活动度。患者取仰卧位，肘关节屈曲约45°。检查者用一只手稳定患者的肱骨，向下（面向患者的脚）对尺骨近端施加牵张力，如图6.5所示。

肱桡关节

前向和后向滑动

肱桡关节滑动可用于增加屈曲和伸展的活动度。前向滑动增加屈曲活动度，后向滑动增加伸展活动度。患者可取仰卧位或坐位。检查者用一只手稳定患者的肱骨，用另一只手抓住桡骨近端，进行前向滑动或后向滑动，如图6.6所示。

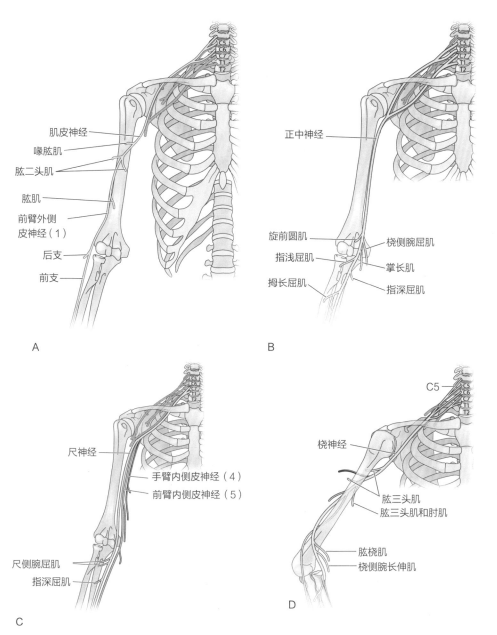

图 6.3　上臂肌皮神经和腋神经（A）、正中神经（B）、尺神经（C）、桡神经（D）

表 6-3　肘关节及前臂肌肉解剖学与运动学

肌肉	起点	止点	支配神经	主要运动	临床注意事项
肱二头肌	两个头： • 长头起源于肩胛骨关节盂窝结节上侧 • 短头起源于肩胛骨喙突	桡骨	肌皮神经	肩关节屈曲，肘关节屈曲，前臂外旋	肘部屈曲和前臂旋后同时发生时力量最大
肱肌	在肱二头肌深层，起于上臂前侧中段	尺骨	肌皮神经	肘关节屈曲	横切面比肱二头肌大，被认为是最强壮的肘屈肌。 它被称为肘屈肌的"工作马（work horse）"
肱桡肌	肱骨下段外侧	桡骨远端靠近茎突处	桡神经	肘关节屈曲。可以使前臂旋前或旋后至中立位	前臂在中立位时肱桡肌的力量最大。肱桡肌通过快速屈肘激活
肱三头肌	三个头： • 长头起源于肩胛骨的关节盂结节下侧 • 外侧头起源于肱骨后外侧 • 内侧头起源于肱骨后内侧	尺骨鹰嘴	桡神经	肘关节伸展。长头是肩关节伸肌	
肘肌	肱骨外上髁	尺骨	桡神经	较弱的肘伸肌，前臂旋前、旋后的稳定肌	主动发起肘部伸展运动。关节旋前和旋后的稳定肌
旋后肌	肱骨外上髁	桡骨，大约在中段以下	桡神经	前臂旋后	无阻力旋后由旋后肌完成。肱二头肌是通过抵抗阻力来激活的。屈肘90°时肱二头肌的力量是旋后肌的4倍
旋前圆肌	肱骨内上髁	桡骨，大约在中段以下	正中神经	前臂旋前	在抗阻旋前或需要快速旋前时被激活
旋前方肌	尺骨前侧	桡骨前侧	正中神经	前臂旋前	旋前主动肌。 在旋前时稳定桡尺远侧关节

表 6-4 用于增加关节活动度的滑动技术	
受限活动	关节松动术滑动技术
肘关节屈曲	尺骨在肱骨上向前滑动分离
肘关节伸展	尺骨在肱骨上向后滑动分离
肘关节屈曲	桡骨在肱骨上向前滑动
肘关节伸展	桡骨在尺骨上向后滑动
前臂旋前	桡骨在尺骨上向后滑动
前臂旋后	桡骨在尺骨上向前滑动

桡尺近侧关节

前向和后向滑动

桡尺近侧关节前向、后向滑动用于增加前臂旋前和旋后的关节活动度。凸的桡骨头与尺骨的凹面相连。桡骨在尺骨上的前向滑动增加旋后活动度，后向滑动增加旋前活动度。患者取仰卧位。检查者用一只手稳定患者的尺骨近端，另一只手对桡骨头施加前向或后向的力（图 6.7）。

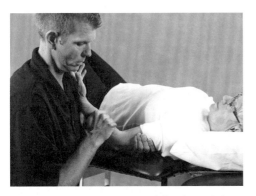

图 6.4 肱尺关节滑动增加肘关节屈曲和伸展活动度

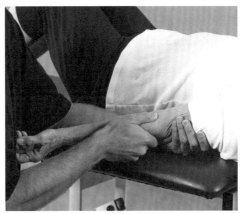

图 6.6 肱桡关节滑动增加肘关节屈曲和伸展活动度

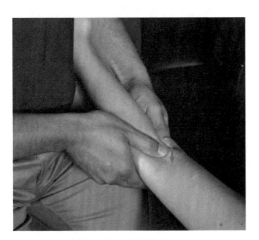

图 6.5 肱尺关节分离增加肘关节活动度

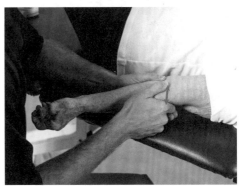

图 6.7 尺桡关节滑动增加前臂旋前和旋后关节活动度

常见损伤

肱骨外上髁痛

肱骨内上髁痛

肘管综合征

尺侧副韧带扭伤

骨折

　桡骨头

　鹰嘴

　髁上

正如我们所看到的，很多上肢肌肉都起源于肘关节附近。肘部可以承受三倍体重的力量[4]，移动速度可达每秒 3000° 到 4500° [5]。由于解剖结构的复杂性和功能需求的多样性，肘部是一个常见的病理部位。

肱骨外上髁痛

外上髁痛是一种疾病，涉及起源于肘关节外上髁的肌肉总肌腱。这些肌肉包括腕关节和手指伸肌以及前臂旋后肌。具体来说，桡侧腕短伸肌（extensor carpi radialis brevis，ECRB）的起点最常受累(图 6.8)。这种病理的通俗术语是"网球肘"。

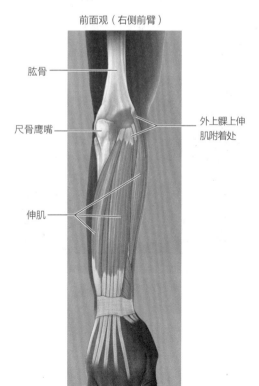

前面观（右侧前臂）

肱骨

尺骨鹰嘴

外上髁上伸肌附着处

伸肌

图 6.8　外上髁痛涉及腕关节和手指伸肌以及前臂旋后肌的共同起点

外上髁痛的病理生理学尚不清楚，这反映在描述这种情况的各种术语中。最初这种病理被称为外上髁炎，反映了病变肌腱的疼痛是由于炎症。然而，正如第 4 章所讨论的，关于炎症是否存在于肌腱病理的研究结果是不一致的。因此，目前主要使用的术语是上髁痛，意思是外上髁疼痛，或称为外上髁病，表示无炎症的退变[6]。

病因 / 致病因素

外上髁痛是一种由过度使用手腕和手指伸肌以及前臂旋后肌引起的综合征。反复抓握、抵抗手腕伸展和抵抗前臂旋后似乎是危险因素[7, 8]。这些重复的运动导致起源于外上髁的肌肉的微小撕裂或较大撕裂。

外上髁痛主要发生在 35—50 岁成年人的优势臂。这通常与工作或运动有关。虽然这种疾病并不局限于网球运动员，但多达 50% 的网球运动员在其职业生涯的某个时候会经历外上髁痛[9]。

症状

外上髁痛会引起触诊外上髁区域的压痛，特别是在 ECRB 的起点。患者主诉疼痛会随着抓握、需要收缩腕伸肌和/或前臂旋后肌的动作而加重。随着疼痛加重，患者可能会在日常生活活动中感到疼痛，包括转动门把手、拿水杯和吹头发时。此外，患者可能会感到腕关节和手部活动力量减弱。

临床体征

外上髁痛的诊断基于临床体征和特殊试验。这是一种收缩性软组织的疾病，患者会在触诊、收缩和拉伸腕伸肌和 / 或前臂旋后肌时感到疼痛。具体来说，患者在以下情况会感到不适。

- 触诊：
  - 外上髁远端的 ECRB 起点。
  - 收缩总肌腱：
  - 抓握；
  - 抗阻伸腕；
  - 前臂抗阻旋后；
  - 抗阻伸直中指［指伸肌头部压迫 ECRB（Maudsley 试验）］。
  - 拉伸总肌腱：
  - 被动屈曲腕关节；
  - 被动前臂旋前。

图 6.9 描述了外上髁痛的一些临床试验。

无痛握力试验

对外上髁痛的物理治疗评估中一个非常常见的组成部分是对患者进行无痛范围内的握力测试。这是通过让患者取坐位并伸直肘部来完成的 [10-12]。检查者指示患者握紧手持握力器 5 秒，避免不适（图 6.10）。患者进行三次试验，每次试验之间休息 1 分钟。三次试验的平均值被用作无痛握力的测量值，并与未受影响的一侧和之前的测量值进行比较。

常见的干预措施

外上髁痛的治疗方案包括理疗、治疗性运动和支具治疗。文献中推荐的干预措施包括冷冻疗法、超声疗法、激光治疗、高压电刺激、离子导入和横向摩擦按摩 [13-17]。

许多治疗外上髁痛的方案包括肘关节拉伸配合腕屈曲和前臂旋前，以使胶原纤维排列整齐，防止运动功能丧失。强化腕伸肌和前臂旋后肌的练习是常见的。离心强化练习已显示出令人鼓舞的效果 [18, 19]。加强肘部屈肌和伸肌的力量也可能包含在治疗计划中 [20]。图 6.11 展示了治疗计划中的典型练习。

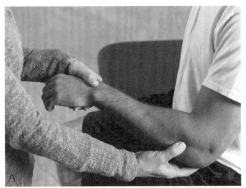
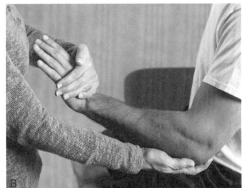
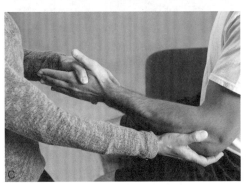
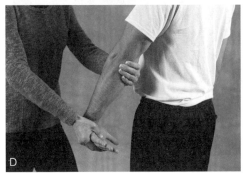

图 6.9　外上髁痛的临床试验包括触诊疼痛（A）、手腕抗阻伸展疼痛（B）、前臂抗阻旋后疼痛（C）、前臂旋前和肘部伸展位腕关节屈曲拉伸时疼痛（D）

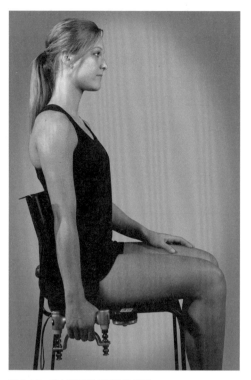

图 6.10　外上髁痛的无痛握力试验

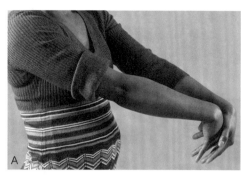

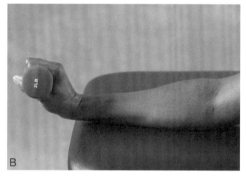

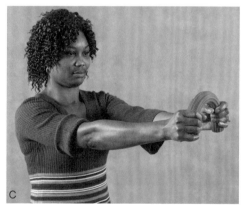

图 6.11　外上髁痛的治疗计划通常包括拉伸（A）和强化（B）腕伸肌，以及强化前臂旋后肌（C）

　　治疗计划可能同时包括强化其他上肢肌群。与外上髁痛相关的力弱尤其见于斜方肌下束和肩关节旋转肌[21]，以及整个上肢[22]。解决这些区域力弱问题的治疗性练习可能包含在治疗计划中。

　　患者可以使用支具或贴布作为治疗的辅助工具。外上髁痛的常见支具是反力带，佩戴于外上髁远端约 1 英寸处（图 6.12）。这种类型的支具已被证明可以在总伸肌腱处分散力量，并提升无痛握力[23]。以菱形图案在外上髁周围区域粘贴贴布也能有效提升无痛握力（图 6.13）[24]。在这种技术中，从远端到近端粘贴贴布，将软组织拉向外上髁，四片贴布形成一个菱形。

预防措施

　　避免大力度和重复抓握、抗阻伸腕和前臂抗阻旋后。在第一次出现症状时要经常休息。纠正错误的上肢力学。

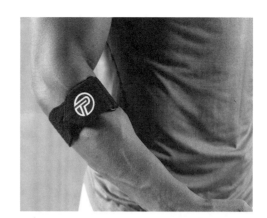

图 6.12　反力带可能对治疗外上髁痛有效

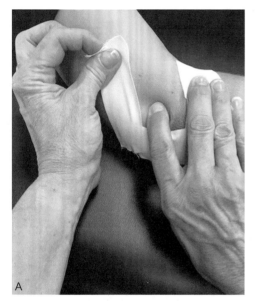

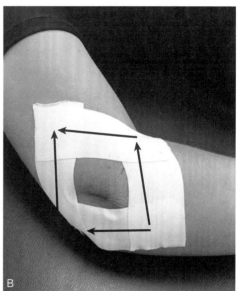

图 6.13　可在外上髁周围将贴布贴成菱形以治疗外上髁痛。将贴布从远端粘贴到近端，在贴扎时将软组织拉向外上髁（A）。贴好后外上髁的皮肤出现橘皮状凹陷（B）

结论：肱骨外上髁痛的患者	
疾病描述和原因	过度使用（工作或运动）引起的炎症或组织恶化
特殊试验	无痛握力试验、触诊疼痛、拉伸受影响肌肉疼痛、收缩受影响肌肉疼痛
拉伸	前臂旋前、肘关节伸展情况下腕关节屈曲
力量训练	腕伸肌、前臂旋后肌、肘屈肌和肘伸肌
其他训练	离心
避免	重复性使用腕伸肌和前臂旋后肌

肱骨内上髁痛

内上髁痛是一种疾病，涉及起源于肘关节内上髁的肌肉总肌腱。一般来说，这些肌肉包括腕关节和手指屈肌以及前臂旋前肌。具体来说，旋前圆肌和桡侧腕屈肌起点之间的部分是最常受累的（图6.14）[9]。这种病理的通俗术语是"高尔夫球肘"。

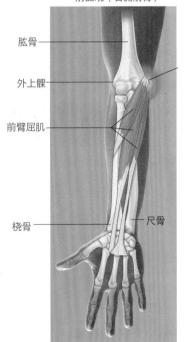

前面观（右侧前臂）

肱骨
外上髁
前臂屈肌
桡骨
内上髁（疼痛区域）
尺骨

图6.14 内上髁痛涉及腕关节和手指屈肌以及旋前圆肌的共同起点

这种疾病与外上髁痛非常相似。它以前被称为内上髁炎，但由于之前讨论中提到的原因，目前主要使用的术语是内上髁痛或内上髁病。

病因 / 致病因素

内上髁痛是一种过用综合征，涉及腕关节和手指屈肌以及前臂旋前肌。大力度和高重复性的抓握、抗阻屈腕、前臂抗阻旋前，以及手臂振动似乎是危险因素[7, 8]。这些重复的运动导致起源于内上髁的肌肉的微小撕裂或较大撕裂。

内上髁痛通常与工作或运动有关。高尔夫和网球运动员很容易受到这种损伤，因为相关肌肉受到了压力。此外，需要反复用力前臂旋前或抗阻屈腕的职业可能容易发生内上髁痛。

症状

内上髁痛会引起触诊内上髁区域的压痛。患者主诉疼痛会随着抓握、收缩腕屈肌和 / 或旋前肌的动作而加重。随着疼痛的加重，患者可能会在日常生活活动中感受到疼痛。此外，患者可能会感到腕关节和手部活动力量减弱。

临床体征

诊断内上髁痛基于临床体征。这是一种收缩性软组织的疾病，患者会在触诊、收缩和拉伸腕屈肌和 / 或旋前肌时感到疼痛。具体来说，患者在以下情况会感到不适。

- 触诊：
  - 内上髁远端的屈肌的共同起点。
- 收缩总肌腱：

- 抓握；
- 抗阻屈腕；
- 前臂抗阻旋前。
- 拉伸总肌腱：
  - 被动伸展腕关节；
  - 被动前臂旋后。

图 6.15 描述了内上髁痛的一些临床试验。

常见的干预措施

内上髁痛的治疗计划可能包括理疗、治疗性练习和支具治疗。推荐的干预措施与治疗外上髁痛类似，包括冷冻疗法、超声疗法、激光治疗、高压电刺激、深层横向摩擦按摩[13-17]。

许多治疗内上髁痛的方案包括肘关节拉伸配合腕伸展和前臂旋后，以使胶原纤维排列整齐，防止运动能力丧失。强化腕屈肌和前臂旋前肌的练习是常见的，特别是离心强化练习[25]。进行反力支撑也可能是治疗计划的一部分。图 6.16 展示了内上髁痛治疗计划中的典型练习示例。

预防措施

避免大力度和重复抓握、抗阻屈腕、前臂抗阻旋前和手臂振动。在第一次出现症状时要经常休息。纠正错误的上肢力学。

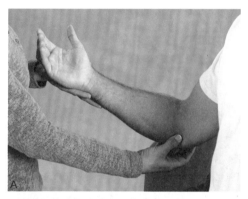
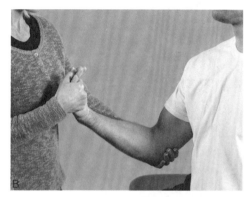
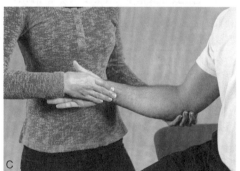
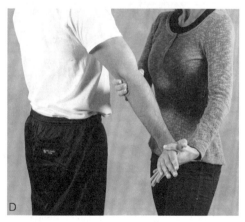

图 6.15 内上髁痛的临床试验包括触诊疼痛（A）、手腕抗阻屈曲疼痛（B）、前臂抗阻旋前疼痛（C）、前臂旋后和肘关节伸直位腕关节伸展拉伸时疼痛（D）

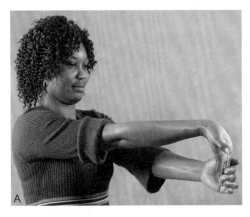

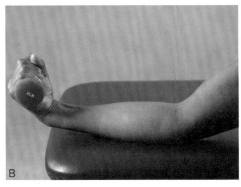

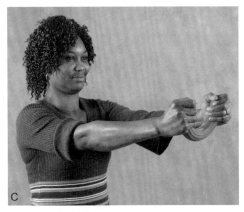

图6.16　内上髁痛治疗计划中的典型练习包括拉伸（A）和强化（B）腕屈肌，以及强化前臂旋前肌（C）

结论：肱骨内上髁痛的患者	
疾病描述和原因	过度使用（工作或运动）引起的炎症或组织恶化
特殊试验	无痛握力试验、触诊疼痛、拉伸受影响肌肉疼痛、收缩受影响肌肉疼痛
拉伸	前臂旋后、肘关节伸展情况下腕关节伸展
力量训练	腕屈肌、前臂旋前肌、肘屈肌和肘伸肌
其他训练	离心
避免	重复性使用腕关节屈肌和前臂旋前肌

肘管综合征

肘管综合征是指尺神经在肘部，特别是在穿过肘管时发生的一种卡压。肘管是一个以肘关节囊为底、韧带为顶的密闭空间（图6.17）。随着神经肿胀或间隙变窄，尺神经可能受损。

病因 / 致病因素

肘管综合征的常见病因是活动使肘管狭窄，增加了尺神经的压力。这包括肘关节长时间或反复屈曲，对肘管产生压力，以及引起肿胀的区域遭到创伤。

肘关节屈曲时尺神经可被拉伸至3.5毫米，

与肘关节伸直位相比，肘管变窄了 55%。屈肘可使神经周围的压力增加 20 倍（图 6.18）[26]。

睡眠姿势不良或频繁使用手机等导致的肘关节屈曲时间延长，会增加患病风险。因此，这种疾病也被称为"手机肘"。

那些肘部持续压迫肘管区域的人也有患病风险，如轮椅使用者和办公室工作人员。过度使用肘部伴重复屈曲的人，如投掷运动员，也容易患肘管综合征。那些需要以静止姿势手持工具的作业活动会增加患病风险[8]。

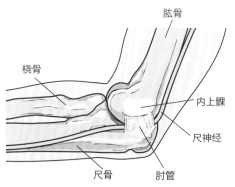

图 6.17　肘管综合征是尺神经穿过内上髁后方的肘管时受到压迫所致

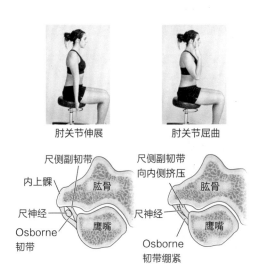

图 6.18　肘管在肘关节屈曲时变窄了 55%

症状

肘管综合征常见的早期主诉是手部尺神经分布区域的麻木和刺痛，累及小指和环指尺侧（图 6.19）。这在本质上可能是间歇性的，但随着神经压力的增加，可能会变成持续性的。主诉的感觉异常、麻木和刺痛症状，通常会随着肘关节屈曲而加重。患者可能会抱怨手无力、笨拙或痉挛。

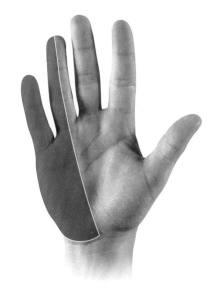

图 6.19　尺神经分布区域的感觉异常、麻木和刺痛可能是肘管综合征的症状

临床体征

尺神经支配环指、小指的尺侧腕屈肌和指深屈肌。在手部，它支配第三和第四蚓状肌、背侧和掌侧骨间肌、拇内收肌和部分拇短屈肌（图 6.3 C）。这些肌肉的无力在后期肘管综合征中会变得明显。骨间肌的受累通常会导致肘管综合征的第一个硬体征，如在小指内收肌中发现乏力，随后在手背第一背侧骨间肌周围看到明显"消瘦"。此外，患者肘关节屈曲试验和肘管上的蒂内尔征可呈阳性。

肘关节屈曲试验

患者上肢置于肘关节完全屈曲位，腕关节伸直。保持这个姿势 3 分钟。试验阳性通过尺神经感觉异常表明。若试验不呈阳性，应在肘管处对尺神经施加压力的同时重复试验（图6.20）[27]。

蒂内尔征

蒂内尔征是一种通过轻扣神经来检测多个部位神经刺激的试验。对于肘管综合征，蒂内尔征通过使用手指或反射锤轻叩肘管近端尺神经来完成（图6.21）。试验阳性通过手部尺神经感觉异常表明。

谨慎使用蒂内尔征作为其他病理的指示。这项试验不是针对尺神经的，但可以用于测试走行较表浅神经的神经刺激。

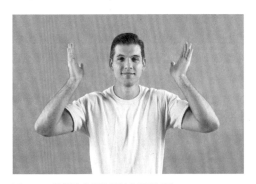

图6.20　肘管综合征的肘关节屈曲试验

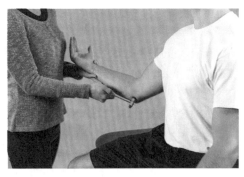

图6.21　肘管综合征肘部尺神经蒂内尔征

常见的干预措施

在治疗肘管综合征时，患者教育是很重要的，应指导患者进行活动改良以避免长时间或重复的肘关节屈曲和肘管压迫。患者可在夜间使用伸展支具。可指导患者在肘关节上方使用软肘垫以防止压迫。建议使用手机的免提功能。

肘部活动范围的练习应该在无痛范围内进行。最后，强化练习可用于尺神经支配肌肉的训练。抗炎理疗，包括冷冻疗法、脉冲超声、离子导入，可能包含在治疗计划中。

尺神经滑动和张力练习已被证明可有效治疗肘管综合征[28]。为了使尺神经绷紧，患者需要移动手臂，使尺神经在每个关节上逐渐伸展，直到有轻微的刺痛感。出现这种感觉时，应指示患者停止。开始时，让患者保持腕关节和手指伸直的姿势，手臂放在身体两侧。缓缓抬起手臂，肩部外展，肘部屈曲，使手指落在肩部，如图6.22A所示。如果患者没有任何神经感觉，头部侧屈远离受累侧将增强拉伸效果（图6.22B）。

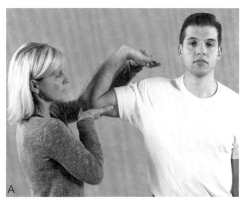

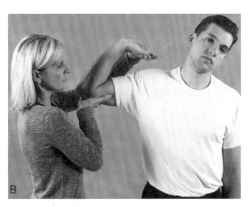

图6.22　尺神经张力练习可能对肘管综合征的治疗有用。如果患者在姿势A没有拉伸感，侧屈颈部可能会增加拉伸感（B）

预防措施

避免肘部弯曲时间过长，比如弯曲肘部睡觉或长时间打电话。避免在办公桌前工作时使弯曲的肘部受到压力。

结论：肘管综合征的患者	
疾病描述和原因	肘关节长时间 / 频繁屈曲或受压引起的尺神经刺激
特殊试验	肘关节屈曲试验、尺神经蒂内尔征
拉伸	无痛范围内肘关节活动
力量训练	指深屈肌、尺侧腕屈肌、小鱼际肌、蚓状肌和骨间肌
其他训练	无
避免	肘关节受压、长时间屈曲肘关节

尺侧副韧带扭伤

尺侧副韧带起到限制外翻运动的作用。这条韧带可能会因强力和 / 或反复外翻应力而过度拉伸和扭伤。扭伤后，尺侧副韧带可能表现出炎症、微撕裂、恶化和变薄的迹象（图 6.23）。尺侧副韧带的变性通常发生在扭伤较长时间之后。

病因 / 致病因素

这种扭伤常见于过顶投掷运动员或摔倒时手伸出。它与投球的数量有关，而不是投球的类型或投球机制 [29]。

症状

尺侧副韧带扭伤常见的表现为肘关节内侧区域疼痛。尺侧副韧带负重的活动会增加疼痛，例如过顶投掷棒球、标枪或打排球。

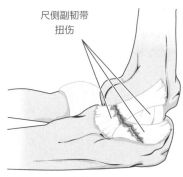

图 6.23　肘部外翻应力导致尺侧副韧带扭伤

临床体征

患者的病史通常是活动后疼痛加剧，特别是过顶投掷活动。尺侧副韧带的局部压痛提示尺侧副韧带可能扭伤。肘关节外翻应力试验通常会重现疼痛，显示尺侧副韧带松弛。

外翻应力试验

该试验是在患者肩外旋、肘关节轻微弯曲、前臂旋后的情况下进行的 [30, 31]。检查者稳定患者的前臂，同时在肘关节外侧施加力量，试图打开关节内侧（图 6.24）。

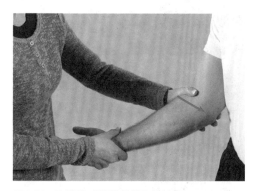

图 6.24　尺侧副韧带扭伤的外翻应力试验

外翻应力移动试验

该试验是在患者取坐位的情况下进行的。患者肩部外展 90°，肘部完全屈曲。检查者在向外旋转肱骨时对肘部施加外翻力。在持续施加外翻力的情况下，检查者迅速将患者的肘部伸展至屈曲 30°。患者肘关节屈曲 120° 至 70° 的范围内疼痛再现表明试验呈阳性（图 6.25）[32]。

常见的干预措施

最初，尺侧副韧带扭伤的治疗计划通常包括消炎和缓解疼痛的理疗。在此期间，冰敷、脉冲超声和离子导入可能会有所帮助。应指导患者避免外翻对肘部的压力，并应避免投球。随着患者进入组织愈合的第二和第三阶段，治疗计划的重点将放在实现肘关节的全关节活动范围、肘关节周围肌肉的全面强化，以及上肢其他部位的强化上。强化重点可以放在腕屈肌、腕尺偏肌和前臂旋前肌上，因为它们有助于稳定肘关节内侧。投掷运动员应特别强调恢复肩部外旋活动范围和肩部内旋肌肉的离心力量。图 6.26 描述了尺侧副韧带扭伤治疗计划中的常见练习。

预防措施

避免重复的过顶抛掷动作。纠正错误的力学。

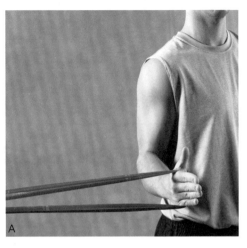

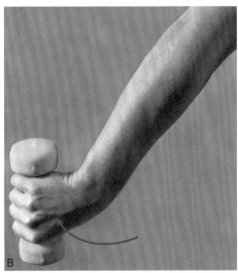

图 6.26 离心强化肩关节内旋肌（A）和尺偏肌（B）的练习可能包含在尺侧副韧带扭伤的治疗计划中

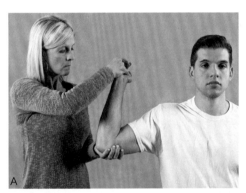

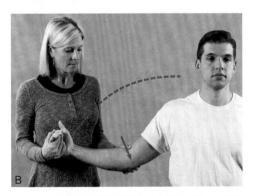

图 6.25 尺侧副韧带扭伤的外翻应力移动试验。检查者在患者的肘关节完全屈曲时施加外翻力（A），然后迅速将患者的肘关节伸展至屈曲 30°（B）

结论：尺侧副韧带扭伤的患者	
疾病描述和原因	过顶投掷导致肘部尺侧副韧带发炎
特殊试验	外翻应力试验、外翻应力移动试验
拉伸	保持肘关节、肩关节外旋的关节活动范围
力量训练	腕屈肌、腕尺偏肌、前臂旋前肌、肩关节内旋肌
训练	肩关节内旋肌离心训练
避免	肘关节外翻应力

手术患者的干预措施

尺侧副韧带重建 –Tommy John 手术

这种重建尺侧副韧带的手术技术从 20 世纪 70 年代中期开始使用，当时弗兰克·乔布医生（Dr. Frank Jobe）给大联盟投手汤米·约翰（Tommy John）进行了 8 字形手术。该手术使用通常取自掌长肌肌腱或股薄肌肌腱的移植物，在肱骨远端内侧和尺骨近端钻孔置入移植物[33, 34]。

术后患者一般佩戴铰链式肘关节矫形器，以限制肘关节活动。术后 6 周内患者可逐渐增加肘关节的活动范围。6 周后患者可增加强化训练，最初以肩部为重点。

 临床警示

应避免肘部外翻的压力。肩关节外旋或内旋加强时应格外注意，因为它们可能对肘关节产生外翻应力。

桡骨头骨折

桡骨头骨折占所有肘关节骨折的 20%~30%。骨折可能是 I 型（无移位）、II 型（轻微移位）或III型（粉碎性）骨折，最后一种包含了 3 块或 3 块以上的骨碎片（图 6.27）。

病因 / 致病因素

桡骨头骨折通常是摔倒时伸出一只手造成的。

症状

患者主诉肘关节疼痛和不能在不加重疼痛的情况下内旋或外旋前臂。

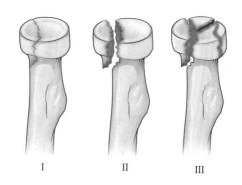

图 6.27　桡骨头骨折可能为无移位、轻微移位或粉碎性骨折

临床体征

临床体征有创伤史、肘关节外侧肿胀、肘关节和前臂运动时疼痛。一般情况下，这都是在急诊室通过 X 线片诊断出来的，对骨折进行药物治疗后才会进行物理治疗。

常见的干预措施

在 I 型桡骨头骨折中，患者一般用悬臂带固定骨折处数天至数周。手术通常是不必要的。早期的主动关节活动或无痛范围内的助力主动关节活动已被证明在增加肘关节活动度和减轻疼痛方面是有效的[35]。对未受损关节的活动范围训练通常也包含在早期的治疗计划中。

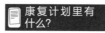 4~6 周的治疗计划中可以包括被动的关节活动度练习。肘关节伸展的末端范围往往是最难完全恢复的。

肩胛骨和肩部肌肉的加强训练在康复过程的早期就可以进行，一般在骨折后不到两周开始。伤后 3~4 周，可开始等长肘关节加强训练，并在

可耐受情况下进行。伤后 4~6 周的运动可能是治疗计划的一部分（图 6-28）[36]。

手术患者的干预措施

Ⅱ 型桡骨头骨折通常需要切开复位。Ⅲ 型桡骨头骨折常采用桡骨头切除或假体植入治疗[37-39]。物理治疗干预措施将取决于对患者的评估结果和使用的手术方法。

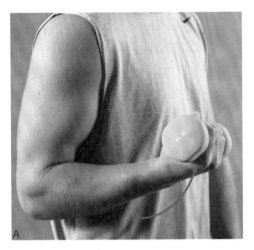

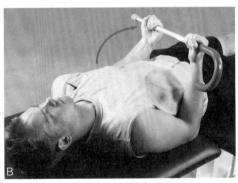

图 6.28　桡骨头骨折后治疗计划通常包括肘关节屈曲加强训练（A）和肘关节伸展位拉伸（B）

鹰嘴骨折

尺骨鹰嘴骨折是肘部相当常见的骨折类型

（图 6.29）。骨折可能为无移位、移位或粉碎性骨折。

病因 / 致病因素

鹰嘴骨折通常是跌倒时肘部弯曲造成的。也可能发生撕脱性骨折，即肱三头肌强力收缩导致鹰嘴撕脱。这种情况可能发生在摔倒或举重等体育活动中。

症状

症状包括患者主诉疼痛，以及无法在不加重疼痛的情况下伸直肘关节。

临床体征

临床表现为创伤史、肘关节后方肿胀、肘关节活动时疼痛。一般情况下，这都是在急诊室通过 X 线片诊断出来的，对骨折进行药物治疗后才会进行物理治疗。

常见的干预措施

无移位的鹰嘴骨折可能不需要手术干预。肘关节轻度屈曲，患者可使用石膏固定此位置 3~6 周。当患者被允许开始进行主动关节活动度练习时，遵守有关限制肘关节屈曲活动范围的指南是非常重要的。恢复屈曲活动范围将缓慢进行，一般在 8 周后允许患者进行完全屈曲活动。在早期阶段，患者不允许用手臂抬东西。

▸　临床警示

由于肱三头肌止于鹰嘴，肱三头肌的拉伸和主动收缩可能会受到限制。患者需要在 6~8 周内避免肘关节屈曲超过 90°，以便骨愈合。当骨愈合时可以开始强化训练，但一般要避免在 12 周内进行抗阻性肱三头肌强化训练，以确保骨愈合。

手术患者的干预措施

鹰嘴骨折患者的手术选择包括鹰嘴切除术，使用张力钢丝、钉子、钢板、螺钉的 ORIF，髓

无移位骨折

移位骨折

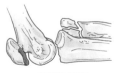

粉碎性骨折

图 6.29　鹰嘴骨折可能为无移位、移位或粉碎性骨折

内钉手术 [40-42]。干预措施将取决于检查结果和手术方法。

髁上骨折

髁上骨折是肱骨远端、上髁近端的骨折。这是一种相当常见的儿童骨折，主要发生在 10 岁以下的儿童中。15% 的儿童骨折发生在肘部，其中 85% 发生在肱骨远端 [43]。

病因 / 致病因素

这种骨折的常见原因是摔倒时手和肘部伸出。

症状

症状包括患者主诉肘关节疼痛、无法在不加重疼痛的情况下移动肘关节。

临床体征

临床体征为创伤史、肘窝肿胀、肘关节活动时疼痛。一般情况下，这都是在急诊室通过 X 线片诊断出来的，对骨折进行药物治疗后才会进行物理治疗。

常见的干预措施

髁上骨折后，患者可进行闭合复位和固定长达 6 周 [44]。重要的是要指导患者保持双上肢未受伤关节的活动范围和力量。在固定期后，治疗计划可能包括主动关节活动度练习、温和无痛的被动关节活动度练习，并最终强化肘屈肌和肘伸肌 [45]。

⚑ 临床警示

髁上骨折的一个常见并发症是肱动脉损伤 [45]。这条动脉非常靠近髁上骨折部位，可能会因骨折损伤（图 6.30）。对于助理物理治疗师来说，识别这些患者动脉损伤的迹象并立即做出反应是很重要的。肱动脉闭塞引起的缺血症状包括剧烈疼痛、手部变色（呈白色或蓝色）、脉搏消失和手部冰冷。如果不加以识别和治疗，这可能会导致福尔克曼缺血性挛缩（Volkmann's ischemic contracture，一种手部屈曲挛缩，导致爪形手畸形）。脉搏血氧饱和度监测可能是一个帮助确保手部血液循环没有受到损害的有用工具 [46]。关于福尔克曼缺血性挛缩的信息见专栏 6-2。

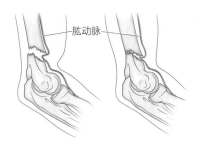

图 6.30　肱骨髁上骨折处靠近肱动脉，可能导致血管损伤

专栏 6-2　**想知道更多吗？**

福尔克曼缺血性挛缩指的是血流受损和可能的神经损伤造成的爪形手畸形。手指和拇指屈肌变短，拉动手指进入屈曲状态。正中神经和尺神经也可能受到影响，并导致畸形。缺血 4~6 小时后，肌肉坏死将变得不可逆 [47]。

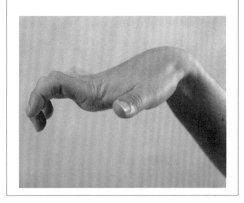

手术患者的干预措施

髁上骨折患者的手术选择包括使用钢板和螺钉的 ORIF、髓内钉手术、半关节置换术和全肘关节置换术 [46, 48-53]。干预措施将取决于患者评估结果和手术方法。

总结

肘关节和前臂对手的形态起着重要的作用。正常的活动范围、力量和这个区域的稳定性是至关重要的。骨和软组织结构的配置、肌肉动作的冗余性，以及肌肉协同作用的能力，确保了该处关节承受力量的能力，并使上肢平稳运动。然而，由于关节受到的压力，疾病在这里很常见。肘关节病变的常见后果包括疼痛和上肢功能丧失。

复习题

1. 肌肉和肌腱的病变会导致触诊痛、收缩痛和拉伸痛。

   a. 与你的实验室同学讨论起源于外上髁的肌肉。你会用什么动作来抵抗从外上髁起源的肌肉的收缩？你会让患者处于什么体位以拉伸这些肌肉？

   b. 讨论起源于内上髁的肌肉。你会用什么动作来抵抗从这里起源的肌肉的收缩？你会让患者处于什么体位以拉伸这些肌肉？

2. 和你的实验室同学一起，做一个过顶投掷运动员的击发动作。讨论肩关节外旋受限与尺侧副韧带应力增加之间的关系。

3. 和你的实验室同学一起，模拟一次患者教育。你扮演一个助理物理治疗师，正在治疗一个鹰嘴骨折的孩子。你的实验室同学扮演孩子的父母，你在解释为什么强制限制被动屈肘和抗阻伸肘。

4. 你在治疗一个肘管综合征患者。患者为52岁女性，有4周病史，小指、环指的无力和麻木逐渐加重。和你的实验室同学一起，模拟一次患者教育，你在此过程中介绍病理以及你想让患者采取的避免神经受压的预防措施。

5. 对于下列特殊试验，请说出可能产生阳性结果的病理。

   a. 肘关节屈曲试验

   b. 外翻应力移动试验

   c. 无痛握力试验

   d. 蒂内尔征

   e. 外翻应力试验

患者案例：继发于肱骨外上髁痛的疼痛

患者评估		
患者姓名： ××××××	**年龄：** 17 岁	**BMI：** 20.4 千克 / 米 ^{2}

诊断 / 病史	
医学诊断： 右侧肱骨外上髁痛	**物理治疗师诊断：** 继发于右侧肱骨外上髁痛的疼痛
诊断测试 / 结果： 无	**相关医学病史：** 无异常
先前的功能水平： 无异常	
患者目标： 疼痛减轻、回归运动	
用药： 布洛芬每天 600 毫克，分三次服用	**注意事项：** 无

社会支持 / 安全隐患
患者居住条件 / 支持 / 障碍： 与父母、兄弟姐妹一起居住
患者工作条件 / 职业 / 娱乐活动： 全职学生；在学校参加竞技网球比赛

生命体征
静息时 体温： 98.4 ℉　**血压：** 98/60mmHg　**心率：** 68 次 / 分　**呼吸频率：** 12 次 / 分　**血氧饱和度：** 99%

主诉
患者为女性，4 周前打网球后右侧肘关节逐渐开始疼痛。疼痛开始妨碍运动。医生给她开了非甾体抗炎药，并要求她减少比赛时间，后来病情有所好转

身体评估		
定位： 警觉并能定位　**言语 / 视觉 / 听觉：** 正常　**皮肤完整性：** 完好无损		
关节活动度： 在正常范围内，除了肘关节伸展 / 前臂旋前 / 腕关节屈曲末端肘关节外侧疼痛		
力量： 腕关节伸展、前臂旋后徒手肌力测试 4/5，伴疼痛　**触诊：** 触诊外上髁区域疼痛		
肌张力： 正常	**平衡 / 协调：** 没有测试	**感受 / 本体感觉：** 正常
耐力： 没有测试	**姿势：** 正常	**水肿：** 无

疼痛	
疼痛评分和位置： 最好 0/10，最差 4/10	**缓解因素：** 服用布洛芬、休息、冰敷
激惹因素： 网球，抓握	**激惹性：** 随着休息，疼痛在 15~30 分钟内缓解

功能检查
患者是功能独立的

特殊试验
试验名称： 拉伸 / 收缩 / 触诊　**结果：** 阳性

评估
患者的症状和体征与右侧肱骨外上髁痛一致

短期治疗目标
1. 患者表示疼痛减少 25%
2. 患者可以独立进行家庭锻炼

长期治疗目标
患者表示疼痛减少 75%

治疗计划
频率 / 持续时间： 每周两次，共 3 周
内容： 理疗、治疗性练习、神经再教育、患者教育

患者案例问题

1. 什么因素可能导致患者外上髁痛？

2. 你会告诉患者应该避免或减少哪些具体的活动？

3. 你第一次见患者时会收集什么资料？

4. 如果治疗计划不能为你提供指导，你可以对这个患者使用什么物理治疗？为什么？是否有禁忌的物理治疗？

5. 如果治疗计划不能具体为你提供指导，为这个患者选择三个治疗性练习。证明你的选择。

6. 组织易激惹阶段/组织修复阶段如何影响你对理疗和练习的选择？

参考文献

1. Hoppenfeld, S., & Hutton, R. (1976). *Physical examination of the spine and extremities.* East Norwalk, CT : Appleton- Century-Crofts.

2. Levangie, P. K., Norkin, C. C., & Levangie, P. K. (2011). *Joint structure and function: A comprehensive analysis.* Philadelphia, PA : F.A. Davis Co.

3. Surgeons, American Association of Orthopaedic Surgeons. (1966). *Joint motion: Method of measuring and recording.* Chicago : Churchill Livingstone.

4. An, K. N., Hui, F. C., Morrey, B. F., Linscheid, R. L., & Chao, E. Y. (1981). Muscles across the elbow joint: A biomechanical analysis. *Journal of Biomechanics, 14,* 659 – 669.

5. Pappas, A. M., Zawacki, R. M., & Sullivan, T. J.(1985). Biomechanics of baseball pitching. A preliminary report. *American Journal of Sports Medicine, 13,* 216 – 222.

6. Chourasia, A. O., Buhr, K. A., Rabago, D. P., et al. (2013). Relationships between biomechanics, tendon pathology, and function in individuals with lateral epicondylosis. *Journal of Orthopaedic and Sports Physical Therapy, 43,* 368 – 378.

7. Shiri, R., & Viikari-Juntura, E. (2011). Lateral and medial epicondylitis: Role of occupational factors. *Best Practice & Research. Clinical Rheumatology, 25,* 43 – 57.

8. van Rijn, R. M., Huisstede, B. M. A., Koes, B. W., & Burdorf, A. (2009). Associations between work-related factors and specific disorders at the elbow: A systematic literature review. *Rheumatology, Oxford England, 48,* 528 – 536.

9. Field, L. D., & Savoie, F. H. (1998). Common elbow injuries in sport. *Sports Medicine, Auckland, NZ, 26,* 193 – 205.

10. Bisset, L. M., Russell, T., Bradley, S., Ha, B., & Vicenzino, B. T. (2006). Bilateral sensorimotor abnormalities in unilateral lateral epicondylalgia. *Archives of Physical Medicine and Rehabilitation, 87,* 490 – 495.

11. Dorf, E. R., Chhabra, A. B., Golish, S. R., McGinty, J. L., & Pannunzio, M. E. (2007). Effect of elbow position on grip strength in the evaluation of lateral epicondylitis. *Journal of Hand Surgery, 32,* 882 – 886.

12. Smidt, N. van der Windt, D. A., Assendelft, W. J., Mourits, A. J., Devillé, W.L., de Winter, A. F., & Bouter, L. M. (2002). Interobserver reproducibility of the assessment of severity of complaints, grip strength, and pressure pain threshold in patients with lateral epicondylitis. *Archives of Physical Medicine and Rehabilitation, 83,* 1145 – 1150.

13. Bjordal, J. M., Lopes-Martins, R. A., Joensen, J., Couppe, C., Ljunggren, A. E., Stergioulas, A., & Johnson, M. I. (2008). A systematic review with procedural assessments and meta-analysis of low level laser therapy in lateral elbow tendinopathy (tennis elbow). *BMC Musculoskeletal Disorders, 9,* 75.

14. Dingemanse, R., Randsdorp, M., Koes, B. W., & Huisstede, B. M. A. (2014). Evidence for the effectiveness of electrophysical modalities for treatment of medial and lateral epicondylitis: A systematic review. *British Journal of Sports Medicine, 48,* 957 – 965.

15. Halle, J. S., Franklin, R. J., & Karalfa, B. L. (1986). Comparison of four treatment approaches for lateral epicondylitis of the elbow. *Journal of Orthopaedic and Sports Physical Therapy, 8,* 62 – 69.

16. Hume, P. A., Reid, D., & Edwards, T. (2006).

Epicondylar injury in sport: Epidemiology, type, mechanisms, assessment, management and prevention. *Sports Medicine, Auckland, NZ, 36,* 151 – 170.

17. Nirschl, R. P., Rodin, D. M., Ochiai, D. H., DEX-AHE-01-99 Study Group (Maartmann-Moe, C., & 2003). Iontophoretic administration of dexamethasone sodium phosphate for acute epicondylitis. A randomized, double-blinded, placebo-controlled study. *American Journal of Sports Medicine, 31,* 189 – 195.

18. Malliaras, P., Maffulli, N., & Garau, G. (2008). Eccentric training programmes in the management of lateral elbow tendinopathy. *Disability and Rehabilitation, 30,* 1590 – 1596.

19. Croisier, J.-L., Foidart-Dessalle, M., Tinant, F., Crielaard, J.-M., & Forthomme, B. (2007). An isokinetic eccentric programme for the management of chronic lateral epicondylar tendinopathy. *British Journal of Sports Medicine, 41,* 269 – 275.

20. Coombes, B. K., Bisset, L., & Vicenzino, B. (2012). Elbow flexor and extensor muscle weakness in lateral epicondylalgia. *British Journal of Sports Medicine, 46,* 449 – 453.

21. Lucado, A. M., Kolber, M. J., Cheng, M. S., & Echternach, J. L., Sr. (2012). Upper extremity strength characteristics in female recreational tennis players with and without lateral epicondylalgia. *Journal of Orthopaedic and Sports Physical Therapy, 42,* 1025 – 1031.

22. Alizadehkhaiyat, O., Fisher, A. C., Kemp, G. J., Vishwanathan, K., & Frostick, S. P. (2007). Upper limb muscle imbalance in tennis elbow: A functional and electromyographic assessment. *Journal of Orthopaedic Research, Official Publication of the Orthopaedic Research Society, 25,* 1651 – 1657.

23. Jafarian, F. S., Demneh, E. S., & Tyson, S. F. (2009). The immediate effect of orthotic management on grip strength of patients with lateral epicondylosis. *Journal of Orthopaedic and Sports Physical Therapy, 39,* 484 – 489.

24. Vicenzino, B., Brooksbank, J., Minto, J., Offord, S., & Paungmali, A. (2003). Initial effects of elbow taping on pain-free grip strength and pressure pain threshold. *Journal of Orthopaedic and Sports Physical Therapy, 33,* 400 – 407.

25. Hoogvliet, P., Randsdorp, M. S., Dingemanse, R., Koes, B. W., & Huisstede, B. M. A. (2013). Does effectiveness of exercise therapy and mobilisation techniques offer guidance for the treatment of lateral and medial epicondylitis? A systematic review. *British Journal of Sports Medicine, 47,* 1112 – 1119.

26. Trehan, S. K., Parziale, J. R., & Akelman, E. (2012). Cubital tunnel syndrome: Diagnosis and management. *Medicine and Health Rhode Island, 95,* 349 – 352.

27. Novak, C. B., Lee, G. W., Mackinnon, S. E., & Lay, L. (1994). Provocative testing for cubital tunnel syndrome. *Journal of Hand Surgery, 19,* 817 – 820.

28. Oskay, D., Meriç, A., Kirdi, N., Firat, T., Ayhan, C., & Leblebicioğlu,G. (2010). Neurodynamic mobilization in the conservative treatment of cubital tunnel syndrome: Long-term follow-up of 7 cases. *Journal of Manipulative and Physiological Therapeutics, 33,* 156 – 163.

29. Lyman, S., Fleisig, G. S., Andrews, J. R., & Osinski, E. D. (2002). Effect of pitch type, pitch count, and pitching mechanics on risk of elbow and shoulder pain in youth baseball pitchers. *American Journal of Sports Medicine, 30,* 463 – 468.

30. Tomberlin, J. P., & Saunders, H. D. (1994) *Evaluation, treatment and prevention of musculoskeletal disorders, Vol. 2, Extremities.* Chaska, MN : The Saunders Group.

31. Safran, M. R., McGarry, M. H., Shin, S., Han, S., & Lee, T. Q. (2005). Effects of elbow flexion and forearm rotation on valgus laxity of the elbow. *Journal of Bone and Joint Surgery. American Volume, 87,* 2065 – 2074.

32. O' Driscoll, S. W. M., Lawton, R. L., & Smith, A. M. (2005). The 'moving valgus stress test' for medial collateral ligament tears of the elbow. *American Journal of Sports Medicine, 33,* 231 – 239.

33. Cain, E. L., Jr., Andrews, J. R., Dugas, J. R., et al. (2010). Outcome of ulnar collateral ligament reconstruction of the elbow in 1281 athletes: Results in 743 athletes with minimum 2-year follow-up. *American Journal of Sports Medicine, 38,* 2426 – 2434.

34. Rohrbough, J. T., Altchek, D. W., Hyman, J., Williams, R. J., 3rd, & Botts, J. D. (2002). Medial collateral ligament reconstruction of the elbow using the docking technique. *American Journal of Sports Medicine, 30,* 541 – 548.

35. Paschos, N. K., Mitsionis, G. I., Vasiliadis, H. S., & Georgoulis, A. D. (2013). Comparison of early mobilization protocols in radial head fractures. *Journal of Orthopaedic Trauma, 27,* 134 – 139.

36. Bano, K. Y., & Kahlon, R. S. (2006). Radial head fractures— advanced techniques in surgical management and rehabilitation. *Journal of Hand Therapy, Official Journal of the American Society of Hand Therapy, 19,* 114 – 135.

37. Duckworth, A. D., McQueen, M. M., & Ring, D. (2013). Fractures of the radial head. *The Bone and Joint*

Journal, 95–B, 151 – 159.

38. Ruchelsman, D. E., Christoforou, D., & Jupiter, J. B. (2013). Fractures of the radial head and neck. *Journal of Bone and Joint Surgery, American Volume, 95,* 469 – 478.

39. Zwingmann, J., Welzel, M., Dovi-Akue, D., Schmal, H., Südkamp, N. P., & Strohm, P. C. (2013). Clinical results after different operative treatment methods of radial head and neck fractures: A systematic review and meta-analysis of clinical outcome. *Injury, 44,* 1540 – 1550.

40. Jones, T. B., Karenz, A., Weinhold, P. S., & Dahners, L. E. (2014). Transcortical screw fixation of the olecranon shows equivalent strength and improved stability compared to tension band fixation. *Journal of Orthopaedic Trauma, 28,* 137 – 142.

41. Liu, Q.-H., Fu, Z. G., Zhou, J. L., et al. (2012). Randomized prospective study of olecranon fracture fixation: Cable pin system versus tension band wiring. *Journal of International Medical Research, 40,* 1055 – 1066.

42. Raju, S. M., & Gaddagi, R. A. (2013). Cancellous screw with tension band wiring for fractures of the olecranon. *Journal of Clinical and Diagnostic Research, 7,* 339 – 341.

43. Shrader, M. W. (2008). Pediatric supracondylar fractures and pediatric physeal elbow fractures. *Orthopedic Clinics of North America, 39,* 163 – 171.

44. Spencer, H. T., Dorey, F. J., Zionts, L. E., Dichter, D. H., Wong, M. A., Moazzaz, P., & Silva, M. (2012). Type II supracondylar humerus fractures: Can some be treated nonoperatively? *Journal of Pediatric Orthopedics, 32,* 675 – 681.

45. Snyder, A., & Crick, J. C. (2013). Brachial artery injuries in children. *Journal of Surgical Orthopaedic Advances, 22,* 105 – 112.

46. Soh, R. C. C., Tawng, D. K., & Mahadev, A. (2013). Pulse oximetry for the diagnosis and prediction for surgical exploration in the pulseless perfused hand as a result of supracondylar fractures of the distal humerus. *Clinics in Orthopedic Surgery, 5,* 74 – 81.

47. *Wheeless' Textbook of Orthopaedics.* Wheeless Online. Retrieved from https://www.wheelessonline.com/ (accessed: September 18, 2017).

48. Aggarwal, S., Kumar, V., Bhagwat, K. R., & Behera, P. (2014). AO extra-articular distal humerus locking plate: Extended spectrum of usage in intra-articular distal fractures with metaphyseal extension—our experience with 20 cases. *European Journal of Orthopaedic Surgery and Traumatology, 24,* 505 – 511.

49. Argintar, E., Berry, M., Narvy, S. J., Kramer, J., Omid, R., & Itamura, J. M. (2012). Hemiarthroplasty for the treatment of distal humerus fractures: Short-term clinical results. *Orthopedics, 35,* 1042 – 1045.

50. Ducrot, G., Ehlinger, M., Adam, P., Di Marco, A., Clavert, P., & Bonnomet, F. (2013). Complex fractures of the distal humerus in the elderly: Is primary total elbow arthroplasty a valid treatment alternative? A series of 20 cases. *Orthopaedics and Traumatology, Surgery and Research, 99,* 10 – 20.

51. Hungerer, S., Wipf, F., von Oldenburg, G., Augat, P., & Penzkofer, R. (2014). Complex distal humerus fractures— Comparison of polyaxial locking and non-locking screw configurations—A preliminary biomechanical study. *Journal of Orthopaedic Trauma, 28,* 130 – 136.

52. Voigt, C., Rank, C., Waizner, K., et al. (2013). Biomechanical testing of a new plate system for the distal humerus compared to two well-established implants. *International Orthopaedics, 37,* 667 – 672.

53. Ka ź mierczak, M., Pyszel, K. S., & Surdziel, P. H. (2013). Total elbow arthroplasty in complicated distal humerus fracture—A case report. *Polish Orthopedics and Traumatology, 78,* 91 – 96.

第七章
腕关节和手的骨科干预

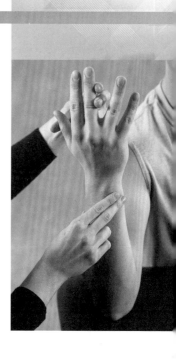

解剖学和生理学

骨与关节的解剖学和生理学

桡尺远侧关节

  桡腕关节

  腕中关节

  腕骨间关节

  腕掌关节

  掌指关节

  指间关节

软组织

  桡腕关节囊和韧带

  腕横韧带或屈肌支持带

  指伸肌腱扩张部

  掌腱膜

  三角纤维软骨复合体

  神经

  肌肉

腕关节和手的动力学

  力偶

  抓握

关节松动术

  桡尺远侧关节

  桡腕关节

  腕骨间关节

  掌指关节和指间关节

常见损伤

腕管综合征

  病因/致病因素

  症状

  临床体征

  常见的干预措施

  预防措施

  手术患者的干预措施

桡骨茎突狭窄性腱鞘炎

  病因/致病因素

  症状

  临床体征

  常见的干预措施

尺侧腕伸肌肌腱病

  病因/致病因素

  症状

  临床体征

  常见的干预措施

神经损伤

  病因/致病因素

  症状

  临床体征

  常见的干预措施

骨折

  病因/致病因素

  症状

  临床体征

  常见的干预措施

学习目标

7.1　描述腕关节和手的解剖结构。

7.2　列出前臂、腕关节、手的正常活动范围。

7.3　描述正常的腕关节和手的运动学。

7.4　描述腕和手关节前向、后向、下向和分离松动技术的力学，并讨论其目的。

7.5　讨论常见的腕、手部疾病及典型表现。

7.6　讨论各种腕和手部疾病的成因，以及相关的预防措施。

7.7　说明物理治疗师可能用于诊断常见腕和手部疾病的临床试验，以及如何实施这些试验。

7.8　解释腕和手部疾病的常见治疗措施。

7.9　描述腕和手部疾病的手术干预措施，包括腕管松解术和迪皮特朗松解。

7.10　比较扳机指与桡骨茎突狭窄性腱鞘炎。

7.11　描述手部畸形中周围神经损伤的表现。

7.12　描述腕和手部疾病的临床警示。

解剖学和生理学

前臂远端、腕关节和手部在结构和功能上都很复杂。此区域有超过 30 个关节、各种复杂的关节形状，以及腕关节和手的许多肌肉，允许无限地移位和运动。肩带、肩关节和肘关节相对较大的运动可以让手靠近一个物体，而腕关节和手的精细运动对于大多数功能来说是必要的。

手的复杂性使其在位置和功能上具有很大的灵活性，也使手容易损伤。在介绍解剖学之后，本章将探讨腕关节和手的常见损伤，包括神经损伤、骨折和肌腱炎症。

骨与关节的解剖学和生理学

前臂远端和腕部的关节包括桡尺远侧关节、桡腕关节、腕中关节、腕骨间关节和腕掌关节。桡腕关节和腕中关节统称为腕关节。手的关节包括掌指关节和指间关节。图 7.1 显示了腕部和手部的骨骼和关节。

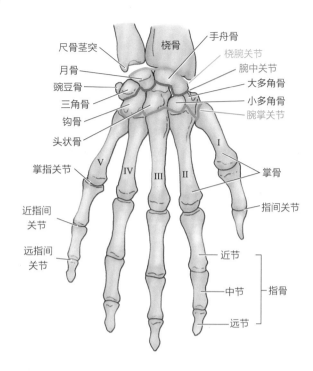

图 7.1　腕部和手部的骨骼和关节

桡尺远侧关节

如第六章所述，桡骨围绕相对稳定的尺骨旋转可导致前臂旋前和旋后。在桡尺远侧关节，凹的桡骨尺切迹与凸的尺骨头相连。这是一个车轴关节，在冠状面内有一个自由度。尺桡韧带位于关节的前部和后部，提供关节的稳定性。旋前和旋后时，桡尺远侧关节比桡尺近侧关节活动更多。

桡腕关节

桡腕关节由近端凹的桡骨末端和远端凸的手舟骨和月骨组成。该关节呈椭球形，允许腕关节屈伸以及桡偏和尺偏。几乎所有的腕关节伸展和大部分的腕关节屈曲都发生在这个关节处 [1]。

腕中关节

腕中关节描述了近端和远端腕骨之间的 S 形关节。为简单起见，它被归类为平面关节 [2]，但腕中关节内部是鞍状关节，有 2 个自由度。腕中关节有助于腕关节的屈伸以及桡偏、尺偏 [3]。

腕骨间关节

在腕骨之间有许多关节。一些腕骨松散地连接在一起，而另一些则紧密地连接在一起，因此一块腕骨的运动可引起另一块腕骨的运动。这种复杂的结构使腕关节有效地发挥作用，并根据需要轻松地改变形状。

腕掌关节

远端一排腕骨和五根掌骨之间的腕掌（carpometacarpal，CMC）关节有助于手的屈曲和形成手的整体弯曲形状。拇指和小指 CMC 关节呈鞍状 [4]。这两个关节是 CMC 关节中最灵活的，可以实现对掌。食指、中指和环指的 CMC 关节是平面关节，允许非常小的屈伸。食指和中指与远端腕骨形成了一个稳定的基础，使拇指、小指和环指（在一定程度上）可以旋转对掌。

掌指关节

掌指（metacarpophalangeal，MCP）关节形成最突出的一排指关节。每个手指凸的掌骨远端与凹的近节指骨相连。这些关节有 2 个自由度，近节指骨的屈伸、外展／内收发生在这里。外展和内收的参照点是中指。外展是指远离中指的运动，内收是指靠近中指的运动。

指间关节

手指间关节为指间（interphalangeal，IP）关节。在手指中有两个 IP 关节，近指间（proximal interphalangeal，PIP）关节和远指间（distal interphalangeal，DIP）关节。在拇指的近节指骨和远节指骨之间有一个 IP 关节。这些关节是由较近节指骨凸的指骨头与较远节指骨凹的基底部连接而形成的。它们是屈戌关节，只允许屈曲和伸展。

表 7-1 介绍了腕关节和手部骨和关节。

软组织

完整的关于腕关节和手的韧带解剖学描述是可变且复杂的，因此本书重点讨论腕关节和手的主要韧带和软组织结构，如表 7-2 所示。

桡腕关节囊和韧带

桡腕关节有一个松散的关节囊，但有韧带对其进行加固。腕部的主要韧带包括桡腕掌侧韧带、桡腕背侧韧带、腕尺侧副韧带、腕桡侧副韧带。

桡腕掌侧韧带在腕关节前侧的桡骨和腕骨之间有几束。它在腕关节伸展的末端变得紧绷，并对这个动作起到抑制作用。桡腕背侧韧带连接桡骨和腕骨背面，可限制腕关节屈曲的范围。外侧的腕桡侧副韧带限制尺偏，内侧的腕尺侧副韧带限制桡偏。

腕横韧带或屈肌支持带

腕横韧带在腕关节的前侧。它横跨腕关节两侧的腕骨，形成一条"隧道"（腕管），肌腱和神经通过该"隧道"进入手部（图 7.2）。除了作为腕管的"顶"，该韧带也是小鱼际和小鱼际肌的附着部位。

指伸肌腱扩张部

在背侧，当指伸肌腱穿过每根手指的 MCP 关节时，它们变平并扩大成三角形的结缔组织。这个腱膜被称为指伸肌腱扩张部（或伸肌腱帽），覆盖每根手指的背侧（图 7.3）。指伸肌腱扩张部还包括蚓状肌、掌侧和背侧骨间肌、示指伸肌和小指伸肌。指伸肌腱扩张部止于末节指骨。

这种解剖结构允许止于扩张部的所有肌肉伸展手指的 PIP 关节和 DIP 关节。当伸肌腱穿过指骨关节时，指伸肌腱扩张部的范围扩大，使伸肌腱保持在手指中间。

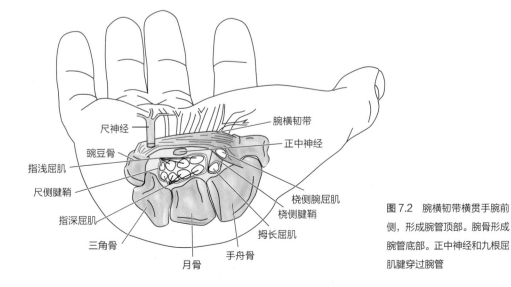

图 7.2　腕横韧带横贯手腕前侧，形成腕管顶部。腕骨形成腕管底部。正中神经和九根屈肌腱穿过腕管

表 7-1	腕关节和手部骨与关节解剖学和生理学			
关节	解剖学	正常关节活动度及运动	骨性标志	临床注意事项
桡尺远侧关节	凹的桡骨远端尺切迹与凸的尺骨远端之间的车轴关节	旋前：0°～80° 旋后：0°～80° 桡骨远端绕尺骨旋转，以实现旋前和旋后	腕关节外侧桡骨茎突。腕关节轻微屈曲时的桡骨远端	桡骨远端 +/- 尺骨骨折比较常见，称为科利斯骨折。 TFCC 是一种稳定关节的软组织。这种复合体可能导致手腕疼痛
桡腕关节	凹的桡骨远端与凸的手舟骨、月骨之间的椭圆关节	促进腕关节伸直（0°～70°）、屈曲（0°～80°）、桡偏（0°～20°）、尺偏（0°～30°）	腕关节外侧桡骨茎突。 手舟骨形成鼻烟窝	桡腕关节和腕中关节对腕部的总体运动有贡献。 桡骨远端和手舟骨骨折常见于该区域，由此导致腕关节活动受限。 紧张位：腕关节伸展伴桡偏。 松弛位：腕关节中立位屈曲/伸展伴轻微尺偏。 关节囊模式：屈伸均受限制
腕中关节	近端腕骨和远端腕骨之间的 S 形关节	促进腕关节伸直（0°～70°）、屈曲（0°～80°）、桡偏（0°～20°）、尺偏（0°～30°）	摸不到整个关节线，但桡骨利斯特结节远端可摸到头状骨凹陷。屈腕时可触诊头状骨近端	有助于腕关节运动的复杂关节
腕骨间关节	腕骨间的平面关节			这里发生的滑动运动让腕关节形状很容易改变
腕掌关节（CMC 关节）	远端腕骨和掌骨之间的关节。拇指和小指 CMC 关节呈鞍状。食指、中指和无名指的 CMC 关节为平面关节	拇指外展：0°～70° 拇指屈曲：0°～15° 拇指伸展：0°～20° 对掌可使第一和第五掌骨靠近。通常用手掌处折痕之间的距离来测量		拇指和小指 CMC 关节的马鞍形状允许对掌。食指、中指和无名指 CMC 关节为平面关节，可提供稳定性。 拇指 CMC 关节是发生骨性关节炎的常见部位
掌指关节（MCP 关节）	每根手指上的凸的掌骨远端和凹的近节指骨之间的髁状关节；有 2 个自由度（屈伸和外展/内收）	拇指： MCP 关节屈曲 0°～50° 其他四指： MCP 关节屈曲 0°～90° MCP 关节伸展 0°～45°	很容易触诊近端和最突出的一排指关节	外展和内收的参考点是中指。类风湿关节炎的尺侧偏移是由这些关节的畸形引起的
指间关节（IP 关节）	较近节指骨凸的指骨头与较远节指骨凹的基底部之间的屈戌关节；有 1 个自由度	拇指： IP 关节屈曲 0°～80° IP 关节伸展 0°～20° 其他四指： PIP 关节屈曲 0°～100° PIP 关节伸展 0° DIP 关节屈曲 0°～90° DIP 关节伸展 0°	很容易触诊每根手指的关节	

表 7-2　腕关节和手部结缔组织解剖学和生理学

结构	解剖学	功能	临床注意事项
桡腕关节关节囊	包裹着桡骨远端和尺骨，以及第一排腕骨	为旋前、旋后运动提供稳定性	
桡腕掌侧韧带	一组在腕关节前方连接桡骨和腕骨的韧带	提供稳定性。限制腕关节伸展	手腕扭伤可累及这组韧带
桡腕背侧韧带	一组在腕关节后方连接桡骨和腕骨的韧带	提供稳定性。限制腕关节屈曲	手腕扭伤可累及这组韧带
腕桡侧副韧带	将桡骨茎突连接至手舟骨	提供稳定性。限制腕关节尺偏	手腕扭伤可累及这组韧带
腕尺侧副韧带	将尺骨茎突和 TFCC 与豌豆骨和三角骨连接的两束韧带	提供稳定性。限制腕关节桡偏	手腕扭伤可累及这组韧带
腕横韧带（屈肌支持带）	横跨腕关节前侧的腕骨，形成腕管的顶部	使屈肌腱稳定在腕关节前侧。作为小鱼际和小鱼际肌的附着部位	形成腕管顶部相对坚硬的结构。由于腕骨形成了腕管底部，腕管的大小是不可变的
指伸肌腱扩张部	在每根手指的后部有三角形的腱膜	提供指伸肌、掌侧和背侧骨间肌、蚓状肌的附着部位。帮助伸肌腱保持在手指中间	允许蚓状肌和骨间肌协助 IP 关节的伸展。伸肌腱帽的损伤可能导致手指钮扣状畸形
掌腱膜	为掌长肌提供附着部位手掌腱鞘	保护手掌的结构。筋膜连接形成屈肌腱的通道	
三角纤维软骨复合体（TFCC）	TFCC 包括一个三角形软骨盘（在桡尺远侧关节）、附着在桡骨上的纤维带，以及填充尺骨远端和腕骨之间空间的楔形结缔组织	在尺骨和腕骨之间提供缓冲作用，并稳定桡尺远侧关节	血流极少，所以 TFCC 的损伤恢复缓慢

掌腱膜

　　覆盖手掌大部分的大腱膜被称为掌腱膜。筋膜鞘成为掌长肌的附着部位，并起到保护掌部结构的作用。来自掌侧腱膜的纤维束有助于引导屈肌腱延伸进入手指。该结构的病理结果是掌腱膜挛缩。

三角纤维软骨复合体

　　在桡骨远端、尺骨和腕骨之间有一个叫作三角纤维软骨复合体（TFCC）的结构。TFCC 由三部分组成：位于尺骨远端的三角纤维软骨，稳定桡尺远侧关节的尺桡韧带，以及腕尺侧副韧带（图 7.4）。这个复合体在尺骨和腕骨之间提供一个缓冲，稳定腕关节的尺侧[5]。这种软组织结构的血流极少，所以 TFCC 的损伤恢复缓慢[6]。这种结构的损伤经常发生在摔倒时手伸出的情况下。这种损伤（fall on an outstretched hand）用 FOOSH 来表示。尺侧腕伸肌肌腱病变可累及 TFCC，如下所述。

神经

　　我们在第六章学习的四种周围神经中的三种继续延伸进入腕关节和手部区域：正中神经、尺神经和桡神经。

　　在支配旋前圆肌后，正中神经继续沿着前臂前侧下行支配腕关节和手的大部分外在屈肌。支配腕关节的旋前方肌后，正中神经穿过腕管进入手部。在手部，它支配鱼际的内在肌和（拇指）外侧的两个蚓状肌（图 7.5A）。

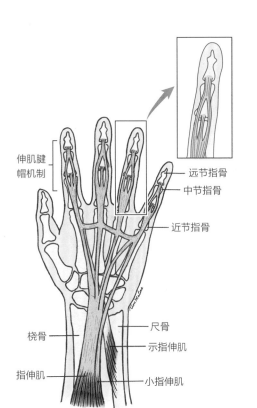

图 7.3　指伸肌腱扩张部是指伸肌、蚓状肌和骨间肌的附着部位。这个结缔组织帽将伸肌腱维持在手指中间

尺神经离开肘管后进入前臂近端前侧。它支配尺侧腕屈肌和指深屈肌内侧一半。它继续延伸进入手部，支配小鱼际肌、手掌和背侧骨间肌、两个内侧蚓状肌和拇内收肌（图 7.5B）。

桡神经在肱骨外侧，穿过肘部到外上髁前侧。在前臂，桡神经支配肱桡肌、旋后肌、腕关节和手部的所有伸肌（图 7.5C）。当桡神经穿过腕关节后，它变成仅支配感觉的神经。

神经将在腕管综合征和神经损伤的病理部分进行讨论。

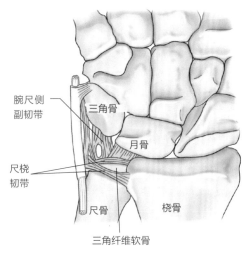

图 7.4　三角纤维软骨复合体包括三角纤维软骨、腕尺侧副韧带和尺桡韧带

肌肉

腕部和手部的许多肌肉都是根据它们的动作来标记的。例如，肌肉的名称可以包含屈肌、伸肌或对掌肌（用于对掌的肌肉）这些词。它们的名称也经常包含它们影响的手部区域，如腕（腕关节）、指（手指）、拇（拇指）、食指和小指。腕屈肌和指伸肌常起于肱骨内上髁，腕伸肌常起于肱骨外上髁。起于手近端并延伸止于手部的肌肉被称为外在肌。如果肌肉的起点和止点都在手的内部，则被称为内在肌。

表 7-3A 总结了腕关节肌肉的起止点、支配神经、主要运动和临床注意事项。表 7-3B 中总结了手外在肌的相关内容。表 7-3C 中总结了手内在肌的相关内容。

鼻烟窝

前臂后侧的三块"露出肌肉（outcropping muscles）"包括拇长伸肌和拇外展肌。这些肌肉之所以被称为"露出肌肉"，是因为它们似乎从腕关节和指伸肌下伸出，并向外、向下延伸到拇指（图 7.6）。这三块肌肉中的每一块都附着在以下三块骨头中的一块上：第一掌骨、近节指骨和远节指骨。

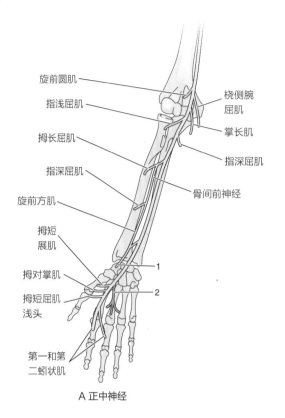

旋前圆肌
指浅屈肌
拇长屈肌
指深屈肌
旋前方肌
拇短展肌
拇对掌肌
拇短屈肌浅头
第一和第二蚓状肌
桡侧腕屈肌
掌长肌
指深屈肌
骨间前神经
1
2

A 正中神经

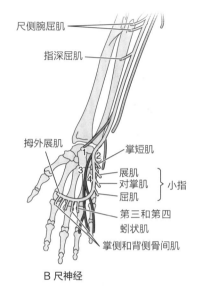

尺侧腕屈肌
指深屈肌
拇外展肌
掌短肌
展肌
对掌肌
屈肌
小指
第三和第四蚓状肌
掌侧和背侧骨间肌

B 尺神经

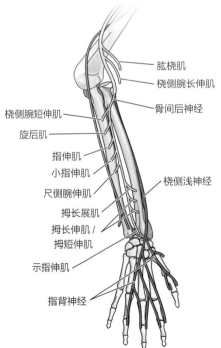

肱桡肌
桡侧腕长伸肌
骨间后神经
桡侧腕短伸肌
旋后肌
指伸肌
小指伸肌
尺侧腕伸肌
拇长展肌
拇长伸肌 /
拇短伸肌
示指伸肌
指背神经
桡侧浅神经

C 桡神经

图 7.5　前臂和手的正中神经（A）、尺神经（B）和桡神经（C）

表 7-3A　腕关节肌肉解剖学与运动学					
肌肉	起点	止点	支配神经	主要运动	临床注意事项
桡侧腕长伸肌（extensor carpi radialis longus，ECRL）	肱骨外上髁	第二掌骨基底部	桡神经	使腕关节伸展、桡偏	
桡侧腕短伸肌（extensor carpi radialis brevis，ECRB）	肱骨外上髁	第三掌骨基底部	桡神经	使腕关节伸展	ECRB是一个较弱的桡偏肌，因为它止于手中间附近，拉力线离旋转轴很近
尺侧腕伸肌（extensor carpi ulnaris，ECU）	肱骨外上髁和尺骨干中间段	第五掌骨基底部	桡神经	使腕关节伸展、尺偏	
桡侧腕屈肌（flexor carpi radialis，FCR）	肱骨内上髁	第二和第三掌骨基底部	正中神经	使腕关节屈曲、桡偏	
尺侧腕屈肌（flexor carpi ulnaris，FCU）	肱骨内上髁和尺骨干中间段	第五掌骨和豌豆骨基底部	尺神经	使腕关节屈曲、尺偏	
掌长肌（palmaris longus，PL）	肱骨内上髁	在掌腱膜和腕横韧带上	正中神经	使腕关节屈曲（较弱）、掌腱膜紧张	大约10%的人一侧或双侧缺失，但手腕的屈曲力量没有损失。因为掌长肌是副肌，所以可以取下其肌腱用于韧带重建或眼部手术

这三块肌肉形成了一个叫作鼻烟窝的结构。手背侧拇指一侧的凹陷由一侧拇短伸肌、拇长展肌以及另一侧拇长伸肌构成边界。鼻烟窝底部为手舟骨和大多角骨。我们将在"桡骨茎突狭窄性腱鞘炎"部分介绍这个区域的病理学。

腕管

腕管由腕骨的弯曲结构和腕横韧带组成，腕横韧带从腕内侧延伸到外侧。穿过腕管的有屈肌肌腱、拇长屈肌腱和正中神经（图7.2）。由于骨性的腕管底部和刚性的韧带顶部的存在，腕管的大小是不可变的，这可能导致神经通过腕管时受压。参见"腕管综合征"部分。

腕关节和手的运动学

力偶

三个主要腕屈肌为桡侧腕屈肌、尺侧腕屈肌和掌长肌。同步收缩时，桡侧腕屈肌引起的桡偏与尺侧腕屈肌引起的尺偏相对，导致无偏移屈曲。最大限度地屈曲手腕需要用到次要腕屈肌：指浅屈肌、指深屈肌和拇长屈肌。

三个主要腕伸肌是桡侧腕长伸肌、桡侧腕短伸肌和尺侧腕伸肌。桡侧腕长伸肌引起的桡偏被尺侧腕伸肌的尺偏抵消，导致无偏移伸展。

表 7-3B 手外在肌解剖学与运动学					
肌肉	起点	止点	支配神经	主要运动	临床注意事项
指伸肌（extensor digitorum，ED，也叫作指总伸肌）	肱骨外上髁	分为四个肌腹，通过指伸肌腱扩张部止于手指中间、远节指骨后部	桡神经	使手指 MCP 关节、PIP 关节、DIP 关节伸展	
示指伸肌（extensor indicis，EI）	尺骨远端	在食指后部的指伸肌腱扩张部上	桡神经	使食指伸展	
小指伸肌（extensor digiti minimi，EDM）	尺骨远端	在小指后部的指伸肌腱扩张部上	桡神经	使小指伸展	
指浅屈肌（flexor digitorum superficialis，FDS）	肱骨内上髁	手指中间指骨	正中神经	使手指 MCP 关节、PIP 关节屈曲	指浅屈肌的肌腱分裂并止于手指的中指骨
指深屈肌（flexor digitorum profundus，FDP）	尺骨近端	手指远节指骨	正中神经（第 2-3 指）、尺神经（第 4-5 指）	使手指 MCP 关节、PIP 关节、DIP 关节屈曲	在指浅屈肌深处。指浅屈肌分裂后，指深屈肌表面向下延伸至手指前侧，止于远节指骨
拇长伸肌（extensor pollicis longus，EPL）	尺骨后侧中间 1/3 段	拇指远节指骨	桡神经	使拇指 CMC 关节、MCP 关节、IP 关节伸展	鼻烟窝三块露出肌肉之一，用来界定鼻烟窝的边界
拇短伸肌（extensor pollicis brevis，EPB）	桡骨远端 1/3 段	拇指近节指骨	桡神经	使拇指 CMC 关节、MCP 关节伸展	鼻烟窝三块露出肌肉之一，用来界定鼻烟窝的边界
拇长展肌（abductor pollicis longus，APL）	桡骨和尺骨后侧	拇指第一掌骨	桡神经	使拇指 CMC 关节伸展、外展	鼻烟窝三块露出肌肉之一，用来界定鼻烟窝的边界
拇长屈肌（flexor pollicis longus，FPL）	桡骨中间 1/3 段	拇指远节指骨	正中神经	使拇指 CMC 关节、MCP 关节、IP 关节屈曲	

如果伸腕时需要更大的力量，指长伸肌（ED、EDM、EI）将作为次要伸腕肌。

腕桡侧主要有两个桡偏肌：桡侧腕屈肌和桡侧腕长伸肌。由于这两块肌肉同时收缩，桡侧腕屈肌的屈曲力矩被桡侧腕长伸肌的伸展力矩抵消，导致无屈曲 / 伸展下的桡偏。

同样，尺偏是由尺侧腕屈肌和尺侧腕伸肌引起的。尺侧腕屈肌产生的屈曲力矩与尺侧腕伸肌的伸展力矩相反，使这两块肌肉产生纯粹的尺偏运动。

抓握

在抓握过程中，指浅屈肌和指深屈肌是抓握的主动肌。腕伸肌也起着重要作用。为了对抗腕屈时指浅屈肌和指深屈肌的继发动作，腕伸肌必须收缩。在这样做的时候，腕伸肌使手腕保持在一个相对伸展的位置，使腕前的手指屈肌被拉长。

这样，当手指越来越屈曲时，腕伸肌的收缩可以防止手指屈肌的主动活动不足（图7.7）。

表 7-3C	手内在肌解剖学与运动学				
肌肉	起点	止点	支配神经	主要运动	临床注意事项
蚓状肌	四块肌肉起于指深屈肌肌腱	手指的指伸肌腱扩张部	正中神经（第2-3指）、尺神经（第4-5指）	手指MCP关节的屈曲、PIP关节和DIP关节的伸展	蚓状肌使手能够像握书或盘子那样握着，称为蚓状抓握
掌侧骨间肌	第一、第二、第四和第五掌骨。它们产生的运动是食指、环指和小指向中指靠拢。它们还帮助蚓状肌进行MCP关节屈曲、PIP关节和DIP关节伸展。掌侧骨间肌受尺神经支配	止于对应第一节指骨的基底并延伸至指伸肌腱扩张部	尺神经	拇指、食指、环指和小指向中指内收。协助PIP关节和DIP关节的伸展	关于拇指是否有掌侧骨间肌存在分歧
背侧骨间肌	起于手背上两个相邻的掌骨	止于食指、中指、环指的第一节指骨基底部并延伸至指伸肌腱扩张部	尺神经	食指、环指外展远离手正中线，中指桡偏、尺偏。协助PIP关节和DIP关节的伸展	
拇短屈肌	屈肌支持带和大多角骨	拇指近节指骨	正中神经	拇指CMC关节、MCP关节屈曲	
拇短展肌	屈肌支持带、舟状骨和大多角骨	拇指近节指骨	正中神经	拇指CMC关节外展	
拇对掌肌	屈肌支持带和大多角骨	第一掌骨	正中神经	拇指对掌	
拇内收肌	头状骨、第二和第三掌骨	拇指近节指骨	尺神经	拇指内收	
小指屈肌	屈肌支持带和钩骨	小指近节指骨	尺神经	小指CMC关节、MCP关节屈曲	
小指展肌	豌豆骨	小指近节指骨	尺神经	小指MCP关节外展	
小指对掌肌	钩骨的钩	第五掌骨	尺神经	小指CMC关节对掌	

虽然腕伸肌辅助手指屈曲看起来很奇怪，但对这种关系的理解解释了为什么抓握可能会导致肘关节病理疼痛，如第六章讨论的外上髁痛。

关节松动术

腕和手的关节松动术可用于增加活动范围或减轻疼痛。腕关节松弛位为（桡尺远侧关节）旋后10°，（桡腕关节）中立位屈/伸伴轻度尺偏。表7-4列出了腕和手部关节运动的相关滑动方向，以用于增加活动范围。

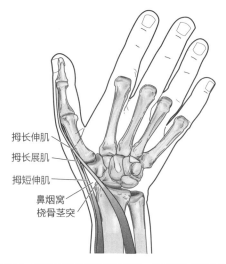

图 7.6 拇指露出肌肉形成鼻烟窝。鼻烟窝外侧缘由拇短伸肌和拇长展肌构成，内侧缘由拇长伸肌构成

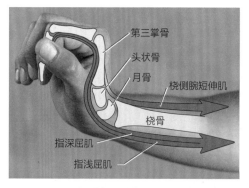

图 7.7 屈肌和伸肌在抓握时协同工作。指屈肌依靠腕伸肌将手腕伸展，以使屈肌拉长。这可以防止指屈肌缩短时的主动活动不足

桡尺远侧关节

前向和后向滑动

桡骨远端在尺骨上的前向或后向滑动可增加前臂旋后（后向滑动）或旋前（前向滑动）的活动范围。患者可取坐位或仰卧位。检查者用一只手稳定患者的尺骨远端，另一只手向前或向后施力（图7.8）。替代方法是稳定桡骨，滑动尺骨。

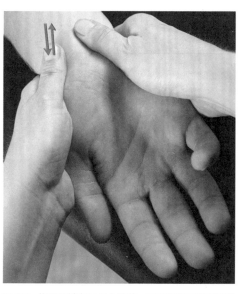

图 7.8 桡骨远端在尺骨上的前、后向滑动可增加前臂旋前和旋后的关节活动范围

表 7-4	用于增加关节活动范围的滑动方向
受限活动	关节松动术的滑动方向
旋前	桡尺远侧关节前向滑动
旋后	桡尺远侧关节后向滑动
腕关节屈曲	桡腕关节后向滑动
腕关节伸展	桡腕关节前向滑动
腕关节桡偏	桡腕关节向内滑动
腕关节尺偏	桡腕关节向外滑动
全部受限	桡腕关节分离

桡腕关节

前向滑动

手舟骨和月骨在桡骨上的前向滑动用来增加腕关节伸展的活动范围。患者可取坐位或仰卧位。检查者用一只手稳定患者的桡骨和尺骨远端，另一只手抓住腕骨并施加前向的力（图 7.9）。

后向滑动

手舟骨和月骨在桡骨上的后向滑动可增加腕关节屈曲的活动范围。

患者可取坐位或仰卧位。检查者用一只手稳定患者的桡骨和尺骨远端，另一只手抓住腕关节并施加后向的力（图 7.10）。

向内滑动

手舟骨和月骨在桡骨上向内滑动可增加桡偏的活动范围。患者可取坐位或仰卧位。检查者用一只手稳定患者的桡骨和尺骨远端，另一只手握住腕关节，施加一个向内的力（图 7.11）。

向外滑动

手舟骨和月骨在桡骨上向外滑动可增加尺偏的活动范围。患者可取坐位或仰卧位。检查者用一只手稳定患者的桡骨和尺骨远端，另一只手握住腕关节，施加一个向外的力（图 7.12）。

分离

将腕骨从桡骨上分离的技术可用于整体的关节活动受限。患者可取坐位或仰卧位。检查者用一只手稳定患者的桡骨和尺骨远端，另一只手抓住腕关节并向远端牵拉（图 7.13）。

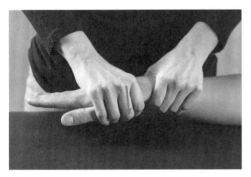

图 7.9　手舟骨和月骨在桡骨上的前向滑动可增加腕伸展的关节活动范围

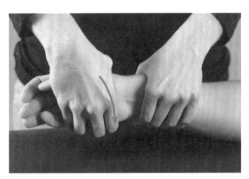

图 7.11　手舟骨和月骨在桡骨上向内滑动可增加桡偏的活动范围

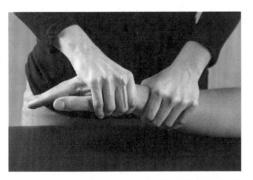

图 7.10　手舟骨和月骨在桡骨上的后向滑动可增加腕屈曲的活动范围

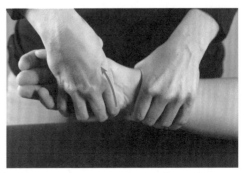

图 7.12　手舟骨和月骨在桡骨上向外滑动可增加尺偏的活动范围

腕骨间关节

腕骨间关节可通过前-后向滑动松动。检查者用一只手的拇指和食指固定患者的腕骨，用另一只手的拇指和食指在相邻的腕骨上进行前-后滑动（图 7.14）。

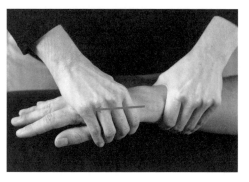

图 7.13　分离松动可用于整体腕关节活动障碍和疼痛

掌指关节和指间关节

掌指关节和指间关节可以使用凹凸法则来松动。这些关节的近端是凸的，远端是凹的。

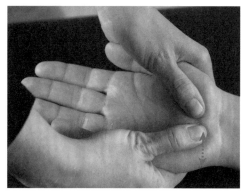

图 7.14　腕骨间关节前 − 后向松动可用于腕骨活动受限

常见损伤

腕管综合征
桡骨茎突狭窄性腱鞘炎
尺侧腕伸肌肌腱病
神经损伤

骨折
迪皮特朗病（掌纤维瘤病）
手部肌腱畸形

正如我们所看到的，腕关节和手部在解剖学上是复杂的。由于手的姿势和用途繁多，它很容易因过度使用和创伤而损伤。本节将讨论腕关节和手部常见损伤的物理疗法。

腕管综合征

腕管形成了一个从前臂到手的"隧道"。指浅屈肌、指深屈肌和拇长屈肌的肌腱都穿过该"隧道"。另外，正中神经也穿过该"隧道"。腕管综合征（carpal tunnel syndrome, CTS）是一种"隧道"内正中神经受压的情况（图 7.15）。

病因 / 致病因素

由于骨性的底部和由韧带组成的顶部，腕管的大小是不变的。腕管综合征可能是许多因素共同作用的结果。一般来说，任何使腕管内容积变小、使肌腱膨胀或变大，或使神经变大或更敏感的因素都可能导致腕管综合征。

女性患腕管综合征的可能性是男性的 3 倍[7]。糖尿病、甲状腺功能减退、肥胖、类风湿关节炎、骨性关节炎、痛风、狼疮、怀孕、腕关节大小，以及职业因素，包括使用振动的手持工具，都与腕管综合征有关。经常使用计算机的职业与腕管综合征没有关联，但那些使手腕大部分时间置于非中立位或需要大量使用手的职业会增加患腕管综合征的风险[8-12]。其他因素包括反复的腕关节和手部运动，可能导致肌腱肿胀、腕关节骨折、骨刺和该区域的肿瘤或囊肿。

症状

腕管综合征最常见的症状是手部疼痛、麻木、刺痛和无力。这些症状通常发生在正中神经的分布区域。

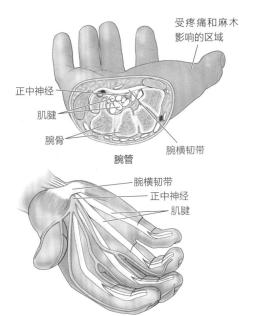

图 7.15 腕管综合征中，正中神经在通过腕管时受到压迫

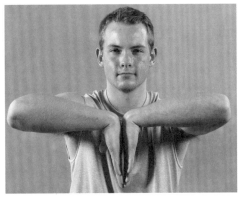

图 7.16 腕管综合征的腕掌屈试验

一般在拇指、食指、中指和环指的一半感觉麻木、刺痛和疼痛。甩手有助于缓解发麻的感觉[13]。抓小物件时，可注意到鱼际肌无力。随着时间的推移，鱼际隆起可能会出现萎缩的迹象。患者经常抱怨症状在夜间加重。

临床体征

多种试验和检测可用于腕管综合征的诊断，包括握力和捏力测试，鱼际肌的肌肉测试，手部萎缩的观察和感觉测试。此外，还需要进行一些特殊试验，通过暂时增加神经压迫来重现患者的症状。

腕掌屈试验

腕掌屈试验是在患者坐着或站着的情况下完成的。患者将手背合在一起，使腕关节处于屈曲的末端范围。这个姿势也可以通过让患者将肘部放在桌子上，前臂保持直立姿势，让重力使两个腕关节被动屈曲来完成。患者保持此姿势 60 秒（图 7.16）。试验阳性通过患者的症状在正中神经分布区域再现表明。

蒂内尔征

蒂内尔征是一种通过轻扣神经来检测多个部位的神经刺激的试验。对于腕管综合征，蒂内尔征是通过用手指或反射锤轻叩腕关节前正中神经来表现的（图 7.17）。试验阳性通过手部正中神经分布区域感觉异常表明。

常见的干预措施

早期干预通常是指导患者佩戴腕关节支具[14-17]。许多资料都推荐使用支具，使腕关节处于中立位，或使腕关节轻微屈曲 / 伸展。支具可以只在晚上佩戴，也可以白天和晚上都戴。

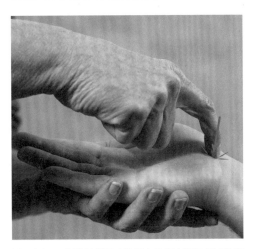

图 7.17 可在腕关节正中神经上进行内蒂尔征试验以评估腕管综合征。如果试验呈阳性，轻叩神经会引起刺痛感

对腕管综合征患者进行有关活动改良的教育是有益的。现已证明腕管的最小压力是在腕关节屈 / 伸 0°，伴前臂轻微内旋时[15]。应指导患者避免长时间或反复屈伸腕关节。患者应该尽可能保持腕关节和前臂的中立位，应该避免强力或持续的挤压和抓握。

物理治疗师可能会提供一些方法来减轻该区域的肿胀或减轻炎症。脉冲超声和激光已被证明是有效的。也可以使用软组织松动术。治疗计划可包括肌腱滑动练习（专栏 7-1）[18, 19]。这一系列动作将使屈肌腱和正中神经在腕管内滑动。这些练习已被证明在 1 分钟内可有效减少腕管的压力[19-21]。通常指导患者每个动作重复 5 次，保持 7 秒，每天做 3~5 次。患者亦可通过腕关节伸展、前臂旋后、拇指伸直等方式轻轻给予正中神经张力（图 7-18）[19]。随着患者病情的发展，治疗计划中可加入温和的鱼际肌强化练习。除了松动神经和肌腱外，松动腕骨可能也有利于减少正中神经的压力[22]。

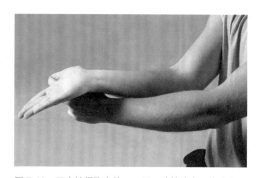

图 7.18   正中神经张力练习可用于腕管综合征的治疗

预防措施

预防腕管综合征的目的是减少致病因素。患者应尽量避免长时间或有力的抓握，尽量避免腕关节处于屈伸的末端范围。如果不能避免可能导致腕管综合征的活动和姿势，则患者应经常休息或使用另一只手。改善工作环境，以促进腕关节保持中立位。长时间书写时，鼓励患者使用握持部位较粗的笔。

专栏 7-1 　腕管综合征的肌腱滑动练习

结论：腕管综合征的患者	
疾病描述和原因	由于过度使用、腕管在解剖学上较窄或怀孕而压迫正中神经
特殊试验	腕掌屈试验、正中神经的蒂内尔征
拉伸	滑动屈肌肌腱，轻轻拉伸正中神经
力量训练	鱼际肌
其他训练	无
避免	反复屈伸腕关节，或长时间保持在屈伸末端范围

手术患者的干预措施

腕管松解术

如果保守治疗不成功，患者有持续的疼痛、力弱和萎缩，可能建议手术治疗。

手术

腕管松解术可采用开放式手术或内视镜手术方式进行。开放式腕管松解术是通过腕关节和手前侧的一个长约 2 英寸的纵向切口进行的。内视镜松解术是通过在腕关节和手的一个或两个小切口中插入小器械完成的。无论哪种情况，手术的目的都是切断腕横韧带以带给正中神经更多的空间。随着该区域的愈合，韧带切断端之间的空间充满了瘢痕组织。

术后阶段

术后患者可能需要用支具固定 4 到 6 周。患者可能选择理疗、瘢痕组织管理、神经和肌腱滑动练习，以及强化练习。治疗计划可能包括在软组织松动前使用超声或漩涡疗法来控制疼痛并使组织伸展。之前讨论的滑动练习可能包含在内。治疗计划可包括强化大鱼际内在肌。这通常是在切口愈合和炎症消退后开始的。

桡骨茎突狭窄性腱鞘炎

桡骨茎突狭窄性腱鞘炎是一种涉及腕关节桡侧拇长展肌和拇短伸肌肌腱滑动而造成疼痛的疾病。腕关节背侧的伸肌支持带增厚，限制了这些肌腱通过它们所在腱鞘的运动。当肌腱穿过纤维支持带下时，可能会伴有两条肌腱和覆盖它们的滑膜鞘的炎症（图 7.19）[23]。

病因 / 致病因素

导致桡骨茎突狭窄性腱鞘炎的因素在很大程度上是未知的。重复运动或过度使用可能导致伸肌支持带退行性改变，也可能导致肌腱通过的腱鞘增厚[24]。对桡骨茎突狭窄性腱鞘炎患者的解剖研究显示，很大比例上两条拇长展肌肌腱和 / 或拇短伸肌肌腱在单独的腱鞘内运动[25]。这种疾病在女性中的发病率是男性的 3 到 5 倍。发病高峰出现在怀孕和绝经期间，因此一些研究人员认为，激素可能与这种疾病有关。

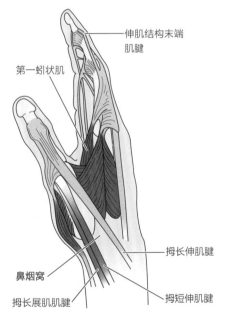

伸肌结构末端肌腱

第一蚓状肌

拇长伸肌腱

鼻烟窝

拇长展肌肌腱　　拇短伸肌腱

图 7.19　桡骨茎突狭窄性腱鞘炎涉及腕关节外侧拇长展肌和拇短伸肌出现病变

注意……

注意与怀孕有关的疾病。怀孕的生理变化可能会增加一些骨科疾病发生的可能性。此外，在治疗期间，孕妇可能需要特别考虑助理物理治疗师的物理治疗和姿势的选择。

症状

桡骨茎突狭窄性腱鞘炎的患者通常有腕关节桡侧疼痛、压痛和肿胀。移动拇指时可能出现捻发音。患者主诉抓握、使用拇指或手移位至尺偏时疼痛加重。通常症状的出现是渐进的。

临床体征

触诊、拉伸和主动收缩拇长展肌和拇短伸肌肌腱时疼痛增加[26, 27]。患者可能尺偏受限，特别是当拇指保持收拢于手掌时。拇指的力量或捏力可能会减弱。桡骨茎突狭窄性腱鞘炎的特殊试验是尺偏试验，但常被改良为握拳尺偏试验所描述的方法。

尺偏试验

尺偏试验是在患者取坐位或站位的情况下进行的。检查者握住患者的拇指，将患者的手移至尺偏位置（图 7.20）[28]。试验阳性通过桡骨茎突上疼痛再现表明。

握拳尺偏试验

握拳尺偏试验是尺偏试验的改良版。在这个改良试验中，患者被要求将拇指屈曲至手掌中，并包绕拇指握拳，然后慢慢尺偏腕关节（图 7.21）。试验阳性通过桡骨茎突上疼痛再现表明。

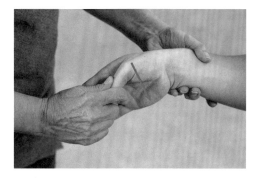

图 7.20 用于诊断桡骨茎突狭窄性腱鞘炎的尺偏试验

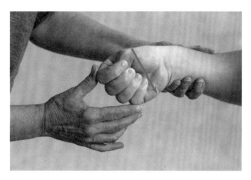

图 7.21 用于诊断桡骨茎突狭窄性腱鞘炎的握拳尺偏试验

常见的干预措施

桡骨茎突狭窄性腱鞘炎的治疗计划经常涉及控制疼痛和炎症的理疗，如冰按摩、离子导入、高压电刺激或对肌腱进行脉冲超声治疗。可以用支具固定腕关节和拇指的掌指关节和指间关节以使该区域得到休息。软组织松解、摩擦按摩或肌筋膜松解可能是有益的。拇指 CMC 关节松动术和腕关节桡侧滑动也可能是有益的[29]。当疼痛减轻时，应将向心、离心强化练习增加到腕关节桡偏和所有拇指运动中[27, 30]。图 7.22 显示了桡骨茎突狭窄性腱鞘炎治疗计划中的常见练习。

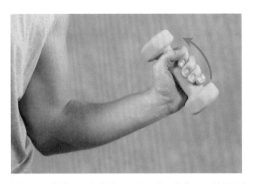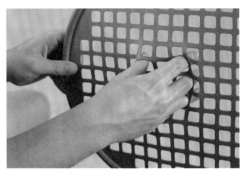

图 7.22　桡偏肌、拇指伸肌和展肌的强化练习可被纳入桡骨茎突狭窄性腱鞘炎的治疗计划中

结论：桡骨茎突狭窄性腱鞘炎的患者	
疾病描述和原因	因拇长展肌和拇短伸肌过度使用或解剖变异引起的肌腱病变
特殊试验	尺偏试验、握拳尺偏试验
拉伸	拇指展肌、伸肌及其他拇指肌
力量训练	拇指展肌、伸肌及腕关节桡偏肌
其他训练	无
避免	腕关节桡偏和尺偏的重复动作

尺侧腕伸肌肌腱病

尺侧腕伸肌（ECU）肌腱病包括肌腱炎、腱鞘炎、肌腱病和肌腱断裂。ECU 肌腱非常表浅，容易损伤。与拇长展肌和拇短伸肌的肌腱类似，ECU 的肌腱在通过伸肌支持带下的纤维鞘时也有鞘膜存在。肌腱或鞘膜可能会因过度使用而发炎。肌腱病可因肌腱长期超负荷而发生。

病因 / 致病因素

肌腱炎或腱鞘炎往往是由腕关节旋后位置下反复屈伸引起的。ECU 肌腱病变最常见的机制与运动有关，特别是网球或高尔夫球运动[31]。除了 ECU 肌腱外，该区域的损伤也可能涉及 TFCC 和 / 或桡尺远侧关节。

症状

患者常诉腕关节背面尺侧疼痛，可能有肿胀。如果腱鞘破裂导致肌腱不稳定，旋后可伴有咔嗒声、爆裂声和疼痛感。

临床体征

对于典型的肌肉肌腱疾病，疼痛会随着肌肉的触诊、拉伸和主动收缩而加剧[31]。通过腕关节抗阻伸展和尺偏对 ECU 进行肌肉测试，通常会重现疼痛。然而，由于这也会损伤该区域的其他结构，ECU 协同试验成为诊断 ECU 肌腱病的主要选择。

ECU 协同试验

患者取坐位，肘关节屈曲 90°，放在桌子上。前臂旋后，腕关节保持中立位，手指伸直。检查者用一只手抓住患者中指和拇指，另一只手触诊 ECU 肌腱。指导患者外展（伸展）桡侧拇指并抵抗阻力（图 7.23）。当肌肉收缩时，检查者会在患者尺骨茎突的远端感觉到 ECU 肌腱弓弦。肌腱病的试验阳性通过患者在腕关节背面尺侧疼痛再现表明[32]。

常见的干预措施

最初，患者将被指示使该区域得到充分休息。在腕关节轻微伸展和尺偏的位置使用支具可能会有帮助。减少炎症的理疗可能包含在治疗计划中，包括冷冻疗法、脉冲超声和离子导入。次最大等长收缩训练也可能包含在治疗计划中。随着疼痛消退，患者可能会进阶至腕关节伸展和尺偏等张运动训练（向心和离心两种模式）。

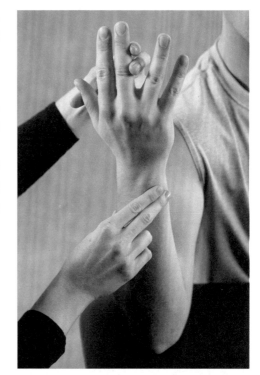

图 7.23　尺侧腕伸肌肌腱病的 ECU 协同试验

结论：尺侧腕伸肌肌腱病的患者	
疾病描述和原因	过度使用引起的肌腱病变，尤其是腕关节屈伸伴前臂旋后时
特殊试验	ECU 协同试验
拉伸	无
力量训练	ECU，通过抗阻腕关节伸展和尺偏
其他训练	无
避免	前臂旋后时突然或反复屈伸腕关节

神经损伤

桡神经、正中神经和尺神经的病变可导致腕关节和手的力弱和畸形。回想一下周围神经的解剖学。神经轴突被髓鞘覆盖，这是一层结缔组织并被称为神经内膜。这些被覆盖的轴突呈束状，并被神经束膜包绕。周围神经由许多束组成，并由神经外膜连接在一起。

第四章讨论了神经失用、轴突断裂和神经断伤。神经失用是神经损伤中最轻微的一种，可能由神经受压迫或损伤引起。完全恢复时间大约在 8 周内。轴突断裂是一种带有完整神经内膜结缔组织的轴突损伤。在这种情况下，轴突可以再生。然而，其再生速度很慢，大约每月一英寸。在再生期间，病变远端感觉和运动功能丧失。

神经断伤是指神经和神经外膜的完全损伤。其恢复需要手术修复。

病因 / 致病因素

创伤、压迫、机动车事故、撕裂伤、跌倒往往是手臂周围神经病变的原因。周围神经损伤或卡压有多种致病因素。

- 正中神经损伤通常与撕裂伤、前臂前部钝挫伤和腕管综合征有关，这是过度使用造成的。
- 尺神经损伤常与肘管受压或腕部受压有关[33]。尺神经在腕关节处很容易被撕裂或压迫，因为它穿过腕横韧带表面的狭窄通道，即 Guyon 管。
- 桡神经损伤可能由肱骨骨折和与拐杖使用不当相关的腋窝压迫引起。

症状

神经损伤的一般症状包括麻木、刺痛、疼痛、无力和畸形。神经损伤的症状通常表现在病变远端，尽管病变近端也可能感到疼痛。受病变远端神经支配的肌肉将会变弱。具体的症状和临床体征根据受伤的神经和病变的位置而变化，具体如下。

临床体征

正中神经

正中神经最容易被压迫或撕裂的部位是腕关节。手掌侧、拇指、食指、中指和环指一半的感觉会减弱或消失（图 7.24）。此处可能有感觉异常。肌肉测试显示拇指内在屈肌、外展肌、对掌肌、第一及第二蚓状肌无力。

腕关节正中神经病变可导致手休息位畸形，称为猿手畸形（图 7.25）。这种畸形的特点是拇指不能外展或对掌。处于休息位时，拇指在四指平面上，而不是在四指前面的典型休息位。由于蚓状肌的丢失，食指和中指可能被拉入 MCP 关节的过伸位、PIP 关节和 DIP 关节的屈曲位。鱼际隆起出现萎缩。

由于食指、中指指浅屈肌和指深屈肌无力，患者屈指时只能弯曲环指和小指[34]。这不是休息位畸形，而是一种尝试主动握拳的动作。

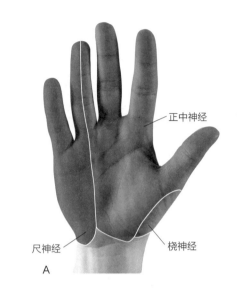

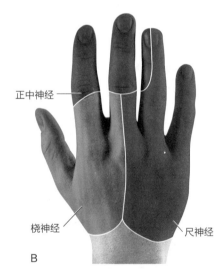

图 7.24　手部感觉由正中神经、尺神经和桡神经支配

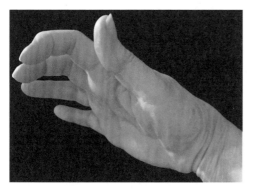

图 7.25　猿手畸形是由正中神经损伤引起的。鱼际区域萎缩，拇指被拉入四指平面

尺神经

尺神经穿过肘管和腕关节，在肘部最容易损伤。尺神经支配着来自掌侧环指尺侧半和小指，以及背侧环指（尺侧大部分）和小指的感觉。这个区域的感觉可能会受到影响（图 7.24）。小指内在屈肌、展肌和对掌肌，第三和第四蚓状肌，掌侧和背侧骨间肌也会经常出现无力。

腕关节尺神经病变可能导致的休息位手畸形为尺侧爪形手畸形（图 7.26）。这种畸形看起来和祝福状手是一样的，重要的是要区分这种畸形是在休息位时发生的，还是在试图伸展手指时发生的[35]。其特点是由于第三和第四蚓状肌的丢失，MCP 关节伸展，环指和小指的 PIP 关节和 DIP 关节屈曲。小鱼际隆起萎缩。

注意……

注意尺侧爪形手畸形的外观和祝福状手的相似性。虽然手指的位置是相同的，但重要的区别是，爪形手是由尺神经病变引起的手部休息位畸形，而祝福状手是在正中神经病变时试图握拳时发生的。

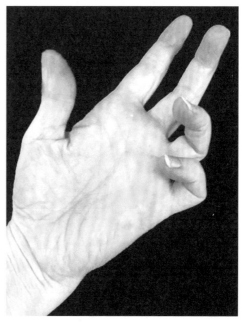

图 7.26　尺侧爪形手畸形是尺神经病变的结果。这是由于第三和第四蚓状肌缺失而造成的畸形。这种畸形类似于正中神经病变患者试图握拳时的手部姿势（祝福状手）

此外，肘部尺神经损伤还可能导致环指和小指指深屈肌的无力。虽然患者仍会表现出尺侧爪形手畸形，但矛盾的是这种程度的病变会导致手指的"爪状"症状减轻，因为指深屈肌的力弱导致屈曲拉力减少。

桡神经

桡神经可能发生损伤的部位包括肱骨后侧（见第 6 章"福尔克曼缺血性挛缩"）、前臂近端和腕关节背侧。近端损伤可导致上臂后侧、前臂、食指和中指背侧感觉丧失（图 7.24）。肌肉测试可显示肘部、腕关节和手部伸肌无力。

肘部以上桡神经病变可发生的畸形是腕下垂[34]。这种畸形的特点是腕关节和手指不能伸展（图 7.27）。由于抓握时腕伸肌的协同作用减弱，患者握力也会减弱。

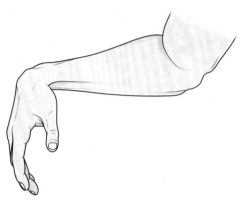

图 7.27　桡神经病变导致的垂腕畸形

常见的干预措施

　　神经损伤后的物理治疗措施取决于损伤的原因和程度。在神经压力被限制的位置可以使用支具或制动固定[15-18]。

▶ 临床警示 —————————

　　患者教育应包括进行活动改良和恢复活动的信息。治疗计划中可能包括减轻炎症的理疗。最初，由于对神经的压力增加，可能有一些姿势、动作和锻炼是禁忌的。

　　周围肌腱和神经的松动术可能有利于维持神经健康[35, 36]。主动关节活动度练习可用于维持或改善神经和肌肉功能。

骨折

　　腕和手部骨折是很常见的。虽然骨折可能发生在腕和手的任何部位，但常见的骨折部位包括桡骨和 / 或尺骨远端、手舟骨、第四和第五掌骨以及指骨。

　　腕关节骨折常累及桡骨和 / 或尺骨远端。这通常发生在 FOOSH 损伤之后。桡骨远端骨折称为科利斯骨折。由于骨折节段的角度，它经常导致腕关节畸形，称为餐叉样畸形（图 7.28）。

　　手舟骨是腕部最常见的骨折部位。其骨头的形状像花生，有一个狭窄的"腰部"。由于手舟

　　骨的血液供应穿过这个"腰部"区域，该区域的骨折可能导致部分手舟骨的缺血性坏死。

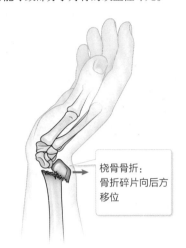

桡骨骨折：
骨折碎片向后方移位

科利斯骨折：
通常是由于跌倒时手伸出

图 7.28　桡骨远端科利斯骨折常导致腕关节畸形，称为餐叉样畸形

　　掌骨骨折在康复治疗中是一个不寻常的挑战，因为骨折部位就在需要滑动以保持运动的肌腱旁边。随着骨折愈合，保持 MCP 关节屈曲和确保指伸肌继续在掌骨背侧滑动变得非常重要。该区域的常见骨折发生在第四或第五掌骨颈部。这被称为拳击者骨折，可能由握紧拳头时接触物体造成。

病因 / 致病因素

　　腕关节和手部骨折通常是由摔倒时手伸出、直接打击、工伤事故，以及足球、摔跤和篮球等运动引起的。几乎一半的腕关节和手骨折的原因是跌倒[37]。

症状

　　疼痛是骨折最常见的迹象。患者休息时可感到疼痛，运动或触诊时疼痛加重。患者还会抱怨活动受限，可能出现畸形。骨折后很可能立即出现肿胀。

临床体征

有创伤史、活动时疼痛、活动范围受限、触诊有压痛时，则怀疑骨折。用 X 线片来确认诊断。

常见的干预措施

一般情况下，患者骨折后可采用支具、石膏、内固定或外固定制动。

应指导患者抬高肢体以减少肿胀。最初几天可以冰敷。在不损伤骨折部位的情况下，应保持附近未受影响关节的活动。

桡骨或桡尺骨远端骨折

如果桡骨或桡尺骨远端骨折的情况稳定且对齐良好，可以简单地用石膏或支具固定。对于不稳定骨折或对齐有问题的情况，患者可采用闭合复位、切开复位内固定术或使用外固定器[38]。

康复计划里有什么 最初 6 周的康复计划包括手指、肘部、肩部在支具或石膏允许情况下的关节活动度练习。前臂旋前和旋后在此阶段通常受限。在 6~8 周，石膏固定、支具固定或外固定将被移除。康复计划中可以包括腕部和前臂的助力主动关节活动度练习。腕关节的屈伸和前臂的旋前、旋后可能非常有限。8 周后，温和的腕关节和手指肌肉强化练习可能包含在康复计划中[39, 40]。

手舟骨骨折

手舟骨骨折通常会导致鼻烟窝压痛。由于缺血性坏死和骨折不愈合是常见的并发症，手舟骨骨折的治疗非常谨慎，时间线缓慢。手舟骨骨折患者可能要用石膏或支具从肘关节固定到 MCP 关节。拇指通常用拇指支具固定。为了确保骨折碎片的连续性并缩短固定时间，可以使用骨钉或螺钉进行 ORIF。

如果患者未接受 ORIF，初始康复计划可能包括肩部关节活动度练习以及手指 MCP 关节、PIP 关节和 DIP 关节的松动。6~12 周时，患者可以主动活动肘关节，用短臂石膏代替长臂石膏。骨折后 12 周左右患者可开始主动关节活动度练习，骨折后 4 个月可开始强化练习。

如果患者接受 ORIF，4~8 周时停止肘关节固定。患者骨折后约 8 周可开始主动关节活动度练习，骨折后约 3 个月可开始强化练习。

掌骨骨折

掌骨骨折由于血液供应良好，愈合得很快。然而，骨折的位置、是否存在多处骨折以及患者是否接受手术修复是治疗手部骨折的重要考虑因素。出于这些考虑，患者可以用石膏或支具将腕关节固定，但手指可以自由活动、MCP 关节制动，或 MP 关节至 DIP 关节完全制动。

拳击者骨折患者通常采用石膏或支具固定，腕关节轻度伸展，MCP 关节轻度屈曲。石膏通常会使手指在相对伸展状态下制动。4 周时，患者可在支具固定的情况下进行有限的运动；即便后续不再进行其他治疗，患者也可能需要继续佩戴支具至骨折后 6 周[41]。

迪皮特朗病（掌纤维瘤病）

迪皮特朗病是一种因手掌筋膜增厚而在环指和小指处常见的屈曲挛缩。该疾病的特征是手掌结节增生成绳状胶原条索。条索变短，使手指被迫屈曲[42]。通常情况下，MCP 关节和 PIP 关节会收缩成屈曲的姿势，这导致抓握和手功能受损。

病因 / 致病因素

掌筋膜中的胶原蛋白通常很薄，但在迪皮特朗病中，它变厚并纤维化。原因尚不清楚，但该病在男性中的发生率是女性的 10 倍。它有很强的遗传性因素[43]，并与糖尿病有关[44]。一些研究也将它与饮酒、吸烟和涉及手震动的职业联系起来[45, 46]。

症状

迪皮特朗病的最初症状通常是手掌上有一个结节或凹痕。结节最初可能有压痛，但通常压痛会消退。随着病情的发展，患者可能会出现环指和小指挛缩，并抱怨戴手套、扣衬衫纽扣、洗手和抓东西等活动都有困难。两只手都可能受到疾病困扰。

临床体征

迪皮特朗病的临床体征包括在手掌上，通常在环指或小指的近端，发现一个凹痕或小坑、坚硬的肿块或结节，或是成束的组织。在后期，手指开始以一种特有的方式向内紧缩（图7.29）。

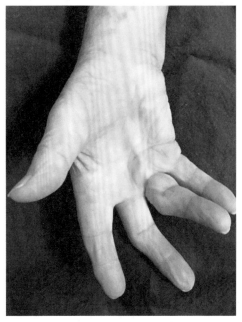

图7.29　迪皮特朗病的最初特征是手掌处的结节或条索。其最终导致手指的屈曲挛缩

常见的干预措施

在疾病进程开始时，患者将受益于关于疾病进展和未来手术选择的教育。非手术治疗方案包括注射可的松或胶原酶[47]。早期迪皮特朗病现已可采用放射治疗。随着畸形的进展，患者可能需要通过手术进行松解。

手术患者的干预措施

迪皮特朗松解

目前有几种方法用于切除迪皮特朗病患者的掌筋膜。可以部分或全部切除筋膜（筋膜切除术）、切除皮肤及其下面的筋膜（皮筋膜切除术），以及通过开放切口或使用刀片、针的闭合技术切开筋膜（筋膜切开术）[44]。

术后阶段

手术后，患者可以立即使用支具，以限制MCP关节的伸展，让手掌处愈合。切口愈合后，患者可在夜间使用支具保持手指伸直。一个常见的并发症是关节僵硬和屈曲关节活动度丧失。当切口愈合时，被动关节活动度练习和温和的强化练习可能包含在治疗计划中。手术后挛缩的复发率很高。

手部肌腱畸形

以下手部畸形通常不能用物理治疗解决。然而，它们可能会影响患者手部的功能。在这里提及的目的是方便大家理解和交流手部畸形。

锤（槌）状指

锤状指由远端指骨指伸肌腱撕脱所致。这通常是由运动损伤或指尖受到打击造成的。锤状指的特点是不能主动伸展DIP关节（图7.30）。这种畸形通常通过使用支具6~8周来矫正，但可能也需要进行手术来重新连接肌腱。

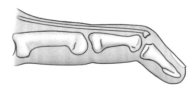

图7.30　锤状指是指伸肌腱撕脱的结果，伴有手指DIP关节主动伸展功能的丧失

钮扣状畸形

这种畸形的特征是PIP关节屈曲和DIP关节过伸。当PIP关节处指伸肌腱扩张部中间部分断裂时，扩张部外侧部分向前滑动，将PIP关节拉至屈曲状态，就会发生这种情况（图7.31）。这可能是由炎症性疾病，如类风湿关节炎或由创伤、烧伤对指伸肌腱扩张部的损伤引起的。支具或手术可以减轻或矫正畸形。

鹅颈畸形

鹅颈畸形的特征是PIP关节过伸和DIP关节屈曲（图7.31）。因为PIP关节前侧韧带的断裂，

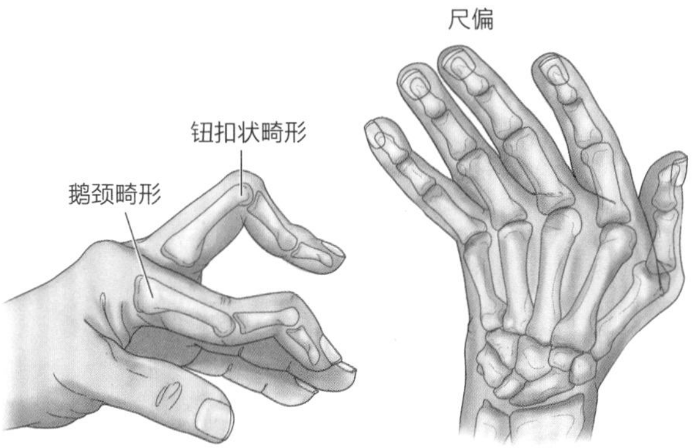

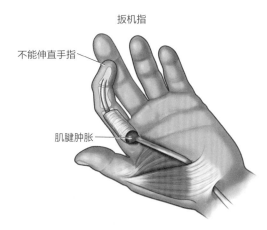

图 7.31　钮扣状畸形、鹅颈畸形和尺侧偏移畸形通常是类风湿关节炎的结果。钮扣状畸形的特点是 PIP 关节屈曲和 DIP 关节伸展。鹅颈畸形的特征是 PIP 关节过伸和 DIP 关节屈曲。尺侧偏移是指 MCP 关节半脱位时手指尺偏

这种畸形可能发生在类风湿关节炎患者中。患者可以从支具和治疗中受益。手术矫正包括关节置换术或融合术。

尺侧偏移畸形

尺侧偏移畸形，又称手指尺偏，可发生于类风湿关节炎患者中。MCP 关节前向半脱位，手指被拉向小指方向（图 7.31）。支具、关节保护相关教育和物理治疗可能是有益的。

扳机指

扳机指是一种累及屈肌肌腱和腱鞘的狭窄性腱鞘炎。狭窄是指通道狭窄，可能是由于肌腱增大，也可能是由于通道开口狭窄。腱鞘炎是由肌腱和覆盖它的滑膜鞘产生炎症引起的。扳机指与糖尿病、风湿性关节炎和痛风有关。

由于通道狭窄，手指被卡在弯曲的位置。当进一步努力移动手指时，肌腱会从开口处弹出，产生断裂的感觉。有时患者必须用另一只手来伸直手指。图 7.32 展示了由屈肌肌腱区域扩大引起的扳机指。扳机指患者可以从向肌腱注射类固醇药物或用手术打开收缩的屈肌肌腱通道中获益。

总结

本章讨论了手的复杂性。这种复杂性使得手在姿势和功能上具有很强的性。然而，这也导致手容易发生损伤并产生病理，严重影响患者的日常生活和工作。物理治疗师和助理物理治疗师必须在全面了解手部解剖结构、功能和病理学的情

图 7.32　扳机指通常由屈肌肌腱肿大引起。手指可能会卡在弯曲的位置。试图把它拉直，会产生断裂的感觉

况下开展康复治疗。

复习题

1. 与你的实验室同学一起，复习前臂、腕关节和手部的骨骼、关节和肌肉。讨论软组织结构，包括腕横韧带、指伸肌腱扩张部、TFCC 和掌腱膜。

2. 与你的实验室同学一起，画出正中神经、尺神经和桡神经从肘关节以上到手部的走行。这些神经在其走行的区域分别支配了哪些肌肉？

3. 比较和对比爪形手与祝福状手。什么神经损伤导致了这两种畸形？它们在哪些方面

相似? 它们在哪些方面不同?

4. 你正在治疗一名腕管综合征患者, 治疗计划包括指导其进行肌腱滑动练习和正中神经拉伸练习。与你的实验室同学一起, 模拟指导患者进行这些练习的过程。

5. 桡骨茎突狭窄性腱鞘炎涉及哪两条肌腱? 你如何拉伸这些肌肉 / 肌腱? 你会如何强化它们?

6. 比较猿手畸形、祝福状手以及腕管综合征。这些疾病分别涉及哪种神经?

7. 对于下列特殊试验, 请说出可能产生阳性结果的病理。

   a. ECU 协同试验

   b. 握拳尺偏试验

   c. 尺偏试验

   d. 腕掌屈试验

   e. 蒂内尔征

患者案例：腕管综合征

患者评估		
患者姓名：××××××	年龄：　39岁	BMI：　23.8千克/米²

诊断/病史

医学诊断：右手腕管综合征　　　　**物理治疗师诊断：**继发于右手腕管综合征的疼痛、

诊断测试/结果：肌电图（EMG）/神经传导速度测　感觉异常、无力

试（NCV）诊断为腕管综合征阳性　　　　**相关医学病史：**甲状腺功能减退、抑郁

先前的功能水平：8年前右手手舟骨骨折

患者目标：右手疼痛减轻

用药：左甲状腺素100微克/天，西酞普兰20毫克/天　　**注意事项：**夜间佩戴支具

社会支持/安全隐患

患者居住条件/支持/障碍：近期离婚

患者工作条件/职业/娱乐活动：被聘为骨科医生的助理医生

生命体征

静息时体温：98.6 °F　　**血压：**124/76mmHg　　**心率：**78次/分　　**呼吸频率：**14次/分　　**血氧饱和度：**98%

主诉

患者为男性，右手逐渐出现感觉异常，尤其在夜间。这已经影响睡眠四个星期了。患者晚上一直使用腕关节支具，效果不错。患者在工作时也能注意到疼痛和感觉异常

身体评估

定位：警觉并能定位　　**言语/视觉/听觉：**佩戴眼镜　　**皮肤完整性：**完好无损

关节活动度：在正常范围内

力量：拇短展肌、拇短屈肌、拇对掌肌，以及第一和第蚓状肌徒手肌力测试4/5　　**触诊：**触诊时无疼痛

肌张力：没有测试　　**平衡/协调：**没有测试　　**感受/本体感觉：**拇指、食指、中指处减弱

耐力：没有测试　　　**姿势：**圆肩　　　**水肿：**无

疼痛

疼痛评分和位置：最好0/10，最差5/10　　　　**缓解因素：**腕关节支具、重新调整腕关节姿势

激惹因素：睡觉、长时间保持同一姿势　　　　**激惹性：**重新调整姿势后，大约15分钟后疼痛

就会缓解

功能检查

患者是功能独立的。他仍在全职工作

特殊试验

试验名称：腕掌屈试验　　**结果：**阳性

评估

患者的症状和体征与右侧腕管综合征一致

短期治疗目标

1. 患者表示夜间疼痛发作次数减少25%

2. 患者可以陈述并演示对腕管综合征致病因素的理解

3. 患者可以独立进行家庭锻炼

长期治疗目标

患者表示疼痛减少75%

治疗计划

频率/持续时间：每周3次，共3周

内容：理疗、治疗性练习、神经再教育、患者教育

患者案例问题

1. 患者要求你描述他症状产生的原因。你会告诉他什么？

2. 什么因素可能会导致患者腕管综合征的发生？

3. 你会告诉患者要避免哪些特定的活动？

4. 你第一次见患者时会收集什么资料？

5. 如果治疗计划不能为你提供指导，你可以对这个患者使用什么理疗？为什么？是否有禁忌的理疗？

6. 如果治疗计划不能具体指导，为这个患者选择三个治疗性练习。证明你的选择。

7. 还有哪些特殊试验可以用来监测患者的进展？

参考文献

1. Kaufmann, R. A., Pfaeffl e, H. J., Blankenhorn, B. D., Stabile, K., Robertson, D., & Goitz, R. (2006). Kinematics of the midcarpal and radiocarpal joint in flexion and extension: An in vitro study. *Journal of Hand Surgery, 31,* 1142 – 1148.

2. Lippert, L. S. (2017). *Clinical kinesiology and anatomy.* Philadelphia, PA : F.A. Davis Company.

3. Kaufmann, R. A., Pfaeffl e, H. J., Blankenhorn, B. D., Stabile, K., Robertson, D., & Goitz, R. (2005). Kinematics of the midcarpal and radiocarpal joints in radioulnar deviation: An in vitro study. *Journal of Hand Surgery, 30,* 937 – 942.

4. Levangie, P. K., Norkin, C. C., & Levangie, P. K. (2011). *Joint structure and function: A comprehensive analysis.* Philadelphia, PA : F.A. Davis Co.

5. Palmer, A. K., & Werner, F. W. (1981). The triangular fibrocartilage complex of the wrist—Anatomy and function. *Journal of Hand Surgery, 6,* 153 – 162.

6. Bednar, M. S., Arnoczky, S. P., & Weiland, A. J. (1991). The microvasculature of the triangular fibrocartilage complex: Its clinical significance. *Journal of Hand Surgery, 16,* 1101 – 1105.

7. McDiarmid, M., Oliver, M., Ruser, J., & Gucer, P. (2000). Male and female rate differences in carpal tunnel syndrome injuries: Personal attributes or job tasks? *Environmental Research, 83,* 23 – 32.

8. Hlebs, S., Majhenic, K., & Vidmar, G. (2014). Body mass index and anthropometric characteristics of the hand as risk factors for carpal tunnel syndrome. *Collegium Antropologicum, 38,* 219 – 226.

9. Kiani, J., Goharifar, H., Moghimbeigi, A., & Azizkhani, H. (2014). Prevalence and risk factors of five most common upper extremity disorders in diabetics. *Journal of Research in Health Sciences, 14,* 92 – 95.

10. Mediouni, Z., de Roquemaurel, A., Dumontier, C., Becour, B., Garrabe, H., Roquelaure, Y., & Descatha, A. (2014). Is carpal tunnel syndrome related to computer exposure at work? A review and meta-analysis. *Journal of Occupational and Environmental Medicine, 56,* 204 – 208.

11. You, D., Smith, A. H., & Rempel, D. (2014). Meta-analysis: Association between wrist posture and carpal tunnel syndrome among workers. *Safety and Health at Work, 5,* 27 – 31.

12. Zyluk, A. (2013). Carpal tunnel syndrome in pregnancy: A review. *Polish Orthopedics and Traumatology, 78,* 223 – 227.

13. Wainner, R. S., Fritz, J. M., Irrgang, J. J., Delitto, A., Allison, S., & Boninger, M. L. (2005). Development of a clinical prediction rule for the diagnosis of carpal tunnel syndrome. *Archives of Physical Medicine and Rehabilitation, 86,* 609 – 618.

14. Brininger, T. L., Rogers, J. C., Holm, M. B., Baker, N. A., Li, Z. M., & Goitz, R. J. (2007). Efficacy of a fabricated customized splint and tendon and nerve gliding exercises for the treatment of carpal tunnel syndrome: A randomized controlled trial. *Archives of Physical Medicine and Rehabilitation, 88,* 1429 – 1435.

15. Michlovitz, S. L. (2004). Conservative interventions for carpal tunnel syndrome. *Journal of Orthopaedic and Sports Physical Therapy, 34,* 589 – 600.

16. O' Connor, D., Marshall, S., & Massy-Westropp, N. (2003). Non-surgical treatment (other than steroid injection) for carpal tunnel syndrome. *Cochrane Database of Systematic Reviews, 1,* CD003219.

17. Werner, R. A., Franzblau, A., & Gell, N. (2005). Randomized controlled trial of nocturnal splinting for active workers with symptoms of carpal tunnel syndrome. *Archives of Physical*

Medicine and Rehabilitation, 86, 1 – 7.

18. Kisner, C., & Colby, L. A. (2012). *Therapeutic exercise: Foundations and techniques.* Philadelphia, PA : F.A. Davis.

19. Rozmaryn, L. M., Dovelle, S., Rothman, E. R., Gorman, K., Olvey, K. M., & Bartko, J. J. (1998). Nerve and tendon gliding exercises and the conservative management of carpal tunnel syndrome. *Journal of Hand Therapy: Official Journal of the American Society of Hand Therapists, 11,* 171 – 179.

20. Seradge, H., Jia, Y. C., & Owens, W. (1995). In vivo measurement of carpal tunnel pressure in the functioning hand. *Journal of Hand Surgery, 20,* 855 – 859.

21. Wehbé, M. A. (1987). Tendon gliding exercises. *American Journal of Occupational Therapy, 41,* 164 – 167.

22. Tal-Akabi, A., & Rushton, A.(2000). An investigation to compare the effectiveness of carpal bone mobilisation and neurodynamic mobilisation as methods of treatment for carpal tunnel syndrome. *Manual Therapy, 5,* 214 – 222.

23. Huisstede, B. M. A., Coert, J. H., Fridén, J., European HANDGUIDE Group. (Hoogvliet, P., & 2014). Consensus on a multidisciplinary treatment guideline for de Quervain disease: Results from the European HANDGUIDE study. *Physical Therapy, 94,* 1095 – 1110.

24. Barr, A. E., Barbe, M. F., & Clark, B. D. (2004). Work-related musculoskeletal disorders of the hand and wrist: Epidemiology, pathophysiology, and sensorimotor changes. *Journal of Orthopaedic and Sports Physical Therapy, 34,* 610 – 627.

25. Kulthanan, T., & Chareonwat, B. (2007). Variations in abductor pollicis longus and extensor pollicis brevis tendons in the Quervain syndrome: A surgical and anatomical study. *Scandinavian Journal of Plastic and Reconstructive Surgery and Hand Surgery, 41,* 36 – 38.

26. Alexander, R. D., Catalano, L. W., Barron, O. A., & Glickel, S. Z. (2002). The extensor pollicis brevis entrapment test in the treatment of de Quervain's disease. *Journal of Hand Surgery, 27,* 813 – 816.

27. Howell, E. R. (2012). Conservative care of De Quervain's tenosynovitis/tendinopathy in a warehouse worker and recreational cyclist: A case report. *Journal of the Canadian Chiropractic Association, 56,* 121 – 127.

28. Elliott, B. G. (1992). Finkelstein's test: A descriptive error that can produce a false positive. *Journal of Hand Surgery, Edinburgh, Scotland, 17,* 481 – 482.

29. Backstrom, K. M. (2002). Mobilization with movement

as an adjunct intervention in a patient with complicated de Quervain's tenosynovitis: A case report. *Journal of Orthopaedic and Sports Physical Therapy, 32,* 86 – 94 ; discussion 94–97.

30. Forget, N., Piotte, F., Arsenault, J., Harris, P., & Bourbonnais, D. (2008). Bilateral thumb's active range of motion and strength in de Quervain's disease: Comparison with a normal sample. *Journal of Hand Therapy: Official Journal of the American Society of Hand Therapists, 21,* 276 – 284.

31. Campbell, D., Campbell, R., O'Connor, P., & Hawkes, R. (2013). Sports-related extensor carpi ulnaris pathology: A review of functional anatomy, sports injury and management. *British Journal of Sports Medicine, 47,* 1105 – 1111.

32. Ruland, R. T., & Hogan, C. J. (2008). The ECU synergy test: An aid to diagnose ECU tendonitis. *Journal of Hand Surgery, 33,* 1777 – 1782.

33. Wilmarth, M. A., & Nelson, S. G. (1988). Distal sensory latencies of the ulnar nerve in long distance bicyclists: Pilot study. *Journal of Orthopaedic and Sports Physical Therapy, 9,* 370 – 374.

34. Barohn, R. J. (2013). *Peripheral neuropathies, An issue of neurologic clinics, e-book.* Philadelphia, PA : Elsevier Health Sciences.

35. Butler, D. S., & Jones, M. A. (1991). *Mobilisation of the nervous system.* United Kingdom : Churchill Livingstone.

36. Elvey, R. L. (1986). Treatment of arm pain associated with abnormal brachial plexus tension. *Australian Journal of Physiotherapy, 32,* 225 – 230.

37. Chung, K. C., & Spilson, S. V. (2001). The frequency and epidemiology of hand and forearm fractures in the United States. *Journal of Hand Surgery, 26,* 908 – 915.

38. Wulf, C. A., Ackerman, D. B., & Rizzo, M. (2007). Contemporary evaluation and treatment of distal radius fractures. *Hand Clinics, 23,* 209 – 226, vi.

39. Brotzman, S. B., & Manske, R. C. (2011). *Clinical orthopaedic rehabilitation: An evidence-based approach.* Philadelphia, PA : Elsevier Health Sciences.

40. Slutsky, D. J., & Herman, M. (2005). Rehabilitation of distal radius fractures: A biomechanical guide. *Hand Clinics, 21,* 455 – 468.

41. Hardy, M. A. Principles of metacarpal and phalangeal fracture management: A review of rehabilitation concepts. (2004). *Journal of Orthopaedic and Sports Physical Therapy, 34,* 781 – 799.

42. DiBenedetti, D. B., Nguyen, D., Zografos, L.,

Ziemiecki, R., & Zhou, X. (2011). Prevalence, incidence, and treatments of Dupuytren's disease in the United States: Results from a population-based study. *Hand, 6,* 149 – 158.

43. Larsen, S., Krogsgaard, D. G., Aagaard Larsen, L., Iachina, M., Skytthe, A., & Frederiksen, H. (2014). Genetic and environmental influences in Dupuytren's disease: A study of 30,330 Danish twin pairs. *Journal of Hand Surgery, European Volume, 40,* 171 – 176.

44. Bayat, A., & McGrouther, D. (2006). Management of Dupuytren's disease—Clear advice for an elusive condition. *Annals of the Royal College of Surgeons of England, 88,* 3 – 8.

45. Becker, K., Tinschert, S., Lienert, A., Bleuler, P. E., Staub, F., Meinel, A., Rößler, J., et al. (2014). The importance of genetic susceptibility in Dupuytren's disease. *Clinical Genetics, 87,* 483 – 487.

46. Descatha, A., Carton, M., Mediouni, Z., Dumontier, C., Roquelaure, Y., Goldberg, M., Zins, M., et al. (2014). Association between work exposure, alcohol intake, smoking and Dupuytren's disease in a large cohort study (Gazel). *BMJ Open, 4,* e004214.

47. Eaton, C. (2014). Evidence-based medicine: Dupuytren contracture. *Plastic and Reconstructive Surgery, 133,* 1241 – 1251. 48. Sood, A., Therattil, P. J., Paik, A. M., Simpson, M. F., & Lee, E. S. (2014). Treatment of dupuytren disease with injectable collagenase in a veteran population: A case series at the department of veterans affairs new jersey health care system. *Eplasty, 14,* e13.

第八章

颈椎和颞下颌关节的骨科干预

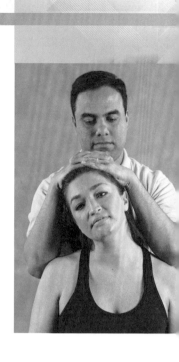

解剖学和生理学

常见损伤

学习目标

8.1　描述颈椎和颞下颌关节的解剖结构。

8.2　描述颈椎和颞下颌关节的正常活动范围。

8.3　讨论正常姿势、头前倾姿势和颈椎回缩时上、下椎体的位置。

8.4　解释颈椎和颞下颌关节的正常运动学。

8.5　讨论脊柱的屈曲和伸展对椎间孔和椎间盘的影响。

8.6　描述常见的颈椎和颞下颌关节疾病及其典型表现。

8.7　讨论各种颈椎和颞下颌关节疾病的致病因素，并讨论相关预防措施。

8.8　描述可用于诊断常见的颈椎和颞下颌关节疾病的临床试验以及如何实施试验。

8.9　讨论颈椎病和颞下颌关节疾病的常见干预措施。

8.10　描述挥鞭样损伤和颈源性头痛与颞下颌功能障碍的关系。

8.11　讨论在治疗各种颈椎病的过程中，颈椎深层肌肉力量正常的重要性。

8.12　描述对于颈椎病和颞下颌关节疾病的临床警示和预防措施。

解剖学和生理学

脊柱是一个经常发生病变的复杂部位。对这一部位的理解和认识对助理物理治疗师来说是至关重要的。本章讨论了颈椎和颞下颌关节。胸椎和腰骶椎将在第九章讨论。

颈椎区域是脊柱中最灵活的部位。这种灵活性对于在环境中确定头、眼、耳和鼻的方向是必要的。同时，脊髓必须由一个稳定的结构来保护。这个部位的解剖学设计是为了实现上述两个目的。颈椎的特殊椎体结构允许颈椎进行较大幅度的旋转和侧屈运动。而该部位的韧带密度和错综复杂的肌肉与这种灵活性形成了反作用。

颞下颌关节（temporomandibular joint，TMJ）与颈椎有肌肉联系，可以影响颈椎，也会受到颈椎的影响。了解这种关系以及颞下颌关节的正常结构和功能，对于提供物理治疗干预是必要的。

骨与关节的解剖学和生理学

脊柱由一列椎体组成，并由椎间盘分隔。许多韧带和肌肉支撑着脊柱。在脊柱的每个区域，椎体的大小、特征和关节面的方向都有变化，但仍具有共同的基本特征。从图 8.1 中可以看到椎体的组成部分。

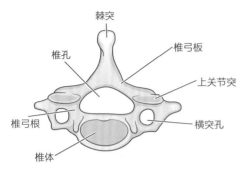

第七颗椎

棘突

椎孔

椎弓板

上关节突

椎弓根

横突孔

椎体

图 8.1 椎骨的典型结构包括椎体、棘突、横突、椎弓根、椎弓板、上关节突、下关节突和椎管。在颈椎中，椎体有横突孔

颈椎

颈椎包含七个椎体。第一颈椎，即寰椎，在寰枕（atlanto-occipital, ao）关节处与枕髁衔接。第二颈椎，即枢椎，与寰椎在寰枢（atlanto-axial, AA）关节处衔接。这两个关节都是十分特殊的，椎体与其他颈椎的相似度极低。其余的颈椎与图8.1 所示的结构相似。图中的椎体较小，椎孔相对较大。

关节突关节是下位椎体的上关节突与上位椎体的下关节突之间的接触点。脊柱中的关节突关节的排列是非常重要的。大多数颈椎关节突关节位于水平面和冠状面之间约 45° 的平面内（图8.2）。寰椎和枢椎之间的关节面基本位于水平面。寰椎的上关节突关节面是一个弧形的表面，与枕髁相接，位于水平面和矢状面的中间位置。这一点的意义将在本章后面的"运动学"中讨论。

位于脊柱各部位交界处的过渡性椎体往往具有两个区域的共同特征。C7 和 T1 是过渡性椎体。这些椎体和交界处需要特别注意，因为它们经常是产生病变的部位。

颞下颌关节

颞下颌关节是滑膜关节，由颞骨的关节结节及下颌窝和下颌骨的髁突形成。关节表面由软骨覆盖，这使它们能够承受压力。关节内有一个纤维软骨、S 形的关节盘。关节复合体有两个不同的关节囊，将关节分为上关节和下关节。这两个关节必须协调一致地工作，这样才能使关节正常运动。

颞下颌关节在一天中几乎不断地移动，因为它参与了咀嚼、吞咽、说话等。它必须能够为咀嚼和说话时的精细动作提供巨大的力量。图 8.3 描述了颞下颌关节的情况。

表 8-1 总结了颈椎、颞下颌关节及邻近结构的解剖学与生理学基础知识。

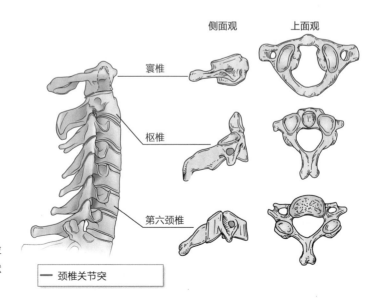

侧面观 上面观

寰椎

枢椎

第六颈椎

图 8.2 颈椎的关节突关节位于颈椎的水平面到水平 - 矢状面之间

—— 颈椎关节突

表 8-1 颈椎、颞下颌关节及邻近结构的骨和关节解剖学和生理学

关节	解剖学	正常关节活动度及运动	骨性标志	临床注意事项
寰枕（AO）关节	环形的寰椎是枕髁和C2之间的"垫圈"。关节突关节位于矢状面和水平面之间，面向内侧和上方	屈曲 5° 伸展 10° 两侧各 5° 的侧屈 每侧旋转 3°～5°	平坦的枕髁及寰椎上关节突。 有横突孔。 无椎体	枕髁在寰椎上关节突上滚动，使头部屈曲和伸展。这一节段的头颈部旋转是非常小的
寰枢（AA）关节	关节突关节几乎都位于水平面内，面向内侧和上方	屈曲 5° 伸展 10° 侧屈无 每侧旋转 40°～45°	C2 上有大的齿状突	颈椎的旋转有近一半发生在这个节段。椎间盘和支持性韧带对这个关节的稳定性至关重要。类风湿关节炎可能导致椎间盘受到侵蚀，或椎间盘通过枕骨大孔半脱位
C2～C3至C6～C7	关节突关节与冠状面和水平面成45°夹角	屈曲 5° 伸展 10° 两侧各 5° 的侧屈 每侧旋转 3°～5°		由于关节突关节的方向，侧屈和旋转总是同时发生在同一侧
C7～T1	关节突关节比其他颈椎都靠近冠状面		C7 棘突通常是最突出的，并作为骨性标志	
颞下颌关节	颞骨的关节结节及下颌窝与下颌骨的髁突形成的关节	口腔最大开口度因性别和脸型而异，但一般来说正常的范围是 40～50 毫米	在外脸外耳道的正前方	在关节面之间有纤维软骨盘

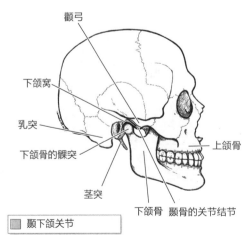

图 8.3 颞下颌关节是由下颌骨和颞骨形成的关节

标注：颧弓、下颌窝、乳突、下颌骨的髁突、茎突、下颌骨 颞骨的关节结节、上颌骨

颞下颌关节

软组织解剖学和生理学

椎间盘和椎体终板

椎间盘存在于 C2～C3 以下的椎体之间，AO 关节和 AA 关节中没有椎间盘存在。椎间盘有两部分：髓核和纤维环。髓核是椎间盘的中心，由一种水基胶状基质组成。纤维环由同心的胶原蛋白环组成，包绕着髓核。只有纤维环最外层是受神经支配的，内层和髓核既没有神经也没有血液供应。

椎体终板是椎体上的软骨覆盖物。终板可被认为是椎体或椎间盘的一部分。它们附着在纤维环上，通过扩散方式为椎间盘提供营养。

图 8.4 描述了椎间盘和椎体终板。

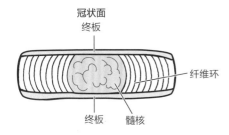

冠状面
终板
纤维环
终板　髓核

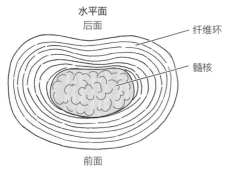

水平面
后面
纤维环
髓核
前面

图 8.4　椎间盘和椎体终板。椎间盘的纤维环包绕着髓核（胶状物质）

颈椎韧带和关节囊

多条韧带支撑着脊柱。在颈椎中，主要的韧带是前纵韧带、后纵韧带、黄韧带、横突间韧带和项韧带。项韧带在 C7 以下成为棘上韧带和棘间韧带。

关节突关节是有关节囊的滑膜关节。关节囊看起来限制了运动，但实际上可以协助韧带稳定脊柱。这在 C7 ~ T1 和 L4 ~ S1 的过渡连接处特别重要。表 8-2 概述了颈椎的软组织。

表 8-2　颈椎的结缔组织解剖学和生理学			
结构	解剖学	功能	临床注意事项
椎间盘	位于椎体之间。分为两部分：髓核和纤维环	吸收压力，允许脊柱的运动	中央的髓核可能会突破包裹它的纤维环，导致对脊柱神经根的压力
椎体终板	覆盖椎体顶部和底部的薄薄一层软骨。与髓核相连	通过扩散方式向纤维环内层和髓核提供营养	髓核可能向上或向下突出，穿过终板（许莫氏结节）。可能导致椎间盘的恶化，也可能导致椎体的恶化
项韧带	从枕骨到 C7	限制颈椎的屈曲	脊柱韧带在 C7 以下成为棘上韧带和棘间韧带
黄韧带	连接相邻椎体的椎弓板。位于椎管内脊髓的后方	限制脊柱的旋转	增生可能导致椎管狭窄
前纵韧带	沿着脊柱，在椎体前方走形	限制脊柱的伸展	
后纵韧带	沿着脊柱，在椎体后方走形。位于椎管内脊髓的前方	限制脊柱的屈曲	增生可能导致椎管狭窄
关节突关节关节囊	包裹每个关节突关节	限制脊柱的屈曲和旋转	颈椎的关节囊可能受伤，并成为挥鞭样损伤的疼痛来源
横突间韧带	连接相邻的横突	限制向对侧侧屈	

颞下颌关节盘、韧带和关节囊

颞下颌关节内有一个细长的关节盘。这个关节盘是双凹的，也就是说，它在颞骨关节结节的下方形成凹陷，在下颌骨髁突上方形成凹陷。因此，这使关节盘呈 S 形，如图 8.5 所示。关节盘在前部与翼外肌相连，在后部与结缔组织相连。它在前后方向上是很容易移动的。

关节盘将颞下颌关节分割成上关节和下关节。上关节是颞下颌关节的前部，位于关节结节和关节盘之间。关节盘和髁突的移动发生在此处。

下关节是颞下颌关节的后部，在关节盘和下颌骨髁突之间。髁突的旋转发生在此处。

颞下颌关节有一个由纤维组成的关节囊，从颞骨连接至关节盘，再从关节盘连接到髁突的项部。关节囊很薄，在防止颞下颌关节脱位方面起不到重要作用。

韧带能加固关节囊并提供强度。颞下颌韧带是颞下颌关节的主要韧带。它有助于防止髁突在颞骨上的横向移动。

表 8-3 概述了颞下颌关节的软组织。

表 8-3 颞下颌关节的结缔组织解剖学和生理学			
结构	解剖学	功能	临床注意事项
颞下颌关节盘	位于颞下颌关节内，前部与翼外肌相连，张口时向前移动，闭口时向后移动	增加关节的稳定性	颞下颌关节盘紊乱可能导致颞下颌关节疼痛
关节囊和韧带	颞下颌关节韧带从外侧加固关节囊，并防止横向移动	帮助在咀嚼过程中稳定颞下颌关节	

神经

颈椎中最大的神经结构是脊髓。脊柱的基本功能是保护脊髓。脊髓位于椎管内。成对的感觉神经通过背根进入脊髓。成对的运动神经通过腹根离开脊髓。背根和腹根合并后形成脊神经，穿过脊柱的椎间孔。图 8.6 说明了颈椎孔内脊髓的解剖结构。

虽然有七个颈椎，但有八对颈椎神经从脊髓中穿出。颈椎神经是按神经根下方的椎体级别编号的。换句话说，C1 神经从枕部和 C1 椎体之间

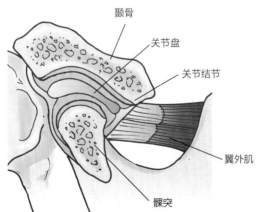

图 8.5 颞下颌关节在两个骨面之间有一个纤维软骨盘

颞骨
关节盘
关节结节
翼外肌
髁突

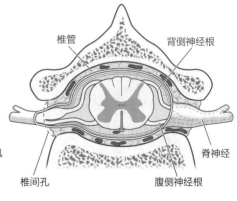

图 8.6 脊髓位于椎管内。脊髓和椎管之间的正常空间为两侧 2.5 毫米以内，在前部和后部 1 毫米以内

椎管
背侧神经根
脊神经
椎间孔
腹侧神经根

的脊髓穿出，C2 神经从 C2 椎体上方穿出。同样地，C7 神经在 C7 椎体上方。C7 椎体以下的神经被命名为 C8 神经。在这一节段，编号系统发生了变化，神经以其上方椎体命名。图 8.7 展示了此概念。

脊柱神经根经常同时包含感觉和运动神经元。脊柱神经根的感觉部分被称为皮节，为皮肤区域提供感觉；运动部分被称为肌节，使得支配的肌群产生运动。通过刺激神经根的感觉部分并引起运动反应，可以对神经根进行评估。这方面的例子是反射弧的测试。了解每根脊柱神经相应的皮节、肌节和反射弧，对评估和治疗脊柱病变很重要。表 8-4 中列出了各个节段的概要。图 8.8 展示了颈椎神经根的皮节。

血液供应

颈部的主要动脉是颈动脉和椎动脉。颈动脉分为颈内动脉和颈外动脉。颈内动脉将血流带入威利斯环以供应大脑，而颈外动脉则供应颈部和面部。椎动脉穿过横突孔，进入颅内。它们进入后方的威利斯环以供应大脑。

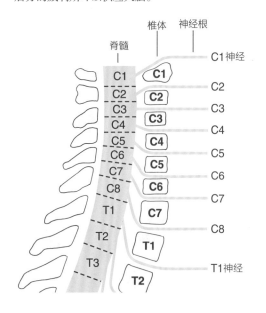

图 8.7　在颈椎中，神经根是以下位椎体命名的。在 C7 椎体下方的神经根是 C8 神经

表 8-4　颈椎神经及与其相关的皮节、肌节和反射				
节段	皮节	肌节	支配肌肉	反射
C1	不适用	上颈椎屈曲	胸锁乳突肌	不适用
C2	头后上方	上颈椎伸展、颈椎旋转	胸锁乳突肌，头夹肌	不适用
C3	头后方和颈前方	颈椎侧屈	斜角肌	不适用
C4	肩上方和锁骨区	耸肩	斜方肌上束、肩胛提肌	不适用
C5	上臂外侧	肩外展	三角肌	肱二头肌
C6	前臂外侧、拇指和食指	屈肘、伸腕	肱二头肌、腕伸肌	肱桡肌
C7	中指和前臂后方	伸肘、屈腕、伸指	肱三头肌、腕屈肌和指伸肌	肱三头肌
C8	环指和小指，手臂内侧	屈指，伸拇指	指屈肌、拇指伸肌	不适用

肌肉解剖学和运动学

颈椎的肌肉有两个不同的作用：移动颈椎或稳定颈椎。虽然大的浅层肌肉可以稳定脊柱，但它们的主要作用是运动。这些肌肉包括颈夹肌和头夹肌、三块斜角肌、胸锁乳突肌和竖脊肌。颈椎的小的深层肌肉不能够产生大的运动，但对这个部位的稳定性和本体感觉很重要。这组肌肉包括后颈部的横突棘肌、棘间肌和横突间肌，以及前颈部的颈深屈肌。

颈深屈肌包括头长肌和颈长肌，以及非常小的头前直肌和头侧直肌（图 8.9）。这些肌肉在颈部疼痛和挥鞭样损伤相关疾病中起着重要作用，后面将讨论。

有四块肌肉主要控制下颌骨的运动，并产生咬合和咀嚼，分别是颞肌、咬肌、翼内肌和翼外肌（图 8.10）。此外，作为这些肌肉中唯一能下沉下颌骨的肌肉，翼外肌通过其与关节盘的连接发挥第二个重要功能。即在下颌运动过程中，翼外肌保持关节盘相对于下颌骨髁突在前方的位置。

表 8-5 总结了颈椎和颞下颌关节肌肉的、起点、止点、支配神经、主要运动和临床注意事项。

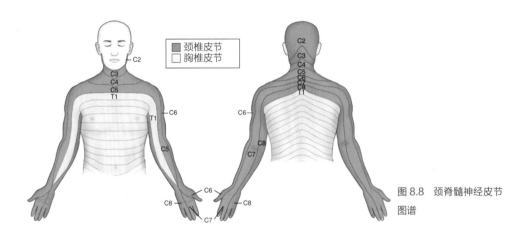

图 8.8 颈脊髓神经皮节图谱

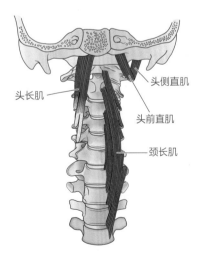

图 8.9 颈椎深层屈肌包括颈长肌、头长肌、头前直肌和头侧直肌

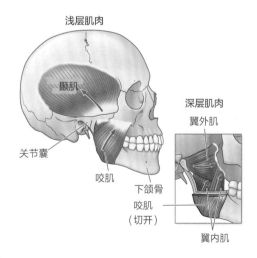

图 8.10 颞下颌关节的肌肉包括颞肌、咬肌、翼内肌和翼外肌

表 8-5 颈椎和颞下颌关节的肌肉解剖学和运动学

肌肉	起点	止点	支配神经	主要运动	临床注意事项
胸椎乳突肌	胸骨和锁骨	颞骨乳突	颅神经 XI（脊柱附属），上段脊神经（C2～C3）	双侧收缩屈曲颈椎；单侧收缩侧屈颈部至同侧，旋转颈椎至对侧	可作为辅助呼吸肌
斜角肌	颈椎横突	第一肋骨和第二肋骨	下段脊神经（C3～C7）	双侧收缩辅助颈椎屈曲；单侧收缩侧屈颈椎至同侧	可作为辅助呼吸肌
竖脊肌	棘突，横突，项韧带	棘突，横突，枕骨和乳突	邻近的脊神经	双侧收缩伸展颈椎和头部；单侧收缩侧屈颈部和头部	颈椎没有髂肋肌
颈夹肌	T3～T6 棘突	C1～C3 横突	下段脊神经（C2～C8）	双侧收缩伸展颈椎；单侧收缩旋转并侧屈颈椎至同侧	只在颈椎起作用
头夹肌	C7～T3 棘突	枕骨外侧和乳突	下段脊神经（C2～C8）	双侧收缩伸展颈椎和头部；单侧收缩旋转并侧屈颈椎至同侧	在颈椎和头部起作用
横突棘肌	横突	上位椎体棘突	邻近的脊神经	稳定颈椎 双侧收缩伸展颈椎 单侧收缩旋转颈椎至对侧	颈椎重要稳定肌，包括：半棘肌、多裂肌和回旋肌
棘间肌	棘突	上位椎体棘突	邻近的脊神经	稳定颈椎 伸展颈椎	颈椎稳定肌
横突间肌	横突	上位椎体横突	C1～C6 前支	侧屈颈椎	颈椎稳定肌；可能在本体感觉中起重要作用
颈深屈肌（头长肌、颈长肌、头前直肌、头侧直肌）	寰椎，C7～T2 横突	枕骨，C1～C6 横突	三叉神经，颅神经 V	屈曲上颈椎。如点头，下巴回缩	肌肉无力与颈椎疾病有关
颞肌	头骨侧面的颞骨	下颌骨	三叉神经，颅神经 V	关闭口腔，缩颌；下颌单侧偏向同侧	咀嚼时可以非常有力地使下颌接近
咬肌	颧弓和上颌骨	下颌骨	三叉神经，颅神经 V	关闭口腔，下颌下降，下颌单侧侧向偏移至同侧	
翼内肌	上颌骨和蝶骨	下颌角	三叉神经，颅神经 V	关闭口腔，下颌单侧侧向偏移至对侧	
翼外肌	蝶骨	下颌骨髁突	三叉神经，颅神经 V	打开口腔，下颌单侧侧向偏移至对侧	

颞下颌关节和颈椎之间的肌肉联系

颞下颌关节的许多肌肉直接或间接地附着在颈椎上。这使得颞下颌关节肌肉的紧张会影响颈椎的姿势。颈椎的姿势也会影响到颞下颌关节。这一点将在后面的"颞下颌功能障碍"中详细讨论。

姿势

颈椎呈前凸状，或称凹面向后。在正常的关节排列中，头部可以通过最少的肌肉激活得到支撑。颈部出现的一个常见的异常姿势是头部前倾的姿势。这种姿势导致颈椎从 C 形变为 S 形，因为下颈椎弯曲度增加，上颈椎过度伸展（图 8.11）。

颈椎回缩练习通常是为了解决颈椎区域的问题。在这种姿势下，颈椎在下部节段得到伸展（图 8.12）。如果想伸展颈椎下段，可以让患者在伸展颈椎前做缩颈运动，这样可以确保整个颈椎都得到伸展。

前倾

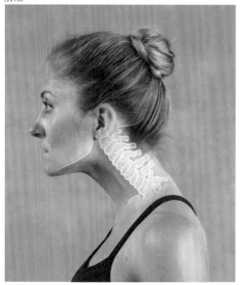

图 8.11　在头部前倾姿势中，下颈椎相对于正常排列是屈曲的

回缩

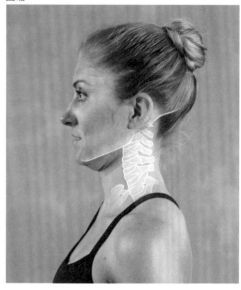

图 8.12　颈椎回缩时，下颈椎伸展

颈椎运动学

关节突关节方向对运动的影响

前面已经提到了颈椎的关节突关节方向的重要性。虽然可在三个平面上进行运动，但关节突关节方向确定了各个节段的主要运动的方式。关节突关节最容易发生的运动是滑动。通过这种方式，关节突关节方向就像脊柱的 "方向盘"，引导着每个节段的运动。

寰椎的上关节突关节面向内侧和上侧，为枕髁提供了一个凹陷的表面，以使头可以产生滚动，从而屈曲和伸展。但是，寰枕关节发生的旋转和侧屈的角度几乎可以忽略不计。在寰枢关节处，关节突几乎完全位于水平面内。这种方向有利于旋转；事实上，颈部发生的旋转几乎有一半发生在寰枢关节。随着颈椎节段往下，关节面开始越来越多地朝向冠状面，有利于侧屈和旋转。表 8-1

总结了颈椎各水平面的关节方向和运动情况。整个颈椎的正常活动度见专栏 8-1。

专栏 8-1	颈椎的正常活动度
屈曲	45°
伸展	90°
侧屈	每侧 40°
旋转	每侧 90°

运动对椎间盘、韧带和椎间孔的影响

椎体的运动影响到椎间盘的髓核，使其在纤维环内轻微移动或变形。长时间的静止或反复运动会导致髓核的移动[1]。伸展运动导致髓核向前移动；屈曲运动导致髓核向后方移动（图 8.13）。

纤维环的后外侧最薄弱，髓核对纤维环的压力可能导致纤维环的撕裂，使髓核移动至椎间盘中心位置以外。

除了对椎间盘的影响外，颈椎的屈曲和伸展

也影响到神经（椎间）孔，如图 8.13 所示。颈椎屈曲时椎间孔最大，颈椎伸展时椎间孔最小。在屈曲时，后侧韧带变得紧绷或紧张。在伸展时，前侧韧带会绷紧。

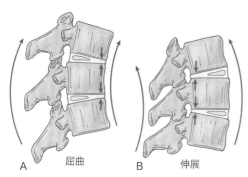

图 8.13　脊柱屈曲引起髓核在纤维环内向后移动，且椎间孔打开（A）。脊柱伸展导致髓核前移，椎间孔关闭（B）

颞下颌关节运动学

下颌的运动包括上抬、下沉、前伸、后缩和侧向偏移。

随着口腔的张开，下颌通过颞下颌关节的上、下两部分的运动而发生下沉运动。髁突在关节盘上向前旋转，而关节盘和髁突相对于颞骨的关节结节发生前移或滑动。正常的口腔张开范围为 40 至 50 毫米，相当于 2 至 3 个指间关节的宽度。

下颌前伸主要发生在颞下颌关节的上部。它涉及下颌的前移且不伴随旋转。正常情况下，下颌在前突过程中的运动是对称的。正常的范围是 6 至 9 毫米，允许患者触摸到下牙齿的边缘。下颌的后缩是通过下颌骨向后移位而发生的。在这个方向上的活动范围是非常有限的。髁突后方的软组织允许的活动范围只有 3 毫米左右。

下颌的侧向偏移是通过同侧颞下颌关节的旋转和对侧颞下颌关节的前移来实现的。正常的侧向偏移约为 8 毫米，允许患者将下颌移动一个上门牙的宽度。患者两侧的侧向偏移应相等。

如前所述，颞下颌关节和颈椎在运动学上是相互关联的。头部前倾的姿势会拉伸下颌骨下方的肌肉，从而将下颌骨向后拉。这可能会增加颞下颌关节的压缩力，导致颞下颌关节疼痛。研究表明，颈椎疼痛和颞下颌关节疼痛常常同时发生[2,3]。

常见损伤

颈源性头痛（CPG）
挥鞭样损伤（CPG）
关节突关节退行性关节病
椎管狭窄症（椎管内的退行性关节病）

椎间孔内的退行性关节病（椎间孔狭窄症）
椎间盘突出症
颞下颌关节功能障碍
颞下颌肌肉功能障碍

颈部是脊柱中最脆弱的部分。与腰椎的椎体不同，颈椎的椎体很小。但颈椎的活动范围很大。颞下颌关节通过肌肉与颈椎相连。这里的病变会影响到颈椎，也会受到颈椎的影响。患者可能在这两个相关领域都出现病变。下面介绍这两个部位常见的骨、椎间盘、神经、关节囊、关节突关节和肌肉的病变。

颈源性头痛（CPG）

颈源性头痛（cervicogenic headache，CGH）[4,5] 是由颈椎的软组织病变引起的头部疼痛。产生头痛的主要结构是上颈椎的关节突关节、肌肉、关节盘、关节囊和韧带。C3 以上的椎体是导致关节突关节和椎间盘的功能障碍的主要原因，其中 C2 ~ C3 椎体关节最常受累[6-9]。

颈源性头痛的诊断标准见专栏 8-2[10]。

诊断 CGH 必须满足以下四项要求。

A. 颈部和枕部局部疼痛，并可扩展到前额、眼眶、太阳穴、头顶和耳朵。

B. 疼痛因特殊的颈部运动或持续的颈部姿势而诱发或加重。

C. 至少有以下一项。

  1. 颈部被动运动出现阻力或关节活动度受限。

  2. 颈部肌肉轮廓、纹理、张力出现变化或对主动和被动拉伸和收缩有反应。

  3. 颈部肌肉的异常触痛。

D. 影像学检查发现至少有以下一项。

  1. 屈曲 / 伸展运动异常。

  2. 姿势异常。

  3. 骨折、先天性畸形、骨肿瘤、类风湿关节炎或其他明显的病理变化。

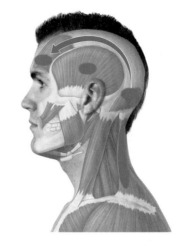

图 8.14 颈源性头痛从颈部开始，向枕部放射。它可能放射到同一侧的前额、眼睛和太阳穴

病因 / 致病因素

颈源性头痛由上颈椎关节、韧带和肌肉的炎症或功能紊乱所致。诱因包括创伤、长时间的颈部屈曲和不良姿势。颈椎病患者可能有创伤史，如挥鞭样损伤。患有颈源性头痛可能与颈椎前凸的姿势相关[11]。女性患颈源性头痛的人数是男性的四倍。

颈源性头痛与深层颈部肌肉（头长肌、颈长肌、头前直肌和头侧直肌）的无力有关[10, 12-15]。这些肌肉负责头相对于颈椎以点头的方式屈曲。它们也有稳定颈椎的作用。

症状

颈源性头痛患者通常主诉单侧疼痛，而且疼痛总出现在一侧。疼痛最初出现在颈部，然后放射到枕部。疼痛可能放射到同侧前额、眼睛和太阳穴（图 8.14）。头痛的强度可为中度至重度[10, 16]。头痛的发生可能与创伤史或颈椎退行性关节病有关。长时间的颈部姿势或反复的运动可能会激惹头痛的发生。患者可能出现的其他症状包括头晕、恶心和头昏[17]。

临床体征

颈源性头痛患者常常表现出颈椎活动度受限和颈椎压痛。其颈椎深层屈肌可能出现无力。以下是用于评估颈源性头痛患者的测试。

颈椎屈曲 - 旋转试验

患者取仰卧位评估当前症状。检查者指导患者主动屈曲头颈部至末端范围。然后检查者将患者的头部旋转到双侧最大范围（图 8.15）。询问患者有关症状的任何变化。如果旋转活动度的减少超过 10°，或者患者的头痛再现，则表明测试结果为阳性。

颅颈屈曲试验

患者取仰卧位，将压力反馈装置（如 Chattanooga 稳定器）置于颈部之下。在患者放松的情况下，该装置被设置为 20mmHg。该测试分两步进行。在第一步中，患者在指导下进行运动。患者要将头在床面向上滑动，轻轻点头，从而减少颈椎前凸。这个动作应该很小，而且控制使装置读数增加到 22mmHg。检查者嘱咐患者保持 2 至 3 秒，然后放松。患者继续做这个动作，以 2mmHg 为单位递增，直到 30mmHg。检查者在每一次重复时都要触及斜角肌和胸锁乳突肌，从而确保患者没有使用这些浅层肌肉。如果患者能够正确地做这个动作，就进入第二步。

在第二步，评估深层颈椎屈肌的力量和耐力。患者取仰卧位，压力反馈装置置于颈部下方。检查者指导患者做第一步中描述的动作，将压力表从 20mmHg 调到 22mmHg，并保持 10 秒（图 8.16）。在 22mmHg 下重复三次。只要患者没有收缩浅层屈肌，测试就以 2mmHg 的增量进行，保持 3 次 10 秒。当患者出现疲劳的迹象，不能保持稳定的压力或颈部浅层屈肌的募集时，则测试停止。

颈深屈肌耐力试验

患者取仰卧位，双腿屈曲置于床面。要求患者最大限度地缩回下巴。患者将头和颈部抬离床面 1 英寸，同时保持下巴缩回。一旦到达目标位置，检查者就开始计时（图 8.17）。检查者在患者颈部两个近似的皮肤褶皱处各画一条线，并将一只手放在患者的头下。给予患者言语提示，让其保持这个姿势。当患者失去保持两条线的边缘接触的能力或触及检查者的手超过 1 秒时，计时就会停止[18]。该测试的正常值可能与性别和颈痛的存在有关。一般来说，女性的平均耐力时间为 29 至 32 秒，而男性为 35 至 40 秒[19, 20]。颈部疼痛患者的平均耐力时间为 24 秒[18]。

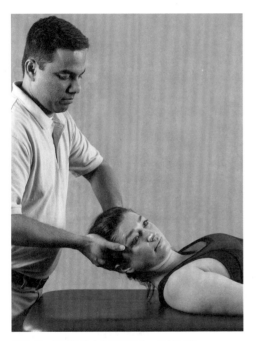

图 8.15　颈源性头痛的颈椎屈曲－旋转试验

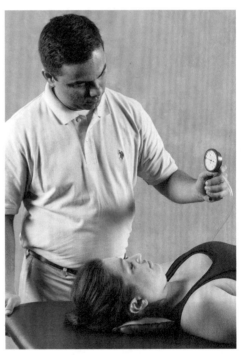

图 8.16　颈源性头痛的颅颈屈曲试验

干预措施

颈源性头痛患者的康复计划中常见的干预措施包括强化颈椎深层屈肌的治疗性练习、颈椎和胸椎关节松动、缓解疼痛的理疗以及颈椎和肩胛骨的稳定性练习[4]。

一些研究表明，运动疗法或脊柱关节松动都是有效的，但最近的研究表明包括关节活动结合运动疗法的治疗方案比单独的方法更有效。运动疗法可能包括强化颈部屈肌，特别是颈深屈肌。颈部本体感觉训练也可包含在内[21]。颈部本体感觉训练可采用图 8.18 所示的练习。在这种练习中，患者用连接在头带上的激光指示器在墙上描画字母或数字。肩胛力量练习也可能有帮助。理疗通常包括超声治疗和电刺激。

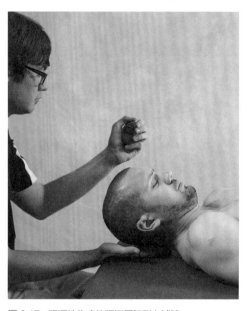

图 8.17　颈源性头痛的颈深屈肌耐力试验

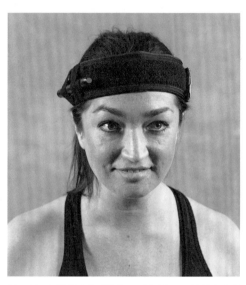

图 8.18　颈椎的本体感觉练习。激光指示器连接在头带上。指导患者追踪字母或指向墙上的物体

结论：颈源性头痛患者	
疾病描述和原因	姿势不良和深层颈椎外展无力导致颈部疼痛并向头部放射
特殊试验	颅颈屈曲试验、颈椎屈曲 - 旋转试验、颈深屈肌耐力试验
拉伸	恢复理想姿势
训练	颈部本体感觉训练
避免	长时间或重复的颈椎姿势

挥鞭样损伤（CPG）

挥鞭样损伤指的是颈部的损伤，包括颈部的快速运动下颈椎软组织和骨的创伤（图 8.19）。它通常发生在机动车尾部或侧面撞击的事故之后，但也可能是由跌倒或运动损伤导致的。颈部的软组织可能受到影响，包括关节突关节关节囊、韧带、肌肉、脊髓和脑。

魁北克工作组将挥鞭样损伤分为 0 到 4 级[22]。0 级为正常的发现。1 级的特点是患者主诉疼痛或僵硬，但没有明显身体症状。2 级的特点是有身体症状，如压痛或运动受限。如果患者有神经系统方面的症状，如无力或反射减弱，则为 3 级损伤。4 级的特点是出现骨折或脱位。这些分级详见专栏 8-3。1 级和 2 级通常会在伤后 6 个月内好转，但令人担忧的是，大约 40% 的挥鞭样损伤患者会发展成慢性挥鞭样损伤相关障碍（whiplash associated disorder，WAD）[23,24]。

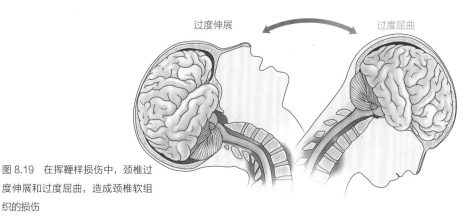

图 8.19　在挥鞭样损伤中，颈椎过度伸展和过度屈曲，造成颈椎软组织的损伤

专栏 8-3	魁北克工作组分类
分级	临床表现
0	• 患者没有主诉颈痛，检查者没有观察到任何体征 • 这些患者并不常见，通常不会寻求治疗，因此没有记录
1	• 患者向医务工作者主诉疼痛 • 没有发现体征。关节活动度正常，力量正常，无肿胀 • 通常这类患者的肌肉损伤较小，不足以引起肌肉痉挛
2	• 患者向医务工作者主诉疼痛 • 发现的肌肉骨骼体征可能包括： 　• 关节活动受限 　• 痉挛或肿胀 　• 颈部或肩部有触痛点 • 通常这些患者是颈部韧带扭伤、肌肉撕裂造成出血和肿胀
3	• 患者向医务工作者主诉疼痛 • 发现神经系统体征，可能包括： 　• 反射减少或消失 　• 皮肤感觉减少或受限（皮节） 　• 肌肉无力（肌节） • 通常这些患者的神经系统受到损伤，因为神经受到压迫或神经组织持续拉伸后受到刺激 • 这些患者几乎都会有关节活动受限和其他肌肉骨骼症状
4	• 患者向医务工作者主诉疼痛 • X 线片显示有骨折或脱位

病因 / 致病因素

颈椎的任何结构都可能是挥鞭样损伤疼痛的原因，包括关节突关节、关节囊、韧带、椎间盘、肌肉、神经和骨骼。

症状

挥鞭样损伤后的常见症状是颈部疼痛和 / 或头痛，疼痛是持续的或与运动有关。症状通常在受伤后 48 小时内出现。此外，患者可能会出现运动受限、头晕、视力模糊、脊柱不稳、睡眠不佳、注意力不集中、记忆力不佳、耳鸣、颞下颌关节功能紊乱和疲劳。

临床体征

挥鞭样损伤的临床症状包括上述的肌肉骨骼症状。这些症状包括颈部活动受限、颈部和手臂肌肉无力，以及疼痛。其他可能发现的症状包括颈部和上身躯干的运动单位募集模式异常、平衡能力改变、颈部本体感觉下降、对颈部的寒冷和压力的过度敏感，以及创伤后应激障碍的症状[23]。

最近的研究表明，挥鞭样损伤患者颈部深层屈肌和所有的颈部伸肌都无力，包括多裂肌、头直肌、半棘肌、颈夹肌、斜方肌上束、头长肌和颈长肌。除了活动范围和力量评估外，前面在颈源性头痛中描述的颅颈屈曲试验或颈深屈肌耐力试验可能有助于评估挥鞭样损伤和相关疾病的患者。

干预措施

挥鞭样损伤后的物理治疗通常包括运动疗法、患者教育和理疗[25, 26]。已有研究证明颈部专项练习比一般健身运动更有效，如颈部活动度练习、颈伸肌和颈深屈肌力量练习，以及颈部本体感觉练习。患者教育通常包括解释中枢疼痛机制和运动的重要性。手法治疗，包括颈椎和胸椎关节松动，可能对减轻疼痛和增加活动度和功能有好处。

结论：挥鞭样损伤患者

疾病描述和原因	与机动车事故或运动损伤中颈部快速过伸和过度屈曲有关，有软组织损伤
特殊试验	颅颈屈曲试验、颈深屈肌耐力试验、颈椎 ROM
拉伸	增加关节活动度
力量训练	颈深屈肌和颈伸肌
其他训练	颈部本体感觉训练
避免	长时间制动或自我制动

退行性关节病

退行性关节病（degenerative joint disease，DJD）可能发生在脊柱的几个节段。退行性关节病也被称为骨性关节炎。关节炎基金会认定有 100 多种类型的关节炎，退行性关节病是其中最常见的类型。在脊柱中，以下三个部位的退行性关节病常引起症状：关节突关节、椎间孔和椎管。以下三种疾病是上述部位的常见退行性关节病。通常情况下，患者会在一个以上的地方出现退行性关节病。

关节突关节退行性关节病

颈椎的骨性关节炎或退行性关节病可能涉及关节突关节。当这些关节出现关节炎时，关节软骨开始退化，在关节表面形成骨刺或骨质增生。关节间隙也会变窄（图 8.20）。

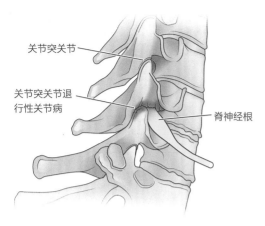

图 8.20　颈椎的退行性关节病可能表现为关节突关节的退行性改变、椎管狭窄或椎间孔的狭窄

病因 / 致病因素

在颈椎的每个节段上，两个关节突关节和椎间盘构成了一个关节三联体。在正常情况下，关节突关节承担了脊柱 33% 的负荷，而椎间盘吸收了剩余的 67%。关节突关节退行性关节病常继发于椎间盘退行性疾病。随着椎间盘的退化，关节突关节要承担明显更多的负荷，最多可达 70%。这些关节突关节在这种压力下开始磨损，导致关节磨损和撕裂（退行性关节病）。

颈椎关节突关节的退行性关节病与衰老有关。尽管发生颈椎关节突关节的退行性关节病与性别没有关系，但患有关节突关节的退行性关节病的男性的疾病发展得更快。肥胖与颈椎退行性关节病的发生有关联。虽然有创伤史和职业危害等因素可能会导致关节突关节的退行性关节病的猜想，但这些都没有得到充分的研究证实。

症状

伸展增加了颈椎面的承重 [27,28]。颈椎关节突关节的退行性关节病患者会主诉颈椎后部疼痛，在伸展和伸展旋转时疼痛加重。疼痛通常集中于颈部，但下颈椎受累可能放射至肩胛区，上颈椎面关节可能引起疼痛放射到枕部并引起头痛（图 8.21）。颈部屈曲可以缓解疼痛。患者可能会主诉触诊到关节突关节处有压痛。

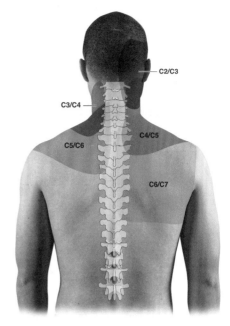

图 8.21　颈椎关节突关节将疼痛放射至枕骨、肩胛骨和背部

如果是严重的关节突关节的退行性关节病，椎间孔可能会变窄，导致上肢神经病变。

临床体征

颈椎很可能出现伸展活动度受限。反复或长时间的伸展往往会加剧疼痛，而反复或长时间的屈曲通常会减轻疼痛。没有用于诊断颈椎关节突关节的退行性关节病的特殊试验。

干预措施

颈椎关节突关节的退行性关节病患者可能对运动疗法中的屈曲练习有反应，包括深层屈肌的力量训练。由伸展到颈椎屈曲或侧屈可以缓解症状。包括超声、软组织松动和经皮神经电刺激疗法（TENS）在内的各种方式可能都是有用的。长期的关节炎症可能导致慢性疼痛和中枢敏化（第三章）。慢性疼痛的患者可以从治疗性神经科学教育中获益 [29]。

结论：颈椎关节突关节退行性关节病患者	
疾病描述和原因	与衰老和椎间盘退行性疾病有关的关节突关节退行性关节炎，引起颈椎后部和背部的疼痛
特殊试验	无
拉伸	颈椎屈曲或侧屈
力量训练	颈深屈肌
其他训练	无
避免	颈椎长时间伸展

椎管狭窄症（椎管内的退行性关节病）

术语"狭窄"是指变得狭小。脊髓和椎管之间的正常空间在左右方向为 2.5 毫米以下，在前后方向为 1 毫米以下[30]。在椎管狭窄症中，椎管因退行性改变而变窄。随着椎管变得越来越狭窄，脊髓受到挤压。椎管狭窄症是一种逐渐进展的疾病。它可能涉及椎管的任何区域，其中腰椎和颈椎受影响最大。它可能只涉及一个节段或跨越多个节段。图 8.22 描述了椎管狭窄时椎管内发生的变化。

病因 / 致病因素

椎管狭窄的常见原因是骨质增生进入椎管。这可能是由与衰老有关的脊柱骨性关节炎造成的。它也可能是由椎管内的韧带，特别是黄韧带和后纵韧带的肥大和钙化引起的。此外，它还可能与先天性椎管过小、脊柱侧弯或椎间盘突出有关。

症状

颈椎椎管狭窄症的常见症状是双侧手臂疼痛、疲劳、麻木、刺痛、笨拙和 / 或无力。颈部伸展时疼痛加剧，颈部屈曲时疼痛缓解。这是由于颈部伸直时椎管变窄，颈部屈曲时椎管变宽所致。椎管狭窄症的双侧手臂症状可以将此疾病与其他颈椎疾病区分开。

随着脊髓压力的增加，患者可能会出现颈椎脊髓病变的症状。这些症状是由通过颈部的神经冲动被破坏导致的，包括躯干和下肢无力、步态障碍以及肠道或膀胱的变化。当这些症状出现时，需要进行手术减压。

临床体征

椎管狭窄症的临床症状包括双侧疼痛、无力、感觉丧失和双侧反射异常。助理物理治疗师可以评估长期或反复运动对患者症状的影响，并可预期伸展会增加症状，弯曲会减少症状。没有用于诊断颈椎管狭窄症的特殊试验。

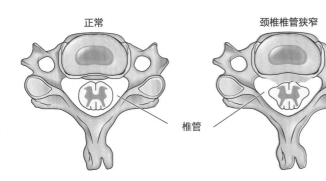

正常　　　　　　颈椎椎管狭窄

椎管

图 8.22　在椎管狭窄症中，椎管的退行性改变导致椎管变窄，对脊髓造成压力。通常，颈椎椎管狭窄症导致双臂的神经症状，并可能发展为双腿的症状

干预措施

颈椎椎管狭窄症患者的康复计划可能包括强化颈深屈肌和颈部伸肌从而稳定颈椎，强化肩胛骨稳定肌，并避免加重症状的体位或活动。康复计划中的物理治疗还可能包括颈椎牵引、TENS和超声治疗。患者使用颈托可能会有帮助。

结论：颈椎椎管狭窄症患者	
疾病描述和原因	与衰老有关的椎管退行性改变，引起椎间孔狭窄和颈椎脊髓挤压
特殊试验	无
拉伸	无
力量训练	颈深屈肌、颈伸肌、肩胛骨稳定肌
其他训练	无
避免	引起疼痛的活动，通常为颈椎伸展和回缩

椎间孔内的退行性关节病（椎间孔狭窄症）

骨性关节炎或退行性关节病可能发生在椎间孔，造成椎间孔狭窄。这在颈椎和腰椎部位更常见，也可称为侧向狭窄。骨质增生在椎间孔中慢慢地过度生长，逐渐缩小了脊柱神经的开口，最终可能导致神经根炎症，这种情况被称为神经根病变。图 8.23 描述了这种疾病。

病因／致病因素

脊柱的骨性关节炎与衰老有关。它可能因活动不足或活动过度而加剧。

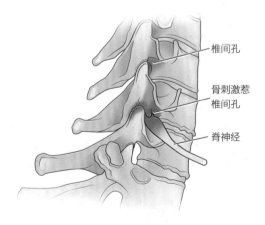

图 8.23　椎间孔的退行性关节病可能导致骨质增生长入椎间，从而导致椎间狭窄

症状

脊柱的许多关节炎变化是无症状的，但如果神经根出现炎症，就会成为疼痛的一个重要来源。患者可能会出现颈部疼痛和上肢疼痛、麻木和刺痛、无力和反射丧失。具体症状取决于受累的神经根。症状通常是单侧的，发生在狭窄的一侧。

由于脊柱屈曲时椎间孔较大，患者通常会主诉在颈部屈曲时疼痛会减轻，涉及颈部屈曲的活动都能忍受。换句话说，这些患者有颈椎屈曲的倾向。颈部伸展时，由于椎间孔的关闭，疼痛会增加。患者经常会说，将手臂举过头顶可以缓解他们的手臂疼痛。这被称为肩外展缓解征，因对神经根的拉伸减少而产生缓解疼痛的效果。

> 注意……
>
> 注意疼痛的位置是否因体位或运动而发生变化。当最远端的疼痛向脊柱靠近时，称为中心化。周围化是指最远端的疼痛向手臂下方移动。治疗神经根病变疼痛的目标是症状中心化。如果疼痛在手臂上移动得更远，就表明神经根的压力增加；如果最远端的疼痛变得更接近脊柱，则表明神经根的压力减少。有时，当疼痛中心化时，疼痛程度会增加。反之，当疼痛周围化时，疼痛程度会减轻。患者和助理物理治疗师应始终关注疼痛的位置，其次才是疼痛的程度。

临床体征

颈椎椎间孔狭窄症的临床体征包括：与未受影响的一侧相比，受影响的一侧出现疼痛、无力、感觉丧失、反射减弱或消失。具体的肌肉无力、皮肤麻木、反射减弱的情况取决于受影响的神经根（表8-4）。针对表8-4中信息的临床体征应用，请参考专栏8-4。除了这些症状外，下列检查也可用于判断颈椎神经根是否受到刺激。

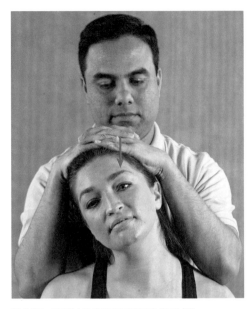

图8.24　颈椎神经根病变的椎间孔挤压试验

> **专栏8-4　C6 椎间孔狭窄的临床体征**
>
> 椎间孔狭窄可能引起疼痛、麻木、反射丧失和无力。如果椎间孔狭窄压迫 C6 神经根，患者主诉一侧上肢疼痛，拇指和食指麻木。患者可能出现肱桡肌神经反射的消失。肱二头肌和腕伸肌可能出现无力。上肢的疼痛通常会随着屈曲偏向运动而减弱和／或中心化。伸展运动通常会加重疼痛和／或使症状周围化。患者可能主诉手臂疼痛加剧，例如在洗澡、洗头、颈椎伸展时。

椎间孔挤压试验

患者取坐位，头部处于中立位。检查者对患者目前的症状进行评估。然后指导患者伸展颈部并向受影响的一侧屈曲，再次评估症状。如果放射性症状没有加重，检查者将双手放在患者的头顶上，施加一个轴向压力（图8.24）。如果患者的放射性症状加重，则表明试验结果为阳性。如果患者的症状加重，试验停止，并诊断为阳性。椎间孔挤压试验的原始试验只涉及颈椎侧屈和压力，但阿内克施泰因（Anekstein）等人加入颈部伸展，增加了此试验的激惹性 [31]。

颈椎牵引试验

患者取仰卧位，检查者评估当前的症状。检查者用一只手托住患者的头部，另一只手放在患者的下巴上，然后对其颈椎施加牵引力（图8.25）。如果颈部受到牵引时，患者的症状减轻，则表明试验结果是阳性的 [32]。

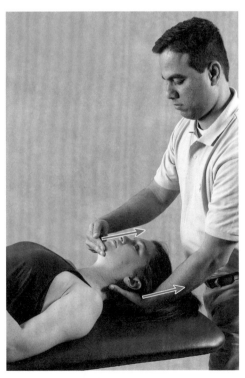

图8.25　颈椎神经根病变的颈椎牵引试验

上肢张力试验（Upper Limb Tension Test, ULTT），正中神经

通过在正中神经上施加张力，这种试验可能有助于排除导致正中神经的 C5 ~ T1 神经根的病变。患者取仰卧位，检查者评估目前的症状。检查者用患者的受累侧上肢做一系列动作，目的是逐步拉伸神经。在每个步骤中，检查者应评估患者的症状。患者上肢的动作如下。

1. 肩胛骨下沉。

2. 肩关节外展至 90°。

3. 肩关节外旋。

4. 手腕和手指伸展。

5. 前臂旋后。

6. 肘关节伸展。

7. 颈椎侧屈，远离被测试的一侧。

该试验的结束姿势如图 8.26 所示。试验阳性的表现是患者受累侧与未受累一侧相比，活动范围受限，症状加重。颈椎向患侧的对侧侧屈时，症状加重；颈椎向患侧侧屈时，症状减轻。如果患者症状加重，测试就会停止并被判断为阳性。为了使该试验客观，可以测量受限关节的活动范围。这项试验对颈椎神经根病变的特异性低。如果试验结果为阴性，则说明没有神经根病变的存在[33]。换句话说，该试验敏感性高，但特异性低。

干预措施

颈椎病的干预措施通常包括颈椎和胸椎松动、神经滑动、强化颈椎深层屈肌、强化肩胛骨稳定肌、强化上肢和颈椎牵引。

可以使用 ULTT 中所列的动作进行神经滑行练习。应指导患者做出使神经轻微紧张的姿势，短暂保持，然后放松，让神经在一个关节上处于松弛状态。物理治疗师可以进行颈椎侧屈松动，同时助理物理治疗师将患者肢体保持在最小的神经紧张点，以滑行神经。

康复计划中可以包括强化颈椎深层屈肌（头长肌、颈长肌、头前直肌和头外侧直肌）。可在颈部下方使用压力生物反馈装置，例如血压计或 Chattanooga 稳定器，如图 8.27 所示。将该装置充气至 20mmHg。指导患者轻轻点头，使颈椎前凸变平，不要用胸锁乳突肌或肩胛骨代替。应指导患者尝试以 2mmHg 为单位增加压力，并在每个步骤中保持 5 秒，最多比基线压力增加 10mmHg。为明确起见，设备的读数将是 20、22、24、26、28 和 30mmHg，视患者的能力而定。

康复计划中可以包括颈部屈肌的等张力量训练。图 8.28 显示了等张性的颈部浅层和深层屈肌的练习。在（A）中描述的练习中，患者被指导在颈椎上弯曲头部，保持颈部中立位。另外，也可以指导患者在胸椎上弯曲头和颈部（B）。

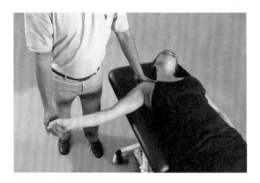

图 8.26　正中神经的上肢张力试验的结束姿势。该试验可用于确定 C5 ~ T1 神经根的激惹性

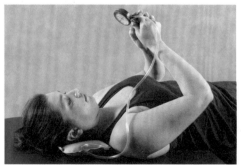

图 8.27　可使用 Chattanooga 稳定器等设备强化颈深屈肌。指导患者主动回缩下颌使颈椎前凸变平，并增加 2mmHg 压力

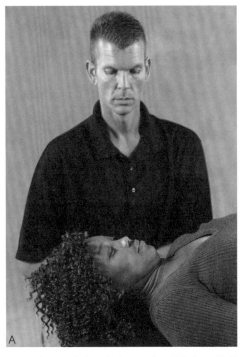

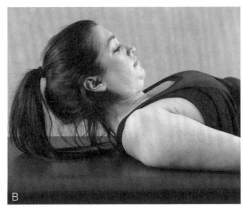

图 8.28 强化颈部浅层和深层屈肌的练习。头部的屈曲（A）和颈部和头部的屈曲（B）

对斜方肌中束、斜方肌下束、前锯肌和菱形肌的力量训练也被有效地用于治疗颈椎病患者。康复计划也可能包括颈椎牵引 [34, 35]。除了物理治疗外，患者还可以接受硬膜外类固醇注射。这个过程是在门诊进行的，包括在神经根周围注射类固醇以减少肿胀和疼痛。如果治疗和注射都不成功，患者可以通过接受外科手术（椎间孔切开术）给神经根减压。

 临床警示

应指导患者了解其疼痛中心化的概念，练习和体力活动应避免使症状周围化。

结论：椎间孔狭窄症的患者	
疾病描述和原因	与衰老有关的椎间孔的退行性变化，导致骨刺形成，对颈椎神经根造成压力
特殊试验	椎间孔挤压试验、颈椎牵引试验、上肢张力试验
拉伸	上肢张力试验牵拉正中神经
力量训练	颈深屈肌、肩胛骨稳定肌、上肢
其他训练	训练颈深屈肌
避免	疼痛周围化

椎间盘突出症

椎间盘（intervertebral disc，IVD）有两个重要组成部分：纤维环和髓核。椎间盘基本上是圆形的，纤维环将髓核包绕于中央。在椎间盘突出的病变发生时，髓核和／或椎间盘的某些部分处于椎体终板的边界之外。椎间盘的破裂通常发生在纤维环较薄的后侧，有可能导致脊髓或脊神经根被压迫。

用于描述椎间盘突出症的进展过程的术语有很大的不同。以下术语与最新的建议一致。突出型椎间盘用来描述椎间盘在终板边界外的最小移位。在这种情况下，纤维环仍然是完整的。挤压型椎间盘指的是突出型椎间盘进一步发展。在这种情况下，椎间盘髓核移位更多，纤维环被完全撕裂。在这种情况下，椎间盘结构仍位于原平面。游离型椎间盘是挤压型椎间盘的进一步发展。在这种情况下，椎间盘的碎片脱离，与原有椎间盘不相连。图 8.29 描述了椎间盘突出症的阶段。

这种疾病也可称为髓核突出（Herniated nucleus Pulposus，HNP）综合征。其他可用于描述这种疾病的术语包括椎间盘膨出、椎间盘脱出和椎间盘滑脱，但这些术语不是首选，因为它们不明确或有误导性[36]。

病因 / 致病因素

虽然颈椎间盘突出的原因还不完全清楚，但可能主要是年龄因素导致椎间盘的变化，具体来说是纤维环的小裂缝使髓核移出纤维环。其中一个证据是，颈椎的椎间盘突出在 30 岁以前是不常见的[37]。其次，它可能是由创伤、体位压力和活动度过大引起的。此外，与活动度过低的节段相邻的颈椎，由于该节段代偿活动度过低的节段，发病风险较高。50 岁以上的人患椎间盘突出的情况并不常见，但也有发病的可能。

颈椎间盘突出症主要发生在下颈椎，即 C4 ~ C7。由于椎间盘突出发生在椎间盘纤维环的后部，下颈椎的屈曲可能增加患病风险。特别是，头部前倾的姿势和长时间颈部屈曲的职业会导致患病风险增加[38]。

症状

与颈椎间盘突出症有关的症状包括颈部和手臂疼痛、麻木和刺痛、无力和反射丧失。颈椎间盘突出症患者最初主诉可能是颈后或肩胛骨疼痛，后来发展为手臂症状。肩胛骨之间的部位常出现由颈椎间盘突出症导致的放射性疼痛[39]。具体的上肢症状取决于椎间盘突出影响的神经根。

颈椎间盘突出的患者常表现出方向性的偏好。换言之，他们的颈椎的某些运动或姿势会使症状加重、周围化，或两者兼而有之，而相反方向的运动则使症状减轻、中心化，或两者兼而有之。常见的是，椎间盘突出的患者会主诉颈部屈曲和头部前倾时症状加重。通常保持颈椎中立或伸展和颈椎回缩会使症状缓解。这些患者被称为有伸展偏好。

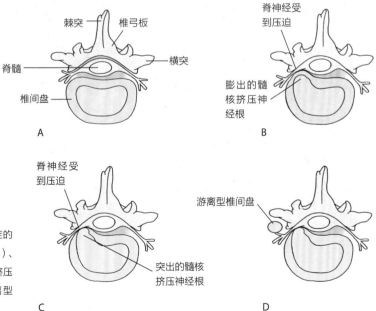

图 8.29　椎间盘突出症的阶段。正常的椎间盘（A）、突出型椎间盘（B）、挤压型椎间盘（C）和游离型椎间盘（D）

临床体征

腰椎间盘突出症的临床症状包括疼痛、无力、感觉缺失，与未受累一侧相比，受累一侧的上肢反射减弱或消失。患者往往表现出颈椎旋转活动范围的减少[40]。此外，椎间孔挤压试验、颈椎牵引试验和前面讨论的上肢张力试验都可提示颈椎神经根病变的发生。

 临床警示

应指导患者了解其疼痛中心化的概念，练习和体力活动应避免使症状周围化。

干预措施

颈椎间盘突出症的康复计划通常包括颈椎和胸椎的关节松动术、神经滑行、颈深屈肌力量练习、肩胛骨稳定肌力量练习、上肢力量练习，以及颈椎牵引。

此外，通常还包括颈椎回缩练习。颈椎间盘突出症的麦肯基治疗方案是以站立或仰卧的方式进行颈椎回缩，如图 8.30 所示。如果症状出现中心化，患者可以进行颈椎回缩，然后再进行颈部伸展。如果患者对这些练习没有反应，颈椎侧屈和向患侧旋转可以减轻症状。麦肯基练习在一天中每隔一小时至两小时进行一次。

斜方肌中束、斜方肌下束、前锯肌、菱形肌和受累上肢的力量练习可以有效治疗颈椎神经根病变。颈椎牵引也可以纳入康复计划中。

姿势再训练对颈椎间盘问题很重要。指导患者采取理想的姿势，通过回缩头部来减少下颈椎的屈曲。患者应尽可能长时间地保持这种姿势，并经常提醒自己在一天中"重置"这种姿势。

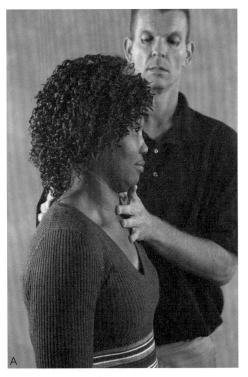
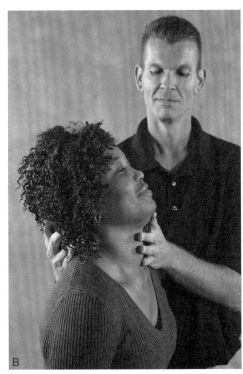

图 8.30 麦肯基颈椎伸展练习。回缩 (A) 和回缩伴伸展 (B)

结论：椎间盘突出的患者	
疾病描述和原因	与衰老和头部前倾姿势有关的纤维化的小裂缝，使髓核向后移位，对神经根造成压力
特殊试验	椎间孔挤压试验、颈椎牵引试验、上肢张力试验
拉伸	上肢张力试验牵拉正中神经，颈椎回缩/伸展
力量训练	颈深屈肌、肩胛骨稳定肌、上肢
训练	颈深屈肌
避免	疼痛周围化

颞下颌功能障碍

颞下颌功能障碍（Temporomandibular Dysfunction，TMD）可以来自关节或咀嚼肌。虽然它们之间有联系，但要区分颞下颌关节功能障碍和颞下颌肌肉功能障碍（颞下颌肌痛）。

颞下颌关节功能障碍

颞下颌关节（Temporomandibular joint，TMJ）的疾病包括关节炎症、关节盘移位和骨性关节炎。关节炎症包括颞下颌关节的关节囊炎和滑膜炎。关节盘移位（通常在前部和内侧）一般发生在口腔关闭时。在某些情况下，当口腔张开时，关节盘移位就会减少。伴随着可触及或可听到的"啪"或"咔"声。关节盘移位也可能发生，且没有复位。当口腔张开或闭合时，关节盘仍然处在已经移位的位置。骨性关节炎是关节炎症的继发症。

病因/致病因素

虽然颞下颌关节疼痛的诱因有争议，但人们普遍认为它与创伤、磨牙和错位（牙齿闭合不齐）或异常的下颌力学有关。颞下颌关节发炎或有关节盘移位的情况下，发生骨性关节炎的风险会增加。

症状

颞下颌关节的炎症在休息时引起疼痛，咀嚼时疼痛加剧。如果关节盘移位，患者可能会出现疼痛。关节盘移位在张嘴时减少，并伴有弹响。如果关节盘移位且不随运动而复位，一般会导致开口或闭口活动度受限，下颌运动时疼痛。如果关节盘移位在一侧，患者在张口时将有下颌偏移，且下颌会偏移向运动受限一侧。

临床体征

颞下颌关节功能障碍的临床表现包括活动度受限、运动不对称、运动时颞下颌关节有弹响。以下特殊试验可用于诊断颞下颌关节功能障碍。

主动张口

患者取坐位放松，闭口。检查者评估当前的症状。患者张口，向检查者报告任何复发的症状（图8.31）。正常的口腔张开活动度是40到50毫米[41, 42]。如果患者的症状重现，或下颌偏向一侧，或张口活动度限制在40毫米以下，则表明试验呈阳性。

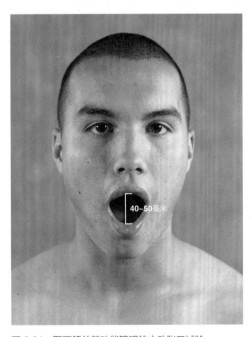

40~50毫米

图8.31　颞下颌关节功能障碍的主动张口试验

主动前伸

　　患者取坐位放松，闭口。检查者评估当前
的症状。患者进行下颌前伸，向检查者报告任
何复发的症状（图 8.32）。如果患者的症状重现，
或不能使前上牙和下牙边缘对齐，则表明试验
呈阳性。

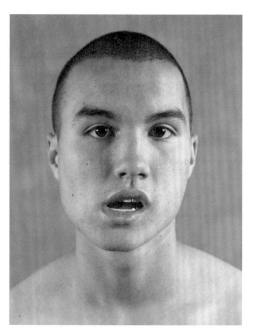

图 8.33　颞下颌关节功能障碍的主动侧向偏移试验

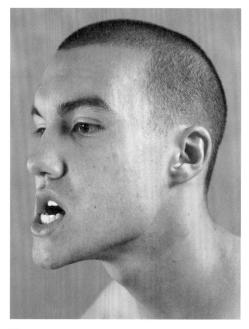

图 8.32　颞下颌关节功能障碍的主动前伸试验

主动侧向偏移

　　患者取坐位放松，闭口。检查者对目前的症
状进行评估。患者下颌侧向偏移，向检查者报告
任何复发的症状（图 8.33）。如果患者的症状重现，
与另一侧相比，一侧的偏移不对称，或者无法将
下颌向两侧移动到一颗上颌中切牙的宽度，则表
明试验结果是阳性的。

抗阻运动

　　患者取坐位放松，闭口。检查者对当前的症
状进行评估。患者张口、闭口、前伸，并在阻力
下向两边侧偏移（图 8.34）。如果患者的症状重现，
表明试验呈阳性。

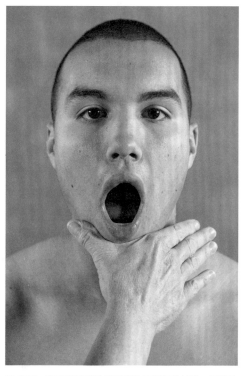

图 8.34　颞下颌关节功能障碍的抗阻运动试验，包括抗
阻关闭口腔

颞下颌关节的触诊

　　患者坐着，嘴巴部分张开，下巴放松。检查者对目前的症状进行评估。检查者将食指指尖放入患者的耳前区，即耳郭前方，勾住手指向前方稍加施压来触诊颞下颌关节。患者进行下颌的张开和闭合（图 8.35）。在触诊的过程中发现弹响，则表明测试结果为阳性。

听诊器评估颞下颌关节的弹响

　　患者坐着，嘴巴部分张开，下巴放松。检查者对目前的症状进行评估。检查者将听诊器放在患者的颞下颌关节上。患者进行下颌的开 / 闭、侧向偏移和前伸 / 后缩（图 8.36）。在下颌运动时出现咯嗒声、吧嗒声或咔嗒声，则表明测试结果为阳性。

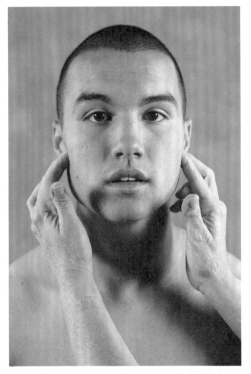

图 8.35　触诊颞下颌关节出现弹响表明患者存在颞下颌关节功能障碍

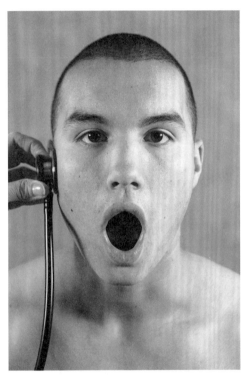

图 8.36　听诊器评估颞下颌关节的弹响

干预措施

　　关节源性颞下颌关节疼痛的患者可以使用理疗改善，包括热疗、冷冻疗法、超声疗法、激光和电刺激。康复计划中可能包括被动和主动的关节活动度练习、等长运动，以及颈椎和颞下颌关节的关节活动。患者可能会被要求在晚上戴上护齿，从而减少磨牙现象。

　　应指导患者掌握舌和下颌的正确休息位置。

舌尖应在口腔顶部，就在上齿后面，牙齿和下颌略微分开，嘴唇闭合。患者应该熟悉这个位置，并在正常活动中保持这个位置。

　　随着炎症和关节疼痛的减轻，患者可以逐步进行关节活动度练习。如果患者在张口时下颌偏向一侧，应指导他们只在不出现侧向偏移的范围内进行练习。

　　对患者的教育应着重于颞下颌关节的自限

性。这个关节能够重塑，导致关节盘的变化。物理治疗、疼痛管理和消除导致颞下颌关节疼痛的因素有助于患者度过疼痛期。

 临床警示

在干预初期，活动应避免引起弹响和绞索症状，从而减轻炎症。

颞下颌肌肉功能障碍

颞下颌关节肌痛，或肌肉疼痛，是相当常见的，约占颞下颌功能障碍的一半。患者可能有咀嚼肌的过度激活。这种疼痛常常伴随着颈部和肩部的疼痛。

病因 / 致病因素

目前还不清楚颈椎疼痛是否会使患者在颞下颌关节区域出现纤维肌痛，但两者似乎有关联。头部前倾的姿势与颞下颌肌痛有关 [3, 43-45]。下颌骨错位和磨牙症也是原因之一。发生在夜间的磨牙症可能与睡眠姿势或压力有关。纤维肌痛可能会导致颞下颌骨肌痛。

症状

患者可能会主诉耳朵、下巴或面部疼痛。他们可能会主诉他们的耳朵感觉被填满。他们经常主诉咀嚼时感到不适。颈源性头痛也很常见。

临床体征

前面列举的评估主动运动和抗阻运动的特殊试验是用来评估肌源性颞下颌功能障碍的。在这些测试中，患者往往会出现疼痛和运动受限。

干预措施

患有肌源性颞下颌关节疼痛的患者可以使用减少疼痛和肌肉痉挛的理疗缓解，包括热疗、冷冻疗法、超声疗法、激光和电刺激。姿势再训练、主动关节活动度练习、等长练习、生物反馈、放松练习以及颈椎和颞下颌关节的关节活动都可以纳入康复计划中。

Rocabado 提倡颞下颌功能障碍患者进行"6×6练习"，即每次做6次，每天6次。如上所述，最初要指导患者掌握舌头和下颌的正确放松位置。指导患者做以下练习。

1. 采取适当的舌头和下巴位置。用鼻子进行膈式呼吸。在休息状态下，嘴巴微张，发出咯嗒的声音。
2. 采取适当的舌头和下巴位置。让舌头保持在口腔顶部，张开嘴直到舌头开始离开口腔顶部。如果出现疼痛或弹响，则应尽快停止。
3. 采取适当的舌头和下巴位置。用一根或两根手指放在下巴上，为试图进行的下巴运动提供阻力。轻轻地尝试打开和关闭嘴巴，用手指抵住嘴巴，防止任何运动。向两侧轻轻地做同样的动作，防止侧向偏移。这是对下巴进行节奏性稳定练习。
4. 两手在颈后紧握。在不弯曲颈部的情况下，通过在寰椎上旋转头部来点头。
5. 将头向后缩，做一个双下巴动作。此时应该会引起颈部后部的紧绷感。
6. 抬起下肋骨和胸部向上和向前，同时将肩胛骨并拢。

可以指导患者轻轻地自我拉伸到下颌打开的位置（图 8.37）。嘴里含着软木塞说话或唱歌5到10分钟，可用于拉伸肌肉，从而减弱肌张力（图8.38）。

预防措施

应嘱咐患者避免咀嚼口香糖、咬指甲和食用难以咀嚼的食物。他们应避免休息时将下颌放在手上。

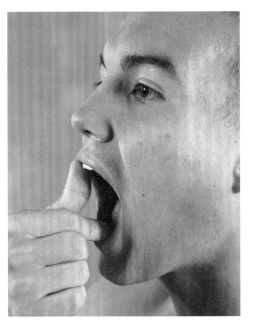

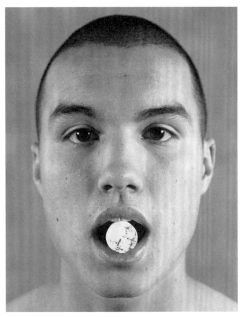

图 8.37 自我拉伸到下颌打开的位置可能适用于颞下颌 肌痛

图 8.38 患者可以用口中的软木塞来拉伸下颌的肌肉, 从而使肌肉放松

结论：颞下颌功能障碍的患者	
疾病描述和原因	通常由下颌错位、磨牙或头部前倾的姿势引起的肌肉或关节疼痛，导致颞下颌关节疼痛，伴有或不伴有弹响、咔嗒声，以及活动度受限
特殊试验	颞下颌关节的关节活动度、抗阻运动和颞下颌关节触诊测试
拉伸	张开口腔和侧向偏移，减少肌肉紧张
力量训练	下颌的肌肉：颞肌、咬肌和翼状肌
其他训练	正确的舌头休息位
避免	头部前伸，嚼口香糖，咬指甲，磨牙

总结

颈椎的重要性在于它既能保护脊髓，又能提供最大范围的关节活动度。由于该部位解剖结构的复杂性，这些看似相反的功能是可能同时实现的。然而，肌肉无力、肌肉失衡、创伤和姿势异常可能会导致各种体征和症状，包括无力、反射丧失、疼痛、感觉丧失和头痛。在此部位提供适当的物理治疗干预措施对恢复功能很重要。

复习题

1. 指导你的同学以颈部良好的姿势保持坐位。将你所有的手指，轻轻地放在整个颈椎的颈椎棘突上。指导你的同学变为头部拉伸的姿势，同时触诊棘突。让你的同学重复这个动作数次，同时注意下颈椎的屈曲和上颈椎的伸展。伴随着头部前伸的姿势，胸椎发生了什么变化？颈椎回缩时胸椎会发生什么变化？肩胛骨发生什么变化?

2. 触诊你的同学的颞下颌关节。你可以将戴着手套的食指放入你同学的耳朵,并将手指向前弯曲,或在外耳道的正前方触诊。让你的同学张开和闭上口腔,注意髁突的向下和向前的运动。让你的同学将张开的下巴从一侧移到另一侧。你在他侧向运动时感觉到什么?让你的同学前伸下颌。这与张嘴时颞下颌关节的运动有什么不同的感觉?

3. 直立坐位,前伸你的下巴。注意过程中是否有困难,有多少活动度,有无弹响等。现在采取头部前伸的姿势。在这个姿势下,前伸你的下巴。你是否注意到变化?你能得出什么结论?

4. 说出在颈椎向右旋转中作为力偶的肌肉。

5. 说出在颈椎侧屈中作为力偶的肌肉。

6. 你正在治疗一位因椎间盘突出而压迫颈椎神经根的患者。解释为什么该患者的康复计划中可能包括伸展颈椎的运动。如果神经受压是由于骨性结构使椎间孔变窄,运动方案是否可能改变?以何种方式?

7. 与你的同学一起进行与 C5 神经根有关的感觉测试、徒手肌力测试和反射测试。对 C6、C7 和 C8 重复这些测试。

8. 你正在治疗一位有颈源性头痛病史的患者,该患者在过去一年中因挥鞭样损伤而出现颈源性头痛。康复计划中规定要指导患者加强颈深屈肌的力量训练。请说明这与强化胸锁乳突肌和斜角肌的训练有什么不同。

9. 你正在治疗一位患有椎管狭窄症并伴有 C6 神经根病变的患者。患者主诉当颈部伸展和向患侧弯腰时,疼痛加剧。假设你的同学是患者,向你的同学解释为什么会出现这种情况。

10. 问题 9 中患者的康复计划规定了对颈部和由此引起的上肢无力的针对性练习。你可能会使用什么练习?

11. 你正在治疗一位 35 岁的患者,他最近有神经根疼痛的病史,被确定为与椎间盘突出有关。该患者有一个前倾的头部姿势。纠正头部前倾的重要性如何?为什么?

12. 问题 11 中的患者颈椎回缩时颈椎后部疼痛加剧和其他手臂症状消失。你可以如何进阶这项练习?

13. 对于颈椎间盘突出的患者,你认为哪些日常生活活动会加重症状?对于颈椎椎间孔狭窄患者呢?

患者案例：放射性颈椎病

患者评估		
患者姓名： ××××××	**年龄：** 66 岁	**BMI：** 21.3 千克 / 米²

诊断 / 病史

医学诊断： 放射性颈椎病

诊断测试 / 结果： MRI 显示 C7 峡部裂

先前的功能水平： 不显著

患者目标： 减轻疼痛，恢复到先前的功能水平

用药： 硝苯地平缓释片每天 60 毫克，二甲双胍缓释片每天 1000 毫克

物理治疗师诊断： 继发于颈椎病的左臂疼痛

相关医学病史： 骨性关节炎、高血压、糖尿病

注意事项： 无

社会支持 / 安全隐患

患者居住条件 / 支持 / 障碍： 独自生活

患者工作条件 / 职业 / 娱乐活动： 退休的法学院教授，为法律援助所无偿工作

生命体征

静息时体温： 98.6 ℉　**血压：** 130/82mmHg　**心率：** 74 次 / 分　**呼吸频率：** 14 次 / 分　**血氧饱和度：** 98%

主诉

患者为男性，有 3 周的左臂疼痛史，并伴有中指麻木。起病没有明显的原因。疼痛影响了日常活动

身体评估

定位： 警觉并能定位　**言语 / 视觉 / 听觉：** 佩戴助听器 B　**皮肤完整性：** 完好无损

关节活动度： 颈椎活动在所有平面上都受限，在长时间和反复的颈椎伸展时出现疼痛，最远端的疼痛在肘部以下

力量： 徒手肌力测试 肱三头肌 3/5，腕关节屈伸 4/5　　**触诊：** 未测试

肌张力： 未测试　　**平衡 / 协调：** 在正常范围内　　**感受 / 本体感觉：** 第三指感觉减退

耐力： 没有测试　　**姿势：** 颈曲减小　　**水肿：** 无

疼痛

疼痛评分和位置： 最好 0/10，最差 5/10

激惹因素： 颈椎伸展（刮胡子和使用计算机时）

缓解因素： 颈椎屈曲

激惹性： 患者调整姿势后，疼痛很快缓解

功能检查

患者是功能独立的

特殊试验

试验名称： 反射测试 / 徒手肌力测试　　**结果：** 符合 C7 神经根病变

评估

患者的症状和体征与放射性颈椎病一致

短期治疗目标

1. 患者表示疼痛减少 25%
2. 患者表示可以理解疼痛中心化
3. 患者可以独立进行家庭练习

长期治疗目标

1. 患者表示疼痛减少 50%
2. 患者最远端的疼痛在肘关节之上

治疗计划

频率 / 持续时间： 每周 2 次，共 4 周

内容： 理疗、运动疗法、神经再教育、患者教育

患者案例问题

1. 哪些因素可能导致 患者的颈椎病？

2. 你会告诉患者要避免或减少的活动具体是什么？

3. 当你第一次见到患者时，你将收集哪些数据？

4. 如果康复计划不能为你提供指导，你可能对这个患者使用什么治疗方式？为什么？是否有禁忌的方式？

5. 如果康复计划不能具体为你提供指导，请选择三个适用于该患者的运动疗法，并证明你的选择是正确的。

参考文献

1. Alexander, L. A., Hancock, E., Agouris, I., Smith, F. W., & MacSween, A. (2007). The response of the nucleus pulposus of the lumbar intervertebral discs to functionally loaded positions. *Spine, 32,* 1508 – 1512.

2. Marklund, S., Wiesinger, B., & Wänman, A. (2010). Reciprocal influence on the incidence of symptoms in trigeminally and spinally innervated areas. *European Journal of Pain, 14,* 366 – 371.

3. Olivo, S. A., Bravo, J., Magee, D. J., Thie, N. M., Major, P. W., & Flores-Mir, C. (2006). The association between head and cervical posture and temporomandibular disorders: A systematic review. *Journal of Orofacial Pain, 20,* 9 – 23.

4. Childs, J. D., Cleland, J. A., Elliott, J. M., Teyhen, D. S., Wainner, R. S., Whitman, J. M., Sopky, B. J., et al. (2008). Neck pain: Clinical practice guidelines linked to the International Classification of Functioning, Disability, and Health from the Orthopedic Section of the American Physical Therapy Association. *Journal of Orthopaedic and Sports Physical Therapy, 38,* A1 – A34.

5. Blanpied, P. R., Gross, A. R., Elliott, J. M., Devaney, L. L., Clewley, D., Walton, D. M., Sparks, C., et al. (2017). Neck Pain: Revision 2017. *Journal of Orthopaedic and Sports Physical Therapy, 47,* A1 – A83.

6. Bogduk, N. (2001). Cervicogenic headache: Anatomic basis and pathophysiologic mechanisms. *Current Pain and Headache Reports, 5,* 382 – 386.

7. Bogduk, N., & Marsland, A. (1986). On the concept of third occipital headache. *Journal of Neurology, Neurosurgery, and Psychiatry, 49,* 775 – 780.

8. Lord, S. M., Barnsley, L., Wallis, B. J., & Bogduk, N. (1994). Third occipital nerve headache: A prevalence study. *Journal of Neurology, Neurosurgery, and Psychiatry, 57,* 1187 – 1190.

9. Slipman, C. W., Plastaras, C., Patel, R., Isaac, Z., Chow, D., Garvan, C., Pauza, K., et al. (2005). Provocative cervical discography symptom mapping. *The Spine Journal, Official Journal of the North American Spine Society, 5,* 381 – 388.

10. Petersen, S. M. (2003). Articular and muscular impairments in cervicogenic headache: A case report. *Journal of Orthopaedic and Sports Physical Therapy, 33,* 21 – 30 ; discussion 30–32.

11. Farmer, P. K., Snodgrass, S. J., Buxton, A., & Rivett, D. A. (2014). An investigation of cervical spinal posture in cervicogenic headache. *Physical Therapy, 95,* 212 – 222.

12. Barton, P. M., & Hayes, K. C. (1996). Neck fl exor muscle strength, efficiency, and relaxation times in normal subjects and subjects with unilateral neck pain and headache. *Archives of Physical Medicine and Rehabilitation, 77,* 680 – 687.

13. Nicholson, G. G., & Gaston, J. (2001). Cervical headache. *Journal of Orthopaedic and Sports Physical Therapy, 31,* 184 – 193.

14. Vernon, H. T., Aker, P., Aramenko, M., Battershill, D., Alepin, A., & Penner, T. (1992). Evaluation of neck muscle strength with a modified sphygmomanometer dynamometer: Reliability and validity. *Journal of Manipulative and Physiological Therapeutics, 15,* 343 – 349.

15. Watson, D. H., & Trott, P. H. (1993). Cervical headache: An investigation of natural head posture and upper cervical flexor muscle performance. *Cephalalgia: An International Journal of Headache, 13,* 272 – 284 ; discussion 232.

16. Nicholson, G. G., & Gaston, J. (2001). Cervical

headache. *Journal of Orthopaedic and Sports Physical Therapy, 31,* 184 – 193.

17. Racicki, S., Gerwin, S., DiClaudio, S., Reinmann, S., & Donaldson, M. (2013). Conservative physical therapy management for the treatment of cervicogenic headache: A systematic review. *Journal of Manual and Manipulative Therapy, 21,* 113 – 124.

18. Harris, K. D., Heer, D. M., Roy, T. C., Santos, D. M., Whitman, J. M., & Wainner, R. S. (2005). Reliability of a measurement of neck flexor muscle endurance. *Physical Therapy, 85,* 1349 – 1355.

19. Jarman, N. F., Brooks, T., James, C. R., Hooper, T., Wilhelm, M., Brismée, J. M., Domenech, M. A., et al. (2017). Deep neck flexor endurance in the adolescent and young adult: Normative data and associated attributes. *PM&R: The Journal of Injury, Function, and Rehabilitation, 9,* 969 – 975.

20. Domenech, M. A., Sizer, P. S., Dedrick, G. S., McGalliard, M. K., & Brismee, J. M. (2011). The deep neck flexor endurance test: Normative data scores in healthy adults. *PM&R: The Journal of Injury, Function, and Rehabilitation, 3,* 105 – 110.

21. Sharma, D., Sen, S., & Dhawan, A. (2014). Effects of cervical stabilization exercises on neck proprioception in patients with cervicogenic headache. *International Journal of Pharma and Bio Sciences, 5,* B405 – B420.

22. Spitzer, W. O., Skovron, M. L., Salmi, L. R., Cassidy, J. D., Duranceau, J., Suissa, S., & Zeiss E. (1995). Scientific monograph of the Quebec Task Force on Whiplash-Associated Disorders: Redefining 'whiplash' and its management. *Spine, 20,* 1S – 73S.

23. Elliott, J. M., Noteboom, J. T., Flynn, T. W., & Sterling, M. (2009). Characterization of acute and chronic whiplash-associated disorders. *Journal of Orthopaedic and Sports Physical Therapy, 39,* 312 – 323.

24. Trippolini, M. A., Dijkstra, P. U., Côté, P., Scholz-Odermatt, S. M., Geertzen, J. H., Reneman, M. F. (2014) Can functional capacity tests predict future work capacity in patients with whiplash-associated disorders? *Archives of Physical and Medicine and Rehabilitation, 95,* 2357 – 2366.

25. Southerst, D., Nordin, M. C., Côté, P., Shearer, H. M., Varatharajan, S., Yu, H., Wong, J. J., et al. (2016). Is exercise effective for the management of neck pain and associated disorders or whiplash-associated disorders? A systematic review by the Ontario Protocol for Traffic Injury Management (OPTIMa) Collaboration. *The Spine Journal, Official Journal of the North American Spine Society, 16,* 1503 – 1523.

26. Sutton, D. A., Côté, P., Wong, J. J., Varatharajan, S., Randhawa, K. A., Yu, H., Southerst, D., et al. (2016). Is multimodal care effective for the management of patients with whiplash-associated disorders or neck pain and associated disorders? A systematic review by the Ontario Protocol for Traffic Injury Management (OPTIMa) Collaboration. *The Spine Journal, Official Journal of the North American Spine Society, 16,* 1541 – 1565.

27. Ludvigsson, M. L., Peterson, G., O' Leary, S., Dedering, A., & Peolsson, A. (2015). The effect of neck-specific exercise with, or without a behavioral approach, on pain, disability and self-efficacy in chronic whiplash-associated disorders: A randomized clinical trial. *Clinical Journal of Pain, 31,* 294 – 303.

28. Gellhorn, A. C., Katz, J. N., & Suri, P. (2013). Osteoarthritis of the spine: The facet joints. *Nature Reviews, Rheumatology, 9,* 216 – 224.

29. Louw, A., Diener, I., Butler, D. S., & Puentedura, E. J. (2011). The effect of neuroscience education on pain, disability, anxiety, and stress in chronic musculoskeletal pain. *Archives of Physical Medicine and Rehabilitation, 92,* 2041 – 2056.

30. Zaaroor, M., Kósa, G., Peri-Eran, A., Maharil, I., Shoham, M., & Goldsher, D. (2006). Morphological study of the spinal canal content for subarachnoid endoscopy. *Minimally Invasive Neurosurgery Journal, 49,* 220 – 226.

31. Anekstein, Y., Blecher, R., Smorgick, Y., & Mirovsky, Y. (2012). What is the best way to apply the Spurling Test for cervical radiculopathy? *Clinical Orthopaedics and Related Research, 470,* 2566 – 2572.

32. Jull, G. A., Falla, D., Vicenzino, B., & Hodges, P. W. (2009). The effect of therapeutic exercise on activation of the deep cervical flexor muscles in people with chronic neck pain. *Manual Therapy, 14,* 696 – 701.

33. O' Leary, S., Jull, G., Kim, M., & Vicenzino, B. (2007). Specifi city in retraining craniocervical flexor muscle performance. *Journal of Orthopaedic and Sports Physical Therapy, 37,* 3 – 9.

34. Cleland, J. A., Whitman, J. M., Fritz, J. M., & Palmer, J. A. (2005). Manual physical therapy, cervical traction, and strengthening exercises in patients with cervical radiculopathy: A case series. *Journal of Orthopaedic and Sports Physical Therapy, 35,* 802 – 811.

35. Moeti, P., & Marchetti, G. (2001). Clinical outcome from mechanical intermittent cervical traction for the treatment of cervical radiculopathy: A case series. *Journal of Orthopaedic and Sports Physical Therapy,*

31, 207 – 213.

36. Fardon, D. F., Williams, A. L., Dohring, E. J., Murtagh, F. R., Gabriel Rothman, S. L., & Sze, G. K. (2014). Lumbar disc nomenclature: version 2.0: Recommendations of the combined task forces of the North American Spine Society, the American Society of Spine Radiology and the American Society of Neuroradiology. *The Spine Journal, Official Journal of the North American Spine Society, 14,* 2525 – 2545.

37. Ikeda, H., Hanakita, J., Takahashi, T., Kuraishi, K., & Watanabe, M. (2012). Nontraumatic cervical disc herniation in a 21-year-old patient with no other underlying disease. *Neurologica Medic-Chirurgica, 52,* 652 – 656.

38. Wu, M. P., Chen, H. H., Yen, E. Y., Tsai, S. C., & Mo, L. R. (1999). A potential complication of laparoscopy—The surgeon's herniated cervical disk. *Journal of the American Association of Gynecologic Laparoscopists, 6,* 509 – 511.

39. Cloward, R. B. (1959. Cervical diskography. A contribution to the etiology and mechanism of neck, shoulder and arm pain. *Annals of Surgery, 150,* 1052 – 1064.

40. Wainner, R. S., Fritz, J. M., Irrgang, J. J., Boninger, M. L., Delitto, A., & Allison, S. (2003). Reliability and diagnostic accuracy of the clinical examination and patient self-report measures for cervical radiculopathy. *Spine, 28,* 52 – 62.

41. Agerberg, G. (1974). Maximal mandibular movements in young men and women. *Svensk Tandlakare Tidskrift, Swedish Dental Journal, 67,* 81 – 100.

42. Fatima, J., Kaul, R., Jain, P., Saha, S., Halder, S., & Sarkar, S. (2016). Clinical measurement of maximum mouth opening in children of Kolkata and its relation with different facial types. *Journal of Clinical and Diagnostic Research, 10,* ZC01-05.

43. Munhoz, W. C., & Hsing, W. T. (2014). Interrelations between orthostatic postural deviations and subjects' age, sex, malocclusion, and specific signs and symptoms of functional pathologies of the temporomandibular system: A preliminary correlation and regression study. *Cranio, Journal of Craniomandibular Practice, 32,* 175 – 186.

44. Rocha, C. P., Croci, C. S., & Caria, P. H. F. (2013). Is there relationship between temporomandibular disorders and head and cervical posture? A systematic review. *Journal of Oral Rehabilitation, 40,* 875 – 881.

45. Sonnesen, L., Bakke, M., & Solow, B. (2001). Temporomandibular disorders in relation to craniofacial dimensions, head posture and bite force in children selected for orthodontic treatment. *European Journal of Orthodontics, 23,* 179 – 192.

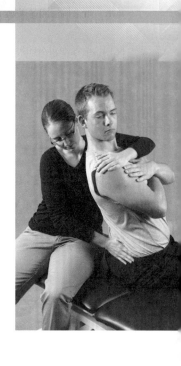

第九章
胸椎和腰椎的骨科干预

解剖学和生理学

常见损伤

学习目标

9.1　描述脊柱的胸椎、腰椎和骶椎部位的解剖结构。

9.2　描述腰椎的正常活动范围。

9.3　解释胸椎和腰骶部位的正常运动学，包括腰椎骨盆节律。

9.4　讨论胸腰筋膜的重要性。

9.5　阐述屈曲和伸展对椎间孔、后部结构、脊柱韧带和椎间盘的影响。

9.6　描述常见的胸椎和腰椎疾病及典型表现。

9.7　讨论各种胸椎和腰椎疾病的诱因，并讨论相关预防措施。

9.8　描述腰椎关节突关节退行性关节病、椎间孔骨质增生和椎管狭窄之间的关系。

9.9　描述用于诊断常见胸椎和腰椎疾病的临床试验，以及如何实施这些试验。

9.10　描述中心化和周围化的概念。

9.11　讨论胸椎和腰椎疾病的常见干预措施。

9.12　描述胸椎和腰椎的手术干预措施，包括椎弓板切除术、椎间盘切除术和椎体成形术。

9.13　描述脊柱过度后凸和压缩性骨折之间的关系。

9.14　描述胸椎和腰椎疾病的临床警示和预防措施。

解剖学和生理学

本章将继续讨论脊柱的解剖结构，重点是胸椎和腰骶部。鉴于肋骨可以提供稳定性，胸椎与脊柱的其他区域不同。它是姿势异常的一个常见来源。

腰椎必须具备稳定性以承受施加在其上面的负荷，同时又要具备移动性以应对骨盆位置的变化。腰椎和骶髂关节的解剖结构就是为了实现这些目的而设计的。椎体的大小和形状、韧带的密度，以及肌肉的相互作用使该部位能够承受压迫和剪切力。动态结构使腰椎能够响应骨盆和下肢的运动，包括椎间盘和胸腰筋膜。

腰骶部是一个经常发生疼痛和病变的部位。根据美国国立卫生研究院的数据，腰痛是导致与工作有关的残疾的最常见原因[1]。它也是人们寻求物理治疗的最常见原因。对胸椎和腰骶部的解剖学和生理学的理解对助理物理治疗师来说至关重要。

骨与关节的解剖学和生理学

胸椎包含 12 个椎体。从后方看，这个部位是凸起的。第一胸椎与 C7 衔接，具有颈椎和胸椎的共同特征。从 T1 到 T11，关节突关节面主要在冠状面，有利于侧屈和旋转。T12 是一个过渡性的椎体；其椎体与腰椎一样大，其下关节突关节面位于矢状面。

胸椎最突出的特点是每个椎体与一对肋骨形成关节。由于肋骨的刚度，胸椎的活动范围比颈椎小得多。肋骨与椎体和横突都会形成关节。

胸椎的第二个显著特征是长的棘突与下位的椎体重叠。棘突的末端与下位椎体的横突大约处于同一水平面。图 9.1 展示了一个典型的胸椎。表 9-1 总结了胸椎的骨与关节的解剖结构。

腰椎包含五个椎体。这些椎体是最大的，这有助于它们承受施加在其之上的负荷。每个椎体的前部比后部高一些，形成一个小的楔形结构。这也使该腰椎呈现出腰曲。棘突是宽而方的，作

为腰部韧带、肌肉和筋膜的牢固附着点。腰椎的关节突关节面大多位于矢状面，使其能够容易产生屈曲和伸展运动。图 9.2 展示了一个典型的腰椎。

第五腰椎在椎体的高度和下关节突的方向上是非典型的。其椎体比其他腰椎的椎体短，L5 的下关节突大多位于冠状面，这可以阻止 L5 相对于骶骨向前移位。

骶骨是一个 S1 ~ S5 融合而形成的三角形骨。它向前倾斜 30° ~ 40°，并且向后凸出。骶骨的顶部（骶骨岬）与 L5 形成关节。骶骨的远端与尾椎或尾骨衔接。骶骨两侧在骶髂（Sacroiliac，SI）关节与髂骨相连接。骶髂关节是一个平面关节，其表面非常不规则。这两块骨头像拼图一样合在一起，为关节提供骨性稳定性[2, 3]。

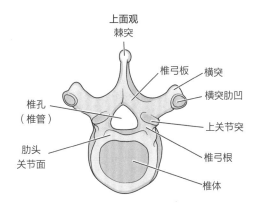

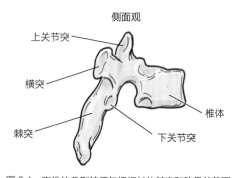

图 9.1　胸椎的典型特征包括细长的棘突和肋骨关节面

表 9-1 胸椎和腰椎的骨与关节解剖学和生理学

关节	解剖学	正常关节活动度及运动	骨性标志	临床注意事项
脊柱椎体之间	椎间盘位于椎体之间	关节活动度是与年龄有关的。对于 20—35 岁的人，正常的关节活动度如下： 屈曲 35° 伸展 16° 向每一侧旋转 18°		当定位骨性标志时，有必要了解棘突的重叠情况。棘突的末端与下位椎体的横突大约处于同一水平面
关节突关节	上关节突与上位椎体上的下关节突的连接			胸椎节段的关节突关节位于冠状面，腰椎节段的关节突关节位于矢状面
胸肋关节	肋骨和胸骨通过肋软骨形成的连接	关节平面的滑动非常少		
肋椎关节	肋骨与胸椎的连接	关节平面的滑动非常少		
腰骶结合	骶骨的上端的岬与 L5 相衔接。骶骨前倾 30° ~ 40°	腰椎的屈曲、伸展、侧屈和旋转		在有病变的情况下，骶骨的倾斜可能导致 L5 在骶骨上的前滑移
骶髂关节	骶骨翼与两侧的髂骨的连接。滑膜关节，形状不规则，呈波浪形；形状匹配的表面使两块骨头相互锁定。前方和后方都有致密的韧带稳定	骶骨可以相对于髂骨发生最小限度的屈曲（点头运动）或伸展（反向点头运动）	髂骨前部的棘突：髂前上棘（ASIS）和髂前下棘（AIIS）。髂骨后部的棘突：髂后上棘（PSIS）和髂后下棘（PIIS）	助理物理治疗师可根据骨性标志来确定骨盆的对称性
耻骨联合	在两块耻骨之间有一个纤维软骨盘的微动关节。其由韧带稳定		两支：耻骨上支和耻骨下支	助理物理治疗师可将耻骨上缘作为骨性标志，来帮助确定耻骨排列状况

软组织解剖学和生理学

椎间盘和椎体终板

椎间盘有同心环状的胶原纤维（纤维环），将水基胶状基质包裹在其中（髓核）。只有纤维环的最外层环有神经支配。内环和髓核既无神经支配也无血液供应。椎体终板覆盖在椎体的上、下两面。它们与纤维环相连，通过扩散方式为椎间盘提供营养。

胸椎的椎间盘通常不是病变的部位，因为该部位的灵活性相对较低。然而，腰椎的椎间盘往往是病变的部位（见本章后面的"椎间盘突出"）。

韧带和关节囊

在胸椎和腰椎中的韧带与颈椎中的韧带一样，但项韧带除外。在 C7 以下，项韧带变为棘上韧带和棘间韧带。这些韧带限制了胸椎和腰椎的屈曲。

其他主要韧带包括前纵韧带、后纵韧带、黄韧带和横突间韧带。前、后纵韧带贯穿整个脊柱。

前纵韧带位于椎体的前部，限制脊柱的伸展。后纵韧带位于椎体的后侧，在椎管内走行，并且限制了脊柱的屈曲。离它位置非常近的另一个韧带是黄韧带，它从每个椎体的椎弓板延伸到邻近的椎体。它也起到限制脊柱屈曲的作用。横突间韧带将椎体的横突与上下的椎体连接起来。它限制了脊柱的侧屈。

其他韧带有助于稳定脊柱和骨盆。髂腰韧带是腰椎特有的，它是一条小韧带，从 L5 的横突到髂嵴。虽然它可以限制所有方向的运动，但它似乎对 L5 在 S1 上的前向滑动的限制作用最大。骶髂关节前部和后部的厚韧带增强了骶髂关节的骨性稳定性。

关节囊还能促进胸椎和腰椎的稳定。关节突关节囊限制运动，协助韧带稳定脊柱，特别是从 L4 至 S1。骶髂关节同样有一个稳固的纤维囊。

图 9.3 展示了脊柱中的这些韧带。

胸腰筋膜

胸腰筋膜（thoracolumbar fascia，TLF）是腰部的一种宽大的、菱形的结缔组织。它有三层：源自腰椎横突的前层和中层，以及源自胸椎、腰椎和骶骨棘突的后层。中层和后层覆盖了腰方肌，并与腹横肌和腹内斜肌相融合。后层覆盖竖脊肌，并与背阔肌和臀大肌相融合，形成肱骨和股骨之间的连接。这一重要结构的意义将在本章后面讨论。

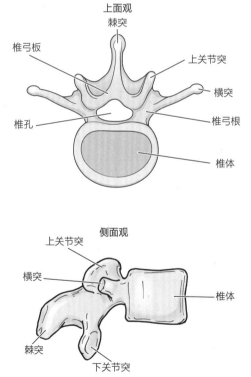

图 9.2　腰椎的典型特征包括大的椎体和宽的棘突

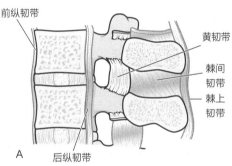

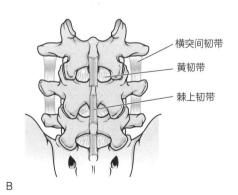

图 9.3　胸椎和腰椎韧带

表 9-2 总结了胸椎和腰骶的软组织结构。

表 9-2 胸椎和腰骶的结缔组织解剖学和生理学			
结构	解剖学	功能	临床注意事项
椎间盘	位于椎体之间,分为两部分:髓核和纤维环	吸收压力,允许脊柱的运动	中央的髓核可能会突破包裹它的纤维环,导致对脊柱神经根的压力
椎体终板	覆盖椎体顶部和底部的薄薄一层软骨。其与髓核相连	通过扩散方式向纤维环内层和髓核提供营养	髓核可能向上或向下突出,穿过终板(许莫氏结节)。可能导致椎间盘的恶化,也可能导致椎体的恶化
黄韧带	连接相邻椎体的椎弓板。位于椎管内脊髓的后方	限制脊柱的旋转	增生可能导致椎管狭窄
棘上韧带和棘间韧带	在 C7 以下,这些韧带在棘突之间(棘间)和沿棘突间走行(棘上)	限制脊柱屈曲	
前纵韧带	沿着脊柱,在椎体前方走行	限制脊柱的伸展	
后纵韧带	沿着脊柱,在椎体后方走行位于椎管内脊髓的前方	限制脊柱的屈曲	增生可能导致椎管狭窄
关节突关节关节囊	包裹每个关节突关节	限制脊柱的屈曲和旋转	
横突间韧带	连接相邻的横突	限制向对侧侧屈	
胸腰筋膜	三层,覆盖竖脊肌和腰方肌,与背阔肌、腹横肌和腹内斜肌以及臀大肌相连	支持腰椎和骶髂关节。躯干和四肢的许多大肌肉连接胸腰筋膜	可能导致腰部疼痛。在本体感觉方面发挥作用。通过与相应肌肉相连在功能上连接上肢和下肢
髂腰韧带	从 L5 横突至髂嵴	限制 L5 相对于 S1 滑动	防止骨折或峡部裂的重要稳定韧带
腰骶韧带	从 L5 至骶骨翼	稳定腰骶连接	L5 神经根从下方穿行,可能卡压 L5
前髂腰韧带	在前方连接骶骨和髂骨	在负重时稳定骶骨	
后髂腰韧带	在后方连接骶骨和髂骨	在负重时稳定骶骨	
骶棘韧带	依次连接髂后上棘、髂骨、尾骨和坐骨结节	在负重时稳定骶骨	股二头肌和臀大肌连接这条韧带
骶结节韧带	从骶骨下方连接坐骨棘	在负重时稳定骶骨	

神经

当脊髓继续穿过胸椎时，它在每一节段都发出成对的脊柱神经。这些神经根在躯干中提供感觉和运动。神经根分布图很好展现了每个神经根所提供的感觉分布（图9.4）。躯干的许多肌肉是由来自多个节段的胸神经运动分支支配的。例如，深横突棘肌是由T1至T6神经的分支所支配的。

脊髓继续向下进入腰椎，止于L1椎体水平。在下胸椎，神经根并不是在椎间孔的同一水平上进入和离开脊髓的。相反，对应的椎间孔是逐渐向下移的。在L1水平以下，神经根位于脊髓圆锥之外，但仍存在椎管内数个节段内。这束神经根类似于马的尾巴，因此被称为马尾。图9.5说明了脊髓和马尾的解剖结构。

在穿出椎间孔后，腰神经根和骶神经根合并形成腰骶神经丛。与上肢的臂丛神经一样，这种神经根的混合导致周围神经表现出多个脊柱神经根水平。图9.6总结了腰骶神经丛的情况。

脊柱神经根L1至S2为下肢提供感觉和运动。S2至S4控制肠道、膀胱和性功能。表9-3列出了每个节段的皮层、肌层和反射弧。

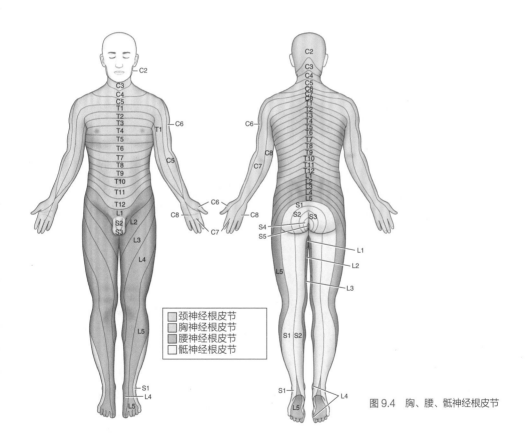

图9.4 胸、腰、骶神经根皮节

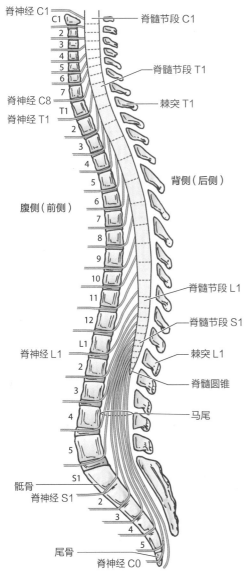

图 9.5　脊髓下端在 L1 椎体下缘延伸成细长的终丝

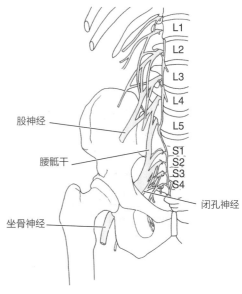

图 9.6　腰骶丛神经

肌肉解剖学和运动学

除了背部的会移动四肢的肌肉外，胸部和腰部的肌肉解剖结构主要由深层稳定肌、呼吸肌、腰大肌、腰方肌、竖脊肌和腹肌组成。

深层稳定肌是横突棘肌、棘突间肌和横突间肌。横突棘肌由半棘肌、回旋肌和多裂肌组成。这些肌肉在背部很小，对背部力量没有重大贡献。但它们为整个胸椎提供稳定性。在腰椎中，横突棘肌变大很多。这组肌肉中多裂肌无力与腰部椎间盘病变密切相关。

呼吸的肌肉包括参与吸气和呼气的肌肉。参与吸气的两块肌肉是膈肌和肋间外肌。肋间内肌在强制呼气时被激活。

竖脊肌在颈部作为一个颈部伸展肌，在胸椎和腰椎也在脊柱后方。它是一个有力的躯干伸展和侧屈肌群。它的作用与腹部的四块肌肉在躯干前部的作用相反。腹肌是依据不同的肌纤维而分层的。

腰大肌是髋屈肌，也作为躯干屈肌和腰椎稳定肌[4, 5]。同样，腰方肌也可以帮助髋关节屈曲，但它是腰椎的侧屈肌群。

腰椎和躯干的肌肉在稳定腰椎方面起着重要作用。助理物理治疗师只有了解腰部和躯干的肌肉才能提供有效的干预措施。表 9-4 列出了影响胸椎和腰椎的肌肉，包括其起点、止点、支配神经、主要运动和临床注意事项。

表 9-3 胸椎和腰骶神经及与其相关的皮节、肌节和反射

节段	皮节	肌节	支配肌肉	反射
L1	腹股沟和大腿根部	不适用	不适用	不适用
L2	大腿根部内侧	髋关节屈曲	髂腰肌	不适用
L3	膝关节内侧	膝关节伸展	股四头肌	不适用
L4	拇趾、内踝	踝关节背屈	胫骨前肌	股四头肌
L5	中间三趾和足背	拇趾伸展	姆长伸肌	不适用
S1	小趾和足底	踝关节跖屈和外翻，髋关节伸展	小腿三头肌，腓骨肌	小腿三头肌
S2	膝关节后内侧	膝关节屈曲	腘绳肌	不适用
S3	坐骨结节	不适用	不适用	不适用
S4	会阴部	不适用	不适用	不适用
S5	会阴部	不适用	不适用	不适用

表 9-4 胸椎和腰骶的肌肉解剖学和运动学

肌肉	起点	止点	支配神经	主要运动	临床注意事项
横突棘肌	横突	上位椎体棘突	临近脊神经	背部稳定肌。双侧收缩伸展。单侧收缩旋转至对侧	重要的背部稳定肌。包括半棘肌、多裂肌和回旋肌
棘间肌	棘突	上位椎体棘突	临近脊神经	背部稳定肌 背伸肌	重要的背部稳定肌
横突间肌	横突	上位椎体横突	临近脊神经	背部侧屈肌	重要的背部稳定肌。可能对本体感觉起重要作用
竖脊肌	棘突、横突、项韧带	棘突、横突、枕骨和颞骨乳突	临近脊神经	双侧收缩伸展。单边收缩侧屈	由棘肌、最长肌和髂肋肌组成。髂肋肌不存在于颈部
腹直肌	尺骨	第 5 ~ 7 肋软骨，剑突	肋间神经 T7 ~ T12	躯干屈曲	可作为呼吸的辅助肌肉，协助用力呼气。两条肌肉被白线分开。怀孕时肌肉可能分离。这被称为腹直肌分离。肌肉中的腱划会产生"六块腹肌"的外观
腹外斜肌	第 5 ~ 12 肋骨外侧	髂嵴和腹白线	肋间神经 8 ~ 12	双侧：屈曲躯干 单侧：旋转躯干至对侧。侧屈躯干至同侧	
腹内斜肌	腹股沟韧带、髂嵴和胸腰筋膜	第 10 ~ 13 肋骨和腹白线	肋间神经 8 ~ 12	双侧：屈曲躯干 单侧：旋转躯干至对侧。侧屈躯干至同侧	

肌肉	起点	止点	支配神经	主要运动	临床注意事项
腹横肌	第7~12肋骨，腹股沟韧带、胸腰筋膜、髂嵴	腹白线	肋间神经7~12	增加腹内压。作为呼吸肌。通过增加胸腰筋膜张力稳定腰椎	
腰方肌	髂腰韧带和髂嵴	第12肋骨，腰椎横突	脊神经T12~L4	侧屈躯干至同侧，提髋	可能有助于用力呼气。容易产生反向动作
膈肌	剑突，肋骨，腰椎	膈肌中心腱	膈神经（C3,4,5）	吸气	收缩时变平，可以扩张胸腔
肋间外肌	上位肋骨	下位肋骨	肋间神经T2~T6	吸气	上抬肋骨，从而扩张胸腔
肋间内肌	下位肋骨	上位肋骨	肋间神经T2~T6	呼气	下拉肋骨减少胸腔体积
腰大肌	T12~L5椎体	小转子	脊神经L2~L3	髋屈肌	腰大肌可以产生反向动作，屈曲躯干，稳定腰椎

姿势

胸椎是后凸的。据报道，正常的脊柱后凸角度为20°至45°。女性的脊柱后凸角度更大，而且男女的曲度都随着年龄的增长而增加。测量胸椎后凸可使用曲度尺，如专栏9-2所示。这种方法可以得到与X射线相近的结果[6]。偏离胸椎正常曲线的情况并不罕见，包括脊柱过度后凸和脊柱侧弯，这两种情况将在本章后面讨论。

从侧面看，腰椎是前凸的，或称为凹面向后。在正常的关节排列中，最小的肌肉活动就可以支撑身体。整个脊柱是一条从颈椎到骶骨的柔和曲线。这条曲线的任何一部分的改变都会影响到相邻的椎体，并可能对周围的软组织产生影响。

常见的姿势异常包括前凸的增加或减少。随着腰椎前凸的增加，胸椎也可能呈现出更大的曲度，并伴有头前伸。腰椎前凸的减少可能伴随着胸椎后凸的减少，导致平背姿态。或者腰椎前凸的减少可能伴随着整体脊柱后凸、髋关节伸展和头前伸的增加，就如后摆姿势那样。这些姿势异常的描述见图9.7。

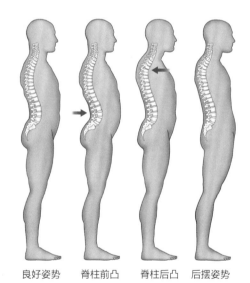

良好姿势　　脊柱前凸　　脊柱后凸　　后摆姿势

图9.7 偏离正常姿势包括前凸增加、后凸增加和后摆姿势

胸椎和腰骶椎的运动学

关节突关节方向对运动的影响

胸椎的运动在很大程度上受到关节突关节方向和肋骨的影响。与颈部和腰部相比，胸椎在各个方向上的运动都非常有限。大部分的屈伸发生在下位胸椎。侧屈在下位胸椎的限制也较少，主

要是因为下段肋骨较短。旋转则主要发生在上位胸椎。胸椎的活动范围还没有得到很好的研究，受测量时腰椎位置的影响很大[7]。由于这个原因，本文将不列出测量方法。腰椎允许在三个平面上运动，但关节面方向更有利于在矢状面运动。在屈曲时，腰椎的活动度受后方韧带的限制。在伸展时，腰椎的活动度受到后部结构和前部韧带的限制。然而，屈曲和伸展的整体活动度可以通过骨盆在股骨上的运动来增加。

关节活动度也受年龄的影响。对于 20~35 岁的人来说，胸椎和腰椎的正常活动度为屈曲 35°，伸展 16° 和双侧旋转 18°[8]。

腰椎骨盆节律

在前屈过程中，整个腰椎和髋关节发生的运动的相互作用被称为腰椎骨盆节律。在前屈过程中，腰椎屈曲，骶骨前倾（点头运动），骨盆前倾（髋关节屈曲）。腰椎和髋关节的启动时机不一致，但在正常运动中，脊柱和髋关节都会有贡献。腰椎骨盆节律的异常与腰痛有关[9]。图 9.8 描述了正常的腰椎骨盆节律、减少脊柱和髋关节贡献对运动的影响。

在向后伸展的运动中，腰椎、骶骨和髋关节同样对整个运动有贡献。当髋关节伸展时，腰椎从其正常的脊柱位置进一步伸展。骶骨上端后倾，这种运动被称为反向点头。

为了实现全范围的前屈，需要正常的腘绳肌长度，才能让骨盆能前倾。为了实现全范围的伸展，需要正常的髂腰肌长度，才能让骨盆能后倾。由于这些原因，助理物理治疗师可能会在腰部疾病患者的康复计划中看到腘绳肌和髋屈肌的拉伸练习。

腰骶运动学

腰骶连接处是腰椎常见的病变部位。它是一个从骶骨后凸到腰椎前凸的过渡区域。骶骨向前和向下倾斜了 30° 至 40°。腰椎的楔形椎体形成脊柱前凸，改变了脊柱的方向。L4 和 L5 的椎体的楔角最大，前面的高度比后面的高得多。

重力会使 L5 在骶骨上向前方滑动。骨骼和软组织的力量抵消了重力。特别是 L5 的下关节突关节面沿着冠状面，增加了 L5 相对于骶骨在前方的稳定性。髂腰前纵韧带和腰骶韧带也有助于稳定这个关节。

L5 到 S1 的连接处必须承受挤压力和剪切力。作用在脊柱上的身体重力通过 L5~S1 传递到骶髂关节、髋关节和下肢。此外，还有来自周围肌肉收缩的加压力。因此，骶骨的倾斜在 L5~S1 处的剪切力超过了自身体重[10]。

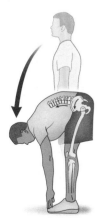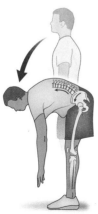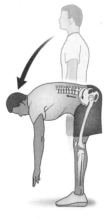

A 正常腰椎和髋关节屈曲

B 髋关节屈曲受限，过度腰椎屈曲

C 腰椎屈曲受限，过度髋关节屈曲

图 9.8 正常的骨盆节律（A），前屈时髋关节运动受限（B），前屈时腰椎运动受限（C）

骶髂关节运动学

骶髂关节的活动范围是有争议的。关节的不规则和韧带的密度表明，骶髂关节的运动是很小的。研究表明，除点头运动和反向点头运动外，骶髂关节可以产生的活动范围很小。

当骶骨在髂骨上向前旋转或髂骨在骶骨上向后旋转时，就会发生点头运动。点头运动伴随着腰椎前凸的增加。反向点头运动是骶骨在髂骨上的向后旋转或髂骨在骶骨上的向前旋转，并伴有腰椎前凸的减少。图 9.9 展示了这些运动。

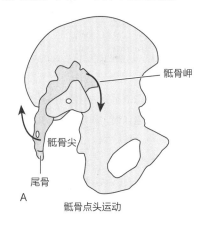

A 骶骨点头运动

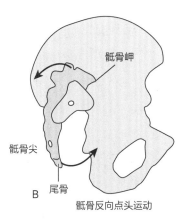

B 骶骨反向点头运动

图 9.9 骶骨的点头运动和反向点头运动

运动对椎间盘、韧带和椎间孔的影响

椎体的运动会影响到椎间盘，使其在纤维环的范围内轻微移动或变形。目前认为长时间保持一种姿势或反复运动会导致髓核的移动[11]。伸展引起椎间盘髓核向前方移动；屈曲引起髓核向后方移动（图 9.10）。

椎间盘纤维环在后外侧最薄弱，髓核对纤维环的压力可能导致纤维环的撕裂，导致髓核从椎间盘中心移出。

腰椎的屈曲和伸展也影响椎间（神经）孔，如图 9.10 所示。椎间孔在躯干屈曲时最大，在躯干伸展时最小。随着脊柱屈曲，后侧韧带变得紧绷或紧张。随着脊柱伸展，前侧韧带变得紧绷或紧张。

了解脊柱的屈曲和伸展的变化对于理解康复计划中屈曲和伸展练习的合理性非常重要。如果患者的症状因屈曲而加重，通过伸展练习来减少椎间盘的压力可能是有帮助的。如果患者的症状因伸展而加重，则可通过屈曲练习来增加椎间孔的大小和减少后部结构的接触。

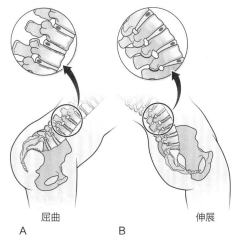

A 屈曲   B 伸展

图 9.10 脊柱的屈曲（A）使髓核在纤维环内向后移动，椎间孔增大。反之，脊柱伸展（B）使髓核在纤维环内向前移动，椎间孔缩小

胸腰筋膜的功能

胸腰筋膜是一个具有多重连接的三层结构。前层和中层来自腰方肌的筋膜，并与腹部深层肌肉相连。腰方肌止于腰椎上。这两个肌群的连接引起腹横肌和腹内斜肌的收缩能够收紧胸腰筋膜，并支撑脊柱。

胸腰筋膜的后层覆盖了从骶骨到上胸椎的背部肌肉。胸腰筋膜的后层的一部分起自棘间韧带和棘突，包绕竖脊肌，连于背阔肌。在躯干下部，胸腰筋膜的后层穿过中线，连接到骶骨、髂骨和臀大肌。图 9.11 描述了这些连接 [12-14]。

胸腰筋膜的重要性在于连接肱骨上端（通过背阔肌），通过腰部，再至对侧股骨上端（通过臀大肌）。这个网络使手臂和腿部肌肉之间形成互动，并允许负荷在手臂、腿和脊柱之间的传递。它似乎也在本体感觉方面发挥作用，并可能导致背部痛 [14]。

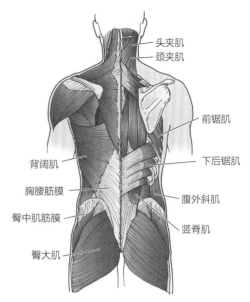

图 9.11 胸腰筋膜与躯干的多块肌肉相连

（图注标签：头夹肌、颈夹肌、前锯肌、下后锯肌、背阔肌、胸腰筋膜、臀中肌筋膜、腹外斜肌、竖脊肌、臀大肌）

常见损伤

压缩性骨折	椎管狭窄症
脊柱后凸	退行性椎间孔狭窄症
脊柱侧弯	椎间盘突出症
腰部扭伤 / 拉伤	峡部裂 / 腰椎滑脱
退行性椎间盘疾病	强直性脊柱炎
关节突关节退行性关节病	骶髂关节功能障碍

一个健康的脊柱需要结构和功能的相互作用。本节将讨论胸椎和腰椎的常见损伤。

由于肋骨的连接，胸廓区域是脊柱中最稳定的部分。由于这种稳定性，椎间盘突出和退行性脊椎病在胸椎并不常见。这些疾病都与运动有关。然而，胸椎的长度和重力的影响导致了一些胸椎特有的问题。

腰椎承担着躯干和上肢的重量，因此承受着极大的负荷。腰椎是疼痛和功能障碍的一个常见来源。事实上，腰痛是寻求物理治疗的患者中最常见的症状。接下来将讨论肌肉、椎间盘、关节、神经和骨的病变。

通常在脊柱病变中，患者可以通过屈曲或伸展缓解症状，而相反的运动则会增加症状。这是对脊柱的大体认识，但为了清楚地解释这些疾病，下面将对脊柱的每种病变的一般模式进行讲解。

压缩性骨折

压缩性骨折是一种稳定的骨折，并伴随椎体塌陷。这些骨折最常发生在下胸椎。压缩性骨折常常导致椎体前部的塌陷多于后部，从而形成楔形椎体，如图 9.12 所示。

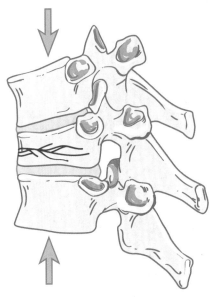

图 9.12　压缩性骨折导致椎体发生楔形改变

病因 / 致病因素

　　压缩性骨折的常见原因是骨质疏松症（关于骨质疏松症的信息见专栏 9-1）。压缩性骨折的次要原因包括创伤，如车祸或跌倒，以及癌症。压缩性骨折的风险随着年龄的增长而增加，且由于绝经后的妇女骨质疏松症的发病率增加，压缩性骨折在该人群中更为常见。椎体的塌陷可能突然发生或隐蔽发生。由于椎体现有的弱点，椎体塌陷可能发生在突然的抬起或弯曲时。另外，随着时间的推移，可能发生小的骨折，并导致压缩性骨折。

专栏9-1

　　骨质疏松症是一种骨骼疾病，其特点是骨量减少、骨强度受损、骨骼结构发生变化，增加骨折的风险。骨质疏松症的检测方法是骨矿物质密度（BMD）检测，如 DEXA 扫描。骨矿物质密度可分为正常、骨量减少或骨质疏松症。骨量减少是指骨密度的轻微下降，但没有骨质疏松症那么严重。导致骨质疏松症的危险因素包括缺乏运动、体重指数（BMI）低、饮食中钙 / 维生素 D 摄入或产生不足、长期使用皮质类固醇、吸烟、饮酒、家族史、身体骨架小和高龄等。

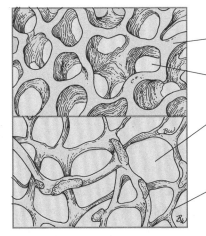

骨质疏松症
正常的松质骨

骨小梁厚

骨小梁之间的空隙很小

骨小梁之间的空隙增大

与正常情况相比，骨小梁薄

随着骨质疏松的发展，骨小梁完全被吸收

骨质疏松症的松质骨

症状

　　当压缩性骨折突然发生时，会伴随着中腰部的锐痛。疼痛在坐、站、走、弯腰和提重物时加重。躺下时疼痛会缓解。逐渐发生的压迫性改变通常疼痛较轻，且有可能不伴随疼痛。

　　一个椎体出现塌陷并不意味着这一塌陷不会继续发展，或造成其他椎体的塌陷，这会导致疼痛加剧和越来越严重的脊柱后凸。

　　随着椎体的塌陷和楔形改变，患者可能注意到胸椎后凸的增加和身高的降低。肋骨可能变得更靠近骨盆，如图 9.13 所示。这种改变可能导致心脏和肺部受到损害。

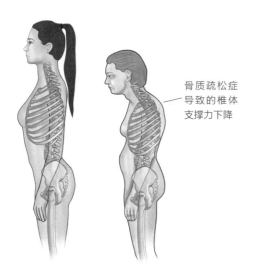

　　　　骨质疏松症
　　　　导致的椎体
　　　　支撑力下降

图 9.13　压缩性骨折常常导致胸椎后凸增加，肋骨和骨盆之间的距离缩短

临床体征

　　压缩性骨折最重要的临床体征是脊柱后凸增加。以下试验可用于客观地评估脊柱随时间变化的程度。

肋骨－骨盆距离试验

　　患者站立，双臂举至肩部水平，靠墙支撑。检查者站在患者身后，在腋中线处触摸肋骨下缘和髂嵴上缘（图 9.14）。肋骨和骨盆之间的距离应该是两指宽。距离小于 1 个手指表明有骨折的可能。

枕骨－墙壁距离试验

　　患者背靠墙壁站立，足跟接触墙壁。患者尽可能站直，并试图将其后脑勺贴在墙上。检查者测量枕骨与墙壁之间的距离（图 9.15）。正常的结果是能够将头贴在墙上。大于 7 厘米的距离表明很可能有胸椎压缩性骨折[15]。有研究表明，枕骨-墙壁距离的增加与平衡能力和步态速度的下降相关[16]。

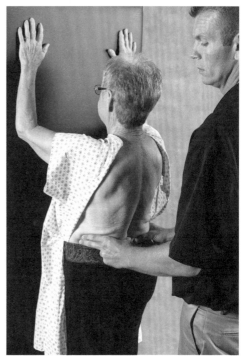

图 9.14　压缩性骨折的肋骨－骨盆距离试验

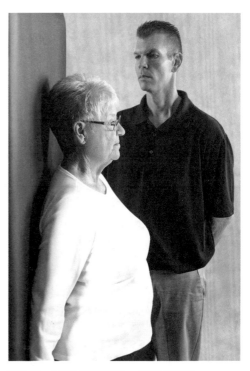

图 9.15　压缩性骨折的枕骨－墙壁距离试验

干预措施

常见的压缩性骨折患者干预措施是脊柱伸肌力量训练。已有研究证明，俯卧位的躯干和手臂的抗阻伸展（图9.16）可以减少发生压缩性骨折的风险并增加骨密度（bone mineral density，BMD）[17, 18]。患者可以从简单的俯卧夹肩开始，然后进阶到抗阻抬头抬臂，同时保持颈椎和腰椎曲线。指导患者进行核心稳定性训练，可以帮助他们尽量减少在仰卧坐起时的躯干屈曲。

由于他们的骨折风险增加，本体感觉再训练和平衡练习可能对患者也有帮助，因为这些训练可以减少与跌倒相关的骨折风险[19-20]。这些训练可能包括在不稳定的表面上的练习和扰动练习。躯干的本体感觉练习也可能是有帮助的。

使用支具和理疗可能是有用的辅助治疗手段。支架可用于减少疼痛，增强躯干稳定性和限制脊柱屈曲。胸腰矫形器（thoracolumbar orthoses，TLO）可能对压缩性骨折患者有帮助，如前十字脊柱过伸型（cruciform anterior spinal hyperextension，CASH）、Taylor或Jewitt支具。康复计划中可以包括热疗、电刺激和超声疗法等方式，来减少肌肉痉挛和疼痛[21]。

压缩性骨折的患者可以通过手术进行治疗，如椎体成形术或骨盆成形术（见下文"手术患者的干预措施"）。

 临床警示

应避免向屈曲方向拉伸和躯干屈肌力量训练[22, 23]。应指导患者避免屈曲时在脊柱上增加压缩负荷，如在弯腰和举重物时。

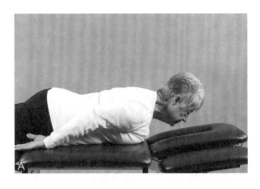

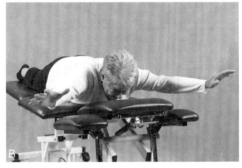

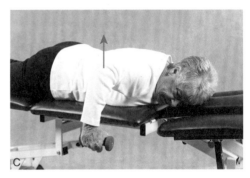

图9.16　俯卧夹肩（A）、俯卧双臂抬高（B）和俯卧划船（C）可以纳入压缩性骨折患者的康复计划中

预防措施

已有研究证明，背部肌肉力量训练可以减少发生压缩性骨折的风险[17]。在发生压缩性骨折后，再次发生椎体骨折或髋部骨折的风险增加。早发现和早治疗对于预防骨质疏松症的这些继发疾病至关重要。抗阻训练可增加脊柱的骨密度，而步行可增加髋关节的骨密度[24, 25]。使用振动疗法也可能有效地增加骨密度[26, 27]。

结论：压缩性骨折的患者	
疾病描述和原因	椎体塌陷和楔形改变通常与骨质疏松症或创伤有关
特殊试验	肋骨 - 骨盆距离试验、枕骨 - 墙壁距离试验
拉伸	向胸椎伸展方向
力量训练	背伸肌、核心和四肢
其他训练	平衡和躯干本体感觉
避免	向屈曲方向拉伸和进行躯干屈肌力量训练

手术患者的干预措施

椎体成形术

压缩性骨折患者如果疼痛和压痛在受伤后 6 周内没有减轻，那么其可能适合椎体扩张术，即椎体成形术或后凸成形术。椎体成形术将骨水泥注入椎体，从而加强椎体的结构并保持椎体的高度。后凸成形术与此类似，但在注射骨水泥之前，将一个可充气的小球囊放入椎体并充气。这一步将压实骨并为骨水泥创造一个空间。通过这一步的手术，椎体的高度得到明显的恢复。椎体扩张术后的疼痛一般在 24 小时内缓解，而且往往很明显。图 9.17 描述了椎体成形术的过程。

脊柱后凸

胸椎的正常生理弯曲是向后凸的。脊柱后凸表示脊柱曲度异常增加。胸椎的正常后凸因年龄和性别而异，但一般男女在 10 岁时都是 20° 左右。到 65 岁时，女性的正常弯曲度约为 45°，男性约为 35° [28]。

病因 / 致病因素

脊柱后凸可能与许多疾病有关。压缩性骨折可能引起椎体楔形改变，导致过度后凸。椎间盘退行性疾病导致椎间盘的前部比后部更薄，增加了后凸。一些疾病，如囊性纤维化和慢性阻塞性肺病（Chronic obstructive lung disease，COPD）也可能是诱因。

还有一些肌肉骨骼因素也会导致脊柱后凸。有研究表明，背伸肌无力和躯干的本体感觉减弱与此有关。此外，脊柱后凸的患者往往有髋屈肌紧张。

舒尔曼病会导致青少年的脊柱后凸。这种自限性疾病的特点是脊柱中的椎体终板发生骨软骨化。骨软骨化是一种骨的血液供应中断的疾病，随后是骨坏死，并最终导致骨重建。在 Scheuermann 病中，胸椎和腰椎的椎体终板可能受到影响。这种疾病在男性中更常见，男女发病率比例为 2 ：1。它与先天性易感性和快速增长期有关。

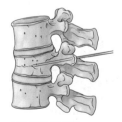 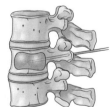 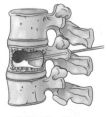 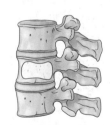

| 正在插入的球囊 | 球囊充气 | 移除球囊，注入材料 | 材料硬化 |

图 9.17　椎体成形术适用于压缩性骨折患者。一个球囊被插入椎体，充气后创造空间并恢复椎体高度，然后用骨水泥填充该空间

症状

脊柱后凸患者主诉有背部疼痛和僵硬。而这种疼痛和僵硬会增加体力活动（如走路、弯腰、从椅子上站起来和从浴缸里出来）的困难程度。

临床体征

脊柱后凸典型的临床体征是胸椎曲度的增加。除了在"压迫性骨折"中讨论的肋骨 - 骨盆距离试验和枕骨 - 墙壁距离试验外，还可以用曲度尺来监测脊柱曲度的进展情况。

脊柱后凸指数

患者以日常的最佳姿势站立，检查者在 C7 和 L5 至 S1 的关节间隙做标记。患者用椅子或墙作为支撑物，检查者根据患者的胸椎和腰椎曲线的形状改变曲度尺的形状（图 9.18）。患者移开手部的支撑，检查者重新检查曲度尺，从而确保尺子和患者的皮肤之间没有空隙。在取出曲度尺之前，在尺子上标注 C7 和腰骶间隙。将尺子放在绘图纸上，画出曲线。计算脊柱后凸指数，结果值为 13 或更大，表示异常的后凸[29, 30]。专栏 9-2 详细说明了计算脊柱后凸指数的过程。

干预措施

对过度后凸患者的关键干预措施是背部伸肌的力量训练。已有研究证明俯卧位胸椎伸展可以减少脊柱后凸。抗阻性本体神经肌肉促进（PNF）D2 屈曲模式（图 9.19），以及哑铃或弹力带可用于背部伸肌和肩胛骨后缩肌群的力量训练。四点位抬臂或抬腿可能是有帮助的。指导患者强化核心稳定性，并且在从仰卧到坐位的活动中对核心肌群进行等长收缩，从而减少躯干的屈曲也是很重要的。

康复计划中通常包括拉伸练习。这些练习包括胸椎伸展、肩关节屈曲和髋关节伸展的拉伸。仰卧在健身球上有助于拉伸胸肌。患者可以仰卧在泡沫轴上进行自我关节松动（图 9.20）。

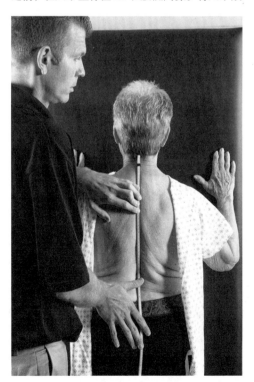

图 9.18　用脊柱后凸指数测量脊柱后凸

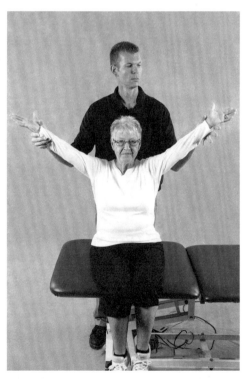

图 9.19　PNF D2 屈曲模式可能对加强脊柱后凸患者的胸椎伸展肌群的力量有帮助

使用支具或贴扎可以作为运动的辅助手段。这两种方法在减轻疼痛和使曲度正常化方面都有效果[31, 32]。姿势再训练和呼吸练习也可以纳入康复计划中。

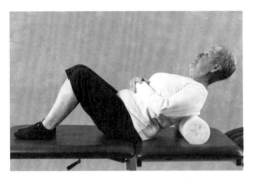

图 9.20　胸椎伸展自我松动可用于治疗脊柱后凸

临床警示

与压缩性骨折的情况一样，应避免向屈曲方向拉伸和躯干屈肌力量训练[22, 23]。

患者应该避免屈曲时在脊柱上增加压缩负荷，如在弯腰和举重物时。

预防措施

俯卧位伸肌力量训练可以减少女性的脊柱后凸并改善姿势[33]。由于脊柱后凸与身体功能之间的关系，应该鼓励老年患者和绝经后的女性保持背部伸肌力量。

专栏 9-2　计算脊柱后凸指数

第 1 步。将曲度尺放在图画纸上，两个骨性标志在同一垂直线上。

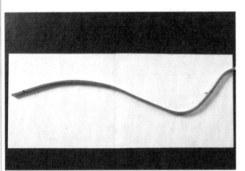

第 2 步。将曲线描画在纸上，笔与尺接触的一侧为尺子与患者皮肤接触的那一侧。

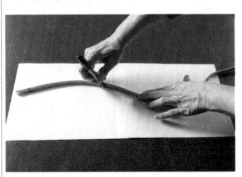

第 3 步。取走尺子。在曲线上代表脊柱前凸与脊柱后凸的过渡点的地方做标记。

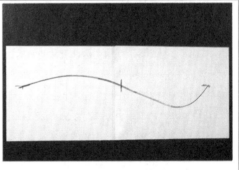

第 4 步。记录胸廓曲线与垂直线的最大距离。记录胸廓曲线的长度，即从 C7 标记点到过渡点的长度。

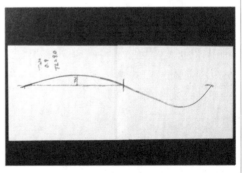

第 5 步。脊柱后凸指数 =（胸廓宽度 × 100）/ 胸廓长度。脊柱后凸指数大于等于 13，表明异常脊柱后凸，患者可能在行走、弯腰和从坐位到站位时有困难[29]。

结论：过度脊柱后凸的患者	
疾病描述和原因	由于压缩性骨折、椎间盘退行性病变和躯干无力引起的胸椎后凸和疼痛增加
特殊试验	使用曲度尺测量脊柱后凸指数
拉伸	向胸椎伸展、肩关节屈曲和髋关节伸展方向
力量训练	背伸肌、肩胛回缩肌和核心稳定肌
其他训练	姿势
避免	向屈曲方向拉伸和躯干屈肌力量训练

脊柱侧弯

脊柱侧弯是指脊柱在冠状面上的弯曲。从后方看，正常的脊柱应该是直的。脊柱侧弯时，脊柱会出现 S 或 C 形弯曲（图 9.21）。脊柱侧弯分为结构性和非结构性的。结构性的脊柱侧弯是不可逆的、固定的。非结构性的脊柱侧弯也被称为功能性脊柱侧弯。在这种情况下，侧弯可以通过调整体位而改变。举一个非结构性脊柱侧弯的例子，由腿长差异引起的侧弯可以通过鞋垫来纠正。非结构性脊柱侧弯可能发展为结构性畸形。

脊柱侧弯的具体命名方式与以侧弯曲线顶点的位置有关。在图 9.21 中，主要的侧弯发生在胸椎，凸起的位置在右边。腰椎的侧弯是向左凸起的。这条脊柱侧弯被称为右胸 - 左腰侧弯。

脊柱侧弯会导致脊柱向凸起侧旋转。在本案例中，胸椎向右旋转，腰椎向左旋转。由于脊柱侧弯的旋转性质，它有时被称为旋转性脊柱炎。由于椎体的旋转，在凸起的一侧肋骨向后突出，形成一个肋骨驼峰，患者向前弯腰时就能明显观察到，如图 9.22 所示。

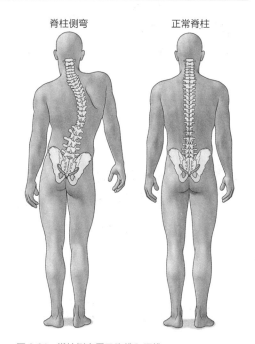

脊柱侧弯　　　　　　　　正常脊柱

图 9.21　脊柱侧弯累及胸椎和腰椎

病因 / 致病因素

脊柱侧弯的可能病因为神经肌肉疾病，如脑瘫、肌肉萎缩症和脊髓损伤。然而，在大多数情况下，脊柱侧弯是特发性的，即没有已知的原因。最近有证据表明，特发性脊柱侧弯主要是先天性的 [34, 35]。

症状

轻度脊柱侧弯通常是没有症状的。患者可能不会有任何疼痛或也不会注意到不对称。随着侧弯加重，患者可能会主诉背部疼痛。可能明显观察到一侧肩膀比较高，而且由于不对称，患者衣服可能不太合身。如果侧弯非常严重，患者心肺功能可能会受到影响或出现神经系统症状。

临床体征

在临床上，患者往往会表现出髂嵴、髂后上棘、髂前上棘和肩峰的不对称性。脊柱侧弯可以通过以下测试来检查。

Adams 前屈测试

患者取站立位，双脚并拢。检查者站在患者身后，观察肩部和髂嵴的高度是否对称。然后检查者指示患者将手掌合拢，腰部慢慢向前弯曲。检查者观察患者胸椎进入水平面时背部的对称性（图 9.23）。如果出现不对称，特别是出现肋骨驼峰，则表明测试结果为阳性。

干预措施

大多数资料都认为使用支具和物理治疗是脊柱侧弯保守治疗计划的重要组成部分。尽管人们普遍认为通过运动减轻脊柱侧弯是不可能的，但一些研究者发现运动和支具改善了侧弯 [36-38]。

康复计划中的典型练习包括拉伸侧弯凹侧的椎旁肌和对凸侧的脊柱旁肌进行力量训练。这些练习可以在俯卧、四点位、侧卧位或站立位下进行。一个拉伸的方法是俯卧位或四点位时抬高凹侧的手

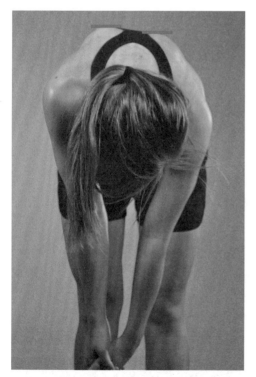

图 9.22 脊柱侧弯的旋转性质导致肋骨驼峰在向前弯腰时变得明显

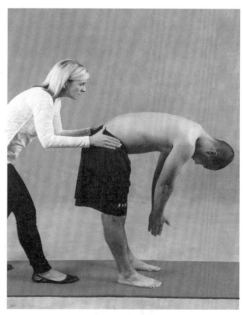

图 9.23 脊柱侧弯的 Adams 前屈测试

臂。也可以使用侧卧拉伸，躺在长枕上，凸面朝下。

在完成针对凸侧的椎旁肌的力量训练后，患者可以做侧卧位的仰卧起坐。侧移和提胯练习也是有效的（图 9.24）[36, 37]。

 临床警示 ————————

应该避免增加脊柱侧弯方向上的练习和活动。

————————

手术患者的干预措施

在脊柱侧弯发展到大于 50° 的情况下，患者可能要接受脊柱融合手术。

脊柱融合

严重的脊柱侧弯可能需要脊柱融合手术，这样才能阻止曲度进一步增加并部分矫正曲度。通常情况下，这种手术包括尽可能地拉直脊柱，并用钢板、钢丝和螺钉固定。在关节之间放置小的骨片，从而形成骨性融合。

手术后，一般会限制患者在 6 个月或更长时间内参加体育活动或运动。融合术后需要大约 1 年时间才能完全愈合。

结论：脊柱侧弯的患者	
疾病描述和原因	脊柱在冠状面的侧弯，通常是特发性的或由于其他的神经 - 肌肉 - 骨骼疾病
特殊试验	Adams 前屈测试
拉伸	拉伸凹侧的椎旁肌
力量训练	对凹侧的椎旁肌进行力量训练
其他训练	无
避免	增加脊柱侧弯方向上的练习和活动

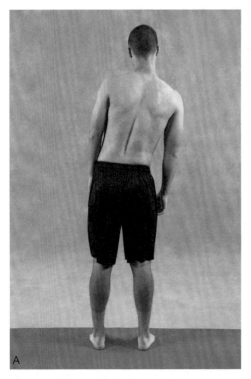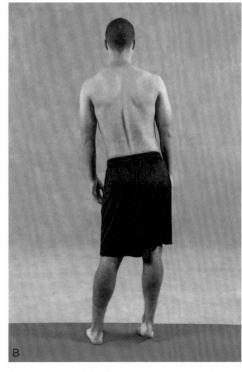

图9.24　左胸－右腰侧弯患者的侧移和提胯练习。在侧移练习（A）中，患者向胸腔凹陷的一侧移位。在提胯练习（B）中，患者在腰部曲线的凸侧抬起足跟，保持髋部和膝部伸直。患者在两个体位都保持 10 秒。这些动作可以减少侧弯曲度

腰部扭伤 / 拉伤

腰部的肌肉拉伤和韧带扭伤是可能的疼痛来源。拉伤 / 扭伤可分为Ⅰ级（微撕裂）、Ⅱ级（部分撕裂）或Ⅲ级（完全撕裂）。背部韧带或肌肉的损伤可能导致疼痛和痉挛。由于肌肉痉挛可能在疼痛的情况下发生，所以发生痉挛并不意味着肌肉是主要原因。骨骼、椎间盘、韧带和神经损伤也可能伴随着肌肉痉挛。

病因 / 致病因素

扭伤 / 拉伤通常由创伤或紧张的姿势导致。创伤通常是由不适当的提重物、突然的离心负荷、跌倒或机动车事故造成的。紧张的姿势，如长期懒散的坐姿或重复屈曲，可能导致组织超负荷。

症状

肌肉拉伤或韧带扭伤的常见症状是肌肉或韧带伸展时疼痛加剧，肌肉收缩时疼痛加剧。患者可能主诉在坐着或从坐位起身时疼痛加剧。

临床体征

腰部扭伤 / 拉伤的患者在该部位会有触痛。疼痛可能转移到大腿膝关节以上的区域。前屈可能在末端范围内疼痛，从前屈位回到中立位可能会增加疼痛。

干预措施

康复计划可能包括冷冻治疗、热疗、电刺激或超声治疗等方式，从而减少疼痛和肌肉痉挛。最初的康复计划通常包括拉伸练习，然后进阶到力量训练、核心稳定性训练和姿势再训练。通常在康复计划中教育患者避免长时间保持一个姿势和避免造成背部韧带和肌肉受压的姿势。嘱咐患者避免懒散坐位和圆肩的姿势。

预防措施

应指导患者通过避免长时间保持一个姿势来预防姿势性扭伤 / 拉伤。对于那些从事长期保持一个姿势的工作的人来说，评估工作场所可以帮助发现符合人体工程学的改善方法。

结论：腰部扭伤 / 拉伤的患者	
疾病描述和原因	姿势不良或损伤引起的肌肉或韧带损伤
特殊试验	无
拉伸	向脊柱屈曲方向
力量训练	核心稳定肌，背伸肌
其他训练	姿势再训练
避免	长时间保持一个姿势

退行性椎间盘疾病

退行性椎间盘疾病（Degenerative disc disease，DDD）包括椎间盘空间变窄、椎间盘干化（干燥）或纤维化和 / 或纤维环出现裂隙或小裂缝。它通常伴有骨质增生或骨刺，从椎体向多个方向延伸。此外，椎体终板通常被侵蚀。图 9.25 显示了这些变化。

椎间盘在脊柱的前侧承受着身体的重量。它与后方的关节突关节一起构成一个稳定的三联体（图 9.26）。在正常情况下，椎间盘承担了身体约三分之二的重量，关节突关节承担另外约三分之一的重量。承担脊柱上的大部分力量往往会使椎间盘受到损伤。

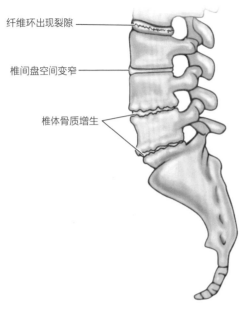

纤维环出现裂隙 ——

椎间盘空间变窄 ——

椎体骨质增生 ——

图9.25 退行性椎间盘疾病的症状包括纤维环出现裂隙、椎间盘空间变窄和椎体骨质增生

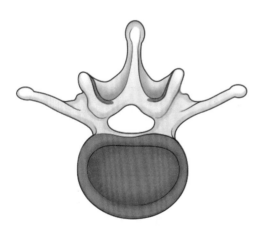

图9.26 脊柱有三个承重区：椎间盘承担约三分之二的重量，关节突关节承担另外约三分之一

病因/致病因素

椎间盘可以被比作一个水床，泡沫包着含水的中心。中心的水吸收和分散力量，而纤维环的作用就像泡沫边一样，约束着髓核。随着年龄的增长，髓核开始变得干燥，纤维环必须吸收力量。纤维环中的小裂缝使能量吸收变得困难，并使椎间盘的进一步恶化。

腰椎间盘退行性疾病与遗传因素密切相关[39]。它也与衰老有关，有研究表明90%以上的65岁以上人群患有不同程度的椎间盘退行性疾病。它似乎与创伤或炎症有关联[40]。关于职业导致的力学压力或超负荷对腰椎间盘的影响，现有的证据是矛盾的，有些证据表明职业起的作用很小[40, 41]。

症状

椎间盘退行性疾病与全身性腰痛之间有很强的关联性。椎间盘退行性疾病越严重的人，越有可能出现慢性腰痛。

临床体征

对椎间盘退行性疾病的诊断没有特殊试验。对于主诉为慢性腰痛而没有放射到下肢的老年人，可以怀疑有椎间盘退行性疾病。

干预措施

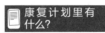 康复计划里有什么？ 几乎没有证据表明存在针对椎间盘退行性疾病的有效干预措施。然而，腰痛患者可从一般的协调、力量和耐力运动中受益。在这一类人群中，康复计划可能包括渐进的、低强度的、亚极量的健身和耐力活动，也可能包括保持腰椎稳定的核心力量练习[42, 43]，一般的下肢力量练习，步行和蹬自行车。应指导患者避免长时间保持屈曲的姿势坐着[44]。稳定性练习包括指导患者在逐渐增加难度的姿势下保持脊柱中立，如仰卧、坐、站和四点位。

结论：腰椎间盘退行性疾病的患者	
疾病描述和原因	与年龄和遗传有关的椎间盘变化，导致出现裂缝、变薄和生成骨刺
特殊试验	无
拉伸	一般灵活性
力量训练	核心稳定肌，下肢肌群
其他训练	自行车或跑步机有氧训练
避免	长时间保持一个姿势

退行性关节病

退行性关节病可能发生在脊柱的几个节段。退行性关节病也被称为骨性关节炎。关节炎基金会认定有 100 多种类型的关节炎，退行性关节病是其中最常见的。在脊柱中，以下三个部位的退行性关节病常引起症状：关节突关节、椎间孔和椎管。以下三种疾病是上述部位的常见退行性关节病。很多时候，患者会在这些部位中的一个以上出现退行性关节病。

关节突关节退行性关节病

脊柱的退行性关节病可能累及关节突关节。这些滑膜关节及其关节软骨展现出关节退行性关节病的迹象，包括关节软骨退化，关节的骨质增生（图 9.27）。关节突关节退行性关节病与椎间盘退行性疾病有关。

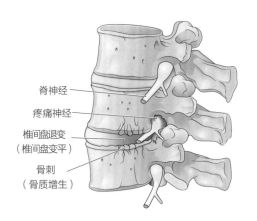

脊神经
疼痛神经
椎间盘退变
（椎间盘变平）
骨刺
（骨质增生）

图 9.27　腰椎的退行性关节病可能表现为关节突关节的退行性改变和椎间孔的变窄，即椎间孔狭窄

病因 / 致病因素

如前文所述，腰椎的关节突关节构成了关节三联体中的两个关节。在正常情况下，关节突关节可承受脊柱 33% 的负荷。伸展会增加负荷[45]。关节突关节的退行性疾病常由椎间盘退化或椎间盘退行性疾病导致。随着椎间盘的退化，关节突关节要承担更多的负荷，最高可达 70% 的负荷。这些关节突关节在这种压力下开始磨损，导致关节磨损（退行性关节病）。

关节突关节的退行性关节病与衰老有关。它在女性中更常见。体重指数高使发生腰椎面的退行性疾病的风险增加三到五倍[45]。遗传因素似乎也有作用，因为关节突关节方向可能会增加发生退行性疾病的可能性。

症状

腰椎关节面关节突关节退行性疾病患者会主诉腰部疼痛。这种疼痛在伸展、旋转时伸展或从屈曲位置伸直时加重。疼痛通常局限于腰部，但也可能放射至下肢膝关节以上的区域。屈曲或坐位可以缓解疼痛。患者可能主诉在触诊关节突关节时有疼痛。有观点认为，老年人的全身性腰痛往往是由关节突关节退行性关节病引起的。

随着关节面关节突关节退行性疾病的发展，椎间孔可能会变窄，导致下肢神经根疾病。这一点将在本章后面进一步讨论。

临床体征

物理治疗师很可能会评估反复运动对患者症状的影响。此外，以下试验可能会有帮助。

伸展 – 旋转试验

患者取坐位。检查者引导患者进行腰部伸展和向两侧旋转（图 9.28）。如果患者的症状重现，表明试验结果是阳性的。

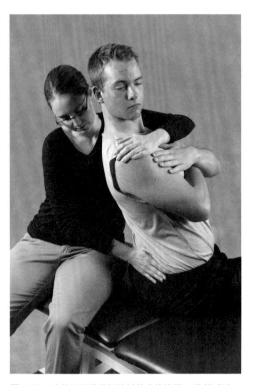

图 9.28 关节突关节退行性关节病的伸展 – 旋转试验

干预措施

腰椎关节突关节退行性疾病患者可能对运动中的屈曲有反应，包括躯干核心力量训练。康复计划中可以纳入蹬自行车，以增加有氧耐力。超声治疗和 TENS 等方式可能是有用的。不建议用牵引来治疗没有神经根症状的腰痛[46]。

 临床警示

脊柱的伸展通常会加重患者的症状。应嘱咐患者尽量减少超过中线的伸展，直至疼痛缓解，包括避免长时间站立和向后弯腰。

预防措施

减肥可能有助于预防或减缓关节面的退化。体重指数超过 25 千克 / 米^2 会使患关节突关节退行性疾病的风险增加 3 倍，体重指数超过 30 千克 / 米^2 会有 5 倍的风险。

结论：腰椎关节突关节退行性疾病的患者	
疾病描述和原因	腰椎关节突关节的恶化与衰老和肥胖有关，从而引起腰部疼痛
特殊试验	伸展 - 旋转试验
拉伸	向脊柱屈曲方向
力量训练	躯干屈曲
其他训练	自行车有氧训练
避免	长时间站立和向后弯腰

椎管狭窄症

术语"狭窄"的意思是"变窄"。在脊柱狭窄症中，狭窄发生在椎管内。随着椎管变得越来越狭窄，脊髓受到挤压。椎管狭窄症是一种进行性的疾病。它可能涉及椎管的任何区域，其中腰椎和颈椎区域受影响最大。它可能只涉及一个节段或跨过多个节段。图 9.29 描述了腰椎椎管狭窄症的椎管内发生的变化。

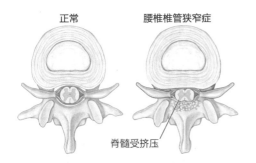

正常　　　腰椎椎管狭窄症

脊髓受挤压

图 9.29　在腰椎椎管狭窄症中，椎管的退行性改变导致椎孔变窄，对脊髓造成压力。通常会导致双腿的神经症状

病因 / 致病因素

椎管狭窄的常见原因是骨质增生进入椎管。这可能是与衰老有关的脊柱骨性关节炎造成的，也可能是由于椎管内的韧带，特别是黄韧带和后纵韧带的肥大和钙化。此外，它还可能与先天性小椎管、存在脊柱侧弯或椎间盘突出症有关。

症状

椎管狭窄症的常见症状是双腿疼痛、疲劳、麻木、刺痛和 / 或无力。疼痛因脊柱伸展而加剧，这是因为在伸展时椎管狭窄达 60%[47, 48]。脊柱屈曲可增加椎管的直径[49]，并可缓解疼痛。患者一般会抱怨症状在站立、行走和向后弯腰时加重。坐着或向前弯腰时疼痛可得到缓解。

Cook 等人报告说，48 岁以上人群的下列症状很可能是由腰椎椎管狭窄症引起的：双侧症状，腿痛多于腰痛，行走或站立时疼痛，坐着时可缓解[50]。椎管狭窄症的双侧腿部症状可以将其与其他腰部病变区分开来。

注意……
注意患有跛行的患者是否有类似的主诉。这是一种动脉疾病，在行走或蹬自行车时引起双腿疼痛。疼痛可通过休息得到缓解。物理治疗师在诊断椎管狭窄症时需要排除跛行作为双腿疼痛的原因。

临床体征

椎管狭窄症的临床体征包括无力、感觉丧失、反射减弱或消失。助理物理治疗师可用以下测试客观地评估患者体征。

两阶段跑步机测试

在两阶段跑步机测试中，患者被要求在没有倾斜度的跑步机上行走。速度设定为患者认为舒适的行走速度。患者在跑步机上行走，直至下肢出现症状，并记录下出现第一个症状的时间（Time to first symptoms，TFS）（图 9.30 A）。这个阶段结束后，患者休息 10 分钟。然后设置跑步机的倾斜度为 15°，这可以增加患者的腰椎屈曲（图 9.30 B）。患者以第一阶段的速度行走，并再次记录 TFS。椎管狭窄的一个阳性指标是行走速度相同时，在倾斜的跑步机上开始行走至出现症状的时间更长。

自行车测试

这个测试也是一个两阶段的测试。患者被要求使用自行车功量计，将座位调高，以正常的腰椎前凸角度坐着（图 9.31A）。注意第一个症状出现的时间。休息一段时间后，在座位调低、腰椎弯曲的情况下重复该测试（图 9.31B）。椎管狭窄的阳性指标是在腰椎屈曲时从开始骑行到出现症状的时间更长。

干预措施

腰椎椎管狭窄症患者的康复计划可能包括屈曲练习和躯干及下肢肌力量训练。可以指导患者在行走时穿上腰骶束带，从而增加出现症状前的行走时间。也可以加入渐进式行走，目的是减少疼痛与行走时间或距离。可以通过蹬自行车来增加有氧耐力。

通常使用的物理治疗还包括 TENS、牵引和超声治疗。支持这些物理治疗有效性的研究还没有定论。

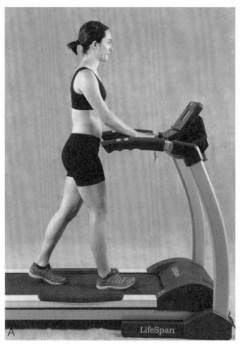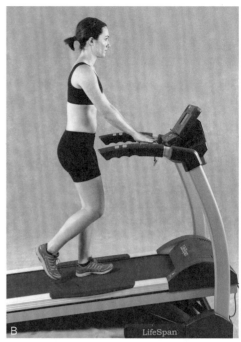

图 9.30 椎管狭窄症的两阶段跑步机测试。患者在没有倾斜度的跑步机上行走（A），然后在跑步机倾斜 15 度时重复步行（B）。比较两阶段中出现第一个症状的时间

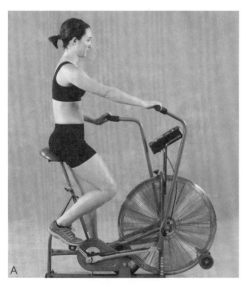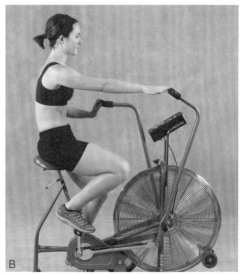

图 9.31 椎管狭窄症的自行车测试。患者在座位高的情况下蹬自行车（A），然后在座位低的情况下重复蹬自行车（B）。比较两种情况下出现第一个症状的时间

结论：椎管狭窄症的患者	
疾病描述和原因	与衰老有关的椎管退行性改变，造成椎孔狭窄，压迫腰部脊髓
特殊试验	两阶段跑步机测试或自行车测试
拉伸	向脊柱屈曲方向
力量训练	躯干屈曲，下肢肌群
其他训练	自行车有氧训练
避免	引起疼痛增加的活动，通常包括腰椎伸展、长时间站立和步行

⚑ 临床警示

脊柱的伸展通常会加重患者的症状。应嘱咐患者尽量减少超过中线的伸展，直至疼痛缓解，包括避免长时间站立和向后弯腰。

退行性椎间孔狭窄症

退行性关节病可能发生在椎间孔，并引起椎间孔狭窄。它也被称为侧方狭窄。增生的骨质在孔内过度生长，使孔口变小。再加上椎间盘退行性疾病，椎间孔可能变得很小，从而挤压神经根。这可能导致神经根的病变，称为神经根病变。

脊柱的退行性变化不会突然发生。在症状出现之前，椎间孔内的关节炎骨刺就已经存在。但随着运动，神经可能会受到压迫和刺激。神经肿胀使神经更难避开关节炎骨刺，导致更持续的症状。

病因 / 致病因素

脊柱的骨性关节炎与衰老有关。它可能因活动不足或活动过度而恶化。脊柱过度紧张的姿势可能加重脊柱后部结构的磨损和撕裂。

症状

虽然脊柱骨性关节炎通常是无症状的，但如果它导致了神经根病变，就会成为一个重要的疼痛来源。患者可能会出现腰痛、下肢疼痛、麻木和刺痛、无力和反射丧失。具体症状取决于受累的神经根。

由于脊柱屈曲时椎间孔较大，患者通常会主诉在屈曲或坐着时疼痛减轻。在站立和行走时，由于椎间孔变窄，压力增加，疼痛加剧。这些患者被认为具有屈曲倾向。

注意⋯⋯

注意疼痛位置的变化，而不是疼痛程度的变化。当最远端的疼痛向脊柱靠近时，称为中心化。周围化指的是最远端的疼痛向腿部移动得更远。患者理解这个概念是非常重要的。患者和助理物理治疗师应始终主要关注疼痛的位置，其次才是疼痛的程度。目的是使症状中心化。如果疼痛向腿部远端移动，则表明神经根上的压力增加，不管疼痛程度变化如何。如果最远端的疼痛向脊柱靠近，则标志着对神经根的压力减少。有时，当疼痛中心化时，疼痛程度是更高的。相反，当疼痛周围化时，疼痛程度可能是不太高的。

临床体征

椎间孔狭窄伴神经根病变临床体征包括：与未受累侧相比，受累侧出现无力、感觉丧失、反射减弱或消失。对腰骶神经的皮节、肌节和反射的总结见表 9-3。除了临床上发现的无力、麻木或反射减弱外，下列试验对诊断神经根病变可能是有用的。

直腿抬高（SLR）试验

在直腿抬高试验中，患者被置于仰卧位。检查者将患者的下肢在髋关节屈曲，并保持膝关节伸展（图 9.32）。试验阳性的标志是患者的症状再现，或受累一侧与未受累一侧的活动范围不对称。急性病变时，症状再现发生的时间更早，即患者的活动范围更小[46]。Boyd 等人指出踝关节的位置会影响髋关节的活动范围，因此应注意固定踝关节，并记录其出现症状的位置，以便再评估对比。他们还建议，应明确停止点是在症状出现的时候[47-52]。

Lasegue 征

Lasegue 征是直腿抬高试验的改良版，起始姿势与直腿抬高试验相同，目的是进一步确认神经根病变的体征。在这个试验中，检查者让患者的髋关节屈曲，并像直腿抬高试验一样保持膝关节伸展。在有症状反应的时候，检查者将患者的腿放低 1/2 到 1 英寸。在这个位置上，症状应该减轻。保持这个位置，检查者再将患者的踝关节背屈（图 9.33）。如果患者的症状在踝关节背屈的情况下再现，则表明测试结果为阳性。

交叉直腿抬高试验

这项试验也被称为健侧腿抬高试验，其实施方式与直腿抬高试验类似。患者被置于仰卧位。检查者弯曲患者未受累侧的腿并让其绕着髋关节旋转，保持膝关节伸展。患者的症状在对侧（受累的一侧）再现，则表明测试结果为阳性。

Slump 测试

患者取坐位，双手交叠于身后。检查者指导患者俯身或低头，使躯干屈曲。检查者施加轻微的压力以使患者保持这一姿势。患者颈部屈曲，检查者使其保持这个姿势。然后，检查者将患者的膝关节伸展，观察患者的症状是否再现。检查者通过让患者的踝关节背屈来提供进一步的拉伸。在每个姿势，检查者都要监测患者的症状。从对神经组织的最大拉伸姿势开始，指导患者将颈部恢复到中立位。试验的阳性指标是双侧不对称或患者处于拉伸姿势时症状重现，并且症状在颈部伸展时得到缓解。图 9.34 描述了这个试验的步骤 [53]。

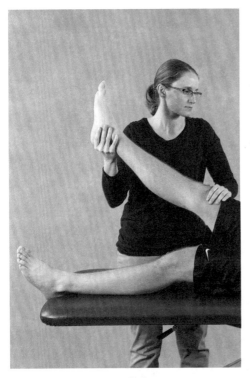

图 9.32　腰椎神经根病变的直腿抬高试验

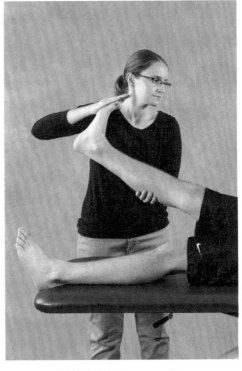

图 9.33　腰椎神经根病变的 Lasegue 征

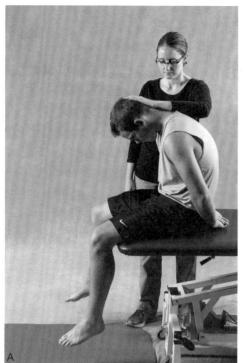

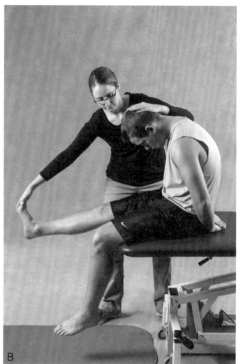

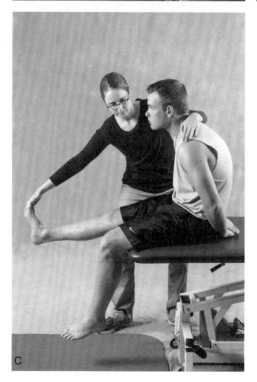

图 9.34　腰椎神经根病变的 Slump 测试。患者取坐位，检查者让患者屈曲腰椎和颈部(A)，然后伸展膝关节(B)。在疼痛点上，要求患者将颈部恢复到中立位（ C ），并评估症状的变化

注意……

注意由椎管狭窄引起的神经根病变的特殊试验结果是阳性的。但这类试验的结果只能表明神经根受到了压力，不能说明病变的原因。面对椎间盘病变引起的神经根病变，我们依旧可以采用这类试验。

干预措施

脊柱神经根病变的患者的症状来得很快，但骨质增生形成得很慢。正常情况下，椎间孔内有多余的空间。如果对神经的压力减轻，神经肿胀能够消退，患者的症状可能会消失。

打开椎间孔的练习会减少神经根所受的压力。因此，椎管狭窄的患者通常会对屈曲偏向练习有反应，包括骨盆后倾和膝关节贴近胸部的拉伸 / 姿势保持。图 9.35 介绍了常见的屈曲偏向练习。

腹部力量、核心力量和臀肌力量训练通常在康复计划之内，从而帮助腰椎的生理曲度变小。拉伸髋屈肌和髂胫束也是有帮助的。

应嘱咐患者在不出现疼痛周围化的情况下行走。神经松动练习，包括 slump 坐位再直腿抬高到疼痛点可能是有帮助的 [46]。康复计划中可增加屈曲位的腰部牵引。

除了物理治疗外，患者还可以接受硬膜外类固醇注射。这是在门诊进行的，在神经根周围注射类固醇以减少肿胀和疼痛。如果治疗和注射都不成功，患者可能需要接受椎间孔切除术，给椎间孔中的神经根减压。

注意……

脊柱的伸展通常会加重患者的症状。应嘱咐患者尽量减少超过中线的伸展，直至疼痛缓解，包括避免长时间站立和向后弯腰。

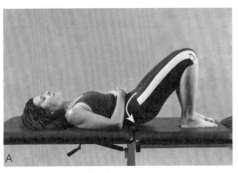
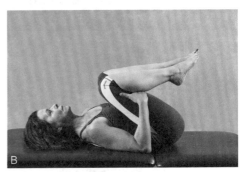
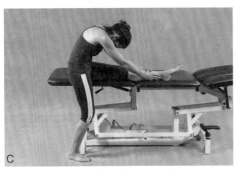
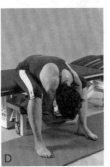

图 9.35　屈曲偏向练习的例子。骨盆后倾（A）、膝关节贴近胸部（B）、腘绳肌拉伸（C）和坐位屈曲（D）

结论：椎间孔狭窄症的患者	
疾病描述和原因	与衰老有关的椎间孔的退行性变化，导致骨刺的形成。对胸椎或腰椎的神经根造成压力
特殊试验	直腿抬高试验、Lasegue 征、交叉直腿抬高试验、Slump 测试
拉伸	向脊柱屈曲方向
力量训练	躯干屈曲肌，腰椎稳定肌，下肢肌群
其他训练	自行车有氧训练
避免	长时间站立，腰椎伸展，疼痛周围化

椎间盘突出症

椎间盘（IVD）有两部分：纤维环和髓核。椎间盘接近圆形，纤维环包裹髓核。在椎间盘突出的病变发生时，髓核和/或椎间盘的某些部分超出了椎体终板的边缘。这种情况通常发生在后侧，因为那里的纤维环较薄，有可能导致压迫脊髓或脊神经根。

用于描述椎间盘突出症的进展过程的术语有很大的不同。以下术语与最新的建议一致。突出型椎间盘用来描述椎间盘移出终板边界的最小移位。在这种情况下，纤维环仍然是完整的。挤压型椎间盘指的是突出型椎间盘进一步发展。在这种情况下，椎间盘髓核移位更多，纤维环被完全撕裂。在这种情况下，椎间盘结构仍位于原平面。游离型椎间盘是挤压型椎间盘的进一步发展。在这种情况下，椎间盘的碎片脱离，与原有椎间盘不相连。图 9.36 描述了椎间盘突出症的阶段。

这种疾病也可称为髓核突出（HNP）综合征。其他可用于描述这种疾病的术语包括椎间盘膨出、椎间盘脱出和椎间盘滑脱，但这些术语不是首选，因为它们不明确或有误导性。

病因/致病因素

虽然腰椎间盘突出的原因还不完全清楚，但可能的主要原因是年龄因素导致椎间盘的变化，具体来说是纤维环的小裂缝，使髓核移出纤维环。

其次，它可能是由创伤引起的。致病因素包括不良姿势、错误的身体力学、紧张或长时间的腰部姿势、灵活性下降、缺乏有氧运动、肥胖和遗传。大多数椎间盘突出症发生在20—50岁的人群中。50岁以上的人群中椎间盘突出症是不常见的。

由于腰椎间盘突出症是在纤维环的后部发生的，腰椎的屈曲会增加风险。具体来说，平背姿势、圆背提重物、需要反复提重物或久坐的职业，以及腘绳肌紧绷往往会增加风险。

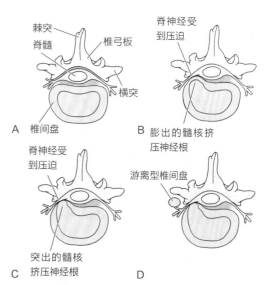

图 9.36 椎间盘突出症的阶段。正常的椎间盘（A）、突出型椎间盘（B）、挤压型椎间盘（C）和游离型椎间盘（D）

症状

椎间盘的改变可能是无症状的。这可能是由于纤维环内层缺乏支配神经。它也可能发生在没有对椎间盘敏感结构造成压力的情况下或没有炎症的情况下。事实上，研究发现 20% 到 76% 的正常人的 MRI 检查结果显示其有一定程度的椎间盘突出 [46, 54-57]。

腰椎间盘突出症的相关症状包括腰部和下肢的疼痛、麻木和刺痛、无力和反射消失。通常，腰椎间盘突出症患者最初的症状是腰痛，后来发展为下肢症状。咳嗽或打喷嚏时，疼痛可能会加重。此外，腰椎间盘突出症造成的对骶神经的压迫可能影响肠道或膀胱控制。具体症状取决于受累的神经根。下肢的症状表明有神经根病变。

腰椎间盘突出的患者常表现出方向性的偏好。换句话说，他们的症状在做某些动作或保持某些体位时可能会加重、周围化，或两者都有，而在做相反方向的动作时则会减轻、中心化，或

两者都有。腰椎间盘突出患者常见的主诉是屈膝、坐位、从坐位起身、向前弯腰和提重物时症状加重。他们的症状通常会在伸展、站立、行走和向后弯腰时得到缓解。这些患者普遍存在伸展偏向。图 9.37 介绍了有伸展偏向的患者的常用练习。

临床体征

神经根型腰椎间盘突出症的临床体征包括：与未受累一侧相比，受累一侧有无力、感觉丧失、反射减弱或消失的症状。患者往往表现出腰椎伸展活动范围减少 [51]。

患者还可能表现出侧向移位。这也可能被称为坐骨神经痛性脊柱侧弯。当出现侧向移位时，患者躯干可能向腿痛的一侧移动（同侧移动）或远离腿痛的一侧移动（对侧移动）。侧向移位是以患者肩部移动的方向来命名的。图 9.38 描述的是右侧移位。在本案例中，患者的疼痛发生在左腿，肩部向右侧（对侧）移动。

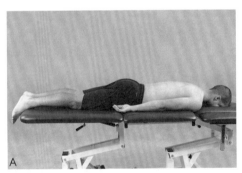
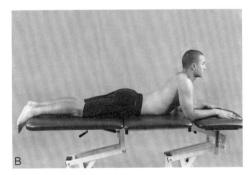
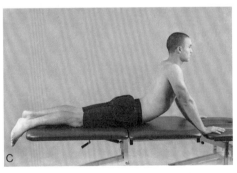
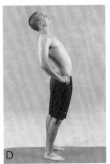

图 9.37　麦肯基伸展偏向练习。该练习包括俯卧位 (A)、俯卧肘支撑 (B)、俯卧手支撑 (C) 和站立位后伸（D）

除了这些临床体征外，助理物理治疗师在评估椎间盘病变的患者时可以使用直腿抬高试验、Lasegue 征、交叉直腿抬高试验和 Slump 测试。这些试验在前面已经介绍过，可以很好地适用于椎间盘突出的病例。此外，还可以使用以下测试。

反复运动测试

患者置于站立或俯卧位。在测试之前，患者被问及疼痛的强度和位置。检查者指导患者反复弯曲或伸展脊柱，但注意 20 次为上限。如果患者主诉症状的周围化，则停止测试。测试的阳性指标是出现方向的偏好性。椎间盘突出症患者通常会主诉屈曲时症状加重，伸展时症状减轻。

干预措施

如上所述，腰椎间盘突出症的典型症状包括腰痛，并且疼痛放射至一侧下肢。疼痛通常在屈曲时加重，在伸展时减轻。症状可能包括无力、麻木和反射消失。康复计划的目标是使疼痛中心化，提高灵活性，并减轻症状。

对这种患者的典型干预措施包含伸展方法，如麦肯基疗法。应指导患者在不引起疼痛周围化的情况下尽可能多地进行伸展。图 9.38 中显示了一个典型的侧向偏移的情况。应指导患者在一天中多次进行这些练习，通常每隔 1 至 2 小时就可以练习一次。

如果患者有侧向偏移，康复计划可能侧重于侧移矫正，而不是伸展。患者可以在俯卧或站立姿势下进行侧向移动（图 9.39）。物理治疗师可以使用手法治疗来减少侧移。在开始伸展练习之前，应先纠正侧向偏移的情况。

亚急性和慢性疼痛的患者可以使用神经松动术来改善。这包括通过直腿抬高动作或 slump 坐位再直腿抬高来拉伸或滑移坐骨神经。指导患者伸展到疼痛点，然后放松。已有研究证明，这种

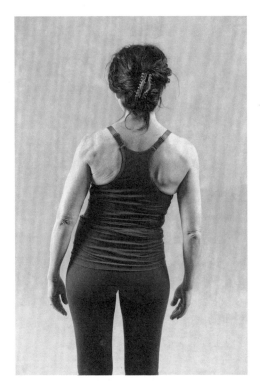

图 9.38　右侧移位

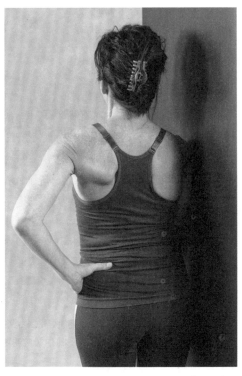

图 9.39　为了纠正右侧移位，患者可将右肩靠墙站立，轻轻地将髋关节向右推，直到接触墙

练习对于对屈曲或伸展没有反应的放射疼痛的患者是有帮助的[58,59]。

　　一些证据支持对有神经根症状的患者使用牵引治疗。考虑用使患者疼痛中心化的姿势进行牵引，可能是俯卧位。牵引对在伸展状态下出现疼痛周围化和交叉直腿抬高试验呈阳性的患者特别有效[46]。

　　应使患者了解保持体力活动和避免卧床休息的重要性[60]。患者教育应注重疼痛感知的神经科学，从而减少恐惧和疼痛灾难化[61]。

 临床警示

　　右侧移位重要的是要避免患者的症状在运动期间出现周围化。

预防措施

　　保持腘绳肌的灵活性和正常的腰椎前凸可能是预防椎间盘突出的关键。缺乏有氧运动、肥胖和腰椎间盘突出之间存在着强的正相关。以合适的方式提重物对减少对椎间盘的压力是很重要的。

结论：腰椎间盘突出症的患者	
疾病描述和原因	与衰老和平背或弯曲姿势有关的纤维环的小裂缝，使得髓核向后移位时对神经根造成压迫
特殊试验	直腿抬高试验、Lasegue 征、交叉直腿抬高试验、Slump 测试
拉伸	向脊柱伸展方向
力量训练	躯干伸展肌，腰椎稳定肌，下肢肌群
其他训练	平地或跑步机上步行或椭圆机有氧训练
避免	长时间站立，不良姿势，错误身体力学，疼痛周围化

对外科术后患者的干预措施

椎间盘切除术

　　椎间盘切除术是通过手术切除突出的椎间盘。这可以通过传统的方法或通过一个较小的切口进行，这种方法称为镜下切除术。该手术包括切除椎弓板以对周围的神经根和椎间盘进行操作。手术的这个部分称为椎弓板切除术。

康复计划里有什么？　开始的 4 周的治疗通常包括温和的神经伸展或滑移，腘绳肌拉伸，控制疼痛的理疗（包括TENS 或冷冻疗法），腹肌、臀肌和背伸肌的等长力量训练，以及姿势再训练。从第 4 周到第 8 周，患者可能进阶到躯干协调训练、力量训练和耐力训练，可以增加脊柱中立位的腰部稳定性练习。康复计划中通常包括步行、蹬自行车或水上运动。应指导患者以合适的方式提重物。8 周后，可以加入本体感觉训练和跑步。

 临床警示

　　手术后，患者一般会被告知要避免弯腰、举起超过 5 磅的重物、腰部扭动和长时间坐着。应教会患者进行原地转动，而避免躯干旋转。

峡部裂 / 腰椎滑脱

　　峡部裂是椎体后部的缺损或侵蚀，特别是位于上下关节突之间的椎弓峡部（图 9.40）。这种缺损可能是先天性变薄、应力性骨折或该处椎体的创伤性骨折。峡部裂最常发生在 L5。

　　在大约 25% 的病例中，峡部裂会导致相关的疾病，即脊柱滑脱症。脊柱滑脱症是指上位椎体在下位椎体上向前滑脱，常见的是 L5 椎体在骶骨上滑脱。双侧椎体峡部裂导致下关节突和棘突失去与其余椎体的连接，使椎体向前滑动。腰椎滑脱从 I 到 IV 分级，如专栏 9-3 所示。

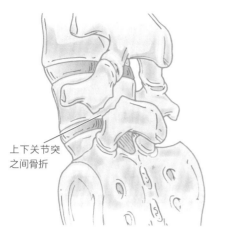

上下关节突之间骨折

图 9.40　在峡部裂中，上下关节突之间的区域变薄或断裂

专栏 9-3　腰椎滑脱分级

I 级　II 级　III 级　IV 级

I 级，1% ～ 25% 的滑移
II 级，26% ～ 50% 的滑移
III 级，51% ～ 75% 的滑移
IV 级，76% ～ 100% 的滑移

病因 / 致病因素

峡部裂在男性中的发病率是女性的 2 至 3 倍。病因可能是遗传因素或环境因素。遗传性关节峡部畸形发育，与隐性脊柱裂有关。一些运动增加了峡部裂发生的可能性，体操运动员、举重运动员、足球运动员、摔跤运动员和潜水员的患病风险更高。人们认为，峡部裂的发生往往是由运动对后部结构的重复性压力所致 [62]。

症状

峡部裂通常没有症状。当有症状时，常见的表现是十几岁的运动员主诉局部的腰痛，在伸展或伸展 - 旋转时疼痛加剧。偶尔，疼痛可放射到臀部或下肢近端。发病一般是渐进的，主诉的疼痛加剧与急性事件有关。大多数患者的峡部裂不会发展成椎体滑脱，滑脱的风险在青春期的生长突增期达到最大 [63]。

患有脊柱滑脱症时，疼痛的症状往往是在腰部和腿部。滑移可能引起神经根或马尾的损害，导致麻木、刺痛、无力和腿部的疲劳感。这些症状在站立和行走时加重。

临床体征

峡部裂 / 腰椎滑脱的患者往往会有腰椎前凸增加。腘绳肌紧张是常见的现象。腰椎可触及一个凹陷。患者会主诉腰部伸展时疼痛加剧，坐位时疼痛减轻。在严重的滑脱中，患者可能表现出神经系统症状。此外，以下试验可能对评估患者有帮助。

被动腰部伸展试验

患者取俯卧位。检查者将患者双腿抬离床面约 12 英寸，保持患者的膝关节伸展，轻轻地拉动腿部（图 9.41）。患者主诉腰部有强烈的疼痛或不稳定感，则表明试验结果为阳性。

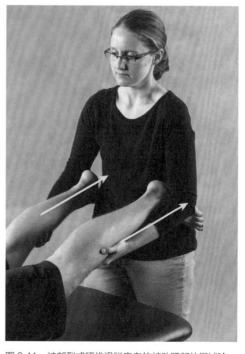

图 9.41　峡部裂或腰椎滑脱患者的被动腰部伸展试验

干预措施

峡部裂 / 腰椎滑脱患者的康复计划将围绕减少后部结构压力的治疗方式。常见的治疗方式包括屈曲练习、腰部稳定性练习、腘绳肌和髋屈肌拉伸以及一般的体适能练习。注重强化连接胸腰筋膜的肌肉，如背阔肌、腹内斜肌和腹横肌。肌筋膜技术和理疗可用于减少肌肉痉挛。

 临床警示

应该限制增加疼痛的活动。具体来说，避免需要腰椎伸展至末端范围的活动。

预防措施

当峡部裂 / 腰椎滑脱与运动有关时，早期发现和干预可能会防止骨质疏松的进展并降低症状的严重程度。

结论：峡部裂 / 腰椎滑脱的患者

疾病描述和原因	遗传因素（与隐性脊柱裂有关）和需要过度伸展的运动造成的伴有 / 不伴有椎体向前滑脱的上下关节突之间的区域变薄或断裂
特殊试验	被动腰部伸展试验
拉伸	向脊柱屈曲方向，腘绳肌和髋屈肌
力量训练	躯干伸展，腰椎稳定肌，下肢肌群
其他训练	自行车有氧训练
避免	长时间站立，腰椎伸展

强直性脊柱炎

强直性脊柱炎是一种慢性、进行性、炎症性关节炎，导致脊柱软组织的骨化和最终融合。这种情况也被称为"竹节状脊柱"。一般来说，炎症变化开始于骶髂关节。疾病向上方发展，最终可能使整个脊柱受累（图 9.42）。少数情况下，髋关节、膝关节或肩关节也可能受到影响。

病因 / 致病因素

强直性脊柱炎似乎大部分是遗传的。据估计，95% 以上的患者是先天性的 [64]。环境因素还不是很清楚，但可能与微生物感染有关。

男性患强直性脊柱炎的可能性至少是女性的两倍。该疾病一般在 20—40 岁确诊，但许多患者在确诊的若干年前已经有症状。该病在女性中的症状往往比较轻。

症状

强直性脊柱炎早期的症状一般是腰部、骶髂关节和臀部的疼痛。当同时发现疼痛、僵硬、脊柱活动度受限和骶髂关节的关节间隙消失时，怀疑是强直性脊柱炎。疲劳是常见的主诉。患者常常主诉活动后疼痛减轻，这使该疾病与其他许多疾病不同。随着疾病的发展，疼痛可能会减轻，但功能限制仍然存在。

临床体征

对强直性脊柱炎患者的评估包括颈部和躯干的运动度评估。患者往往在各个方向上都运动受限，特别是腰椎屈曲。受限的程度取决于疾病的严重程度和进展情况。可以观察到患者胸椎后凸的增加。对强直性脊柱炎没有特殊试验。

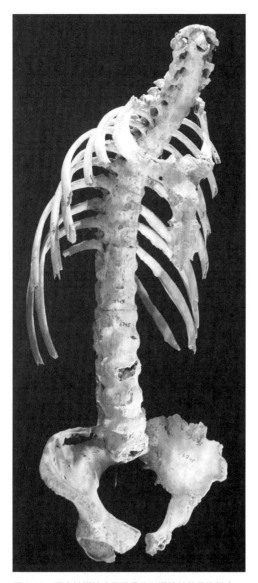

图 9.42　强直性脊柱炎导致骨化和脊柱关节最终融合

干预措施

干预的目标是减少疼痛，并增加活动范围、日常生活活动，提升心肺功能和整体幸福感。已有研究证明物理治疗对强直性脊柱炎是有效的。康复计划中通常包括有关疾病发展过程的教育和避免长期保持屈曲的姿势[65]。

 临床警示

应嘱咐患者避免长时间处于坐位。应鼓励患者通过俯卧促进伸展，并在处于坐位时使用腰垫。

应鼓励患者进行屈曲和伸展脊柱，以及提升髋关节活动度的拉伸运动。躯干的力量训练应偏向于通过伸展方式进行[66]。心肺运动是一个重要的考虑因素，因为心肺功能可能随着脊柱的融合而减弱。据报道，深呼吸运动、步行、有氧运动和间歇训练都可以改善心肺功能和减轻疼痛[67-69]。水中运动可能对这类患者也是有帮助的。

结论：强直性脊柱炎的患者	
疾病描述和原因	遗传性疾病，导致脊柱的软组织骨化，进而引起功能下降
特殊试验	无
拉伸	向脊柱屈曲和伸展方向
力量训练	躯干伸展肌，心肺系统
其他训练	平地 / 跑步机或椭圆机有氧训练
避免	久坐

骶髂关节功能障碍

有许多功能障碍涉及骶髂关节；然而，有关骶髂关节功能障碍的详细内容超出了本书的范围。该关节的病变包括骶骨扭转和髂骨在骶骨上的旋转。骶髂关节功能障碍的指标包括骶髂关节的疼痛、髋关节疼痛、腹股沟疼痛和大腿内侧疼痛。骨盆骨性标志的不对称性可能是骶髂病变的指标，包括髂前上棘、髂后上棘和耻骨联合。

总结

脊柱的正常功能依赖于关节、肌肉、韧带和椎间盘所提供的稳定性和灵活性。胸椎和腰椎很复杂，这个部位有许多结构可以引起腰部或腿部的疼痛。然而，有时解剖学病理和疼痛并不必然相关。虽然助理物理治疗师了解常见的病理和治疗方法是很重要的，但确定引起疼痛的具体结构是困难的，也是不必要的。将脊柱解剖学、生理学和病理学知识与对疼痛感知的理解结合起来，可以获得更全面的治疗方法。

复习题

1. 列出与胸腰筋膜直接相关的六块肌肉。

2. 让你的同学直立地坐在椅子上。测量其肩部的弯曲度。现在让你的同学屈曲胸椎模拟脊柱后凸增加。在这个体位上测量肩关节的屈曲活动度。肩关节活动度是否有差异？为什么？

3. 你有位患者的腰椎前凸增加。请描述与理想姿势相比，这种姿势对椎间孔、关节突关节和椎间盘的影响。这种姿势伴有骨盆前倾还是后倾？

4. 问题 3 中的姿势如何影响 L5 ~ S1 的剪切力？

5. 你有一位平背的患者。描述一下与理想姿势相比，这种姿势对椎间孔、关节突关节和椎间盘的影响。这种姿势伴有骨盆前倾还是后倾？

6. 问题 5 中的姿势如何影响 L5 ~ S1 的剪切力？

7. 让你的同学用两只手模拟髂部。将你的手放在同学的两手之间，模拟骶骨。进行点头运动。相对于骶骨，髂骨进行了什么类型的旋转？现在做骶骨反向点头的动作。相对于骶骨，髂骨进行了什么类型的旋转？

8. 点头运动对腰椎的影响是什么？反向点头的影响是什么？

9. 与你的同学一起完成与 L4 神经根有关的感觉测试、徒手肌力测试和反射测试。再对 L5 和 S1 重复上述的测试。

10. 你正在治疗一名 72 岁的椎间孔狭窄的患者。患者主诉长时间站立时疼痛加剧，处于坐位时疼痛减轻。这些是预期的结果吗？使用脊柱模型和其他必要的道具，向你的同学解释这些症状的原因。

11. 你正在治疗一名 31 岁的腰椎间盘突出症患者。患者主诉疼痛，久坐后疼痛加剧，俯卧时疼痛减轻。这些是预期的结果吗？使用脊柱模型和其他必要的道具，向你的同学解释这些症状的原因。

12. 你正在治疗一名 28 岁的腰椎间盘突出症患者。患者长期站立后疼痛出现，坐位或卧位双腿弯曲，疼痛会暂时缓解。MRI 显示其有严重的椎间盘突出。是什么导致了患者的症状？（提示：是否存在所受压力能在屈膝姿势下立即得到缓解的身体结构？）

13. 你正在治疗一名 17 岁的体操运动员的腰痛。该患者诊断为峡部裂和 I 级腰椎滑脱症。使用一个脊柱模型和其他必要的道具，向你的同学解释这种病情。

14. 你的患者已经做了 EMG/NCV 检查，已经确定神经根受累的程度。结果显示为 L4 神经根病变。在麻木、无力、反射丧失、功能障碍方面，你可能会有什么发现？

15. 使用一个椎体的模型，找出腰椎中退行性关节疾病可能出现症状的三个位置。注意这些结构之间的距离有多近，并理解为什么退行性关节疾病可能侵袭不止一个部位并导致症状。

16. 你正在治疗一个椎间盘突出的患者。患者说自上次治疗以来，疼痛有所减轻。在进一步的询问中，患者对最严重的疼痛的评分是 3 分（从 4 分下降至 3 分），但患者主诉小腿的轻微疼痛（在初次就诊时疼痛放射到膝关节后部）。这是患者症状的改善还是恶化？向你的同学解释中心化和周围化的概念。

17. 你正在治疗一位 78 岁的女性，她最近突然出现背痛，并被诊断为 T9 处出现新鲜的压缩性骨折。康复计划中包括运动疗法。你会将什么运动纳入家庭练习计划？

18. 对于胸椎压缩性骨折的患者，你认为哪些日常生活活动会加重症状？对于腰椎间盘突出症和腰椎椎管狭窄症患者呢？

患者案例：腰椎髓核突出综合征

患者评估		
患者姓名： ××××××	**年龄：** 31 岁	**BMI：** 21.1 千克 / 米 ^{2}

诊断 / 病史	
医学诊断： 腰椎髓核突出综合征	**物理治疗师诊断：** 继发于髓核突出综合征的左腿疼痛
诊断测试 / 结果： MRI 诊断为 L4 ~ L5 髓核突出综合征	**相关医学病史：** 无异常
	注意事项： 无
先前的功能水平： 正常活动，无疼痛	
患者目标： 减轻疼痛，恢复到先前的功能水平	
用药： 无	

社会支持 / 安全隐患
患者居住条件 / 支持 / 障碍： 与伴侣生活在一起
患者工作条件 / 职业 / 娱乐活动： 计算机图形艺术家，参加竞技犬展

生命体征				
静息时 体温： 98.1 ℉	**血压：** 112/68mmHg	**心率：** 70 次 / 分	**呼吸频率：** 13 次 / 分	**血氧饱和度：** 98%

主诉
患者为女性，有 3 周的左腿和脚部疼痛史，脚的内侧有麻木感。起病没有明显的原因。疼痛影响了工作和娱乐活动

身体评估		
定位： 警觉并能定位	**言语 / 视觉 / 听觉：** 佩戴眼镜	**皮肤完整性：** 完好无损
关节活动度： 腰椎屈曲在正常范围内，但在长期和反复的腰椎屈曲中主诉疼痛，最远端的疼痛在膝关节以下；伸展活动度限制在 20°；双侧腘绳肌收缩时的角度限制在 40°。		
力量： 徒手肌力测试胫骨前肌 4/5，足外翻肌和跖屈肌 5/5	**触诊：** 未测试	
肌张力： 未测试	**平衡 / 协调：** 在正常范围内	**感受 / 本体感觉：** 足内侧和拇趾感觉减退
耐力： 未测试	**姿势：** 腰曲减小	**水肿：** 无

疼痛	
疼痛评分和位置： 最好 0/10，最差 6/10	**缓解因素：** 平躺，步行
激惹因素： 久坐（开车和伏案工作时）	**激惹性：** 患者可以通过平躺或下车步行，迅速缓解疼痛；只有在采取不舒服的姿势后，疼痛才会出现

功能检查
患者是功能独立的。然而，由于需要驾车，疼痛限制了她参加竞技犬展的能力。她是以站立姿势工作的

特殊试验			
试验名称： 反射测试 / 徒手肌力测试	**结果：** 符合 L4 神经根病变	**试验名称：** Lasegue 征	**结果：** 40° 呈阳性

评估
患者的症状和体征与 L4 神经根病变一致

短期治疗目标
1. 患者表示疼痛减少 25%
2. 患者表示可以理解疼痛中心化
3. 患者可以独立进行家庭练习

长期治疗目标
1. 患者表示疼痛减少 50%
2. 患者最远端的疼痛在膝关节之上

治疗计划
频率 / 持续时间： 每周 2 次，共 4 周
内容： 理疗、运动疗法、神经再教育、患者教育

患者案例问题

1. 哪些因素可能导致患者的髓核突出综合征？

2. 你会告诉患者要避免或减少的活动具体是什么？

3. 当你第一次见到患者时，你将收集哪些数据？

4. 如果康复计划不能为你提供指导，你可能对这个患者使用什么治疗方式？为什么？是否有禁忌的方式？

5. 如果康复计划不能具体为你提供指导，请选择三个适用于该患者的运动疗法，并证明你的选择是正确的。

6. 你会使用什么其他特殊试验来检测患者的进展？

参考文献

1. Low Back Pain Fact Sheet | National Institute of Neurological Disorders and Stroke.

2. Battié, M. C., Niemelainen, R., Gibbons, L. E., & Dhillon, S. (2012). Is level- and side-specific multifidus asymmetry a marker for lumbar disc pathology? *Spine Journal, Official Journal of the North American Spine Society, 12*, 932 – 939.

3. Fortin, M., Gibbons, L. E., Videman, T., & Battié, M. C. (2015). Do variations in paraspinal muscle morphology and composition predict low back pain in men? *Scandinavian Journal of Medicine and Science in Sports, 25*, 880 – 887.

4. Neumann, D. A. (2010). Kinesiology of the hip: A focus on muscular actions. *Journal of Orthopaedic and Sports Physical Therapy, 40*, 82 – 94.

5. Sajko, S., & Stuber, K. (2009). Psoas major: A case report and review of its anatomy, biomechanics, and clinical implications. *Journal of the Canadian Chiropractic Association, 53*, 311 – 318.

6. Teixeira, F. A., & Carvalho, G. A. (2007). Reliability and validity of thoracic kyphosis measurements using flexicurve method. *Brazilian Journal of Physical Therapy, 11*, 199 – 204.

7. Nairn, B. C., & Drake, J. D. M. (2014). Impact of lumbar spine posture on thoracic spine motion and muscle activation patterns. *Human Movement Science, 37C*, 1 – 11.

8. Twomey, L. (1979). The effects of age on the ranges of motions of the lumbar region. *Australian Journal of Physiotherapy, 25*, 257 – 263.

9. Biely, S. A., Silfies, S. P., Smith, S. S., & Hicks, G. E. (2014). Clinical observation of standing trunk movements: What do the aberrant movement patterns tell us? *Journal of Orthopaedic and Sports Physical Therapy, 44*, 262 – 272.

10. Khoo, B. C., Goh, J. C., Lee, J. M., & Bose, K. (1994). A comparison of lumbosacral loads during static and dynamic activities. *Australasian Physical and Engineering Sciences in Medicine, 17*, 55 – 63.

11. Alexander, L. A., Hancock, E., Agouris, I., Smith, F. W., & MacSween, A. (2007). The response of the nucleus pulposus of the lumbar intervertebral discs to functionally loaded positions. *Spine, 32*, 1508 – 1512.

12. Vleeming, A., Pool-Goudzwaard, A. L., Stoeckart, R., van Wingerden, J. P., & Snijders, C. J. (1995). The posterior layer of the thoracolumbar fascia. Its function in load transfer from spine to legs. *Spine, 20*, 753 – 758.

13. Vleeming, A., Schuenke, M. D., Danneels, L., & Willard, F. H. (2014). The functional coupling of the deep abdominal and paraspinal muscles: The effects of simulated paraspinal muscle contraction on force transfer to the middle and posterior layer of the thoracolumbar fascia. *Journal of Anatomy, 225*, 447 – 462.

14. Willard, F. H., Vleeming, A., Schuenke, M. D., Danneels, L., & Schleip, R. (2012). The thoracolumbar fascia: Anatomy, function and clinical considerations. *Journal of Anatomy, 221*, 507 – 536.

15. Alexandru, D., & So, W. (2012). Evaluation and management of vertebral compression fractures. *The Permanente Journal, 16*, 46 – 51.

16. Antonelli-Incalzi, R., Pedone, C., Cesari, M., Di Iorio, A., Bandinelli, S., & Ferrucci, L. (2007). Relationship between the occiput-wall distance and physical performance in the elderly: A cross sectional study. *Aging Clinical and Experimental Research, 19*, 207 – 212.

17. Sinaki, M., Itoi, E., Wahner, H. W., Wollan, P., Gelzcer, R., Mullan, B. P., Collins, D. A., et al. (2002). Stronger back muscles reduce the incidence of vertebral fractures: A prospective 10 year follow-up of postmenopausal women. *Bone, 30,* 836 – 841.

18. Sinaki, M. (2007). The role of physical activity in bone health: A new hypothesis to reduce risk of vertebral fracture. *Physical Medical and Rehabilitation Clinics of North America, 18,* 593 – 608, xi–xii.

19. Malmros, B., Mortensen, L., Jensen, M. B., & Charles, P. (1998). Positive effects of physiotherapy on chronic pain and performance in osteoporosis. *Osteoporosis International, 8,* 215 – 221.

20. Papaioannou, A., Adachi, J. D., Winegard, K., Ferko, N., Parkinson, W., Cook, R. J., Webber, C., & McCartney, N. (2003). Efficacy of home-based exercise for improving quality of life among elderly women with symptomatic osteoporosis-related vertebral fractures. *Osteoporosis International, 14,* 677 – 682.

21. Bennell, K. L., Matthews, B., Greig, A., Briggs, A., Kelly, A., Sherburn, M., Larsen, J., et al. (2010). Effects of an exercise and manual therapy program on physical impairments, function and quality-of-life in people with osteoporotic vertebralfracture: A randomised, single-blind controlled pilot trial. *BMC Musculoskeletal Disorders, 11,* 36.

22. Sinaki, M. (2003). Critical appraisal of physical rehabilitation measures after osteoporotic vertebral fracture. *Osteoporosis International, 14,* 773 – 779.

23. Sinaki, M., & Mikkelsen, B. A. (1984). Postmenopausal spinal osteoporosis: Flexion versus extension exercises. *Archives of Physical and Medicine and Rehabilitation, 65,* 593 – 596.

24. Martyn-St James, M., & Carroll, S. (2008). Meta-analysis of walking for preservation of bone mineral density in postmenopausal women. *Bone, 43,* 521 – 531.

25. Martyn-St James, M., & Carroll, S. (2006). High-intensity resistance training and postmenopausal bone loss: A meta-analysis. *Osteoporosis International, 17,* 1225 – 1240.

26. Gilsanz, V., Wren, T. A., Sanchez, M., Dorey, F., Judex, S., & Rubin, C. (2006). Low-level, high-frequency mechanical signals enhance musculoskeletal development of young women with low BMD. *Journal of Bone and Mineral Research, 21,* 1464 – 1474.

27. Slatkovska, L., Alibhai, S. M. H., Beyene, J., & Cheung, A. M. (2010). Effect of whole-body vibration on BMD: A systematic review and meta-analysis. *Osteoporosis International, 21,* 1969 – 1980.

28. Fon, G. T., Pitt, M. J., & Thies, A. C. (1980). Thoracic kyphosis: Range in normal subjects. *AJR American Journal of Roentgenology, 134,* 979 – 983.

29. Kado, D. M., Huang, M.-H., Barrett-Connor, E., & Greendale, G. A. (2005). Hyperkyphotic posture and poor physical functional ability in older community-dwelling men and women: The Rancho Bernardo study. *Journals of Gerontology, Series A, Biological Sciences and Medical Sciences, 60,* 633 – 637.

30. de Oliveira, T. S., Candotti, C. T., La Torre, M., Pelinson, P. P., Furlanetto, T. S., Kutchak, F. M., & Loss, J. F. (2012). Validity and reproducibility of the measurements obtained using the flexicurve instrument to evaluate the angles of thoracic and lumbar curvatures of the spine in the sagittal plane. *Rehabilitation Research and Practice, 2012,* 186156.

31. de Mauroy, J., Weiss, H., Aulisa, A., Aulisa, L., Brox, J., Durmala, J., Fusco, C., et al. (2010). 7th SOSORT consensus paper: Conservative treatment of idiopathic & Scheuermann's kyphosis. *Scoliosis, 5,* 9.

32. Weiss, H.-R., Turnbull, D., & Bohr, S. (2009). Brace treatment for patients with Scheuermann's disease—A review of the literature and first experiences with a new brace design. *Scoliosis, 4,* 22.

33. Itoi, E., & Sinaki, M. (1994). Effect of back-strengthening exercise on posture in healthy women 49 to 65 years of age. *Mayo Clinic Proceedings, 69,* 1054 – 1059.

34. Miyake, A., Kou, I., Takahashi, Y., Johnson, T. A., Ogura, Y., Dai, J., Qiu, X., et al. (2013). Identification of a susceptibility locus for severe adolescent idiopathic scoliosis on chromosome 17q24.3. *PloS One, 8,* e72802.

35. Takahashi, Y., Kou, I., Takahashi, A., Johnson, T. A., Kono, K., Kawakami, N., Uno, K., et al. (2011). A genome-wide association study identifies common variants near LBX1 associated with adolescent idiopathic scoliosis. *Nature Genetics, 43,* 1237 – 1240.

36. Maruyama, T., Kitagawa, T., Takeshita, K., Mochizuki, K., & Nakamura, K. (2003). Conservative treatment for adolescent idiopathic scoliosis: Can it reduce the incidence of surgical treatment? *Pediatric Rehabilitation, 6,* 215 – 219.

37. Maruyama, T., Takeshita, K., & Kitagawa, T. (2008). Side-shift exercise and hitch exercise. *Studies in Health Technology and Informatics, 135,* 246 – 249.

38. Negrini, S., Atanasio, S., Fusco, C., & Zaina, F. (2009). Effectiveness of complete conservative treatment for adolescentidiopathic scoliosis (bracing and exercises)

based on SOSORT management criteria: Results according to the SRS criteria for bracing studies— SOSORT Award 2009 Winner. *Scoliosis, 4,* 19.

39. Battié, M. C., Videman, T., Kaprio, J., Gibbons, L. E., Gill, K., Manninen, H., Saarela, J., et al. (2009). The Twin Spine Study: Contributions to a changing view of disc degeneration. *Spine Journal, Official Journal of the North American Spine Society, 9,* 47 – 59.

40. Alkhatib, B., Rosenzweig, D. H., Krock, E., Roughley, P. J., Beckman, L., Steffen, T., Weber, M. H., et al. (2014). Acute mechanical injury of the human intervertebral disc: Link to degeneration and pain. *European Cells and Materials, 28,* 98 – 110 ; discussion 110–111.

41. Paul, C. P. L., Schoorl, T., Zuiderbaan, H. A., Zandieh Doulabi, B., van der Veen, A. J., van de Ven, P. M., Smit, T. H., et al. (2013). Dynamic and static overloading induce early degenerative processes in caprine lumbar intervertebral discs. *PloS One, 8,* e62411.

42. Barr, K. P., Griggs, M., & Cadby, T. (2005). Lumbar stabilization: Core concepts and current literature, Part 1. *American Journal of Physical Medicine and Rehabilitation, 84,* 473 – 480.

43. Barr, K. P., Griggs, M., & Cadby, T. (2007). Lumbar stabilization: A review of core concepts and current literature, Part 2. *American Journal of Physical Medicine and Rehabilitation, 86,* 72 – 80.

44. Beattie, P. F. (2008). Current understanding of lumbar intervertebral disc degeneration: A review with emphasis upon etiology, pathophysiology, and lumbar magnetic resonance imaging findings. *Journal of Orthopaedic and Sports Physical Therapy, 38,* 329 – 340.

45. Gellhorn, A. C., Katz, J. N., & Suri, P. (2013). Osteoarthritis of the spine: The facet joints. *Nature Reviews, Rheumatology, 9,* 216 – 224.

46. Delitto, A., George, S. Z., Van Dillen, L. R., Whitman, J. M., Sowa, G., Shekelle, P., Denninger, T. R., et al. (2012). Low back pain. *Journal of Orthopaedic and Sports Physical Therapy, 42,* A1 – A57.

47. Ciricillo, S. F., & Weinstein, P. R. (1993). Lumbar spinal stenosis. *Western Journal of Medicine, 158,* 171 – 177.

48. Padmanabhan, G., Sambasivan, A., & Desai, M. J. (2011). Three-step treadmill test and McKenzie mechanical diagnosis and therapy to establish directional preference in a patient with lumbar spinal stenosis: A case report. *Journal of Manual and Manipulative Therapy, 19,* 35 – 41.

49. Genevay, S., & Atlas, S. J. (2010). Lumbar spinal stenosis. *Best Practice and Research, Clinical Rheumatology, 24,* 253 – 265.

50. Cook, C., Brown, C., Michael, K., Isaacs, R., Howes, C., Richardson, W., Roman, M., et al. (2011). The clinical value of a cluster of patient history and observational findings as a diagnostic support tool for lumbar spine stenosis. *Physiotherapy Research International, 16,* 170 – 178.

51. Saunders, H. D. (2004). *Evaluation treatment & prevention of musculoskeletal disorders.Volume 1 Spine.* Chaska, MN : Saunders Group.

52. Boyd, B. S., Wanek, L., Gray, A. T., & Topp, K. S. (2009). Mechanosensitivity of the lower extremity nervous system during straight-leg raise neurodynamic testing in healthy individuals. *Journal of Orthopaedic and Sports Physical Therapy, 39,* 780 – 790.

53. Fardon, D. F., Williams, A. L., Dohring, E. J., Murtagh, F. R., Gabriel Rothman, S. L., & Sze, G. K. (2014). Lumbar disc nomenclature: Version 2.0: Recommendations of the combined task forces of the North American Spine Society, the American Society of Spine Radiology and the American Society of Neuroradiology. *The Spine Journal, 14,* 2525 – 2545.

54. Kim, S. J., Lee, T. H., & Lim, S. M. (2013). Prevalence of disc degeneration in asymptomatic Korean subjects. Part 1: Lumbar spine. *Journal of the Korean Neurosurgical Society, 53,* 31 – 38.

55. Lebow, R. L., Adogwa, O., Parker, S. L., Sharma, A., Cheng, J., & McGirt, M. J. (2011). Asymptomatic same-site recurrent disc herniation after lumbar discectomy: Results of a prospective longitudinal study with 2-year serial imaging. *Spine, 36,* 2147 – 2151.

56. Quiroz-Moreno, R., Lezama-Suárez, G., & Gómez-Jiménez, C. (2008). Disc alterations of lumbar spine on magnetic resonance images in asymptomatic workers. *Revista Médica del Instituto Mexicano del Seguro Social,46,* 185 – 190.

57. Rajeswaran, G., Turner, M., Gissane, C., & Healy, J. C. (2014). MRI findings in the lumbar spines of asymptomatic elite junior tennis players. *Skeletal Radiology, 43,* 925 – 932.

58. Cleland, J. A., Childs, J. D., Palmer, J. A., & Eberhart, S. (2006). Slump stretching in the management of non-radicular low back pain: A pilot clinical trial. *Manual Therapy, 11,* 279 – 286.

59. George, S. Z. (2002). Characteristics of patients with lower extremity symptoms treated with slump stretching: A case series. *Journal of Orthopaedic and Sports Physical Therapy, 32,* 391 – 398.

60. Liddle, S. D., Gracey, J. H., & Baxter, G. D. (2007). Advice for the management of low back pain: A systematic review of randomised controlled trials. *Manual Therapy, 12,* 310 – 327.

61. Louw, A:, Diener, I., Landers, M. R., & Puentedura, E. J. (2014). Preoperative pain neuroscience education for lumbar radiculopathy: A multicenter randomized controlled trial with 1-year follow-up. *Spine, 39,* 1449 – 1457.

62. Hebert, J. J., Marcus, R. L., Koppenhaver, S. L., & Fritz, J. M. (2010). Postoperative rehabilitation following lumbardiscectomy with quantification of trunk muscle morphology and function: A case report and review of the literature. *Journal of Orthopaedic and Sports Physical Therapy, 40,* 402 – 412.

63. Standaert, C. J., & Herring, S. A. (2000). Spondylolysis: A critical review. *British Journal of Sports Medicine, 34,* 415 – 422.

64. Tsui, F. W., Tsui, H. W., Akram, A., Haroon, N., & Inman, R. D. (2014). The genetic basis of ankylosing spondylitis: New insights into disease pathogenesis. *The Application of Clinical Genetics, 7,* 105 – 115.

65. Masiero, S., Poli, P., Bonaldo, L., Pigatto, M., Ramonda, R., Lubrano, E., Punzi, L., et al. (2013). Supervised training and home-based rehabilitation in patients with stabilized ankylosing spondylitis on TNF inhibitor treatment: A controlled clinical trial with a 12-month follow-up. *Clinical Rehabilitation, 28,* 562 – 572.

66. Giannotti, E., Trainito, S., Arioli, G., Rucco, V., & Masiero, S. (2014). Effects of physical therapy for the management of patients with ankylosing spondylitis in the biological era. *Clinical Rheumatology, 33,* 1217 – 1230.

67. Gyurcsik, Z., Bodnár, N., Szekanecz, Z., & Szántó, S. (2013). Treatment of ankylosing spondylitis with biologics and targeted physical therapy: Positive effect on chest pain, diminished chest mobility, and respiratory function. *Zeitschrigt Für Rheumatologie, 72,* 997 – 1004.

68. Niedermann, K., Sidelnikov, E., Muggli, C., Dagfinrud, H., Hermann, M., Tamborrini, G., Ciurea, A., et al. (2013). Effect of cardiovascular training on fitness and perceived disease activity in people with ankylosing spondylitis. *Arthritis Care and Research, 65,* 1844 – 1852.

69. O' Dwyer, T., O' Shea, F., & Wilson, F. (2014). Exercise therapy for spondyloarthritis: A systematic review. *Rheumatology International, 34,* 887 – 902.

第四部分

下肢

第十章
骨盆与髋关节的骨科干预

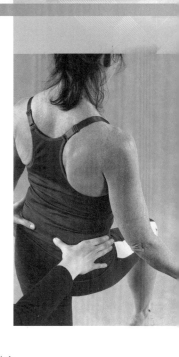

解剖学和生理学

常见损伤

学习目标

10.1　描述骨盆和髋关节的解剖结构。

10.2　列出正常的髋关节活动度。

10.3　描述正常骨盆和髋关节的运动学。

10.4　描述和讨论前向滑动、后向滑动、尾端滑动、长轴牵引的髋关节松动术的原理和目的。

10.5　描述常见的髋关节病变和典型表现。

10.6　讨论各种髋关节疾病的影响因素，以及相关的预防措施。

10.7　描述用于诊断常见髋关节疾病的临床试验以及如何实施这些试验。

10.8　讨论骨盆和髋关节病变的常见干预措施。

10.9　讨论髋关节的手术干预措施和术后治疗，包括全髋关节置换术、半髋关节置换术，以及切开复位内固定术。

10.10　解释髋盂唇撕裂、髋关节撞击综合征与骨性关节炎在髋关节病理方面的关系。

10.11　描述骨盆和髋关节疾病的常见临床警示。

解剖学和生理学

髋关节是下肢动力链中最为近端的关节。因此，其承受着身体重量的压力和剪切力、跨关节大肌肉的收缩力，以及下肢运动所产生的力。在某些活动中，髋关节所受的力矩可达体重的8倍[1]。髋关节作为球窝关节拥有三个自由度。相关软组织结构需与髋关节骨骼结构的强灵活性形成有效对抗，以提供髋关节运动所必需的稳定性。下面将讨论提供稳定性的结构。

骨与关节的解剖学和生理学

圆形的股骨头与骨盆的髋臼连接形成髋关节。髋臼处各无名骨的外侧，并位于髂骨、坐骨和耻骨的交界处。髋臼为一深窝，并由髋臼唇进一步加深。髋臼朝向前方、侧方和下方。一种马蹄形的软骨覆盖了髋臼与股骨头接触的部分，并帮助分散关节内的应力[2]。

在股骨头远端，骨缩窄为股骨颈。此处骨的狭窄使此区域易骨折（见股骨颈骨折）。然而，如果运动使股骨的颈部增厚，可能会产生股骨颈与骨盆的接触（见股骨髋臼撞击）。

在股骨颈与股骨干相交的地方有两个大的突出部分：大转子和小转子。大部分有力的臀部肌肉附着在这些突起上。图10.1所示为髋关节。

在描述正常的髋关节生物力学时，有两个角度非常重要：扭转角和倾斜角。当髋关节处于旋转中立位时，股骨的头部和颈部不直接位于冠状面，而是与冠状面形成12°到15°的角度，此为扭转角。

倾斜角描述了股骨颈与股骨干的夹角。正常的倾斜角度是120°到135°。当此角度小于120°时，股骨的颈部和干部相靠近，形成髋内翻。当此角度大于135°时，股骨的颈部和干部几乎形成一直骨，形成髋外翻。扭转角和倾斜角的含义将在本章后面进行更深入的讨论。图10.2显示股骨的扭转角（A）和倾斜角（B）。表10-1总结了骨与关节的解剖结构。

软组织解剖学和生理学

虽然髋关节的稳定性很大程度上取决于其球窝形状，但髋关节的髋臼唇、关节囊、韧带和肌肉也增强了髋关节的稳定性。了解这些软组织，以及髋关节的滑囊、神经和血液供应，对理解病理学很重要。

髋臼唇

髋臼唇是一种软骨缘，其延伸出髋臼，以增加髋臼窝的深度。髋臼的深度加上外唇延伸导致股骨头大部分被髋臼窝所覆盖。唇状结构能够吸收冲击、分散压力、润滑关节，以及帮助稳定[3,4]。

关节囊和韧带

髋关节内外分别有一条和多条韧带。在关节内部的是圆韧带。长期以来，此韧带被认为仅在儿童中对关节稳定起着重要作用，但目前，它被认为在成年后仍是重要的关节稳定物[5,6]。圆韧带内有一条细动脉，为股骨头的一小部分供血（后见"血液供应"）。

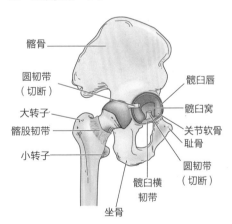

图10.1 髋关节是一个球窝关节，位于无名骨的髋臼和股骨头之间。它由髋臼唇加深，并由关节内的圆韧带和三个与关节囊混合的韧带所稳定

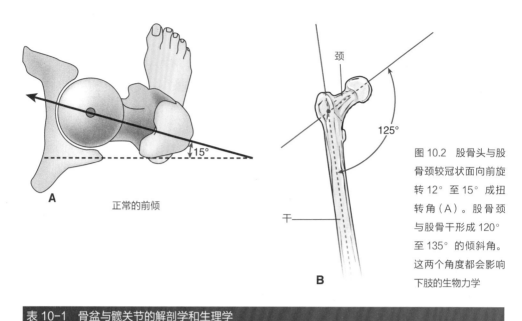

A 正常的前倾

B

图 10.2 股骨头与股骨颈较冠状面向前旋转 12° 至 15° 成扭转角（A）。股骨颈与股骨干形成 120° 至 135° 的倾斜角。这两个角度都会影响下肢的生物力学

表 10-1	骨盆与髋关节的解剖学和生理学			
关节	解剖学	正常关节活动度及运动	骨性标志	临床注意事项
髋关节	球窝状，三个自由度。凸的股骨头与骨盆上凹的髋臼相关节。股骨头和股骨颈的扭转角通常在 12° ~ 15° 。股骨颈与股骨干之间的倾斜角度通常在 120° ~ 135° 。髋臼软骨呈马蹄形分布在关节内	屈曲 0° ~ 125° 伸展 0° ~ 20° 外展 0° ~ 45° 内收 0° ~ 20° 内旋 0° ~ 45° 外旋 0° ~ 45°	可在髋外侧触摸到大转子	髋内翻（小于 120° 倾斜角）导致膝关节外翻。 髋外翻（超过 135° 倾斜角）导致膝关节内翻。 髋关节扭转角小于 8° 导致髋关节后倾，导致站立和步行呈外八字。 髋关节扭转角超过 25° 导致髋关节前倾，导致站立和步行呈内八字。 关节最紧位：最大伸展伴内旋。 关节松弛位：30° 屈曲，30° 外展，伴轻微外旋。 关节囊受限模式：内旋，屈曲，外展

髋关节靠一个高密度的关节囊和三条韧带来维持其稳定性，这三条韧带分别来自骨盆的每一块骨头。这些韧带以其所跨越的骨骼来命名，分别为髂股韧带、坐股韧带和耻股韧带。髂股韧带，也被称为 Y 韧带，是髋关节最强壮的韧带，也可能是人体内最强壮的韧带。一般认为，这些韧带作为一个整体，限制了髋伸展。

髂胫（IT）束

髂胫（IT）束为一扁带状束膜，起于髂嵴外侧，并下延至膝。臀大肌、臀中肌和阔筋膜张肌都汇入此腱束。髂胫束的远端附于胫骨前外侧和股骨外侧髁。一些纤维也混合到膝关节的外侧支持带。髂胫束将在第十一章中进行更详细的讨论。

滑囊

在髋关节区域有数个同临床相关的滑囊：多个大转子滑囊、坐骨粗隆滑囊，以及髂腰肌滑囊。

在大转子区，多个滑囊垫于臀肌腱、阔筋膜张肌和髂胫束[7-9]。这个区域滑囊的解剖结构差异很大，但大多数人至少有三个滑囊：臀大肌下滑囊、臀中肌下滑囊和臀小肌滑囊。臀大肌下滑囊是这三个中最大的，位于大转子的外侧表面，夹在臀大肌和臀中肌之间。另外两个位于较小的臀肌下面。

坐骨粗隆滑囊位于坐骨粗隆之上，用于缓冲粗隆之上的腘绳肌肌腱和臀大肌。

髂腰肌或髂耻滑囊位于髋关节囊前侧和髋关节前部的髂腰肌之间。当穿过骨盆和髋关节的前部时，其为髂腰肌提供了一个缓冲垫。表 10-2 总结了髋关节周围的软组织。

神经

髋部和大腿上部最重要的神经结构是坐骨神经（图 10.3）。其为人体最宽、最长的神经。坐骨神经起源于腰骶神经丛的 L4 ~ S3 分支。其下行于或者偶尔穿过梨状肌，并向下延伸到大腿后正中。坐骨神经穿过大腿后部时，支配大部分腘绳肌和部分大收肌。在膝后上方，坐骨神经二分为其组成神经——腓总神经和胫神经。

表 10-2　骨盆与髋关节结缔组织的解剖学和生理学

结构	解剖学	功能	临床注意事项
关节囊	高密度的关节囊由三条韧带巩固	稳定关节。 与滑膜一起产生滑液	诸如全髋关节置换术等将关节囊切开的手术，导致了髋关节稳定性的下降
韧带	三条韧带： • 髂股韧带（Y 韧带） • 坐股韧带 • 耻股韧带	提升髋关节稳定性	限制髋伸展
髋臼唇	将髋臼窝向外延伸 5 毫米的软骨缘[10]	吸收冲击，分散髋关节压力，加深髋臼窝以提升稳定性	髋关节疼痛可与盂唇撕裂相关
圆韧带	从股骨头凹到髋臼	儿童：稳定髋关节。可能对稳定成人髋关节有作用。携带供应部分股骨头的闭孔动脉	韧带撕裂可能为非关节炎髋关节疼痛的一个原因。髋关节脱位或半脱位可撕裂韧带和动脉
髂胫束	起自髂骨，于大腿外侧向下延至胫骨和髌骨。臀大肌、臀中肌、阔筋膜张肌的附着点	提供膝关节的外侧稳定性	可能变得紧绷，从而改变下肢的生物力学。髂胫束摩擦综合征的疼痛来源（第十一章）
大转子滑囊	有数个滑囊，包括各臀肌下方的滑囊：臀大肌下滑囊、臀中肌下滑囊、臀小肌滑囊	于各臀肌与其之下的结构间形成一个缓冲垫	下见大转子疼痛综合征
坐骨粗隆滑囊	位于坐骨粗隆，腘绳肌起始处	于粗隆处缓冲腘绳肌肌腱和臀大肌	下见坐骨粗隆滑囊炎
髂腰肌滑囊	位于髋前侧，髂腰肌之下	于髋前侧缓冲髂腰肌	下见髂腰肌综合征

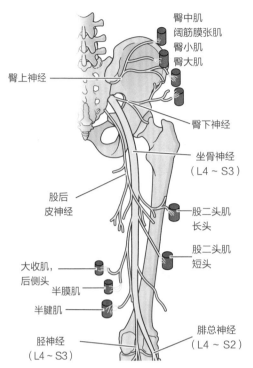

图 10.3　坐骨神经穿行于臀部和大腿后侧。在膝关节以上，其支配腘绳肌和部分大收肌

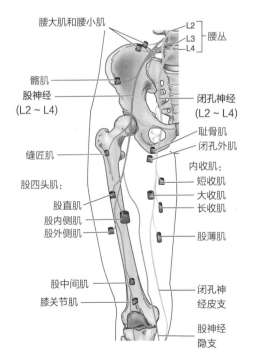

图 10.4　闭孔神经和股神经位于髋关节前部。闭孔神经支配髋内收肌。股神经支配股四头肌、耻骨肌和缝匠肌

髋关节的其他神经为股神经和闭孔神经（图 10.4）。股神经起源于腰骶神经丛的 L2 ~ L4 神经根。其支配股四头肌、耻骨肌和缝匠肌。闭孔神经亦起源于同一神经根，主要支配内收肌（大收肌、长收肌、短收肌和股薄肌的一部分）。

股骨头和股骨颈的血液供应

股骨头和股骨颈的血液供应主要来自旋股外侧和内侧动脉，其穿过关节囊并沿颈向上进入股骨头。在一些人中，于圆韧带附着点进入头部的闭孔动脉的小分支是次要供应者（图 10.5）。股骨干的血液供应是通过滋养动脉实现的。本章稍后将讨论循环解剖学对髋关节骨折的手术治疗的影响。

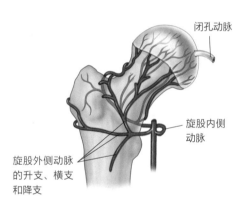

图 10.5　旋股内侧动脉和旋股外侧动脉从股骨颈穿过髋关节囊并向上进入股骨头以供应其大部分结构。股骨头的一小部分可由圆韧带内的闭孔动脉供应

肌肉的解剖学和肌动学

髋周肌肉可分为以下几组：髋屈肌、髋伸肌、髋外展肌、髋内收肌、髋内旋肌和髋外旋肌。髋外展肌还具有髋内旋的功能。表 10-3 总结了髋关节肌肉的起点、止点、支配神经、主要运动和临床注意事项。

表 10-3　骨盆与髋关节肌肉的解剖学和肌动学

肌肉	起点	止点	支配神经	主要运动	临床注意事项
髂肌	髂窝	小转子	股神经	髋屈曲	髋屈肌短缩导致骨盆前倾和腰椎前凸增加
腰大肌	T12～L5 的前外侧缘	小转子	股神经	髋屈曲和躯干屈曲。可以起到稳定腰椎的作用[11, 12]	由于髂肌和腰大肌有共同的附着点，所以通常统称为髂腰肌
股直肌	髂前下棘（AIIS）	胫骨粗隆	股神经	髋屈曲和膝伸展	
缝匠肌	髂前上棘（ASIS）	胫骨近端内侧	股神经	髋屈曲，髋外展，髋外旋，膝屈曲	组成鹅足肌腱的三个肌腱之一。滑囊位于其下
半膜肌	坐骨粗隆	胫骨内侧	坐骨神经的胫骨支	髋伸展，膝屈曲，胫骨内旋	腘绳肌的短缩导致骨盆后倾和腰椎前凸的减少
半腱肌	坐骨粗隆	胫骨内侧	坐骨神经的胫骨支	髋伸展，膝屈曲，胫骨内旋	半腱肌是构成鹅足肌腱的三种肌腱之一
股二头肌	长头：坐骨粗隆 短头：股骨后侧	腓骨小头	长头：坐骨神经的胫骨支 短头：坐骨神经的腓总支	长头：髋伸展、膝屈曲 短头：膝屈曲 双头：胫骨横向旋转	腘绳肌中最常见的肌肉拉伤
臀大肌	骶骨和髂骨的后侧	远端到大转子	臀下神经	髋伸展[13]和髋外旋	
臀中肌	髂骨外侧	大转子	臀上神经	髋外展和髋内旋	在单腿站立和步态中，起着保持骨盆水平的重要作用。力弱则导致特伦德伦伯格步态
臀小肌	臀中肌下的髂骨外侧缘	大转子	臀上神经	髋外展和髋内旋	
阔筋膜张肌	髂前上棘（ASIS）	通过髂胫束附于髌骨和胫骨前外侧	臀上神经	髋屈曲、髋外展、髋内旋。通过收紧髂胫束来稳定膝关节外侧	
大收肌	两个头：前侧头：坐骨支 后侧头：坐骨粗隆	股骨后侧	前侧头：闭孔神经 后侧头：坐骨神经	髋内收。后侧头也可进行髋伸展	大收肌后侧头在起点、神经支配和产生动作上与腘绳肌密切相关
长收肌	耻骨	股骨后侧	闭孔神经	髋内收	
短收肌	耻骨	股骨后侧	闭孔神经	髋内收	
耻骨肌	耻骨	股骨近端后侧	闭孔神经	髋内收和轻度髋屈曲	

肌肉	起点	止点	支配神经	主要运动	临床注意事项
股薄肌	耻骨	胫骨近端内侧	闭孔神经	髋内收。此外，其产生轻度髋屈曲、膝屈曲，并维持膝关节内侧的稳定	鹅足肌腱的三个肌腱之一
六个深层髋外旋肌 梨状肌 闭孔内肌 闭孔外肌 上孖肌 下孖肌 股方肌	骶骨、坐骨、耻骨	大转子	各异	髋外旋。当髋关节完全屈曲时，梨状肌协助髋内旋	梨状肌在坐骨神经卡压中起重要作用。坐骨神经位于梨状肌附近，在梨状肌下方或穿过梨状肌。其他深层髋旋转肌起到稳定髋臼中的股骨头的作用。其可被认作"髋的旋转袖"[14, 15]

骨盆与髋关节的运动学

由于髋关节在步态的站立阶段处于闭链状态，同时肌肉在闭链状态中有反向运动的趋势，因此考虑髋关节肌肉分别对骨盆（闭链）和股骨（开链）的影响是很重要的。使股骨相对于骨盆屈曲的肌肉也有使骨盆相对于股骨前倾的能力。而髋伸肌也能使骨盆相对于股骨后倾。在站立期，外展股骨的肌肉成为对侧骨盆在冠状面上的有力稳定器。髋内收肌在摆动期控制腿部，在闭链状态下帮助稳定骨盆。

臀部肌肉的短缩会影响脊柱和骨盆的位置。这对于跨越两个或更多关节的肌肉来说尤其如此。此区域有多个双关节肌，包括腘绳肌、股直肌和股薄肌。当这些肌肉被动不足时，便会影响髋关节的活动范围。

虽然正常的伴屈膝髋屈曲约为125°，但由于腘绳肌被动不足，伴伸膝髋屈曲时仅为90°。正常的伴伸膝髋伸展为20°~30°，但由于股直肌的被动不足，伴屈膝髋伸展时角度变小。

股骨相对于骨盆的运动

股骨相对于骨盆的运动是我们所熟悉的，包括屈、伸、外展、内收、内旋和外旋。这些运动容易发生在开链运动中。髋关节活动范围的受限可导致下肢和/或脊柱的疾患。

骨盆相对于股骨的运动

骨盆中立位在冠状面上被描述为两侧髂嵴齐平，而在矢状面上被描述为髂前上棘和髂后上棘齐平。在水平面，骨盆不应旋转。在包括步态站立期的承重活动中，骨盆常在一个稳定的股骨上活动。骨盆相对于髋关节的运动有前倾、后倾、侧倾和旋转。

骨盆前倾是骨盆相对于髋在矢状面上屈曲的结果。髂前上棘向前、向下移动，而髂后上棘向上移动。骨盆前倾是髋关节屈曲的一种相对位置。这种位置可能是由髂腰肌、股直肌或竖脊肌缩短引起的，结果是腰椎的前凸或伸展增加（图10.6）。

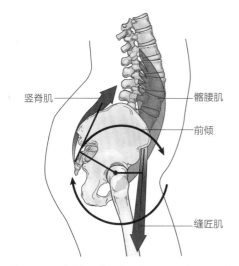

图 10.6　骨盆前倾可能是由于髂腰肌、股直肌或竖脊肌的收缩或短缩，进而导致腰椎伸展

竖脊肌／髂腰肌／前倾／缝匠肌

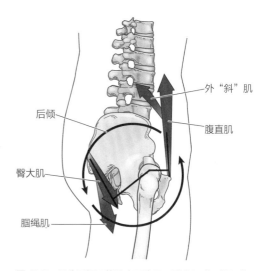

图 10.7　骨盆后倾可能是由于腹肌、臀大肌或腘绳肌收缩或短缩，进而导致腰椎屈曲

外"斜"肌／腹直肌／后倾／臀大肌／腘绳肌

　　骨盆后倾是骨盆相对于髋在矢状面上伸展的结果。在这种情况下，髂前上棘相对于中立位向上、向后移动，髂后上棘则向下移动。骨盆后倾是髋关节伸展的一种相对位置。这种位置可能是由腹肌、臀大肌或腘绳肌的缩短引起的，致使腰椎变平或屈曲（图 10.7）。

　　骨盆侧倾是一侧骨盆在冠状面上上升或下降的结果。这种情况常见于单腿站立或步态中，即一侧骨盆没有支撑时。在这个体位下，保持骨盆水平很大程度上取决于站立侧臀中肌和摆荡侧腰方肌的力量。

　　由于骨盆侧倾力偶（特别是臀中肌）的薄弱，患者在单腿站立和／或步态中无法保持骨盆水平。如果患者不采取代偿策略，则在患侧站立时，无支撑侧的骨盆将下落。这被称为站立时无代偿的特伦德伦伯格征或行走时无代偿的特伦德伦伯格步态。在站立期，患者通常会通过向患侧倾斜躯干来代偿肌肉无力。这被称为有代偿的特伦德伦伯格征／步态。站立侧髋关节的位置是对侧骨盆抬高时为外展，同侧骨盆下降时为内收（图 10.8）。

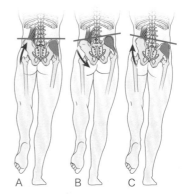

A　B　C

图 10.8　站立侧的臀中肌和摆荡侧的腰方肌在步态中保持骨盆的相对水平（A）。由于力偶的薄弱，步态中骨盆可能在摆荡侧下落。这是一种无代偿的特伦德伦伯格征（B），通常是由站立侧臀中肌无力引起的。患者可通过向站立侧倾斜躯干，并在摆荡侧抬高骨盆来代偿，这被称为有代偿的特伦德伦伯格征（C）

注意……

留意那些并非肌肉无力，因髋膝疼痛而采用特伦德伦伯格步态的患者。通过向患侧倾斜来使髋和膝的力矩显著减少，从而缓解疼痛。

骨盆旋转是骨盆在水平面上的运动。在正常的步态中，当摆动腿推进时会发生向前旋转，而在整个站立期，向后旋转则会增加。骨盆的向前旋转导致对侧站立腿的内旋；向后旋转导致对侧足的外旋（图 10.9）。

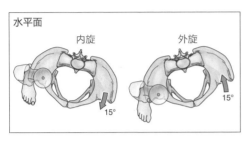

水平面

内旋　　　　　外旋

15°　　　　　15°

图 10.9　步态中骨盆的旋转。摆荡腿带动骨盆向前旋转，致使站立腿内旋

前倾和后倾

股骨头和股骨颈向内侧延伸，但并非直接位于冠状面。相反，其位于一个偏向前内侧的平面，与冠状面呈 12° 到 15° 的夹角，从而与股骨轴形成了一个扭转角。可将股骨放置在一个平面上以观察此角，同时注意到股骨的颈部和头部并非与桌面齐平，而是存在一个使头部抬离桌面的旋转角度（图 10.10）。

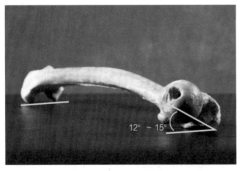

12° ~ 15°

图 10.10　股骨髁位于冠状面，股骨颈和股骨头向前、向内侧延伸，形成扭转角

若股骨的头部和颈部更靠近冠状面，而使扭转角减小（小于 8°），则股骨干必须外旋，以便股骨头能正确地固定在髋臼中[16]。结果导致患者的髋外旋活动度增加，髋内旋活动度减少，通常走路时更倾向于呈外八字。此谓髋后倾。

若股骨的头部和颈部与股骨轴形成的扭转角大于正常值（大于 25°），则股骨必须内旋，以使股骨头正确地固定在髋臼中[16]。结果导致髋内旋活动度增大，髋外旋活动度减小，步态呈内八字。此谓髋前倾。图 10.11 为正常扭转角以及髋前倾、后倾的角度。

髋内翻和髋外翻

股骨颈与股骨干形成的倾斜角约为 125°。当倾斜角小于 120° 时，会导致髋内翻。而髋关节外翻，是由倾斜角大于 135° 所引起的。髋内翻与膝外翻相关，髋外翻与膝内翻相关。图 10.12 展示了髋内翻、髋外翻以及正常的髋倾斜角。髋关节的异常力线对膝关节的影响可见其中。

髋关节对动力链的影响

重要的是要了解髋关节对膝关节和踝关节有很大的控制作用，不仅有上述的静态影响，同时也存在着动态的控制。在承重活动中，髋关节的伸肌、外展肌和外旋肌控制着膝关节外翻。由于髋关节附着着许多强大的肌肉，并且髋关节位于动力链的顶端，因而髋关节对动力链的影响巨大[17, 18]。此将在第十一章中进行更详尽的讨论。

髋关节也会影响脊柱。髋周许多肌肉附于骨盆之上，产生前、后或侧倾动作。这将会影响腰椎的位置。此外，在髋膝屈曲的运动模式中，髋和脊柱的运动有着错综复杂的联系。髋关节活动受限可导致腰椎代偿性运动和脊柱疾患。

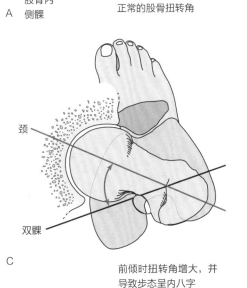

颈

双踝

股骨内
侧踝

A　正常的股骨扭转角

髌骨

股骨髁

外侧髁

股骨头和颈

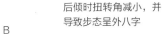

颈

双踝

B　后倾时扭转角减小，并
　导致步态呈外八字

颈

双踝

C　前倾时扭转角增大，并
　导致步态呈内八字

图 10.11　正常股骨头和股骨颈相对于股骨干的扭转角
在 12°～15°（A）。扭转角小于 8°将导致髋后倾并
增加髋外旋的活动度（B）。扭转角大于 25°将导致髋
前倾并增加髋内旋的活动度（C）

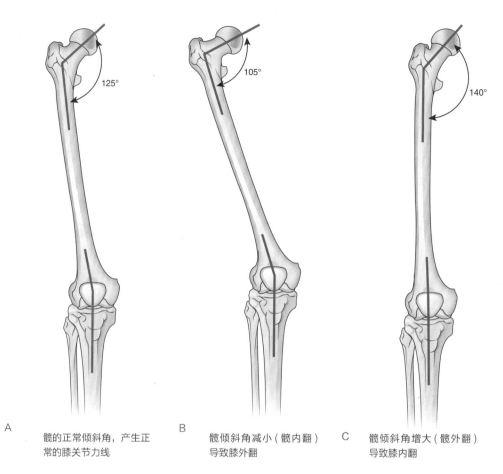

A　髋的正常倾斜角，产生正常的膝关节力线

B　髋倾斜角减小（髋内翻）导致膝外翻

C　髋倾斜角增大（髋外翻）导致膝内翻

图 10.12　髋内翻、髋外翻与正常的髋倾斜角。髋内翻与膝外翻相关，髋外翻与膝内翻相关

关节松动术

为缓解疼痛或增加活动度，关节松动术可作为一种有效的干预措施。髋关节作为一个球窝关节，其运动伴随着与长骨运动相反的股骨头滑动。髋关节的松弛位为髋屈曲 30° 和外展 30° ，伴轻度髋外旋。表 10-4 列出了各平面运动及增加其范围的相关滑动方向。

前向滑动

前向滑动用于增加髋伸展和外旋的活动范围。患者取俯卧位，检查者支撑患者患侧腿。检查者在髋关节附近向下施力（图 10.13）。

表 10-4　用于增加髋关节活动度的滑动方向	
受限活动	松动术中的滑动方向
屈曲	后向和尾端
伸展	前向
外展	尾端
内旋	后向
外旋	前向

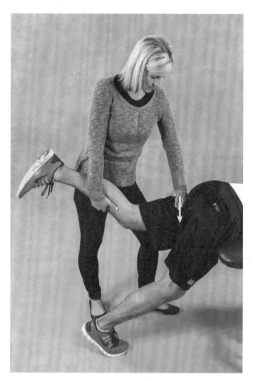

图 10.13　髋前向滑动增加髋伸展和外旋

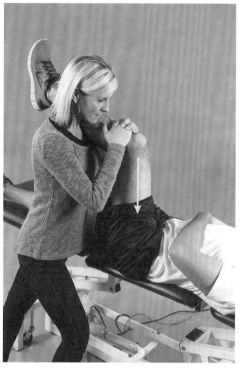

图 10.14　髋后向滑动增加髋屈曲和内旋

后向滑动

后向滑动用于增加髋屈曲和内旋的活动范围。患者取仰卧位并靠近床沿，腿部呈屈髋屈膝90°，及轻微髋内收。检查者固定患者患侧腿，并通过股骨向下施力（图 10.14）。

尾端滑动

尾端滑动用于增加髋外展的活动范围。患者取仰卧位，患侧腿靠在检查者的肩膀上，同时髋和膝屈曲约 80°。检查者双手紧握患者的股骨近端，向患者足部施力（图 10.15）。

长轴牵引

长轴牵引用于缓解关节疼痛，并拉伸整个关节囊。患者取仰卧位，患侧腿伸直。检查者于踝上方紧握患者腿部。检查者通过向后倾倒并转移重心，施加远离患者髋关节的力（图 10.16）。

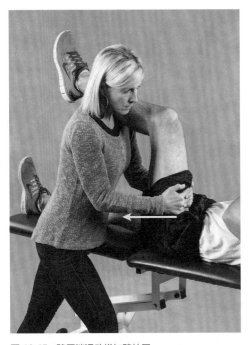

图 10.15　髋尾端滑动增加髋外展

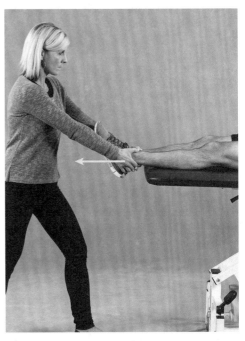

图 10.16　长轴牵引用于对髋关节进行整体拉伸和疼痛缓解

常见损伤

骨性关节炎（CPG）

髋关节骨折

梨状肌综合征

髋关节撞击综合征（CPG）

髋盂唇撕裂（CPG）

大转子疼痛综合征

坐骨粗隆滑囊炎

髂腰肌综合征（肌腱炎 / 滑囊炎）

股骨头骨骺骨软骨病

腘绳肌拉伤

股直肌拉伤

　　髋关节的位置、结构和功能使其容易产生损伤或疾患。此外，下肢生物力学的改变可致疼痛、无力、炎症和髋关节损伤。本节将讨论影响幼儿到老年人的各个年龄段下的髋关节疾病，探讨骨性关节炎和髋关节骨折的手术治疗方法。你应该注意到，用于诊断髋关节疾病的特殊试验可能表明存在多种病变。

专栏 10-1　　发育性髋关节发育不良 (developmental hip dysplasia, DDH)

发育性髋关节发育不良是一种在女性中更常见的病变，男女患病比例为 8 ∶ 1。这种先天性疾病的特点是髋臼浅且股骨倾斜角大。此情况可从轻至重。轻度的病例可能在其成年前一直未被发现或确诊。更严重的表现会导致新生儿髋关节脱位。对于轻度的病例，通过夹板来保持婴儿髋关节的外展将改善发育中的髋臼形状。对于严重的病例，需进行手术（截骨术）以复位股骨，重建髋臼，并使倾斜角正常化。

骨性关节炎（CPG）

骨性关节炎是常见的关节炎类型。其亦被称为退行性关节疾病（degenerative joint disease, DJD）。与类风湿关节炎相反，这是一种磨损性关节炎，而类风湿关节炎是一种全身性疾病。简单地说，骨性关节炎就是运动部件（这里便指髋关节）磨损的结果。骨性关节炎的表现包括关节疼痛、僵硬和活动度丧失，常出现肌肉萎缩（肌少症）和韧带松弛。X 线片常显示关节间隙缩小、骨刺（骨赘），以及显示为白色的局部骨密度增加（硬化症）（图 10.17）。

病因 / 致病因素

髋骨性关节炎的危险因素已有很多报道。肥胖、生物力学改变、关节囊紧绷、体力要求高的职业、损伤、正常的衰老[19-21]、腿长差异、髋关节撞击[22-25]、盂唇撕裂[4]和发育性髋关节发育不良（专栏 10-1）都与关节应力增加有关。事实上，髋关节发育不良、髋关节撞击、盂唇撕裂和髋骨性关节炎之间的联系已被描述为一种连续的关节病变[26]。

症状

骨性关节炎常常导致髋前部和腹股沟的疼痛，较少导致髋外侧的疼痛。疼痛可累及大腿内侧至膝盖。患者通常会在负重活动期间或之后感到疼痛增加。持续时间小于 1 小时的晨僵是骨性关节炎的典型表现[27, 28]。随着关节进一步恶化，从坐到站会感到疼痛，同时关节活动度更加受限。髋屈曲和内旋的受限较为普遍。由于代偿受限髋的腰椎呈现过度活动，故可能继发腰椎疾患。

临床体征

多种信息可辅助诊断髋骨性关节炎，包括 X 线片的检查结果、患者主诉、髋关节活动度以及特殊试验。三个平面上的髋关节运动的受限高度可提示存在骨性关节炎[29, 30]。接下来描述的两项试验在数据收集方面很有帮助。

FABER 试验

FABER 试验（亦称 Patrick 试验）的名字源于患者腿部被摆放的位置（屈曲 - 外展 - 外旋）。其用于检查包括骨性关节炎在内的多种髋关节病变。在这项试验中，患者取仰卧位。检查者将患者的下肢置于髋屈曲、外展、外旋的位置，踝则轻置于对侧膝盖上方。检查者对弯曲的膝关节施加轻微的向下压力，同时固定对侧髂骨靠近髂前上棘（ASIS）处并施加相应的压力（向下和向外）（图 10.18）。试验阳性表示为患者主诉在髋部、臀部或屈曲侧的腹股沟处出现疼痛。此试验亦显示了盂唇撕裂[31]、髋关节撞击[32]和骶髂关节功能障碍[33]的可能性。

髋研磨 / 象限试验

髋研磨 / 象限试验目前未同 FABER 试验一样得到证据支持。为进行髋研磨试验，患者取仰卧位。检查者屈曲、内收和内旋患者髋关节，并屈

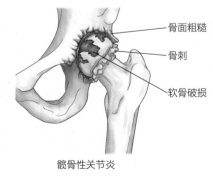

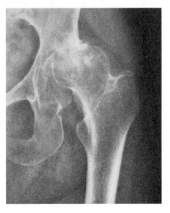

骨面粗糙

骨刺

软骨破损

髋骨性关节炎

图 10.17 显示髋骨性关节炎及其典型的 X 线片特征，包括关节间隙缩小、骨赘和硬化

曲患者膝关节。检查者将患者的髋关节沿弧形被动地带至外旋、外展和更大的屈曲位置[34]。一些消息来源表明，如果上述动作不会产生疼痛，可下压膝盖并经过股骨来施加压力，同时将患者的髋关节带至内旋和外旋位置（图 10.19）[29, 35]。试验阳性表示为患者检查侧的髋关节或腹股沟的疼痛再现。

常见的干预措施

髋关节骨性关节炎的干预措施取决于症状的严重程度，通常包括物理治疗、药物治疗和手术干预措施的结合。对患者的教育涵盖病理、病程和影响因素的相关信息。倘若合适，鼓励患者改变生活方式，包括增加体育活动[36, 37]和减重，将是一个重要部分。

治疗性运动通常包括关节活动度训练、肌力训练以及步行/蹬自行车等有氧运动[36-38]。活动度训练应着重于髋屈曲和内旋[39]以及其他的受限动作。髋关节和膝关节周围的所有肌肉，特别是髋屈肌、髋伸肌、髋外展肌、髋内收肌和膝伸肌，都需要强化训练[40, 41]。强化这些肌肉可以减轻髋关节的受力。最初，次最大等长收缩运动可使关节应力最小化，但患者应在耐受的情况下进阶至动态阻力运动（图 10.20）[42]。

可进行Ⅰ级或Ⅱ级的关节松动，以减少髋关

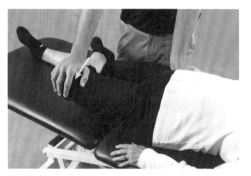

图 10.18　检查髋骨性关节炎的 FABER 试验。该试验也可用于髋关节撞击和髋盂唇撕裂的诊断

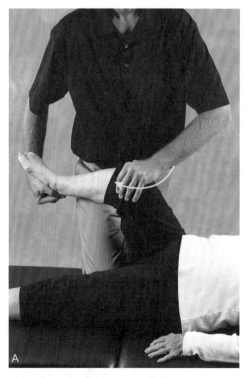

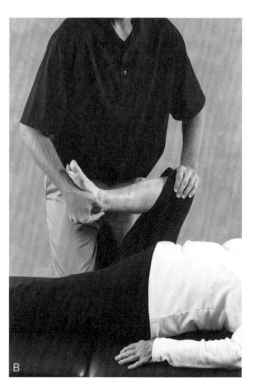

图 10.19　检查髋骨性关节炎的髋研磨或象限试验

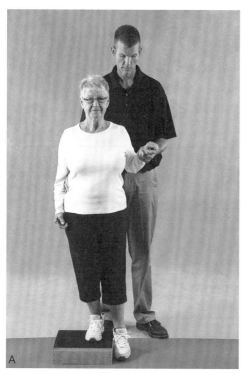

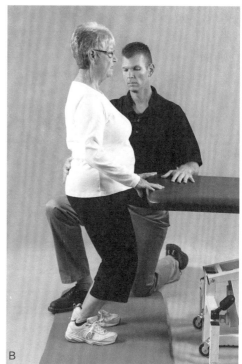

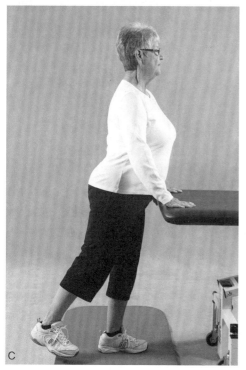

图 10.20　髋关节骨性关节炎的治疗性运动练习包括单侧提髋（A）、小范围的下蹲（B）和站姿单侧伸髋（C）等

节疼痛，增加活动范围和功能[35, 43]。使用辅助器具将有助于减轻关节负荷。若有腿长不均，鞋垫的使用可能是有益的。为了减少关节的负重，物理治疗师或助理物理治疗师可以选择让患者在泳池中锻炼[44]。

如果患者控制髋疼痛失败并丧失功能，则其可能需要进行全髋关节置换术。

预防措施

保持积极的生活方式将有助于保持腿部活动和力量，并预防或减缓骨性关节炎的进展。腿长不均应及早纠正。减重或维持健康的体重可以最大限度地减轻关节的应力。

结论：髋骨性关节炎的患者	
疾病描述和原因	可能由肥胖、异常生物力学、正常老化、损伤、髋关节撞击和盂唇撕裂所导致的髋关节退化
特殊试验	FABER 试验、髋研磨 / 象限试验
拉伸	所有平面，尤其是髋屈曲和内旋
力量训练	周围肌群，尤其是髋屈肌、髋伸肌、髋外展肌、髋内收肌和膝伸肌
其他训练	无
避免	腿长不均、下肢无力、超重

手术患者的干预措施

全髋关节置换术

对于功能受限的晚期髋骨性关节炎，有几种手术选择。常见的手术便是全髋关节置换术（THA），即用假体替代股骨头、股骨颈和髋臼，假体通常是金属外壳和塑料衬垫的组合[42, 45]。该手术也可用于其他原因引起的关节恶化，如类风湿关节炎、缺血性坏死（专栏 10-2）、骨折和恶性肿瘤。

术前会诊指导患者如何进行改善其力量、功能[46]、有氧能力[45]和步态[47]的训练。术前干预也与患者术后出院回家而非前往康复机构的可能性增加有关[45, 46]。

术前，外科医生和患者将决定是否通过骨水泥来固定假体。通过骨水泥固定假体，患者通常术后立即承受重量。然而，随着时间的推移，假体松动的发生率较高。若假体非骨水泥固定，假体将具有粗糙的纹理，因而允许骨生长到假体中（图 10.21）。此类型的固定持续时间更长。这种情况下，在骨骼生长的数周期间，患者的负重将受限制。

手术

手术入路方式有多种，且各有优缺点。常见的三种入路分别为后（或后外）侧入路、前外侧入路和真正的前侧入路。后 / 后外侧入路是最传统的，其将深层外旋肌可能还包括臀大肌自附着点分离，并在假体插入后重新缝合。该入路脱位风险最高[48]，但手术时间较前侧入路短。

前外侧入路更稳定，脱位的可能性更小。然而，手术耗时更长。此方法中，髋外展肌于附着点被分离，随后再将其缝合。抗阻性的髋外展可能在术后的几周内是禁忌。这种方法可能导致术后髋外展肌无力，并表现为特伦德伦伯格步态。无代偿的特伦德伦伯格步态的特征为患侧站立期

专栏 10-2	髋关节缺血性坏死

骨骼需要血液供应才能存活。当流向骨骼某一区域的血流中断时，便会发生骨骼缺血性坏死。随着骨中的骨细胞死亡，骨形成停止并产生骨塌陷。没有哪一部位比髋部更容易发生缺血性坏死。髋部的血液供应通过颈部进入头部，易因脱位和骨折而中断。缺血性坏死也可能与长期使用类固醇和过量饮酒有关。

时未受累侧骨盆下落。有代偿的特伦德伦伯格步态的特征是在患侧站立期时身体向患侧倾斜。

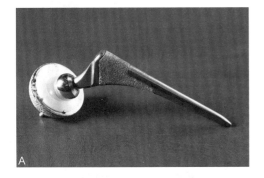

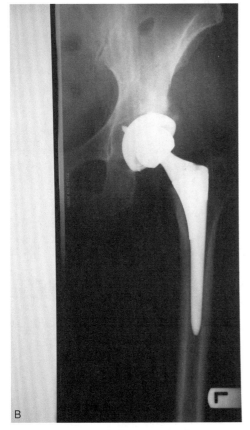

图 10.21　人工髋关节由股骨部件和髋臼部件组成。图 A 所示假体是带有金属头的非骨水泥型假体，图 B 显示了全髋关节置换术后的 X 线片

> 　临床警示
>
> 前外侧入路术后，主动和抗阻的髋外展在数周内可能是禁忌。

在真正的前侧入路中，切口位于髋关节前部。此术式产生的稳定性最好。在手术过程中，缝匠肌、阔筋膜张肌和股直肌被移开，但无肌肉被分离。因而这些肌肉在术后可见些许紧绷。

术后阶段

全髋关节置换术后，医生应指导患者坚持脱位预防措施至少 6 周。一些外科医生希望患者在他们的余生中都要注意这些预防措施。术后，物理治疗干预措施将包括髋关节脱位风险相关的患者教育。患者应该能罗列所要避免的动作，并且应该接受专业的监督，以证明自己已经充分理解且能坚持实践。图 10.22 为后侧或后外侧入路术后脱位的预防措施，图 10.23 为前侧或前外侧入路术后脱位的预防措施。

> 　临床警示
>
> 后侧或后外侧入路术后脱位的预防措施是避免髋屈曲大于 90°、髋内收过中线，以及髋内旋过中线。虽然前侧或前外侧入路术后脱位并不常见，但髋外旋和伸展是最应避免的位置。

> 　临床警示
>
> 在术后的头几天，教育患者如何进行"踝泵"以防止深静脉血栓（deep vein thrombosis，DVT）是很重要的。深静脉血栓的风险在于血栓会脱落，并导致肺栓塞，而此可危及性命。深静脉血栓的症状包括：腿部肿胀、疼痛或压痛（站立或行走时最明显），局部皮温升高，腿部皮肤发红或变色[49]。而 Wells 评分提供了一种临床预测准则，可用于评估深静脉血栓形成的可能性。Wells 评分见专栏 10-3。

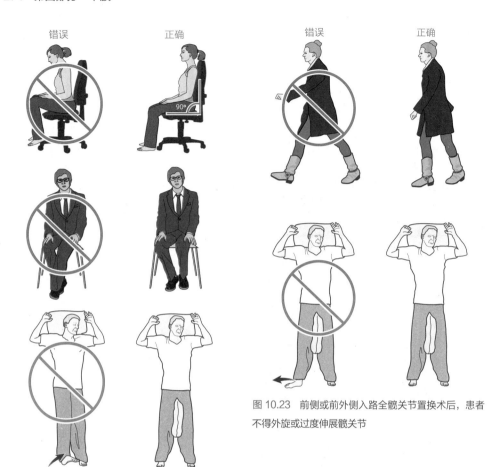

图 10.23 前侧或前外侧入路全髋关节置换术后，患者不得外旋或过度伸展髋关节

图 10.22 后侧或后外侧入路全髋关节置换术后，患者不得屈曲超过 90°、内收超过中线或内旋髋关节

专栏 10-3	针对深静脉血栓风险的 Wells 评分	
Wells 评分		分数
肿瘤活跃期		+1
近期卧床 >3 天，或大手术后 4 周内		+1
与健侧相比，小腿肿胀 >3 厘米		+1
有浅静脉的侧支循环（非静脉曲张性）		+1
整个下肢水肿		+1
沿深静脉走行的局部压痛		+1
凹陷性水肿（有症状的腿部更严重）		+1
瘫痪或近期下肢制动		+1
有 DVT 病史		+1
其他诊断		+1
总分（-2 ~ 9）		*

* 使用上述评分获得 -2 到 9 的分数。如果分数大于 2，则 DVT 风险被认为是高风险；如果是 1 或 2，则被认为是中等风险；如果小于或等于 1，则被认为是低风险。来自 Wells PS 等人[50]。

全髋关节置换术后康复计划的常见组成部分包括，髋关节的主动助力活动度训练（AAROM）和主动活动度训练（AROM），不违背脱位预防措施下温和的髋关节肌力训练，以及步态训练。此外，未受累侧腿和上肢力量也应该加强。随着患者病情的发展，将开始进阶的肌力训练。可尝试引入抗阻运动。治疗的目标通常是使患者恢复到发病前的功能水平，并且可能的话，恢复到全范围的关节活动度、正常的力量和正常且对称的步态模式。图 10.24 显示了全髋关节置换术后通常可能进行的运动。

髋关节骨折

髋关节周围的股骨骨折在老年人中相当常见。该区域骨折分为股骨头下、转子间和转子下骨折。股骨头下骨折发生于股骨颈，转子间骨折通常发生于大转子和小转子之间，转子下骨折包括小转子以下的骨折（图 10.25）。

病因 / 致病因素

根据美国疾病控制与预防中心的数据，90%的髋关节骨折是由跌倒造成的[51]。其也可由恶性肿瘤或其他创伤引起的病理性骨折造成。骨质疏松症和随年龄增长而下降的平衡能力可能是最大的危险因素。

症状

髋痛和行走困难是髋关节骨折的常见提示。骨折时，下肢可能外旋并短缩（图 10.26）。偶有髋关节骨折可能在 X 线片中未表现出来，并在一段时间内得不到诊断。这被称为隐性骨折。在这种情况下，患者可以行走，但存在疼痛步态，即患侧单腿站立时间减少。

临床体征

通常是经 X 线片诊断。物理治疗师无须采用特殊试验。

常见的干预措施

诊断后短期内将进行手术干预以稳定骨折。物理治疗一般在术后第 1 天开始。

预防措施

髋关节骨折的预防措施包括通过营养、运动和药物干预措施预防和治疗骨质疏松症。增强平衡感的锻炼是有益的。中国的传统武术——太极拳在这方面已经被证明是有效的。保持下肢力量和活动范围有助于防止跌倒。其他预防跌倒的提示参见专栏 10-4。

专栏 10-4 **防跌倒提示**

降低跌倒风险的提示如下。

1. 最大限度地提高视力——建议夜间光照充足，保持眼镜片清洁，并定期检查视力。

2. 如果患者正在服用降压药，则需管理直立性低血压——在离开椅子之前短暂站立，以使血压恢复正常，而此方法可能会有所帮助。

3. 尽可能保持房屋"防跌倒"——保持过道畅通、清理积水并尽量减少杂乱。

4. 必要时使用助行设备。

5. 穿着带有防滑鞋底的合脚鞋。

手术患者的干预措施

髋关节骨折可以通过半髋关节置换术进行手术治疗，即用股骨假体替换髋关节头部。另外，外科医生也可以使用针、钢板、螺钉、钢丝或钉子来修复患者的骨折。这种修复被称为切开复位内固定术。骨折区域将决定对股骨头血液供应的影响，从而决定手术选择。

半髋关节置换术

通过股骨颈的骨折（股骨头下骨折）通常会破坏股骨头的血液供应。股骨头的动脉穿过股骨颈区域。此区域骨折时，股骨头血液供应受阻的风险很高，而这增加了患缺血性坏死的可能性。对于股骨头下骨折，推荐术式为股骨头置换术。在这种方法中，仅一半的髋关节（特别是股骨部）被替换。而保留患者原有的髋臼。股骨假体比全髋假体大得多，因其须适应患者原本的髋臼。图 10.27 显示了假体和半髋关节置换术后的 X 线片。

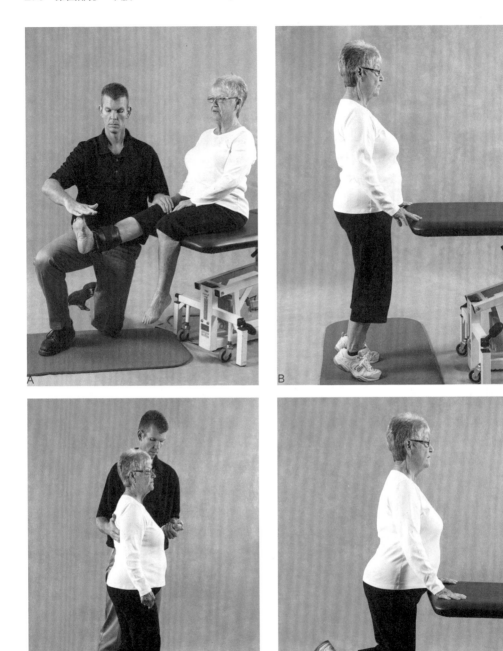

图 10.24　全髋关节置换术后常见的运动包括开链股四头肌肌力训练（A）、提踵（B）、上下台阶（C）和站立屈膝（D）

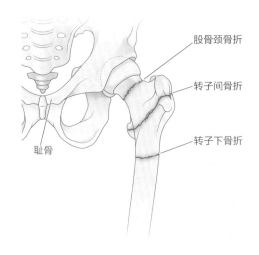

图 10.25 股骨骨折按部位可分为股骨头下、转子间或转子下骨折

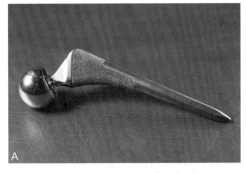

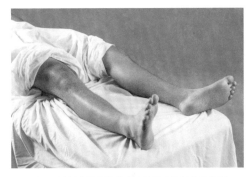

图 10.26 髋关节骨折的临床症状是患腿外旋和短缩

术后阶段

半髋关节置换术后的物理治疗与全髋关节置换术后的物理治疗相似。必须教育患者有关髋关节脱位的预防措施。治疗性运动可包括髋关节的 AAROM 到 AROM，次最大髋关节等长收缩训练或次最大的髋关节动态肌力训练[42, 52]，以及健侧腿与上肢的强化训练。患者通常会被允许负重，步态训练的目标通常是恢复患者原有的功能水平。

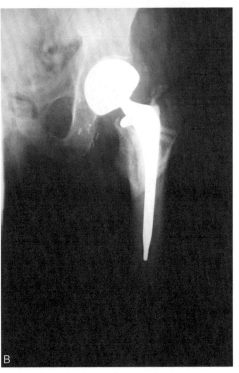

图 10.27 半髋关节置换术的假体（A）和半髋关节置换术后的 X 线片（B）

髋关节 ORIF

转子间和转子下骨折一般采用 ORIF 来进行手术修复，因为同股骨头下骨折一样，股骨头血液供应未受损害。通过切口（切开复位）将骨折部位复位，并用针、钢板、螺钉、钢丝或钉子（内固定）稳定骨折部位。图 10.28 为 ORIF 后髋关节 X 线片。

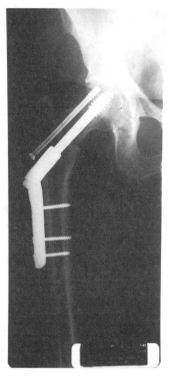

图 10.28　髋关节骨折 ORIF 后的 X 线片

术后阶段

ORIF 后的物理治疗包含预防 DVT 的踝泵运动指导。而治疗性运动、活动性训练和步态训练也是治疗计划的常见组成部分。3 至 6 周内限制负重活动。治疗性运动可包括 AAROM 到 AROM 和髋关节的温和肌力训练。同时，健侧腿和上肢力量也应该加强。随着患者病情好转，可尝试进阶的肌力训练。运动中可尝试引入抗阻运动。治疗的目标通常是使患者恢复到发病前的功能水平，并且可能的话，恢复到全范围的关节活动度、正常的力量和正常且对称的步态模式。因为骨骼需要愈合，且患者可能负重受限，故此类型骨折的恢复通常比半髋关节置换术或全髋关节置换术的术后恢复要慢。

梨状肌综合征

坐骨神经分支于盆腔的骶神经丛，并穿行于臀部区域。坐骨神经通常在臀大肌深层的梨状肌下穿行，有时也在从梨状肌的中间穿过。该神经向下延伸至臀部和大腿后侧，穿过股骨大转子和坐骨粗隆之间。坐骨神经于梨状肌处有可能出现卡压而导致坐骨神经炎。

病因 / 致病因素

这种压迫的原因主要被认为是梨状肌的痉挛或短缩[53-55]。梨状肌和坐骨神经的解剖学排列差异，特别是神经穿过肌肉而非在肌肉下走行的情况，长期以来一直存在（图 10.29）。然而，这种解剖结构的发生率在手术松解梨状肌的患者中似乎并不比一般人群高，两者的发生率均为16%[56]。在近期的一项病例研究中，梨状肌延长伴运动控制能力差被认为是一个影响因素[57]。

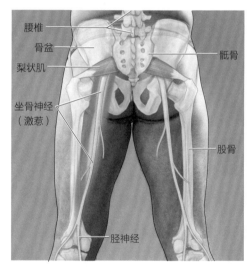

图 10.29　导致梨状肌综合征的一个因素可能是坐骨神经与梨状肌间的关系。在梨状肌综合征中，部分或全部神经可能从梨状肌而非其下方通过

症状

坐骨神经卡压导致臀部和大腿后侧疼痛，坐姿、蹲姿、梨状肌深层触诊或长时间拉伸时疼痛加重。髋屈曲、内收和内旋时疼痛普遍加剧[53, 55]。患者的臀部和大腿后侧可能感到麻木和刺痛。

临床体征

患者常表现为髋内旋和内收的活动度受限。下述检查可能有助于诊断这种综合征。

检查梨状肌综合征的 FAIR 试验

在 FAIR 试验中，患者取侧卧位，患侧朝上。患者髋关节屈曲至 90°，并屈曲膝关节。然后检查者将患者的髋关节内收并内旋至末端范围。如果患者臀部疼痛或症状重现，则认为试验结果呈阳性（见图 10.30）[29, 30, 53, 55]。

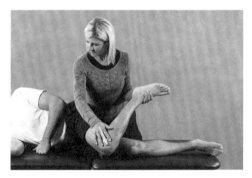

图 10.30　检查梨状肌综合征的 FAIR 试验

检查梨状肌综合征的 FADIR 试验

在 FADIR 试验中，患者取仰卧位，屈髋屈膝至 90°。该试验与 FAIR 试验类似，检查者将患者髋关节带至屈曲、内收和内旋。试验阳性表示为臀部疼痛或症状复现。这项检查也被称为前侧髋关节撞击试验。除梨状肌综合征外，其还可用于诊断髋关节撞击综合征（FAI）和盂唇撕裂（见图 10.31）。

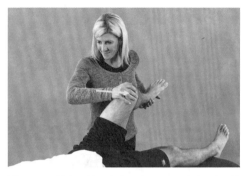

图 10.31　检查梨状肌综合征的 FADIR 试验。这项检查也被称为前侧髋关节撞击试验。其还可用于诊断 FAI 和盂唇撕裂

常见的干预措施

梨状肌综合征的治疗旨在减轻坐骨神经的压力。物理治疗师将评估影响因素，包括姿势因素、骶骨功能障碍、肌肉紧张或无力，以及运动控制。治疗通常包括梨状肌拉伸和软组织松解。强化髋关节外展肌、外旋肌和伸肌的训练可包含于康复计划中，同时也要进行适当的运动模式再教育。康复计划可囊括的典型训练见图 10.32。

> 注意……
>
> 注意梨状肌的正确拉伸方法。虽然梨状肌在髋伸展时是外旋肌，但当髋关节屈曲超过 90° 时，梨状肌就变成内旋肌。拉伸梨状肌的动作反映了上述生物力学。如果髋屈曲角度小于 90°，则拉伸动作为髋内旋，但随着髋屈曲角度的增加，拉伸动作则取髋外旋。

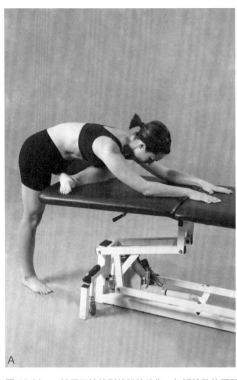
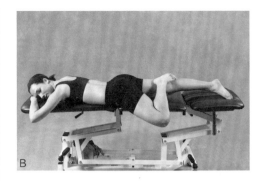
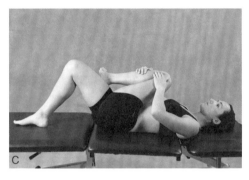

图 10.32　一般用于拉伸梨状肌的动作，包括俯卧位屈髋外旋（A）、俯卧位 FABER（B）和仰卧位屈曲伴内收（C）

结论：梨状肌综合征的患者	
疾病描述和原因	坐骨神经受压与梨状肌同神经间的位置或梨状肌痉挛相关
特殊试验	FAIR 试验、FADIR 试验、髋内旋活动度减小
拉伸	做髋伸展、内旋或做髋屈曲超过 90° 伴外旋，梨状肌软组织松解
力量训练	髋外展肌、髋内旋肌、髋伸展肌
其他训练	合理的髋关节运动模式
避免	无

髋关节撞击综合征（CPG）

　　髋关节撞击综合征（FAI）的特征为股骨与髋臼缘的异常接触。异常接触的原因是股骨头 / 颈或髋臼的形状不正常，或两者都不正常。

　　FAI 有三种类型：凸轮型（cam type）、钳型（pincer type）以及混合型。凸轮型畸形在股骨上；钳型畸形在髋臼上。在凸轮型畸形中，非球形股骨头和 / 或股骨颈增生导致股骨在屈曲末端与髋臼接触。在钳型畸形中，髋臼覆盖的股骨头较正常的多。当两种异常都存在时，就会出现混合型 FAI。FAI 被认为可以导致盂唇撕裂以及骨性关节炎 [22-26]。图 10.33 介绍了凸轮型、钳型和混合型的异常。

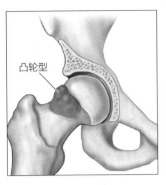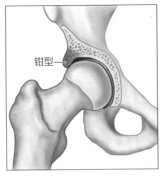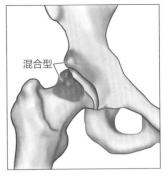

图 10.33　髋关节撞击源于股骨颈增生（A），髋臼增生（B），或二者兼有之

病因 / 致病因素

凸轮型撞击在男性中大约是女性的两倍。钳型畸形多见于中年活跃的女性 [58]。近期对此异常现象的研究表明，从事高强度运动（如橄榄球、曲棍球和足球）的人更有可能出现这种情况。凸轮型畸形可能是由儿童和青少年骨骺闭合时期的剧烈体育活动所引起的 [59-63]。

研究表明，非关节炎性髋痛 /FAI 与髋关节肌肉无力、异常运动模式和关节过度活动有关。Harris-Hayes 等人 [64] 发现髋关节疼痛的患者存在髋外展肌和旋转肌无力。Casartelli 等人 [65] 同样发现 FAI 的患者存在髋屈肌、髋外旋肌、髋外展肌和髋内收肌无力。不正常的运动模式，尤其是活动中（如行走、爬楼梯、从坐到站）出现的膝外翻，都与 FAI 有关（见第十一章 "动态外翻"）[15, 66, 67]。

先天性关节过度活动也可能导致 FAI[68]。而此可通过 Beighton 评分来评估 [69]。患者若能于双侧分别做拇指外展至前臂，五指掌指关节过伸超90°，肘关节过伸，膝关节过伸，则各给予一分。若能在不弯曲膝盖的情况下手掌触地，则给予两分。这在第五章 "肩关节不稳定 - 半脱位 / 全脱位" 中深入讨论过。

症状

FAI 常见的症状是中重度的腹股沟疼痛，还可能伴有臀部疼痛。患者抱怨疼痛因跑步、坐位、扭转和行走而加剧 [32]。休息和改变体位一般可减轻疼痛。

临床体征

FAI 的诊断中常用的特殊试验是 FABER、FADIR 和抗阻力直腿抬高试验。

检查 FAI 的 FABER 试验

FABER 试验可用于 FAI 的诊断。患者主诉屈腿侧髋关节、臀部或腹股沟疼痛，即为阳性。有关 FABER 试验的更多信息，请参阅 "骨性关节炎" 部分。

检查 FAI 的 FADIR 试验

FADIR 试验也可用于 FAI 的诊断。试验阳性表示为髋关节前侧或腹股沟疼痛。有关 FADIR 试验的更多信息参见梨状肌综合征。

检查 FAI 的抗阻力直腿抬高试验

抗阻力直腿抬高试验（也称 Stinch-field 试验）是在患者处于仰卧位时进行的。患者髋屈曲 30°伴膝伸展。检查者在膝盖以上施加向下的压力，

并指示患者保持腿部不动（图 10.34）。试验阳
性表示为髋关节前侧或腹股沟疼痛。

常见的干预措施

由于手术前对 FAI 的干预是一个相对较新的
研究领域，对术前治疗的有效性知之甚少。然而，
早期研究表明，强化髋外展肌和外旋肌可能是有
益的。针对关节过度活动患者的深层髋外旋肌可
能是有帮助的。而运动模式的正常化似乎也对结
果有益。

预防措施

目前看来，导致 FAI 的凸轮型畸形更可能发
生在参加高强度运动的青少年身上。建议青少年
在这段形成时期进行不同类型的体育活动，同时
需要进一步采集更多的数据。

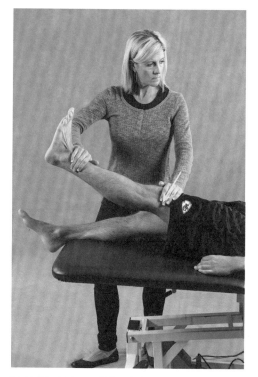

图 10.34　检查 FAI 的抗阻力直腿抬高试验。此试验亦
可用于诊断盂唇撕裂

结论：髋关节撞击的患者	
疾病描述和原因	股骨颈增生和 / 或髋臼缘增生导致两块骨头互相撞击，并可能与高强度运动有关
特殊试验	FAIR 试验、FABER 试验、FADIR 试验和抗阻力直腿抬高试验
拉伸	无
力量训练	髋外旋肌和外展肌，稳定髋关节的深层旋转肌
其他训练	合理的运动模式，避免膝盖塌陷至外翻
避免	全年进行高强度的运动

手术患者的干预措施

FAI 的手术选择包括用截骨术和骨成形术来
重塑股骨头、股骨颈或髋臼缘。这可能伴有关节
软骨的微骨折或磨损，以刺激新的软骨生长。而
盂唇可以被修复或清创。

FAI 术后的康复将取决于手术流程和初始评
估[70, 71]。在微骨折后 6 ~ 9 周和骨成形术后 3 ~ 4
周，患者的负重可能会受到限制。可使用支具来
限制患者的髋屈曲和外展。早期干预措施可能包
括冷冻疗法或使用加压 - 冰敷系统。

通常将限制髋屈曲超过 90°，伸展超过中立位以及内旋，以避免前侧髋关节囊和盂唇发炎 [72]。应告知患者避免使膝盖高于髋部、盘腿和跪坐，以便防止进一步刺激髋关节前侧结构。患者最初应避免久坐或久站。

而活动度可以通过固定式自行车（调高座椅）训练或通过持续性被动关节运动（CPM）来保持。被动钟摆运动已被证明是有效的。在康复的早期阶段，应指导患者每天俯卧 2 小时，以保持髋关节伸展至中立位 [70]。患者可在术后 4 周开始在髋

关节运动的各个平面上进行轻柔拉伸 [72]。

为强化股四头肌 / 髋屈肌或拉伸腘绳肌而进行的直腿抬高运动，在康复阶段的早期可能是禁忌 [71]。

肌力训练可以从次最大等长收缩和温和的 AROM 开始。术后 4 至 6 周的治疗计划中可能包括强化股四头肌、腘绳肌、臀大肌、臀中肌和核心肌群的训练。有关 FAI 治疗的常见运动，参见图 10.35。

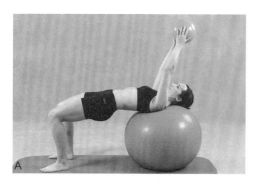
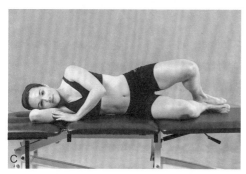
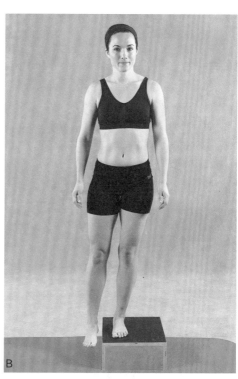

图 10.35　FAI 术后治疗计划所涵盖的运动可能包括核心强化（A）、臀中肌强化（B）和臀大肌强化（C）。患者应避免髋伸展超过中立位和髋屈曲大于 90°

髋盂唇撕裂（CPG）

髋臼的盂唇可减震并稳定和润滑髋关节，并分散关节中的压力[3,4]。盂唇易撕裂，因而可能成为疼痛的来源。同时，盂唇撕裂与早发性骨性关节炎之间存在相关性[4]。图10.36描绘了髋关节的盂唇撕裂。

病因/致病因素

迄今为止，已经确定了导致盂唇撕裂的五种原因：创伤、FAI、髋关节囊松弛/过度活动、发育性髋关节发育不良和老年性髋关节退化[4,73]。创伤原因包括机动车事故、髋关节脱位，以及涉及扭转、过度外展或伴/不伴外旋过度伸展的运动。

症状

髋盂唇撕裂常见的症状是髋关节前侧和腹股沟疼痛。而髋外侧或后臀疼痛较为少见。腹股沟疼痛很可能与前盂唇撕裂有关，而臀部疼痛可能与后盂唇撕裂有关。

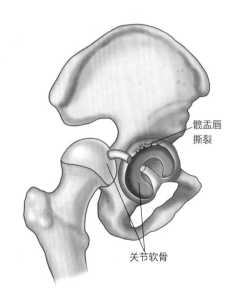

图 10.36 髋盂唇撕裂可能会导致臀部或髋前侧疼痛

临床体征

基于FAI的病理学，有几种试验可用于诊断髋盂唇撕裂。FABER、FADIR和抗阻力直腿抬高试验都被证明是有效的。此外，后侧髋关节撞击试验也可能产生阳性结果。上述试验结果的阳性皆表示为患者的疼痛复现。

后侧髋关节撞击试验

后侧髋关节撞击试验是在患者处于仰卧位，髋膝伸展的情况下进行的。健侧肢体可以弯曲或置于床面。检查者伸展和外旋患者的髋关节，并将腿部放低于床沿或床尾。髋关节前侧或后侧疼痛表明试验结果呈阳性（图10.37）。

常见的干预措施

盂唇撕裂的初始治疗措施通常包括休息、使用抗炎药物、物理治疗以及使用辅助器具减轻髋关节负荷。据Lewis和Sahrmann所言[74]，盂唇撕裂的物理治疗着重于减少髋关节的前向应力并避免扭转患侧。他们建议纠正异常的肌肉募集和髋周的运动模式，以尽量减少使髋关节过度伸展的应力。应特别注意髂腰肌和臀大肌的正常激活[75]。

根据Yazbek对4名疑似盂唇撕裂患者的病例研究，进行提高髋腰部稳定性、矫正肌肉失衡，以及重点强化臀大肌、臀中肌和髂腰肌的治疗是有效的[76]。患者应被教导如何动态控制膝外翻以及髋内收。

对患者的指导可能包括坐位时膝臀齐平，避免髋关节旋转如盘腿坐和跪坐。患者在步态中应避免髋关节过度伸展。Lewis和Sahrmann建议避免进行股四头肌和腘绳肌的抗阻训练，并避免导致髋关节过度伸展的运动[74]。

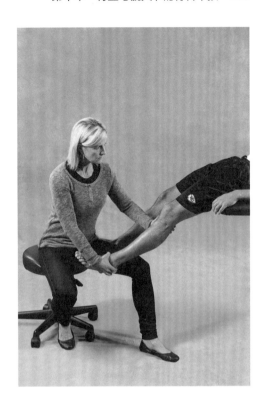

图 10.37　检查盂唇撕裂的后侧髋关节撞击试验

结论：髋盂唇撕裂的患者	
疾病描述和原因	创伤、FAI、髋关节囊过度活动、发育性髋关节发育不良和老年性髋关节退化
特殊试验	FABER、FADIR 和抗阻力直腿抬高试验，后侧髋关节撞击试验
拉伸	无
力量训练	髋屈肌、髋伸肌、髋外展肌
其他训练	动态膝外翻的神经肌肉控制
避免	髋过度伸展、髋极度屈曲、髋扭转、坐位时膝低于髋或盘腿

手术患者的干预措施

盂唇清创 / 修复 / 切除

盂唇撕裂的手术干预可以通过关节镜或通过开放切口进行，手术选择包括清创、修复或切除盂唇。随着对盂唇重要性的深入了解，修复盂唇的尝试变得更加普遍。

术后阶段

清创或修复后，通常允许患者在耐受的情况下进行负重。初期，患者可在髋屈曲以外的所有方向进行髋关节等长肌力训练。在耐受下可允许固定式自行车训练，但鉴于髋关节过度屈曲，患者不应使用靠背式自行车。

> **临床警示**
>
> 患者应在耐受范围内进行锻炼，同时一般应避免髋关节伸展超过中立位、避免髋关节过度屈曲，以及避免激活髋屈肌。术后2周左右可开始AROM，但患者应避免主动直腿抬高活动。还应避免需要髋关节伸展至超中立位的运动，例如弓步或俯卧髋伸展。

> **康复计划里有什么？**
>
> 通常，术后4到6周，患者的康复计划中包括

更多的肌力强化训练和承重活动。强化臀肌为此阶段的重要组成部分。应告知患者在承重时避免髋关节旋转。可能会建议患者矫正步态异常，尤其是髋关节和膝关节过度伸展。

除了盂唇清创和修复，患者可能会接受关节表面置换、骨成形术 / 截骨术，或刺激新软骨生长的手术。在这些情况下，恢复过程将更长。患者的承重将在术后大约6周内受到限制。而在重力最小化体位下进行主动和主动助力训练通常是术后早期6周内康复计划的一部分。

大转子疼痛综合征

这种局部疼痛病变最初被认为是由大转子周围的滑囊炎症引起的。经近期更深入的研究，大转子疼痛综合征（Greater Trochan-teric Pain Syndrome，GTPS）可能是由多种疾病引起的，包括臀肌肌腱病、臀肌撕裂、外源性弹响髋以及大转子周围的滑囊炎症。此外，髋部周围有数个滑囊。结构和病因的复杂性大大提高了大转子疼痛综合征的鉴别诊断难度。

病因 / 致病因素

已确定 GTPS 的风险因素，包括年龄（大多数病例在 4—60 岁被诊断出）[7]、性别（女性与男性的比例高达 4∶1）、髂胫束紧绷、腿长不均、膝关节 OA、腰痛和肥胖。许多影响因素表明下肢生物力学的改变可能才是根本原因。

长期以来，创伤和劳损被认为是同转子滑囊炎的病理相关，但有相当一部分出现症状的患者记

不起受过创伤。臀肌肌肉 / 肌腱和髂胫束的细微创伤，被认为是疼痛的常见来源。而这可以在有 / 无滑囊炎的情况下发生。在 Bird 等人的一项研究中，在 24 名出现 GTPS 症状的女性中，11 名出现臀中肌撕裂，15 名出现肌腱炎，2 名出现滑囊炎的迹象[77]。臀肌肌腱撕裂的患病率尚未确定，但一些研究人员认为，高达 25% 的女性和 10% 的男性到中年后期会存在撕裂[8]。

外源性弹响髋是另一种可能导致 GTPS 的障碍。外源性弹响髋的特点是，当髋关节从伸至屈时，髂胫束在大转子上从后至前弹拨。如果髋关节弹响频繁发生，则有可能导致髂胫束发炎并且弹响会转变为疼痛。

症状

GTPS 患者的主诉为髋外侧疼痛，可能会放射到大腿外侧并下至膝盖。当患侧侧躺、从坐到站、长时间站立、患侧跪腿坐、爬楼梯和跑步时，疼痛会加剧。大转子后侧或外侧触诊可能存在压痛。患者可能会抱怨某些髋关节运动会加重疼痛，尤其是髋关节外旋和外展。

临床体征

患者在大转子上方或后方有明显的触诊压痛。抵抗阻力的髋关节外展通常会重现患者的疼痛。患者的 FABER 试验的结果可能呈阳性[8]。如果髂胫束过紧导致患者出现症状，则 Ober 试验（评估髂胫束过紧、收缩或发炎的试验）的结果也可能呈阳性。研究表明，单腿站立 30 秒可能会重现患者的疼痛[78]。如果患者在臀中肌或臀小肌有撕裂，则可能在髋外展的手动肌肉试验中出现无力。以下特殊试验可用于患者评估。

Ober 试验

Ober 试验中，患者取侧卧位，评估侧朝上。对侧腿屈髋至 45°，同时屈膝至 90°，目的是维持稳定。检查者通过上下推动患者髂嵴来保持骨盆的位置。随后检查者外展患者的腿并将其伸展至与躯干呈一条直线。患者可屈膝 90°（Ober

试验）或维持伸膝（改良 Ober 试验）。检查者在继续稳定骨盆的同时，指示患者放松并让腿垂向床面。检查者支撑患者的腿以防止髋关节内旋或屈曲（图 10.38）。主观上，检查者可注意被测肢体是否可以内收至正常范围，或者可使用倾角仪进行更客观的测量[79]。请注意，Ober 试验和改良 Ober 试验不可互换。用相同的方式重复进行测试是很重要的。

特伦德伦伯格征

要复现特伦德伦伯格征要求患者背对检查者，检查者指示患者单腿站立。检查者观察患者非支撑侧骨盆的下落程度（图 10.39）。并同对侧测试的结果进行比较。两次测试出现不对称则认为试验结果呈阳性。

常见的干预措施

针对 GTPS 的研究大多为对其病理的分析，缺少对其治疗方法的探究。通过理解至少四种导致 GTPS 的病理，我们才能应用组织愈合的原理来实施合适的治疗。

若是滑囊炎症，治疗计划可能包括拉伸髋外侧结构（如髂胫束）。应指导患者避免增加疼痛的活动，同时避免患侧卧位。鉴于臀中肌和臀小肌撕裂的频率，强化这些肌群可能是有益的。关注离心收缩训练将促进肌肉与肌腱肥大，这应该是有益的。对于外源性髋关节弹响，重点是要教育患者重视如何规避导致弹响的运动。拉伸髂胫束有助于减少弹响的发生率[80]。有关 GTPS 的康复计划中常见的练习，参见图 10.40。

抗炎的理疗可能对此部位有效，包括超声疗法、超声透入疗法、离子电渗疗法和冷冻疗法。由于下肢生物力学改变的影响，康复计划中可能包括步态调整、背部和下肢其他部位的强化，以及使用足部矫形器以限制不必要的运动。

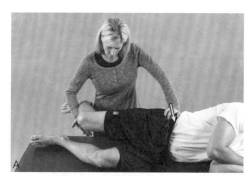
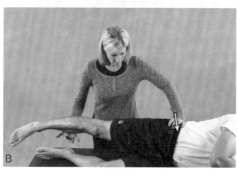

图 10.38　Ober 试验（A）阳性显示髂胫束紧绷或发炎，而这可能导致 GTPS。改良 Ober 试验（B）是在伸膝的情况下进行的

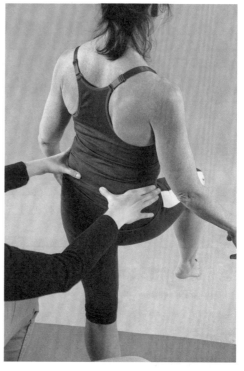

图 10.39　特伦德伦伯格征可用于诊断 GTPS。骨盆下落表明站立腿侧臀中肌无力

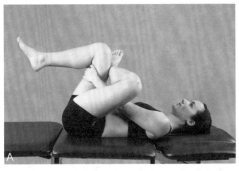
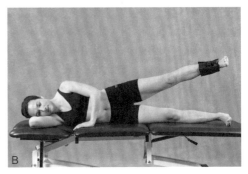
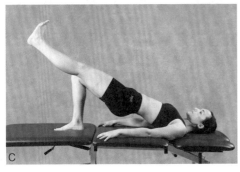

图 10.40 GTPS 康复计划中常见的练习，包括臀肌拉伸（A）、髋外展肌强化（B）和髋伸肌强化（C）

预防措施

减重、纠正腿长不均、保持髋部力量和活动度都是对抗 GTPS 相关影响因素的有效措施。

结论：GTPS 的患者	
疾病描述和原因	转子滑囊发炎，通常伴有与髋关节无力和生物力学改变相关的臀肌附着点撕裂
特殊试验	压痛、抗阻髋外展疼痛、髋外展肌无力、FABER 试验、Ober 试验、特伦德伦伯格征、单腿站立试验
拉伸	髂胫束
力量训练	髋外展肌
其他训练	髋关节肌肉离心收缩训练
避免	腿长不均、超重、患侧卧位、有髋弹响还反复进行髋屈曲和伸展

坐骨粗隆滑囊炎

坐骨粗隆滑囊覆于坐骨粗隆之上，并在粗隆与腘绳肌、臀大肌之间提供缓冲。这种滑囊的炎症称为坐骨臀部滑囊炎或坐骨粗隆滑囊炎。

病因 / 致病因素

坐骨粗隆滑囊炎通常是由创伤引起的，特别是臀部跌坐伤。也可能是由需要久坐的职业引起的，特别是伴有振动的坐位（如驾驶卡车或拖拉机）[81]。

症状

坐骨粗隆滑囊炎的标志性症状是臀部疼痛，并可能会放射到大腿后部。触诊滑囊有疼痛。被动髋屈曲的活动度可能因疼痛受到限制。坐着和走路时疼痛加剧。此外，在膝关节伸直的情况下抗阻伸髋时，患者可能会抱怨疼痛加重。

临床体征

坐骨粗隆滑囊炎的诊断主要基于临床查体。可以进行 Sign of the Buttock 试验以排除坐骨神经的影响[82]。

Sign of the Buttock 试验

为进行 Sign of the Buttock 试验，患者取仰卧位，检查者将患者腿伸直抬高。在髋屈曲受限点，屈曲患者膝关节并试图获得额外的髋屈曲活动度（图 10.41）。若不能继续屈髋，则显示臀部的坐骨粗隆滑囊或其他组织存在问题。若能继续屈髋，则认为该试验结果呈阴性。

常见的干预措施

该患者的康复计划中可能包括消除影响因素、休息和抗炎的理疗。建议拉伸腘绳肌，以减少腘绳肌紧绷引起的滑囊受压。也可以进行姿势矫正以减少骨盆前倾。

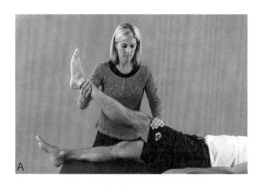

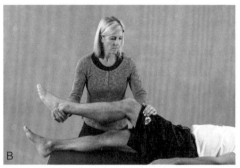

图 10.41 检查坐骨粗隆滑囊炎的 Sign of the Buttock 试验。检查者执行直腿抬高到疼痛点（A），然后弯曲患者膝盖（B）。膝关节屈曲没有进一步增加髋屈曲则表明试验结果呈阳性

预防措施

避免久坐，尤其是在伴随振动的情况下，以预防坐骨粗隆滑囊炎。

结论：坐骨粗隆滑囊炎的患者	
疾病描述和原因	创伤或久坐导致坐骨粗隆滑囊发炎
特殊试验	Sign of the Buttock 试验
拉伸	腘绳肌
力量训练	无
其他训练	避免骨盆前倾
避免	久坐

髂腰肌综合征（肌腱炎/滑囊炎）

髂腰肌是一种强大的髋屈肌，由两块肌肉组成：髂肌和腰大肌。髂腰肌综合征是髋关节前部的区域性疼痛综合征，包括髂腰肌肌腱炎（髂腰肌肌腱附着点的炎症）和髂腰肌滑囊炎（位于髂腰肌下方和髋关节前方的滑囊炎症）。

病因/致病因素

髂腰肌综合征被认为是一种过度使用综合征，可能由于职业或运动相关的创伤而发生。好发于体操运动员、舞蹈演员和跑步运动员，因其反复进行髋关节屈曲运动。诱发因素包括髋部肌肉的力量和柔韧性不足以及肌肉不平衡[83]。一项研究发现，髂腰肌综合征患者都有髋屈肌紧张和髋部旋转肌无力[83]。其可能并发急性或慢性关节炎[84]。

症状

髂腰肌综合征的主要症状是髋前部疼痛，并随着抗阻髋屈曲和被动髋伸展而加重。患者可能会抱怨该区域有压痛（图10.42）。需反复屈髋的活动会加重疼痛。髂腰肌肌腱在小转子或髂耻隆突上的移动可能与髋前部的弹拨感有关。这有时被称为内源性弹响髋，而非外源性弹响髋。

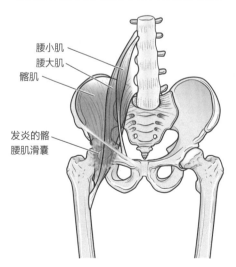

腰小肌
腰大肌
髂肌

发炎的髂
腰肌滑囊

图10.42　髂腰肌综合征的特点是髋前部靠近髂腰肌附着点的疼痛和压痛

临床体征

Thomas试验是对髋屈肌和股直肌长度的检查，但由于试验会拉伸髂腰肌肌腱，并对下面的滑囊施加压力，因此髂腰肌综合征的患者在该试验中通常会感到疼痛、紧绷和活动受限。

Thomas试验

要进行Thomas试验，需将患者置于仰卧位，臀部位于床尾，双腿屈髋屈膝贴近胸部。指示患者维持健侧腿弯曲以保证腰椎弯曲，将患侧腿向床面下落。检查者在旁边观察有无髋伸展受限或疼痛复现（图10.43）。

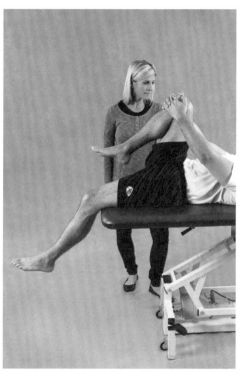

图10.43　检查髋屈肌紧张度的Thomas试验。髂腰肌综合征可能会导致试验结果呈阳性，表现为活动受限或疼痛

常见的干预措施

该类患者的康复计划中可能包括拉伸髋屈肌。此外，Johnston等人表明拉伸髋外旋肌、股四头肌和腘绳肌是有效的[83]。同样的研究表明，

采用弹力带强化髋内旋（IR）和外旋（ER）的锻炼计划可以为患者带来好处。作为运动的进阶，患者可以进行髋外展和ER（蚌式运动）的弹力带抗阻训练以及患侧单腿小范围的下蹲运动（图10.44）。

预防措施

避免过度使用髋部肌肉，保持髋部力量和活动度，以及维持肌肉平衡都是抵抗致病因素的有效措施。对于涉及反复髋屈曲的运动员和关节炎患者尤其如此。

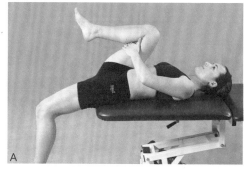
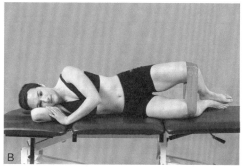
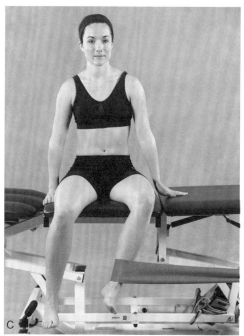
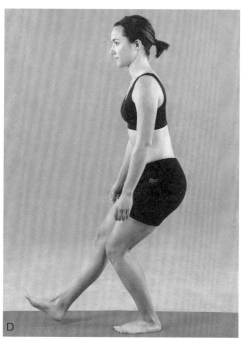

图10.44　髂腰肌综合征的康复计划中通常包括拉伸髋屈肌（A）、蚌式运动（B）、髋外旋肌力量训练（C）和小范围下蹲（D）

结论：髂腰肌综合征的患者

疾病描述和原因	髂腰肌滑囊炎或肌腱病导致髋前部疼痛，由髋屈肌无力或过度使用引起
特殊试验	Thomas 试验
拉伸	髋屈肌、髋外旋肌、股四头肌、腘绳肌
力量训练	髋旋转肌、髋外展肌、髋伸肌
其他训练	无
避免	髋屈肌的过度使用

股骨头骨骺骨软骨病

股骨头-骨骺骨软骨病是一种股骨头发生缺血性坏死的疾病，其本质为特发性的，这就意味着原因未知。常见于 4—10 岁的男孩（男女比例为 4：1）。血管破坏可能导致股骨头-骨折或扁平（图 10.45）。而这个过程一般是自限性的，症状会在 1 到 2 年内改善。

通过股骨头重塑，患者有可能完全康复，并且较早出现症状的患者能得到预后的改善。然而，成年期的持续疼痛、功能障碍和并发 OA 是很常见的 [85]。

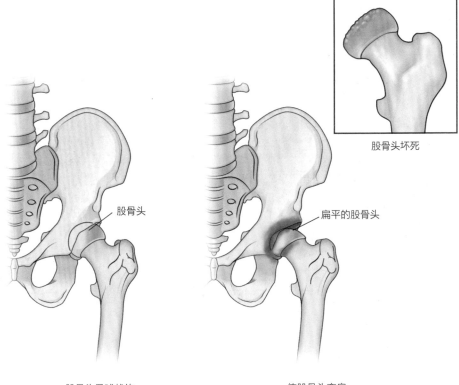

股骨头坏死

股骨头

扁平的股骨头

股骨头呈球状的
正常髋关节

使股骨头变扁
平的股骨头骨
骺骨软骨炎

图 10.45　股骨头骨骺骨软骨病是一种导致股骨头扁平的缺血性坏死疾病

病因 / 致病因素

目前，病因尚不清楚。一种观点认为是圆韧带内的动脉血流减少所致。在儿童时期，此动脉是股骨头血液循环的重要贡献者。

症状

最初的症状可能是无痛的跛行。发病后不久，孩子会抱怨髋部、膝盖或腹股沟疼痛。疼痛随着髋关节运动和活动而增加。髋关节活动度通常是受限的。患者可能存在腿部短缩和异常或疼痛的步态模式。

临床体征

没有诊断股骨头骨骺骨软骨病的特殊试验。医生通常会根据 X 线片结果做出诊断。

常见的干预措施

股骨头骨骺骨软骨病干预的主要目标是促进股骨头的正常化、球形化。如果扁平形状持续存在，患者更有可能在以后的生活中发展为 OA[86]。临床医疗干预措施可能包括使用支具或石膏来将股骨头保持在髋臼中，以便将股骨头重塑成球状，然而此措施是有争议的[87]。已有研究表明，每周两次、持续 12 周的物理治疗干预具有改善关节活动度和力量以及减少关节功能障碍的益处[88]。

治疗方式包括：

- 髋关节拉伸；
- 4 周的髋屈肌、髋伸肌、髋外展肌和髋内收肌的等长肌力训练，随后进阶至这些肌群的动态肌力训练；
- 在稳定平面上的平衡训练从第 3 周开始进行，然后再进阶至不稳定的平面。

结论：股骨头骨骺骨软骨病的患者	
疾病描述和原因	主要发生在年轻男孩身上，可能是圆韧带内的动脉血流减少所致
特殊试验	无
拉伸	髋关节的所有平面
力量训练	髋屈肌、髋伸肌、髋外展肌和髋内收肌
其他训练	平衡
避免	无

腘绳肌拉伤

腘绳肌拉伤是腘绳肌肌纤维的撕裂。Ⅰ度拉伤是一种轻度损伤，肌纤维的拉伸或撕裂最小。Ⅱ度拉伤涉及更多的撕裂，并且可能是肌肉的部分撕裂。Ⅲ度拉伤是肌肉完全撕裂或离断。股二头肌的长头在生物力学上最容易损伤[89]。腘绳肌可能在坐骨粗隆上的近端起点或肌腹中部出现损伤（图 10.46）。远端附着点的损伤并不常见。

病因 / 致病因素

由于肌肉中产生高张力，腘绳肌拉伤常发生在离心收缩期间[90, 91]。其也可能是快速的过度拉伸，或者肌肉强力收缩的结果。

任何人都可能经历腘绳肌拉伤，但运动员最为常见。腘绳肌拉伤经常反复发作；腘绳肌拉伤的最佳预测指标是既往史[92-96]。研究表明，有既往史的球员再次发生腘绳肌拉伤的风险是产生其他损伤的风险的两倍[93, 97]。

尚不清楚为什么反复受伤的风险如此之高，但可能是腘绳肌无力[98-100]或股四头肌和腘绳肌力量之间的不对称和 / 或一条腿与另一条腿的腘绳肌之间的不对称造成的[101-103]。一项研究发现，与正常肌肉相比，拉伤的股二头肌中的肌电图（EMG）活动减少，这可能表明先前损伤肌肉的神经功能发生了改变[99]。

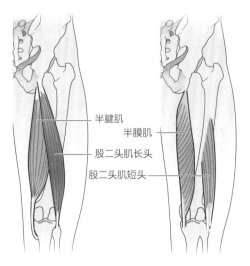

图 10.46 腘绳肌拉伤最常发生在股二头肌的长头

症状

大腿后部可能会出现局部疼痛、肿胀和瘀伤。患者可能会抱怨肌肉损伤的三个迹象：触诊疼痛、受伤肌肉的牵张痛和肌肉收缩痛。患者可能会出现步态改变、患侧步幅缩短、或出现疼痛步态。在Ⅲ度拉伤中，肌肉测试可能存在无力。

临床体征

腘绳肌拉伤的激发试验包括触诊、被动拉伸和主动收缩腘绳肌。三者都会使患者产生疼痛。这使得多种试验可被用于诊断腘绳肌拉伤，其中包括脱鞋试验（TOST）。

脱鞋试验

为了进行TOST，患者处于站立位，穿着鞋子。检查者指导患者在健侧腿的帮助下脱下患侧的鞋子。为此，应将患侧臀部外旋至约90°，患者应使用健侧足弓来撬开鞋子（图 10.47）。股二头肌区域的疼痛表明试验结果呈阳性[82, 104]。

常见的干预措施

在组织愈合的第一阶段中，腘绳肌拉伤的常规治疗通常包括炎症控制和温和的 PROM（第 0 至 4 天）。在此阶段，肌肉的制动方法可能包括

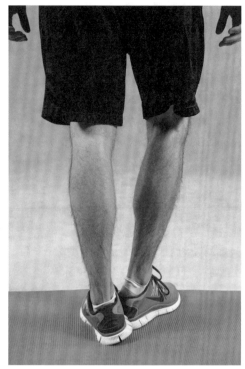

图 10.47 检查股二头肌拉伤的脱鞋试验

拐杖的使用。在组织愈合的第二阶段中，损伤的治疗通常包括屈髋伸膝的拉伸，以便恢复柔韧性和优化胶原纤维的排列[90, 105-107]。通常在此时可以开始温和的腘绳肌强化练习，包括次最大等长以及温和的髋伸展和 / 或膝屈曲等张肌力训练[108]。康复计划中还可能包括蹬自行车。

在愈合的第三阶段，通常会增加进一步的拉伸和肌力训练，包括腘绳肌离心训练（图10.48）[90, 94, 98, 99, 105, 106, 108, 109]。耐力训练可能是治疗计划的一个组成部分[90, 105, 106]。在第三阶段后期，可以添加专项训练和快速伸缩复合训练。

在恢复体育运动之前，治疗应考虑肌肉力量失衡[86, 101, 103, 107]。最近的研究表明敏捷性和躯干稳定性锻炼是有益的。以 Slump 试验形式进行的神经牵张已被证明会减少交感神经活动，从而增加流向腿部的血流量。而这可能对 I 度拉伤是有帮助的[110]。

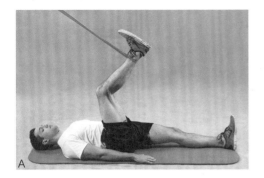

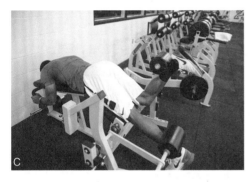

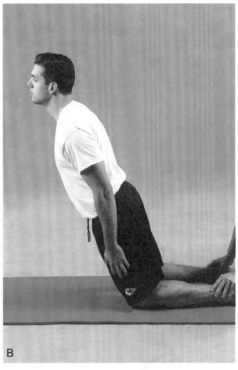

图 10.48　腘绳肌拉伤康复计划中通常包含的练习有开链离心强化训练（A）、闭链离心强化训练（B）和耐力训练 (C)

预防措施

　　鉴于腘绳肌拉伤易复发，最好在初始便做好拉伤的预防。尽管关于如何更好地预防腘绳肌拉伤存在一些争议，但最好的方法似乎包括在运动前进行拉伸、充分热身和避免疲劳。具有良好的腘绳肌柔韧性和力量最大化似乎是很重要的。在腘绳肌与股四头肌力量的正常关系中，腘绳肌应该是股四头肌力量的 60% 到 80%。这可能不及将腘绳肌力量与健侧相等同来得重要 [101-103]。预防措施还包括保持敏捷性、协调性和躯干稳定性 [106, 107, 111]。

结论：腘绳肌拉伤的患者	
疾病描述和原因	腘绳肌微撕裂、部分或完全撕裂，最常累及股二头肌，常见于体育运动中
特殊试验	脱鞋试验；腘绳肌的触诊、拉伸和收缩疼痛
拉伸	腘绳肌，坐骨神经
力量训练	腘绳肌（进阶至离心训练），躯干
其他训练	敏捷性，热身运动
避免	疲劳，在没有拉伸或热身的情况下进行运动，在健、患侧力量相等前恢复运动

股直肌拉伤

股直肌拉伤是股直肌肌纤维的撕裂，根据严重程度分为Ⅰ到Ⅲ度。Ⅰ度拉伤涉及肌纤维的微撕裂。Ⅱ度更为严重，包括肌肉的部分撕裂。Ⅲ度则是完全撕裂。在股四头肌的四个头中，股直肌最容易拉伤，因为其长度较长，跨越两个关节，并且是潜在的发力组织。拉伤可能发生在股直肌的近端/远端/中心腱周围（图10.49）。中心腱损伤需要更长的时间才能愈合[112]。

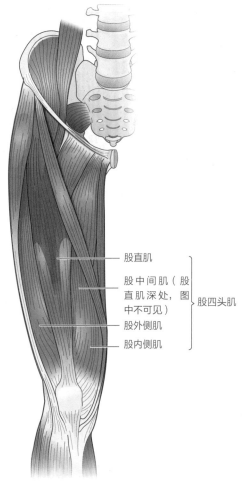

股直肌

股中间肌（股直肌深处，图中不可见）

股外侧肌

股内侧肌

股四头肌

图10.49　股直肌拉伤可能发生在中心腱周围或起止任一端。中心腱损伤最难治愈

病因/致病因素

在踢踹、短跑和跳跃活动中，股直肌最容易损伤。同时，损伤似乎与柔韧性丧失、力量丧失和肌肉不平衡有关，包括腘绳肌—股四头肌比值（H-Q ratio）不够理想，以及单侧力量不足[101-103]。

症状

大腿前部可能会出现局部疼痛、肿胀和瘀伤。患者可能会抱怨肌肉损伤的三个迹象：触诊疼痛、损伤肌肉拉伸疼痛和肌肉收缩疼痛。患者可能会出现步态改变、健侧步幅缩短或出现疼痛步态。

临床体征

股直肌拉伤的诱发试验包括触诊、被动拉伸和相关肌肉的主动收缩。三者都会使患者产生疼痛。在Ⅲ度拉伤中，股直肌可能出现无力。Thomas试验的结果可能为阳性。当股直肌是受限肌肉时，患者在Thomas试验中表现为膝盖伸直，并尝试伸髋。

常见的干预措施

在组织愈合的第一阶段中，股直肌拉伤的常规治疗通常包括炎症控制和温和的PROM（第0至4天）。在此阶段，肌肉的制动方法可能包括拐杖的使用。在第二阶段的亚急性损伤期中，伸髋屈膝的拉伸能够恢复柔韧性和优化胶原纤维的排列。温和的股直肌强化练习通常在这段时间开始。这可能包括次最大等长以及温和的髋屈曲和/或膝伸展等张肌力训练。

在愈合的第三阶段，通常会增加更积极的拉伸和肌力训练，包括离心股四头肌强化训练。由于对股直肌拉伤的研究很少，我们只能从涉及腘绳肌拉伤和组织愈合知识的研究中进行推断。如此来看，似乎专注于耐力训练、肌肉平衡、躯干稳定、专项训练、敏捷性和快速伸缩复合训练将会是有益的。

预防措施

预防措施包括运动前的拉伸、充分的热身和避免疲劳。股直肌具有良好的柔韧性并最大限度地提升力量似乎很重要。在股四头肌与腘绳肌力量的正常关系中，股四头肌力量应该是腘绳肌力量的 1.3 到 1.5 倍。平衡双侧股四头肌肌力是一个很好的预防措施，敏捷性、协调性和躯干稳定性活动也是如此。

结论：股直肌拉伤的患者	
疾病描述和原因	股直肌微撕裂、部分或完全撕裂，常见于体育运动中
特殊试验	股直肌的触诊、拉伸和收缩疼痛
拉伸	股直肌
力量训练	股直肌（进阶至离心训练），躯干
其他训练	敏捷性，热身运动
避免	疲劳，在没有拉伸或热身的情况下进行运动，在健、患侧力量相等前恢复运动

总结

作为下肢动力链中最近端的关节，髋关节承受着巨大的应力。因此，髋关节病变在负责髋关节稳定性的结构中很常见：关节本身、盂唇以及髋关节周围的肌肉和滑囊。此外，股骨头的血液供应不稳定，导致涉及缺血性坏死的疾病。该关节的生物力学改变不仅可能会导致髋关节疾患，还会导致下肢其他部位出现病变。

复习题

1. 让你的实训搭档模拟患者，教育患者后侧或后外侧入路全髋关节置换术后脱位的预防措施。指导的方向放在功能活动上。

2. 让你的实训搭档模拟患者，教育患者前侧或前外侧入路全髋关节置换术后脱位的预防措施。指导的方向放在功能活动上。

3. 讨论髋部骨折的位置如何影响髋部的血液供应及其所带来的后果。髋部血液供应减少会导致哪些疾病？

4. 臀中肌无力如何影响步态期间维持骨盆水平的能力？描述有代偿的和无代偿的特伦德伦伯格征之间的区别。

5. 针对非关节炎性髋关节疼痛已制定了临床实践指南。这会以何种方式影响你的患者教育或干预措施？

6. 比较 FAIR 试验和 FADIR 试验。

7. 对比 FADIR 试验和后侧髋关节撞击试验。

8. 对于以下每个特殊试验，请说出试验阳性所代表的疾病。

    a. FABER 试验

    b. FAIR 试验

    c. FADIR 试验

    d. 髋研磨 / 象限试验

    e. Ober 试验

    f. 后侧髋关节撞击试验

    g. 抗阻力直腿抬高（Stinchfield）试验

    h. Sign of the buttock 试验

    i. Thomas 试验

    j. TOST

    k. 特伦德伦伯格征

9. 讨论 FAI、盂唇撕裂和髋关节 OA 之间的关系。

10. 比较腘绳肌拉伤和股直肌拉伤对步幅的影响。

患者案例：退行性关节病（OA），髋关节

患者评估

患者姓名： ××××××   **年龄：** 59 岁   **BMI：** 26.6 千克 / 米²

诊断 / 病史

医学诊断： 退行性关节病（OA），髋关节   **物理治疗师诊断：** 继发于 DJD 的右髋疼痛

诊断测试 / 结果： X 线片诊断为重度髋 DJD   **相关医学病史：** 临界高血压，左侧全髋关节置换术（9 年前），骨质减少

先前的功能水平： 正常活动   **患者目标：** 疼痛减轻，可在无器械辅助的情况下行走

用药： 每天 7.5 毫克美洛昔康，每天服用多种维生素，每天补充钙剂，每天补充维生素 D   **注意事项：** 无

社会支持 / 安全隐患

患者居住条件 / 支持 / 障碍： 独居

患者工作条件 / 职业 / 娱乐活动： 高中数学全职教师，喜欢旅游，照顾孙子

生命体征

静息时体温： 98.4° F   **血压：** 130/76mmHg   **心率：** 72 次 / 分   **呼吸频率：** 14 次 / 分   **血氧饱和度：** 98%

主诉

患者是一名女性，主诉右髋前部和腹股沟疼痛约 18 个月。她在持续行走和站立后以及坐位后疼痛加重。最近带着孙子、孙女去了迪士尼世界，此后疼痛加剧

身体评估

定位： 警觉并能定位   **言语 / 视觉 / 听觉：** 戴眼镜   **皮肤完整性：** 完整

关节活动度： 髋关节内旋右侧 30°，左侧 40°；髋关节屈曲右侧 107°，左侧 115°

力量： 髋外展的徒手肌力测试得分为 3+/5，其余正常   **肌张力：** 未测试   **平衡 / 协调：** 在正常范围内

耐力： 未测试   **姿势：** 正常

触诊： 触诊无痛   **感受 / 本体感觉：** 未测试   **水肿：** 无

疼痛

疼痛评分和位置： 最好 0/10，最坏 6/10   **缓解因素：** 休息

激惹因素： 走路、坐后站立   **激惹性：** 晨起疼痛持续约 30 分钟，休息后很快消退

功能检查

患者是功能独立的。她继续全职工作。无助行设备下右侧采用特伦德伦伯格步态行走

特殊试验

试验名称： 髋关节研磨试验   **结果：** 阳性

评估

患者的症状和体征同右侧髋关节的 DJD 一致。

短期治疗目标

1. 患者右侧髋外展力量将提高到 4/5
2. 患者可以独立进行家庭锻炼
3. 患者髋部疼痛将减轻 15%

长期治疗目标

1. 患者髋关节 IR 活动度将改善至 35°
2. 患者髋部疼痛将减轻 25%

治疗计划

频率 / 持续时间： 每周 3 次共 3 周，每周 2 次共 2 周

内容： 理疗、治疗性运动、神经再教育、患者教育

患者案例问题

1. 哪些因素可能导致该患者的髋部 DJD？

2. 第一次见到患者时，你会收集哪些数据？

3. 如果治疗计划没有为你提供指导，你可以对这位患者使用什么理疗？为什么？是否有禁忌的理疗方式？

4. 如果治疗计划没有具体为你提供指导，请选择针对该患者的四种治疗性练习。证明你的选择。

5. 你还可以使用哪些试验来监测患者的进展？

参考文献

1. Cleather, D. J., Goodwin, J. E., & Bull, A. M. J. (2013). Hip and knee joint loading during vertical jumping and push jerking. *Clinical Biomechanics. Bristol, Avon, 28,* 98 – 103.

2. Daniel, M., Iglic, A., & Kralj-Iglic, V. (2005). The shape of acetabular cartilage optimizes hip contact stress distribution. *Journal of Anatomy, 207,* 85 – 91.

3. Ferguson, S. J., Bryant, J. T., Ganz, R., & Ito, K. (2003). An in vitro investigation of the acetabular labral seal in hip joint mechanics. *Journal of Biomechanics, 36,* 171 – 178.

4. Groh, M. M., & Herrera, J. (2009). A comprehensive review of hip labral tears. *Current Reviews in Musculoskeletal Medicine, 2,* 105 – 117.

5. Rao, J., Zhou, Y. X., & Villar, R. N. (2001). Injury to the ligamentum teres. Mechanism, findings, and results of treatment. *Clinics in Sports Medicine, 20,* 791 – 799, vii.

6. Byrd, J. W. T., & Jones, K. S. (2004). Traumatic rupture of the ligamentum teres as a source of hip pain. *Arthroscopy, 20,* 385 – 391.

7. Shbeeb, M. I., & Matteson, E. L. (1996). Trochanteric bursitis (greater trochanter pain syndrome). *Mayo Clinic, Proceedings of the Mayo Clinic. 71,* 565 – 569.

8. Strauss, E. J., Nho, S. J., & Kelly, B. T. (2010). Greater trochanteric pain syndrome. *Sports Medicine and Arthroscopy Review, 18,* 113 – 119.

9. Williams, B. S., & Cohen, S. P. (2009). Greater trochanteric pain syndrome: A review of anatomy, diagnosis and treatment. *Anesthesia & Analgesia, 108,* 1662 – 1670.

10. Tan, V., Seldes, R. M., Katz, M. A., Freedhand, A. M., Klimkiewicz, J. J., & Fitzgerald, R. H. Jr. (2001). Contribution of acetabular labrum to articulating surface area and femoral head coverage in adult hip joints: An anatomic study in cadavera. *American Journal of Orthopedics (Belle Mead, N.J.), 30,* 809 – 812.

11. Neumann, D. A. (2010). Kinesiology of the hip: A focus on muscular actions. *Journal of Orthopaedic and Sports Physical Therapy, 40,* 82 – 94.

12. Sajko, S., & Stuber, K. (2009). Psoas Major: A case report and review of its anatomy, biomechanics, and clinical implications. *Journal of the Canadian Chiropractic Association, 53,* 311 – 318.

13. Kumagai, M., Shiba, N., Higuchi, F., Nishimura, H., & Inoue, A. (1997). Functional evaluation of hip abductor muscles with use of magnetic resonance imaging. *Journal of Orthopaedic Research, Official Publication of the Orthopedic Research Society, 15,* 888 – 893.

14. Ward, S. R., Winters, T. M., & Blemker, S. S. (2010). The architectural design of the gluteal muscle group: Implications for movement and rehabilitation. *Journal of Orthopaedic and Sports Physical Therapy, 40,* 95 – 102.

15. Harris-Hayes, M., Czuppon, S., Van Dillen, L. R., Steger-May, K., Sahrmann, S., Schootman, M., Salsich, G. B., et al. (2016). Movement-pattern training to improve function in people with chronic hip joint pain: A feasibility randomized clinical trial. *Journal of Orthopaedic and Sports Physical Therapy, 46,* 452 – 461.

16. Levangie, P. K., Norkin, C. C. & Levangie, P. K. (2011). *Joint structure and function: A comprehensive analysis.* Philadelphia, PA : F.A. Davis Co.

17. Offierski, C. M., & MacNab, I. (1983). Hip-spine syndrome. *Spine, 8,* 316 – 321.

18. Ben-Galim, P., Ben-Galim, T., Rand, N., Haim, A., Hipp, J., Dekel, S., & Floman, Y. (2007). Hip-spine syndrome: The effect of total hip replacement surgery on low back pain in severe osteoarthritis of the hip. *Spine, 32,* 2099 – 2102.

19. Cleland, J., Koppenhaver, S. (2010). *Orthopaedic clinical*

examination: An evidence based approach. 2nd edition. Philadelphia, PA : Saunders.

20. Cooper, C., Inskip, H., Croft, P., Campbell, L., Smith, G., McLaren, M., & Coggon, D. (1998). Individual risk factors for hip osteoarthritis: Obesity, hip injury, and physical activity. *American Journal of Epidemiology, 147,* 516 – 522.

21. Hertling, D., & Kessler, R. M. (2006). *Management of common musculoskeletal disorders: Physical therapy principles and methods.* Philadelphia, PA : Lippincott Williams & Wilkins.

22. Harris-Hayes, M., & Royer, N. K. (2011). Relationship of acetabular dysplasia and femoroacetabular impingement to hip osteoarthritis: A focused review. *PM&R: The Journal of Injury, Function, and Rehabilitation, 3,* 1055 – 1067.

23. Zebala, L. P., Schoenecker, P. L., & Clohisy, J. C. (2007). Anterior femoroacetabular impingement: A diverse disease with evolving treatment options. *Iowa Orthopaedic Journal, 27,* 71 – 81.

24. Beck, M., Kalhor, M., Leunig, M., & Ganz, R. (2005). Hip morphology influences the pattern of damage to the acetabular cartilage: Femoroacetabular impingement as a cause of early osteoarthritis of the hip. *Journal of Bone and Joint Surgery, British Volume, 87,* 1012 – 1018.

25. Tanzer, M., & Noiseux, N. (2004). Osseous abnormalities and early osteoarthritis: The role of hip impingement. *Clinical Orthopaedics and Related Research, 429,* 170 – 177.

26. McCarthy, J. C., Noble, P. C., Schuck, M. R., Wright, J., & Lee, J. (2001). The Otto E. Aufranc Award: The role of labral lesions to development of early degenerative hip disease. *Clinical Orthopaedics and Related Research, 393,* 25 – 37.

27. Altman, R., Alarcón, G., Appelrouth, D., Bloch, D., Borenstein, D., Brandt, K., Brown, C., et al. (1991). The American College of Rheumatology criteria for the classification and reporting of osteoarthritis of the hip. *Arthritis & Rheumatism, 34,* 505 – 514.

28. Stratford, P. W., Kennedy, D. M., & Woodhouse, L. J. (2006). Performance measures provide assessments of pain and function in people with advanced osteoarthritis of the hip or knee. *Physical Therapy, 86,* 1489 – 1496.

29. Cook, C., & Hegedus, E. J. (2013). *Orthopedic physical examination tests: An evidence-based approach.* New York, NY : Pearson.

30. Wong, M. S. (2009). *Pocket orthopaedics: Evidence-Based survival guide.* Burlington, MA : Jones & Bartlett Learning.

31. Mitchell, B., McCrory, P., Brukner, P., O'Donnell, J., Colson, E., & Howells, R. (2003). Hip joint pathology: Clinical presentation and correlation between magnetic resonance arthrography, ultrasound, and arthroscopic findings in 25 consecutive cases. *Clinical Journal of Sports Medicine, 13,* 152 – 156.

32. Clohisy, J. C., Knaus, E. R., Hunt, D. M., Lesher, J. M., Harris-Hayes, M., & Prather, H. (2009). Clinical presentation of patients with symptomatic anterior hip impingement. *Clinical Orthopaedics and Related Research, 467,* 638 – 644.

33. Broadhurst, N. A., & Bond, M. J. (1998). Pain provocation tests for the assessment of sacroiliac joint dysfunction. *Journal of Spinal Disorders, 11,* 341 – 345.

34. Maitland, G. D. (1975). *The peripheral joints: Examination and recording guide.* Adelaide, Australia : Virgo Press.

35. Cliborne, A. V., Wainner, R. S., Rhon, D. I., Judd, C. D., Fee, T. T., Matekel, R. L., & Whitman, J. M. (2004). Clinical hip tests and a functional squat test in patients with knee osteoarthritis: Reliability, prevalence of positive test findings, and short-term response to hip mobilization. *Journal of Orthopaedic and Sports Physical Therapy, 34,* 676 – 685.

36. Roddy, E., Zhang, W., Doherty, M., Arden, N. K., Barlow, J., Birrell, F., Carr, A., et al. (2005). Evidence-based recommendations for the role of exercise in the management of osteoarthritis of the hip or knee—The MOVE consensus. *Rheumatology (Oxford, England), 44,* 67 – 73.

37. Roddy, E., Zhang, W., & Doherty, M. (2005). Home based exercise for osteoarthritis. *Annals of the Rheumatic Diseases, 64,* 170 ; author reply 170–171.

38. Zhang, W., Moskowitz, R. W., Nuki, G., Abramson, S., Altman, R. D., Arden, N., Bierma-Zeinstra, S., et al. (2008). OARSI recommendations for the management of hip and knee osteoarthritis, Part II: OARSI evidence-based, expert consensus guidelines. *Osteoarthritis and Cartilage, 16,* 137 – 162.

39. Sutlive, T. G., Lopez, H. P., Schnitker, D. E., Yawn, S. E., Halle, R. J., Mansfield, L. T., Boyles, R. E., et al. (2008). Development of a clinical prediction rule for diagnosing hip osteoarthritis in individuals with unilateral hip pain. *Journal of Orthopaedic and Sports Physical Therapy, 38,* 542 – 550.

40. Loureiro, A., Mills, P. M., & Barrett, R. S. (2013). Muscle weakness in hip osteoarthritis: A systematic review. *Arthritis Care and Research, 65,* 340 – 352.

41. Rasch, A., Byström, A. H., Dalen, N., & Berg, H. E. (2007). Reduced muscle radiological density, cross-

sectional area, and strength of major hip and knee muscles in 22 patients with hip osteoarthritis. *Acta Orthopaedica, 78,* 505 – 510.

42. Kisner, C., & Colby, L. A. (2012). *Therapeutic exercise: Foundations and techniques.* Philadelphia, PA : F.A. Davis.

43. MacDonald, C. W., Whitman, J. M., Cleland, J. A., Smith, M., & Hoeksma, H. L. (2006). Clinical outcomes following manual physical therapy and exercise for hip osteoarthritis: A case series. *Journal of Orthopaedic and Sports Physical Therapy, 36,* 588 – 599.

44. Hinman, R. S., Heywood, S. E., & Day, A. R. (2007). Aquatic physical therapy for hip and knee osteoarthritis: Results of a single-blind randomized controlled trial. *Physical Therapy, 87,* 32 – 43.

45. Brander, V., & Stulberg, S. D. (2006). Rehabilitation after hip-and knee-joint replacement. An experience-and evidence-based approach to care. *American Journal of Physical Medicine & Rehabilitation, 85,* S98 – 118.

46. Rooks, D. S., Huang, J., Bierbaum, B. E., Bolus, S. A., Rubano, J., Connolly, C. E., Alpert, S., et al. (2006). Effect of preoperative exercise on measures of functional status in men and women undergoing total hip and knee arthroplasty. *Arthritis and Rheumatism, 55,* 700 – 708.

47. Wang, A. W., Gilbey, H. J., & Ackland, T. R. (2002). Perioperative exercise programs improve early return of ambulatory function after total hip arthroplasty: A randomized, controlled trial. *American Journal of Physical Medicine & Rehabilitation, 81,* 801 – 806.

48. Jacobs, C. A., Christensen, C. P., & Berend, M. E. (2009). Sport activity after total hip arthroplasty: Changes in surgical technique, implant design, and rehabilitation. *Journal of Sport Rehabilitation, 18,* 47 – 59.

49. National Heart, Lung, and Blood Institute, National Institutes of Health. What are the signs and symptoms of deep vein thrombosis?

50. Wells, P. S., Anderson, D. R., Rodger, M., Forgie, M., Kearon, C., Dreyer, J., Kovacs, G., et al. (2003). Evaluation of d-dimer in the diagnosis of suspected deep-vein thrombosis. *New England Journal of Medicine, 349,* 1227 – 1235.

51. Hip Fractures Among Older Adults | Home and Recreational Safety | CDC Injury Center.

52. Givens-Heiss, D. L., Krebs, D. E., Riley, P. O., Strickland, E. M., Fares, M., Hodge, W. A., & Mann, R. W. (1992). In vivo acetabular contact pressures during rehabilitation, Part II: Postacutephase. *Physical Therapy, 72,* 700 – 705 ; discussion 706–710.

53. Fishman, L. M., Dombi, G. W., Michaelsen, C., Ringel, S., Rozbruch, J., Rosner, B., & Weber, C. (2002). Piriformis syndrome: Diagnosis, treatment, and outcome—A 10-year study. *Archives of Physical Medicine and Rehabilitation, 83,* 295 – 301.

54. Parziale, J. R., Hudgins, T. H., & Fishman, L. M. (1996). The piriformis syndrome. *American Journal of Orthopedics (Belle Mead, N.J.), 25,* 819 – 823.

55. Papadopoulos, E. C., & Khan, S. N. (2004). Piriformis syndrome and low back pain: A new classification and review of the literature. *Orthopedic Clinics of North America, 35,* 65 – 71.

56. Smoll, N. R. (2010). Variations of the piriformis and sciatic nerve with clinical consequence: A review. *Clinical Anatomy, 23,* 8 – 17.

57. Tonley, J. C., Yun, S. M., Kochevar, R. J., Dye, J. A., Farrokhi, S., & Powers, C. M. (2010). Treatment of an individual with piriformis syndrome focusing on hip muscle strengthening and movement reeducation: A case report. *Journal of Orthopaedic and Sports Physical Therapy, 40,* 103 – 111.

58. Enseki, K., Harris-Hayes, M., White, D. M., Cibulka, M. T., Woehrle, J., Fagerson, T. L., Orthopaedic Section of the American Physical Therapy Association ; (Clohisy, J. C., & 2014). Nonarthritic hip joint pain. *Journal of Orthopaedic and Sports Physical Therapy, 44,* A1 – 32.

59. Carsen, S., Moroz, P. J., Rakhra, K., Ward, L. M., Dunlap, H., Hay, J. A., Willis, R. B., et al. (2014). The Otto Aufranc Award. On the etiology of the cam deformity: A cross-sectional pediatric MRI study. *Clinical Orthopaedics and Related Research, 472,* 430 – 436.

60. Gerhardt, M. B., Romero, A. A., Silvers, H. J., Harris, D. J., Watanabe, D., & Mandelbaum, B. R. (2012). The prevalence of radiographic hip abnormalities in elite soccer players. *American Journal of Sports Medicine, 40,* 584 – 588.

61. Kapron, A. L., Anderson, A. E., Aoki, S. K., Phillips, L. G., Petron, D. J., Toth, R., & Peters, C. L. (2011). Radiographic prevalence of femoroacetabular impingement in collegiate football players: AAOS exhibit selection. *Journal of Bone & Joint Surgery, American Volume, 93,* e111 (1–10).

62. Siebenrock, K. A., Ferner, F., Noble, P. C., Santore, R. F., Werlen, S., & Mamisch, T. C. (2011). The cam-type deformity of the proximal femur arises in childhood in response to vigorous sporting activity. *Clinical Orthopaedics and Related Research, 469,* 3229 – 3240.

63. Silvis, M. L., Mosher, T. J., Smetana, B. S., Chinchilli, V. M., Flemming, D. J., Walker, E. A., & Black, K. P.

(2011). High prevalence of pelvic and hip magnetic resonance imaging findings in asymptomatic collegiate and professional hockey players. *American Journal of Sports Medicine, 39,* 715 – 721.

64. Harris-Hayes, M., Mueller, M. J., Sahrmann, S. A., Bloom, N. J., Steger-May, K., Clohisy, J. C., & Salsich, G. B. (2014). Persons with chronic hip joint pain exhibit reduced hip muscle strength. *Journal of Orthopaedic and Sports Physical Therapy, 44,* 890 – 898.

65. Casartelli, N. C., Maffiuletti, N. A., Item-Glatthorn, J. F., Staehli, S., Bizzini, M., Impellizzeri, F. M., & Leunig, M. (2011). Hip muscle weakness in patients with symptomatic femoroacetabular impingement. *Osteoarthritis and Cartilage, 19,* 816 – 821.

66. Austin, A. B., Souza, R. B., Meyer, J. L., & Powers, C. M. (2008). Identification of abnormal hip motion associated with acetabular labral pathology. *Journal of Orthopaedic and Sports Physical Therapy, 38,* 558 – 565.

67. Kumar, D., Dillon, A., Nardo, L., Link, T. M., Majumdar, S., & Souza, R. B. (2014). Differences in the association of hip cartilage lesions and cam-type femoroacetabular impingement with movement patterns: A preliminary study. *PM&R, the Journal of Injury, Function, and Rehabilitation, 6,* 681 – 689.

68. Retchford, T. H., Crossley, K. M., Grimaldi, A., Kemp, J. L., & Cowan, S. M. (2013). Can local muscles augment stability in the hip? A narrative literature review. *Journal of Musculoskeletal and Neuronal Interactions, 13,* 1 – 12.

69. Naal, F. D., Hatzung, G., Müller, A., Impellizzeri, F., & Leunig, M. (2014). Validation of a self-reported Beighton score to assess hypermobility in patients with femoroacetabular impingement. *International Orthopaedics, 38,* 2245 – 2250.

70. Wahoff, M., & Ryan, M. (2011). Rehabilitation after hip femoroacetabular impingement arthroscopy. *Clinics in Sports Medicine, 30,* 463 – 482.

71. Reider, B., Davies, G., & Provencher, M. T. (2014). *Orthopaedic rehabilitation of the athlete: Getting back in the game.* New York, NY : Elsevier Health Sciences.

72. Enseki, K. R., Martin, R., & Kelly, B. T. (2010). Rehabilitation after arthroscopic decompression for femoroacetabular impingement. *Clinical Sports Medicine Journal, 29,* 247 – 255, viii.

73. Kelly, B. T., Weiland, D. E., Schenker, M. L., & Philippon, M. J. (2005). Arthroscopic labral repair in the hip: Surgical technique and review of the literature. *Arthroscopy, The Journal of Arthroscopy and Related Surgery, 21,* 1496 – 1504.

74. Lewis, C. L., & Sahrmann, S. A. (2006). Acetabular labral tears. *Physical Therapy, 86,* 110 – 121.

75. Lewis, C. L., Sahrmann, S. A., & Moran, D. W. (2007). Anterior hip joint force increases with hip extension, decreased gluteal force, or decreased iliopsoas force. *Journal of Biomechanics, 40,* 3725 – 3731.

76. Yazbek, P. M., Ovanessian, V., Martin, R. L., & Fukuda, T. Y. (2011). Nonsurgical treatment of acetabular labrum tears: A case series. *Journal of Orthopaedic and Sports Physical Therapy, 41,* 346 – 353.

77. Bird, P. A., Oakley, S. P., Shnier, R., & Kirkham, B. W. (2001). Prospective evaluation of magnetic resonance imaging and physical examination findings in patients with greater trochanteric pain syndrome. *Arthritis and Rheumatism, 44,* 2138 – 2145.

78. Lequesne, M., Mathieu, P., Vuillemin-Bodaghi, V., Bard, H., & Djian, P. (2008). Gluteal tendinopathy in refractory greater trochanter pain syndrome: Diagnostic value of two clinical tests. *Arthritis and Rheumatism, 59,* 241 – 246.

79. Reese, N. B., & Bandy, W. D. (2003). Use of an inclinometer to measure flexibility of the iliotibial band using the Ober test and the modified Ober test: Differences in magnitude and reliability of measurements. *Journal of Orthopaedic and Sports Physical Therapy, 33,* 326 – 330.

80. Lewis, C. L. (2010). Extra-articular snapping hip: A literature review. *Sports Health, 2,* 186 – 190.

81. Cho, K. H., Lee, S. M., Lee, Y. H., Suh, K. J., Kim, S. M., Shin, M. J., & Jang, H. W. (2004). Non-infectious ischiogluteal bursitis: MRI findings. *Korean Journal of Radiology, 5,* 280 – 286.

82. Magee, D. J. (2013). *Orthopedic physical assessment.* New York, NY : Elsevier Health Sciences.

83. Johnston, C. A., Lindsay, D. M., & Wiley, J. P. (1999). Treatment of iliopsoas syndrome with a hip rotation strengthening program: A retrospective case series. *Journal of Orthopaedic and Sports Physical Therapy, 29,* 218 – 224.

84. Murphy, C. L., Meaney, J. F., Rana, H., McCarthy, E. M., Howard, D., & Cunnane, G. (2010). Giant iliopsoas bursitis: A complication of chronic arthritis. *Journal of Clinical Rheumatology: Practical Reports of Rheumatic and Musculoskeletal Diseases, 16,* 83 – 85.

85. Larson, A. N., Sucato, D. J., Herring, J. A., Adolfsen, S. E., Kelly, D. M., Martus, J. E., Lovejoy, J. F., et al. (2012). A prospective multicenter study of Legg-Calvé-Perthes disease: Functional and radiographic outcomes of nonoperative treatment at a mean follow-up of twenty

years. *Journal of Bone and Joint Surgery, American Volume, 94,* 584 – 592.

86. Mose, K. (1980). Methods of measuring in Legg-Calvé-Perthes disease with special regard to the prognosis. *Clinical Orthopaedics and Related Research, 150,* 103 – 109.

87. Aksoy, M. C., Caglar, O., Yazici, M., & Alpaslan, A. M. (2004). Comparison between braced and non-braced Legg-Calvé-Perthes-disease patients: A radiological outcome study. *Journal of Pediatric Orthopedics, Part B, 13,* 153 – 157.

88. Brech, G. C., & Guarnieiro, R. (2006). Evaluation of physiotherapy in the treatment of Legg-Calvé-Perthes disease. *Clinics, Sao Paulo Brazil, 61,* 521 – 528.

89. Kumazaki, T., Ehara, Y., & Sakai, T. (2012). Anatomy and physiology of hamstring injury. *International Journal of Sports Medicine, 33,* 950 – 954.

90. Agre, J. C. (1985). Hamstring injuries. Proposed aetiological factors, prevention, and treatment. *Sports Medicine, Auckland, NZ, 2,* 21 – 33.

91. Schache, A. G., Wrigley, T. V., Baker, R., & Pandy, M. G. (2009). Biomechanical response to hamstring muscle strain injury. *Gait & Posture, 29,* 332 – 338.

92. Bennell, K., Wajswelner, H., Lew, P., Schall-Riaucour, A., Leslie, S., Plant, D., & Cirone, J. (1998). Isokinetic strength testing does not predict hamstring injury in Australian Rules footballers. *British Journal of Sports Medicine, 32,* 309 – 314.

93. Engebretsen, A. H., Myklebust, G., Holme, I., Engebretsen, L., & Bahr, R. (2010). Intrinsic risk factors for hamstring injuries among male soccer players: A prospective cohort study. *American Journal of Sports Medicine, 38,* 1147 – 1153.

94. Orchard, J. W. (2001). Intrinsic and extrinsic risk factors for muscle strains in Australian football. *American Journal of Sports Medicine, 29,* 300 – 303.

95. Verrall, G. M., Slavotinek, J. P., Barnes, P. G., Fon, G. T., & Spriggins, A. J. (2001). Clinical risk factors for hamstring muscle strain injury: A prospective study with correlation of injury by magnetic resonance imaging. *British Journal of Sports Medicine, 35,* 435 – 439 ; discussion 440.

96. Woods, C., Hawkins, R. D., Maltby, S., Hulse, M., Thomas, A., Football Association Medical Research Programme. (Hodson, A., 2004). The Football Association Medical Research Programme: An audit of injuries in professional football—Analysis of hamstring injuries. *British Journal of Sports Medicine, 38,* 36 – 41.

97. Jönhagen, S., Németh, G., & Eriksson, E. (1994). Hamstring injuries in sprinters. The role of concentric

and eccentric hamstring muscle strength and flexibility. *American Journal of Sports Medicine, 22,* 262 – 266.

98. Croisier, J. L., Forthomme, B., Namurois, M. H., Vanderthommen, M., & Crielaard, J. M. (2002). Hamstring muscle strain recurrence and strength performance disorders. *American Journal of Sports Medicine, 30,* 199 – 203.

99. Opar, D. A., Williams, M. D., Timmins, R. G., Dear, N. M., & Shield, A. J. (2013). Knee flexor strength and bicep femoris electromyographical activity is lower in previously strained hamstrings. *Journal of Electromyography and Kinesiology, Official Journal of the International Society of Electrophysiology and Kinesiology, 23,* 696 – 703.

100. Orchard, J., Marsden, J., Lord, S., & Garlick, D. (1997). Preseason hamstring muscle weakness associated with hamstring muscle injury in Australian footballers. *American Journal of Sports Medicine, 25,* 81 – 85.

101. Fousekis, K., Tsepis, E., Poulmedis, P., Athanasopoulos, S., & Vagenas, G. (2011). Intrinsic risk factors of non-contact quadriceps and hamstring strains in soccer: A prospective study of 100 professional players. *British Journal of Sports Medicine, 45,* 709 – 714.

102. Kannus, P., & Järvinen, M. (1990). Knee flexor/extensor strength ratio in follow-up of acute knee distortion injuries. *Archives of Physical Medicine and Rehabilitation, 71,* 38 – 41.

103. Knapik, J. J., Bauman, C. L., Jones, B. H., Harris, J. M., & Vaughan, L. (1991). Preseason strength and flexibility imbalances associated with athletic injuries in female collegiate athletes. *American Journal of Sports Medicine, 19,* 76 – 81.

104. Zeren, B., & Oztekin, H. H. (2006). A new self-diagnostic test for biceps femoris muscle strains. *Clinical Journal of Sport Medicine, Official Journal of the Canadian Academy of Sport Medicine, 16,* 166 – 169.

105. Heiser, T. M., Weber, J., Sullivan, G., Clare, P., & Jacobs, R. R. (1984). Prophylaxis and management of hamstring muscle injuries in intercollegiate football players. *American Journal of Sports Medicine, 12,* 368 – 370.

106. Reurink, G., Goudswaard, G. J., Tol, J. L., Verhaar, J. A., Weir, A., & Moen, M. H. (2012). Therapeutic interventions for acute hamstring injuries: A systematic review. *British Journal of Sports Medicine, 46,* 103 – 109.

107. Sherry, M. A., & Best, T. M. (2004). A comparison of 2 rehabilitation programs in the treatment of acute hamstring strains. *Journal of Orthopaedic and Sports Physical Therapy, 34,* 116 – 125.

108. Petersen, J., & Hölmich, P. (2005). Evidence based

prevention of hamstring injuries in sport. *British Journal of Sports Medicine, 39,* 319 – 323.

109. Schmitt, B., Tim, T., & McHugh, M. (2012). Hamstring injury rehabilitation and prevention of reinjury using lengthened state eccentric training: A new concept. *International Journal of Sports Physical Therapy, 7,* 333 – 341.

110. Kornberg, C., & McCarthy, T. (1992). The effect of neural stretching technique on sympathetic outflow to the lower limbs. *Journal of Orthopaedic and Sports Physical Therapy, 16,* 269 – 274.

111. Kujala, U. M., Orava, S., & Järvinen, M. (1997). Hamstring injuries. Current trends in treatment and prevention . *Sports Medicine, Auckland, NZ, 23,* 397 – 404 .

112. Cross, T. M., Gibbs, N., Houang, M. T., & Cameron, M. (2004). Acute quadriceps muscle strains: Magnetic resonance imaging features and prognosis . *American Journal of Sports Medicine , 32 ,* 710 – 719 .

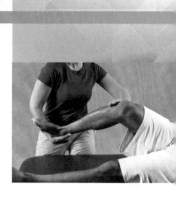

第十一章
膝关节的骨科干预

解剖学和生理学

常见损伤

学习目标

11.1　描述膝关节的解剖结构。

11.2　列出正常的膝关节活动度。

11.3　描述正常的胫股关节和髌股关节的运动学。

11.4　描述和讨论前后向胫股关节松动技术和髌股关节滑动的原理和目的。

11.5　讨论常见的膝关节病变和典型表现。

11.6　讨论导致各种膝关节病变的影响因素，以及相关的预防措施。

11.7　描述物理治疗师用于诊断常见髋关节疾病的临床试验以及如何实施这些试验。

11.8　讨论膝关节病变的常见干预措施。

11.9　描述膝关节的手术干预和术后治疗，包括全膝关节置换术、前交叉韧带重建术，以及胫骨平台骨折和髌骨骨折的切开复位内固定术。

11.10　比较膝关节伸肌装置的相关病变，包括髌股疼痛综合征、髌腱炎、髌腱断裂和胫骨结节骨软骨炎。

11.11　讨论髋关节对膝关节病变的影响，包括膝骨性关节炎、前交叉韧带损伤、髂胫束综合征和髌股疼痛综合征。

11.12　描述特定膝关节病变的临床警示。

解剖学和生理学

膝关节位于下肢动力链的中部。这会使膝关节承受很大的力，并使其处于易受损伤的境地。与髋关节不同，膝关节的骨性结构本身并不稳定。相反，其稳定性来源于丰富的软组织结构。由于这些因素，膝关节和软组织的损伤和病变十分常见。

骨与关节的解剖学和生理学

膝关节复合体由两个关节组成：胫股关节和髌股关节。作为髁状关节，胫股关节拥有两个自由度，包括屈曲、伸展以及旋转。圆形的股骨髁在平坦的胫骨表面上滚动和滑动，为膝关节提供广泛的运动。髌股关节是一个平面关节，其在膝的生物力学中起重要作用。图 11.1 显示了骨骼的解剖结构。

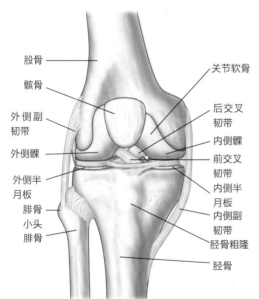

图 11.1　膝关节包含胫股关节和髌股关节，交叉韧带和副韧带为其提供稳定性

胫股关节

胫骨和腓骨在冠状面上的正常角度是呈 5° ～ 10° 的外翻角。此角大于 10° 被认为是膝外翻（X 型腿），存在任何的内翻角度都被认为是膝内翻（O 型腿）。在矢状面上，膝关节有大

约 140° 的屈曲和最多 10° 的伸展 [1]。伸膝超过 10° 被认为是过度伸展，或膝反屈。这种情况会导致膝关节后侧关节囊过度牵张。图 11.2 描绘了站立时股骨和胫骨的上述关系。

除了屈伸，胫股关节也发生内旋和外旋 [2-4]。这是正常膝关节屈伸的一个组成部分。其在提高膝关节稳定性的锁定机制中发挥重要作用，称为旋锁机制，本章稍后将对此进行讨论。

髌股关节

髌骨位于股骨前部的滑车沟中。它是股四头肌的附着点和附着在胫骨粗隆上的髌腱起点。髌骨下面覆盖着关节软骨。在膝关节屈曲期间，髌骨上的接触面逐渐向近端移动。该关节所受的压缩力取决于关节屈曲角度和运动是在闭链还是开链中进行。

表 11-1 总结了膝关节的解剖结构。

软组织

半月板

膝关节有两个纤维软骨：内侧半月板和外侧半月板。这两个半月板通过包绕圆形的股骨髁来帮助股骨在平坦的胫骨平台上达到稳定。而这增加了关节的吻合性。此外，半月板有助于减少摩擦并将滑液分配到关节软骨。然而，半月板最重要的作用是吸收膝关节的压力。膝关节承受着几倍于体重的压力。而半月板分散了膝关节近一半的力。

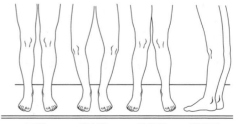

图 11.2　股骨和胫骨之间的正常关系是小于 10° 的过伸以及在冠状面上轻微外翻。过度的外翻、内翻和反屈都是异常表现

表 11-1 膝关节的解剖学和生理学

关节	解剖学	正常关节活动度及运动	骨性标志	临床注意事项
胫股关节	具有 2 个自由度的髁状关节，允许屈伸和内外旋	屈曲 0° ~ 145° 伸展 0° ~ 10° 内旋 0° ~ 15° 外旋 0° ~ 20°	股骨内外侧髁和外上髁。髁间隆起。 胫骨平台是与股骨髁相连的凸缘形平面。胫骨粗隆是髌腱的附着点	韧带、半月板、骨骼、肌腱的常见病变部位，包括 DJD、韧带撕裂、髌腱病、半月板撕裂、胫骨平台骨折。 紧张位：膝关节完全伸展伴胫骨外旋。 松弛位：约 25° 屈曲。 关节囊受限模式：膝关节屈曲比伸展受限更大
髌股关节	髌骨是人体最大的籽骨，嵌于股四头肌肌腱中，位于股骨的髁间沟		髌骨下极，胫股关节间隙	髌骨将股四头肌肌腱抬离膝关节的旋转轴，并使股四头肌的力量增加约 25%。 髌股疼痛综合征和 DJD 为此处的常见损伤

内侧半月板呈 C 形，外侧半月板呈 O 形。半月板的血液供应源自关节囊和滑膜，其在软骨缘外三分之一处最为丰富。半月板的这个区域被称为"红区"。中三分之一（"粉区"）的血液供应最少。因内三分之一无血管，故被称为"白区"（图 11.3）。半月板分区影响了外科医生在半月板撕裂后修复或去除软骨的选择。

虽然半月板松散地连接到胫骨并相互连接，但它们在某种程度上是可移动的。附着于半月板的肌肉赋予其动态的特质，而非通常认为的静止不动。

关节囊和韧带

膝关节囊大且广泛，其包绕了胫股关节和髌股关节。内侧由内侧副韧带（MCL）加强，外侧由外侧副韧带（LCL）巩固。而这些韧带身处关节囊外。副韧带通过内翻或外翻应力维持了膝关节冠状面上的稳定。具体来说，MCL 抵抗外翻应力，而 LCL 抵抗内翻应力。

在关节囊内有两条韧带将膝关节稳定在矢状面上：前交叉韧带（ACL）和后交叉韧带（PCL）。交叉，即指从侧面观察两条韧带呈 X 形。ACL 阻止胫骨在股骨上前移，同样也阻止股骨在胫骨上后移。而 PCL 防止胫骨在股骨上后移以及股骨在胫骨上前移。有关膝关节韧带的图示，请参阅图 11.1。

关节囊的内层是滑膜。其作用是分泌滑液，以吸收关节应力，减少摩擦，以及为关节表面提供营养。滑膜具有称为皱襞的组织褶皱，其为膝关节的胚胎发育残余物。皱襞一般不易触诊，但通常可以在髌骨内侧感受到。

支持带和髂胫束

髌骨内外侧支持带进一步强化了关节囊。这些纤维束有助于稳定髌骨。内侧支持带起自股内侧筋膜。外侧支持带起自股外侧肌筋膜和髂胫束纤维。而两者都附着在髌骨上。

回顾第十章，髂胫束起源于髂嵴及臀大肌、

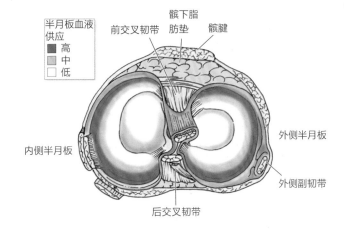

半月板血液供应	
■	高
■	中
□	低

前交叉韧带　髌下脂肪垫　髌腱

内侧半月板

外侧半月板

外侧副韧带

后交叉韧带

图 11.3　内侧和外侧半月板松散地附着在胫骨上侧。半月板的外三分之一具有良好的血液供应，因此具有较好的愈合能力。内三分之二的血液供应较差，故该区域的撕裂无法修复，通常需切除部分半月板

臀中肌和阔筋膜张肌的筋膜。如前所述，它的一些纤维融入外侧支持带并附着在髌骨中。髂胫束纤维的其余部分穿过股骨外侧髁并附着在前外侧胫骨上，为膝关节提供横向支撑（图 11.4）。

表 11-2 总结了膝关节的软组织结构。

滑囊和脂肪垫

滑囊的功能是缓冲骨突处的软组织。膝关节内有许多滑囊，一些研究称其多达 14 个。在膝关节前部，有 4 个主要滑囊，它们可能会导致肿胀、关节疼痛和僵硬。其分别为髌上囊、髌前皮下囊、髌下皮下囊和髌下深囊。此外，在膝关节内侧的鹅足肌腱（半腱肌、缝匠肌和股薄肌）下方和膝外侧的髂胫束下方各有一个滑囊。髌周滑囊如图 11.5 所示，并总结在表 11-3 中。

通常在膝关节有滑囊的地方皆伴有脂肪垫。这两种结构都用于减少摩擦。髌下脂肪垫位于髌腱深处，其有助于分配滑液以在弯曲和伸展过程中润滑膝关节。此脂肪垫通常可通过观察和触诊髌骨远端髌腱的两侧来显现。

神经

坐骨神经从大腿后部中线下行。其支配除股二头肌短头之外的所有腘绳肌。在临近膝关节处，神经分成两支：胫神经和腓总神经。胫神经继续穿过腘窝进入小腿后侧。其在此支配包括腓肠肌

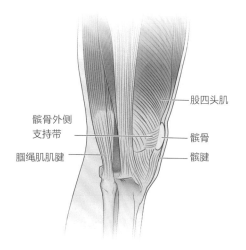

股四头肌

髌骨外侧支持带

腘绳肌肌腱

股四头肌

髌骨

髌腱

右腿（侧面观）

图 11.4　髂胫束起自髂嵴，作为臀大肌、臀中肌和阔筋膜张肌的附着点。其沿大腿外侧延伸，并在髌骨水平处汇入外侧支持带。髂胫束的其余部分连接到胫骨近端

的小腿浅层和深层肌肉。腓总神经支配股二头肌的短头，然后在小腿的腓骨头附近环绕并向下延伸到小腿前部来支配前侧和外侧的肌肉。

在大腿前侧，股神经支配耻骨肌和缝匠肌以及股四头肌。大腿前内侧的闭孔神经支配髋内收肌群和股薄肌。图 11.6 描绘了膝关节周围的神经解剖结构。表 11-4 总结了膝关节神经解剖结构。

表 11-2　膝关节结缔组织的解剖学和生理学

结构	解剖学	功能	临床注意事项
关节囊	侧副韧带在内侧和外侧强化了大且广泛的关节囊。内衬滑膜。由韧带与内侧和外侧支持带加固	包绕和稳定关节	
韧带	内侧副韧带（MCL）连接膝关节内侧的胫骨和股骨。外侧副韧带（LCL）连接膝关节外侧的腓骨和股骨。前交叉韧带（ACL）从胫骨近端前部延伸到股骨远端后部。后交叉韧带（PCL）从胫骨近端后部延伸到股骨远端前部	MCL——拮抗外翻应力 LCL——拮抗内翻应力 ACL——稳定胫骨，防止股骨前移 PCL——稳定胫骨，防止股骨后移	韧带扭伤和撕裂在膝关节中很常见
支持带	内侧支持带起自股内侧筋膜。外侧支持带起自股外侧肌筋膜和髂胫束的一部分	协助稳定髌骨	外侧支持带紧绷可能在髌股疼痛综合征中扮演一定的角色
半月板	内侧和外侧半月板附着于胫骨。外三分之一的血液供应最多，而内三分之一的血液供应最差	增强关节吻合性，帮助分配滑液、减少摩擦、吸收压力	半月板撕裂很常见。由于血供不足，软骨内部的撕裂无法愈合
髂胫束	起自髂骨，于大腿外侧向下延至胫骨和髌骨。臀大肌、臀中肌、阔筋膜张肌的附着点	提供膝关节的外侧稳定性	可能变得紧绷，从而改变下肢的生物力学。髂胫束摩擦综合征的疼痛来源

肌肉

膝伸肌

　　股四头肌是膝关节伸展的主要动力。在开链运动中，该肌群在股骨上伸展胫骨。在闭链运动中，它们在胫骨上伸展股骨。该组肌肉包括股直肌（RF）、股外侧肌（VL）、股中间肌（VI）和股内侧肌（VM）。股四头肌的四个头与髌骨形成肌腱附着（股四头肌肌腱），并通过髌腱而附着于胫骨粗隆。这些肌肉是膝盖强有力的伸展肌群。此外，由于股直肌起源于 AIIS，所以其也为髋屈肌。股外侧肌是股四头肌中最大和最强的。股中间肌位于股直肌深处。

　　股内侧肌可分为两部分：股内侧长肌（VML）和股内侧斜肌（VMO）。股内侧肌远端部分的纤维方向逐渐变得更加水平，称为 VMO。尽管尚未证明股内侧肌的 VMO 部分在解剖学上存在不同 [5-7]，但其在向内侧牵拉髌骨的功能上确实存在

重要的差异。这将在本章后面的髌股关节功能中进一步讨论。股四头肌的所有四个头都能以不同时机和不同程度来收缩，从而改变对髌骨的影响。

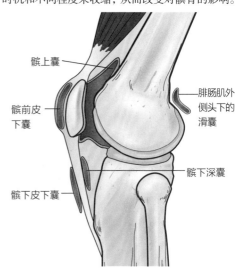

图 11.5　膝关节的四个主要滑囊包括髌上囊、髌前皮下囊、髌下皮下囊和髌下深囊

表 11-3 膝关节滑囊的解剖学和生理学			
结构	解剖学	功能	临床注意事项
髌上囊	位于股骨远端，股四头肌下方	股骨远端与股四头肌间的缓冲垫	可发生炎症并导致膝盖疼痛
髌前皮下囊	位于髌骨表面	帮助皮肤在髌骨上滑动	可发生炎症并导致膝盖疼痛（女仆膝）
髌下皮下囊	位于髌腱和皮肤之间	帮助皮肤在髌腱上滑动	可发生炎症并导致与髌腱炎相关的膝痛
髌下深囊	位于胫骨近端和髌腱之间	胫骨和髌腱间的缓冲垫	可发生炎症并导致与髌腱炎相关的膝盖疼痛
鹅足囊	位于胫骨内侧和缝匠肌、股薄肌及半腱肌的连接肌腱之间	内侧胫骨平台和鹅足肌腱间的缓冲垫	可发生炎症并导致膝内侧疼痛
髂胫滑囊	位于股骨外侧髁的髂胫束下方	股骨髁和髂胫束间的缓冲垫	可发生炎症并导致与髂胫束摩擦综合征相关的膝外侧疼痛

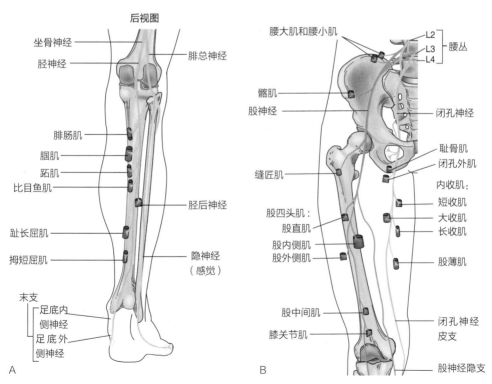

图 11.6　坐骨神经在临近膝关节处分成胫神经和腓总神经（A）。胫神经支配小腿后部肌肉，腓总神经支配小腿外侧和前部肌肉。闭孔神经和股神经支配大腿内侧和前部肌肉（B）

表 11-4 膝关节神经的解剖学和生理学			
结构	解剖学	功能	临床注意事项
坐骨神经	起自 L4 ~ S3 神经根	支配腘绳肌大部	可能成为梨状肌综合征疼痛的根源
胫神经	起自 L4 ~ S3 神经根	支配小腿三头肌	
腓总神经	起自 L4 ~ S2 神经根	支配小腿前侧肌肉	因其环绕腓骨头周围而易损伤
股神经	起自 L2 ~ 4 神经根	支配股四头肌、耻骨肌和缝匠肌	
闭孔神经	起自 L2 ~ 4 神经根	支配内收肌和股薄肌	

膝屈肌

腘绳肌是膝关节屈曲的主要动力。该肌群由半膜肌、半腱肌和股二头肌的短头及长头组成。这些肌肉都是膝屈肌。而除了股二头肌的短头之外的三块肌肉也都是髋伸肌。此外，这三块肌肉还可以旋转胫骨。

腓肠肌轻度辅助腘绳肌屈膝。此跨双关节的表浅小腿肌肉起自股骨髁，并经由跟腱附于跟骨。腓肠肌的主要作用是跖屈踝关节，但它还充当次要的膝屈肌。腓肠肌在伸膝末端范围作为 ACL 的拮抗肌[8]。出乎意料的是，腓肠肌还被证明在某些情况下可作为闭链中的膝伸肌[9]。

股薄肌和缝匠肌是腘绳肌在膝屈曲中的协同肌。股薄肌是髋内收肌，但起到膝屈肌和膝内侧稳定肌的作用。缝匠肌是一种跨双关节的长带状肌肉，可带动髋关节产生多个动作，但在膝关节处也作为膝屈肌和膝内侧稳定肌。在胫骨的内侧，缝匠肌、股薄肌和半腱肌的肌腱相交汇并止于一处。因其与鹅足形似，故此三者被称为鹅足肌腱（pes anserinus）。鹅足肌腱的临床意义在于它们作为膝内侧动态稳定肌来协助 MCL（图 11.7）。此外，这些肌腱下方还有一个滑囊，可发生炎症以致膝内侧压痛和疼痛。

膝旋转肌

腘绳肌是胫骨在股骨上的旋转肌。半膜肌和半腱肌附着于胫骨内侧并内旋胫骨。股二头肌附着在胫骨和腓骨的外侧，并使胫骨外旋。这些肌肉在胫骨旋转中的功能类似于通过拉动缰绳来控制马匹。

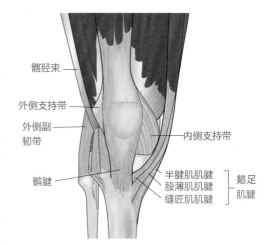

图 11.7 鹅足肌腱由半腱肌、股薄肌和缝匠肌的肌腱组成。其协助 MCL 来稳定膝关节内侧

除腘绳肌以外，腘肌在膝关节的旋转中也起着重要作用。膝后部的这种三角形的小肌肉起自股骨外侧髁并止于胫骨近端后内侧。腘肌在开链运动中是胫骨在股骨上的内旋肌，同时在闭链运动中是股骨在胫骨上的外旋肌。此肌肉是膝关节旋锁机制的"解锁装置"（参见本章后面的"旋锁机制"）。

表 11-5 总结了膝关节的肌肉解剖结构。

肌肉	起点	止点	支配神经	主要运动	临床注意事项
股直肌	髂前下棘（AIIS）	胫骨粗隆	股神经	髋屈曲和膝伸展	股四头肌中唯一横跨髋关节的肌肉
股外侧肌	股骨前侧	胫骨粗隆	股神经	膝伸展	
股内侧肌	股骨前侧	胫骨粗隆	股神经	膝伸展	远端（股内侧斜肌）内拉髌骨
股中间肌	股骨前侧	胫骨粗隆	股神经	膝伸展	
半膜肌	坐骨粗隆	胫骨内侧	坐骨神经	髋伸展、膝屈曲和胫骨内旋	
半腱肌	坐骨粗隆	胫骨内侧	坐骨神经	髋伸展、膝屈曲和胫骨内旋	组成鹅足肌腱的三者之一；稳定膝内侧
股二头肌	短头：股骨后侧 长头：坐骨粗隆	胫骨和腓骨外侧	短头：腓总神经 长头：坐骨神经	髋伸展（长头），膝屈曲和胫骨外旋	
腓肠肌	股骨髁	跟骨后侧	胫神经	踝跖屈和膝屈曲	
股薄肌	耻骨	胫骨近端内侧	闭孔神经	髋内收。此外，其可轻度屈曲髋、屈曲膝和稳定膝内侧	组成鹅足肌腱的三者之一；稳定膝内侧
缝匠肌	髂前上棘（ASIS）	胫骨近端内侧	股神经	髋屈曲、髋外展、髋外旋和膝屈曲	组成鹅足肌腱的三者之一；稳定膝内侧
腘肌	股骨外侧髁	胫骨后内侧	胫神经	开链胫骨内旋	解锁旋锁机制

表 11-5　膝关节肌肉的解剖学和肌动学

膝关节的运动学

膝关节的正常排列是 5° 到 10° 外翻。与膝关节正常的外翻角相似的是股四头肌角，或 Q 角。这个角度是股四头肌拉力线的近似测量值。其为自 ASIS 到髌骨中心的连线与自髌骨中心穿过胫骨粗隆中心的连线所形成的角度（图 11.8）。一般来说，男性的静态 Q 角为 11° ~ 13°，女性为 15° ~ 17° [10-12]。

髌股关节

髌股关节的正常生物力学影响了髌骨在滑车沟中的活动轨迹。如果作用在髌骨上的外侧力大于内侧，则髌骨轨迹可能会有异常。这可以导致髌股关节的病理变化。

Q 角与理解作用在髌股关节上的力有关。将嵌入股四头肌肌腱 / 髌腱中的髌骨想象成一根绳（肌肉 / 肌腱）上的珠子（髌骨）是有帮助的。股四头肌收缩的力量将髌骨向上亦向外拉动。而这种作用于髌骨的侧向力的大小取决于股四头肌的收缩强度和 Q 角。Q 角越大，髌骨受到的横向移动的力就越大。此外，股外侧肌相对于股内侧斜肌的收缩更强，会增加髌骨侧向移位的趋势。

有数个软组织性和骨性约束作为对髌骨所受侧向力的反作用，目的是将髌骨保持在髁间沟中。这包括内侧支持带、股内侧斜肌和高于内侧的股骨外侧髁。表 11-6 总结了髌骨的内侧和外侧约束。

除横向拉动髌骨的力之外，髌骨和股骨之间还存在压力。当进行深蹲时，此压力在闭链中增加，并且随着膝关节屈曲的增加而渐增 [13]。在髌股关节病变的情况下，这可能导致膝前疼痛。髌股关节的压力大小取决于下蹲的深度以及股四头

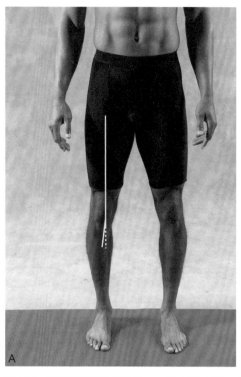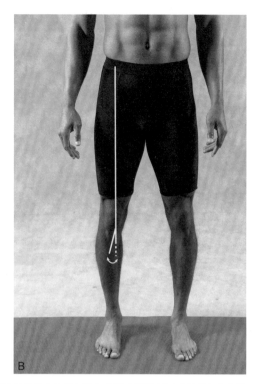

图 11.8 膝关节的正常排列是 5° ~ 10° 外翻（A）。股四头肌角（Q 角）是自 ASIS 到髌骨中点的连线与自髌骨中心穿过胫骨粗隆的连线之间的夹角（B）。男性正常为 11° ~ 13° ，女性为 15° ~ 17°

肌的收缩力。以更前倾的躯干进行深蹲将减少股四头肌的力量并促进臀大肌的募集。股四头肌无力或膝前疼痛的患者可能会采用这种运动策略来削弱股四头肌的发力。

动态外翻和动态 Q 角

外翻和 Q 角通常被认为是静态的姿势参考。然而，在负重期间，冠状面的力线可能会发生变化。在步态的站立期、从坐到站、下楼梯或跳跃着地中，由于作用在膝关节的瞬时力，动态膝外翻的力线可能会增加。这种膝内侧的塌陷与膝关节病变有关 [14-17]，且多见于女性 [18-20]。

虽然静态 Q 角会影响动态 Q 角的大小，但动态角更因为股骨内旋、胫骨外旋和足部旋前而进一步增大 [15, 21-23]。在负重状态下，髋外旋肌和外展肌的无力与动态 Q 角的增大有关。图 11.9 展示了静态 Q 角和动态 Q 角之间的区别。

动态膝关节负荷

膝关节承受着数倍于体重的力。这些力被关节周围的肌肉、韧带、半月板和其他软组织抑制。在此功能中，股四头肌尤为重要。研究表明，股四头肌在吸收膝关节压力方面发挥着重要作用 [24]。同时，尤其是股四头肌的无力与膝关节病变的风险增加有关。

旋锁机制

作为髁状关节，膝关节能够旋转。虽然这种运动不可自主控制，但在完全伸膝时，其为一种将胫骨锁入股骨中的重要辅助运动。虽关于胫骨的旋转程度存在着分歧，但大都认为胫骨的旋转程度在膝屈曲 90° 时最大，并在完全伸膝时最受限。通常，人们认为膝关节允许 15° ~ 20° 的胫骨内旋和 20° ~ 25° 的胫骨外旋 [2]。

表 11-6　髌骨内/外侧的约束		
约束来源	内侧约束	外侧约束
股内侧肌	√	
股骨外侧髁	√	
内侧支持带紧张	√	
股外侧肌		√
髂胫束紧张		√
外侧支持带紧张		√

在开链伸膝的末端范围，胫骨在股骨上外旋，并收紧膝韧带使胫骨和股骨最大限度地接触。这种现象被称为旋锁机制。在闭链中股骨相对可动，其随伸膝在胫骨上内旋。腘肌通过内旋胫骨或外旋股骨在解锁本机制中发挥积极作用。例如，当准备从站到坐时，股骨必须在胫骨上外旋以解锁膝关节。腘肌即负责此动作，以便让膝关节解锁而后弯曲。

关节松动术

胫股关节

为了减轻疼痛或增加活动度，关节松动术可为一种有效的干预措施。根据凹凸法则，凹的胫骨在凸的股骨髁上的滑动方向与胫骨的运动方向相同。膝关节的松弛位为微屈约 25°。表 11-7 列出了膝关节的活动以及用于增加活动度的滑动。

前向滑动

胫股关节前向滑动用于促进膝关节伸展。患者俯卧，膝屈曲并靠在检查者的肩膀上。垫置毛巾于股骨远端下方。图 11.10 展示了胫骨的前向滑动。

后向滑动

胫股关节后向滑动用于促进膝关节屈曲。患者取仰卧位，膝关节略微弯曲。将毛巾卷放在股骨远端下方。胫骨向检查台的后方和稍上方移动（图 11.11）。

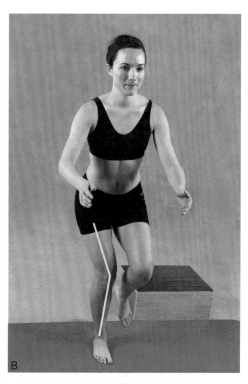

图 11.9　静态（A）和动态（B）外翻角的比较。膝外翻和 Q 角通常会在步行、从坐到站和跳跃时瞬时增加

表 11-7	用于增加膝关节活动度的滑动方向
受限活动	松动术中的滑动方向
屈曲	胫股关节后向滑动和尾端髌股关节滑动
伸展	胫股关节前向滑动和头端髌股关节滑动

髌股关节

髌股关节必须是可移动的，从而允许全范围的关节活动。因此，可松动髌骨以增加膝关节活动度或预防活动受限。此法亦有助于牵张束缚髌骨的软组织，以便获得更加正常的髌骨活动轨迹。常见髌骨松动描述如下。

头端滑动

头端滑动用于增加髌骨的活动性，以促进膝关节完全伸展。其还用于预防髌腱的挛缩。患者仰卧伸膝，股四头肌放松。检查者用拇指和食指抓住患者髌骨并向上滑动（图 11.12）。

尾端滑动

尾端滑动用于增加髌骨的活动性，以促进膝关节完全屈曲。患者取与上述相同的位置。检查者用拇指和食指抓住患者髌骨并向下滑动（图 11.13）。

内侧滑动

内侧滑动用于牵张可能使髌骨移位的外侧结构（髂胫束、外侧支持带）。患者取与上述相同的位置，检查者向内侧滑动患者髌骨（图 11.14）。

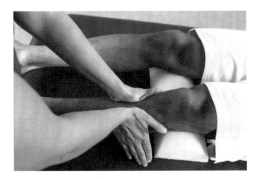

图 11.11　胫骨在股骨上的后向滑动促进膝关节屈曲

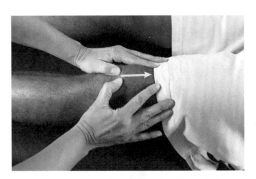

图 11.12　髌骨在股骨上的头端滑动促进膝关节伸展

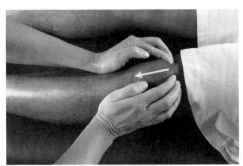

图 11.13　髌骨在股骨上的尾端滑动促进膝关节屈曲

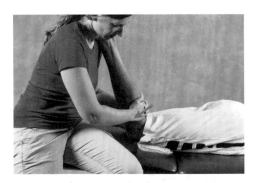

图 11.10　胫骨在股骨上的前向滑动促进膝关节伸展

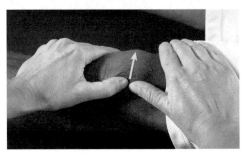

图 11.14　髌骨在股骨上的内侧滑动可牵张外侧支持带

常见损伤

骨性关节炎

前交叉韧带损伤（CPG）

后交叉韧带损伤（CPG）

内侧副韧带损伤（CPG）

半月板撕裂（CPG）

髂胫束综合征

髌股疼痛综合征

髌腱病

髌腱断裂

胫骨平台骨折

髌骨骨折

膝关节位于两块长骨中间，且缺乏骨性稳定性，同时拥有复杂的软组织结构，因此容易损伤或出现病变。此外，下肢生物力学的改变会导致疼痛、无力、炎症和膝关节损伤。本节将讨论胫股关节和髌股关节的常见膝关节病变。由于对外科治疗的基本了解是很重要的，故这些内容将适时在骨性关节炎、骨折、半月板撕裂和韧带撕裂的部分里进行介绍。

骨性关节炎

骨性关节炎（OA）是常见的关节炎类型。其也被称为退行性关节病变或 DJD。与类风湿关节炎不同，这是一种磨损性关节炎，而类风湿关节炎是一种系统性疾病过程。与髋关节一样，膝 OA 的表现包括关节疼痛、僵硬、活动度丧失和畸形。查体可见肌肉萎缩（肌少症）及韧带松弛。关节间隙缩小、骨刺（骨赘）和局部骨密度增加（硬化）通常在 X 线片检查中发现。

膝关节分为三个间室：内侧间室，包括内侧胫股关节和内侧半月板；外侧间室，包括外侧胫股关节和外侧半月板；以及髌股间室，包括股骨前部和髌骨。OA 可以影响任一或所有间室。当 OA 主要位于内侧间室时，膝关节会出现内翻畸形。当 OA 主要位于外侧间室时，可出现外翻畸形。如果 OA 累及一侧胫股关节和髌股关节，则称为双室受累。如果累及两侧胫股关节和髌股关节，则称为三室受累。图 11.15 包括晚期膝 OA 的 X 线片。

病因 / 致病因素

膝 OA 的众多危险因素被报道。它与肥胖、半月板或 ACL 损伤史、涉及跪姿和蹲姿的职业、剧烈运动导致的超负荷、正常老化和生物力学改变（尤其是外翻畸形和关节活动度的丧失）导致的关节压力增加有关[25-37]。

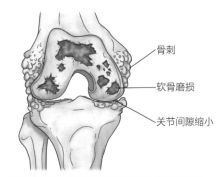

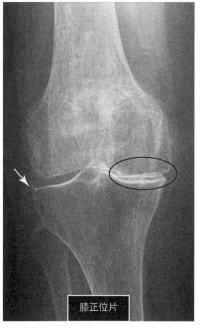

图 11.15　膝 OA 的图示和典型 X 线片检查结果（关节间隙缩小、骨赘和硬化）

症状

OA 发病通常很缓慢，几年后症状会加重。常见症状包括步行和爬楼梯时加重的膝关节疼痛、关节僵硬感、明显肿胀、膝关节不稳和捻发音。捻发音是伴随关节运动的噼啪声或爆裂声。持续少于 1 小时的晨僵是 OA 的典型症状 [38]。如果特别累及髌股间室，患者可能会感到膝前疼痛，且疼痛随着上楼或下楼或从坐到站而增加。

临床体征

许多信息用于辅助诊断膝 OA，包括 X 线片检查结果和患者主诉。膝 OA 的分类标准包括年龄超过 50 岁、存在膝关节捻发音、可触及的骨增生、触诊时的骨压痛、持续时间少于 30 分钟的晨僵，以及膝关节温度偏低 [39]。诊断膝 OA 无特殊试验。

常见的干预措施

膝 OA 的治疗方法取决于症状的严重程度，通常包括物理治疗、药物和手术干预的组合。关于病理、进展和影响因素的患者教育是很重要的。倘若合适，还应该包括减重的相关信息。

治疗性运动已被证实在疼痛、力量和功能方面对 OA 的治疗有益 [40-49]。康复计划中可能包括手法治疗和治疗性运动（包括关节活动度训练、肌力训练、本体感觉训练、水疗和有氧运动）。

活动度训练应侧重于维持膝关节的屈伸。髋关节活动度训练也可能包含在康复计划中。此外，拉伸双关节肌（腘绳肌和股直肌）常包括在内。如果存在髌股关节 OA，则股直肌拉伸就非常重要（图 11.16）。

需要对膝关节和髋关节周围的所有肌肉进行强化锻炼，尤其是膝伸肌（图 11.17）[40, 50, 51, 53]。膝 OA 患者的股四头肌力量比同龄健康人群平均低 20% [51]。股四头肌力量与膝 OA 间的关系非常密切，导致一些研究人员质疑股四头肌无力是否可能是膝 OA 的因，而非果 [51, 52]。

髋外展肌和髋伸肌也是应强化以抵抗膝内翻和外翻应力的关键肌肉 [54-56]。通过强化臀大肌和臀中肌，髋内收、内旋以及导致的膝外翻将得到控制（图 11.18）。此外，臀大肌、臀中肌和阔筋膜张肌也能够通过汇入髂胫束来提供侧向膝关节支撑，从而有助于对抗膝关节内翻。

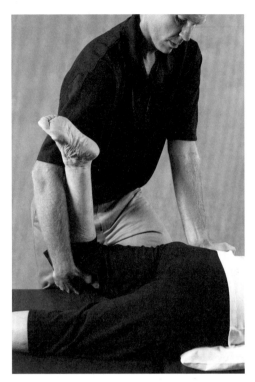

图 11.16 股直肌拉伸可为髌股关节炎患者康复计划的一部分

膝 OA 患者常主诉有膝关节不稳感 [57]，且常可见韧带松弛。本体感觉练习和平衡再训练是患者家庭锻炼计划的有益组成部分 [58-61]。在泳池中进行的膝关节减重锻炼也被证明有助于减轻疼痛 [62, 63]。

支具和矫形装置已被证明可有效缓解膝 OA 患者的疼痛及改善功能。外侧楔形鞋垫可用于减少膝关节的内翻应力 [64, 65]。外翻支具已被证明有助于内翻畸形患者减轻疼痛和改善功能 [66]。与支具类似，用贴布重新定位髌骨可以减轻疼痛并改善髌股关节 OA 患者的功能 [67]。专栏 11-2 中介绍了 McConnell 贴扎技术。

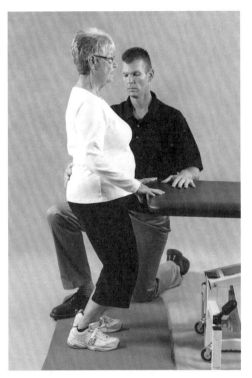

图 11.17 股四头肌强化常包含在胫股关节 OA 的康复计划中

使用助行设备来减轻膝关节负荷的步态训练通常包含在康复计划中。这可以减轻疼痛、减缓疾病进展并允许患者保持行走状态。一些研究表明，改变患者步态以在步态期间转移膝关节内的应力可能会有所帮助。训练患者采用外八字步态可能有助于内侧间室的 OA 患者 [68, 69]。同样，训练外侧间室的 OA 患者采用外八字的步态可能会延迟手术的需要。

若患者无法成功控制膝关节疼痛和 / 或丧失功能，则可能需要进行手术。患者可能适合全膝关节置换术、单髁关节置换术或高位胫骨截骨术。常见的手术治疗是采用全膝关节置换术重新修复股骨远端、胫骨近端和髌骨底面。如果患者仅一个间室有晚期 OA，则可以使用单间室假体。为了推迟关节置换，可以对年轻患者进行截骨术以改变关节的生物力学。这三种常见的手术方法随后将讨论。

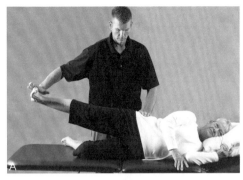

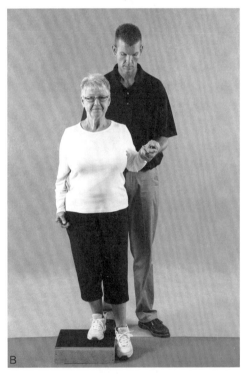

图 11.18 开链（A）或闭链（B）的髋外展肌强化有助于增强冠状面的稳定性

预防措施

保持高水平的体力活动可降低患 OA 的风险。鼓励早期 OA 患者酌情减轻体重。避免需过度跪姿或屈膝的职业能降低患 OA 风险。

结论：膝骨性关节炎的患者	
疾病描述和原因	膝关节退化，可能由于肥胖、生物力学异常、正常衰老、半月板或 ACL 损伤、涉及跪姿和蹲姿的职业或因剧烈运动而导致的超负荷
特殊试验	无特殊试验
拉伸	做膝关节屈伸，目的是拉伸股直肌和腘绳肌
力量训练	髋伸肌和髋外展肌，腘绳肌，尤其是股四头肌
其他训练	本体感觉，平衡
避免	涉及过度跪姿和蹲姿的职业以及涉及极度超负荷的运动／锻炼

手术患者的干预措施

全膝关节置换术

多项研究表明物理治疗对 OA 患者的有效性。术前物理治疗可提升力量、功能、本体感觉、有氧能力和活动度，改善疼痛，并增加出院回家而不是去康复机构的可能性 [42, 53, 70-72]。

Mizner 等人发现术后成功的最佳预测指标是术前股四头肌力量 [71]。术前阶段的一个重要组成部分是强化股四头肌、腘绳肌和髋屈肌。在此期间，患者经常被指导使用助行设备。

手术前，外科医生和患者会做出几个重要决定，包括膝关节的置换程度、交叉韧带发生什么变化以及假体是否固定到位。更换整个关节还是一个间室的决定取决于关节炎的程度。若仅在两胫股间室其一中发现关节炎，则患者可能适合进行部分膝关节置换（参见本章后面的"单髁膝关节置换术"）。在手术中，可以去除一条或两条交叉韧带，或者可以保留两条交叉韧带。如果移除交叉韧带，则矢状面稳定性便被纳入假体的设计中。假体可分为骨水泥型假体、非骨水泥型假体或混合假体。混合假体通常包括骨水泥型胫骨和髌骨组件以及非骨水泥型股骨组件。如果使用非骨水泥型假体，患者通常会在短时间内被限制负重；而骨水泥假体允许患者在手术后立即承重。

手术

全膝关节置换术包括更换，或更准确地说，修复膝关节的所有三个间室。外科医生截除股骨远端并将其塑形，进而允许金属股骨组件覆盖骨末端。切除近端胫骨并连接金属托盘，将塑料垫片固定在托盘上。最后，对髌骨底面进行修复，并常使用骨水泥来固定塑料按钮。图 11.19 显示了典型全膝关节假体的组件和植入式全膝关节置换物的 X 线片。

术后阶段

全膝关节置换术后物理治疗的目的是最大限度地降低深静脉血栓（DVT）形成的风险，恢复膝关节的活动度，增加髋关节和膝关节的肌力，改善功能，减轻疼痛和肿胀。

  临床警示

在术后的最初几天，教导患者"踝泵"来预防 DVT 是很重要的。DVT 的风险在于血栓会脱落，并导致肺栓塞。深静脉血栓的症状包括腿部肿胀，疼痛或压痛（站立或行走时最明显），局部皮温升高，腿部皮肤发红或变色（美国国立卫生研究院，2011）。而 Wells 评分提供了一种临床预测准则，可用于评估深静脉血栓形成的可能性。关于 Wells 评分，请参见第十章的专栏 10-3。

许多方案将让患者在术后第一天（postoperative day 1，POD1）进行治疗性运动。治疗性运动可包括股四头肌等长收缩、腘绳肌等长收缩和臀大肌等长收缩训练。在第 1 天或第 2 天，开始膝关节康复锻炼，通常包括仰卧位膝关节主动屈伸（足跟滑动）、仰卧位髋关节外展、短弧度膝关节主动伸展（短弧股四头肌练习）、直腿抬高和坐位膝关节主动-协助屈伸。典型的目标是在出院时屈曲 AAROM 达 90°。在术后的最初几天，康复计划还包括使用助行设备进行步态训练和功能性活动（包括转移和卧床活动）。

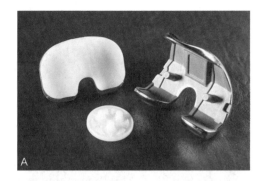

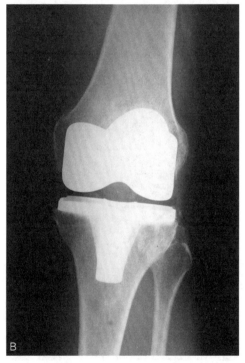

图 11.19　全膝关节假体由股骨、胫骨和髌骨组件组成（A）。图 B 显示了全膝关节置换术后的 X 线片

在某些情况下，全膝关节置换术后的康复计划可能包括持续性被动活动（continuous passive motion，CPM）。患者的下肢置于 CPM 中，CPM 以选定的速度、选定的运动弧度和选定的治疗持续时间机械地执行髋关节和膝关节的活动度训练。三项荟萃分析表明，CPM 可以增加被动和主动屈曲的活动度，减少止痛药的使用，缩短住院时间，并减少由于活动受限而对关节松动的需求 [73-75]。然而，上述各方面的改善效果非常有限。

此外，多项研究表明全膝关节置换术后使用 CPM 无显著益处 [76-80]。而此决断很大程度上取决于外科医生的理念，但助理物理治疗师目前的立场是相较预期的有限改善效果，应权衡使用 CPM 带来的长时间卧床风险 [81]。

出院后，患者将继续进行物理治疗。逐渐地，患者的治疗性运动方案可进展至主动和被动活动度训练，以及股四头肌、腘绳肌、髋伸肌和髋外展肌的开闭链肌力训练。恢复全部或接近全部的活动度常是目标。离心运动和本体感觉再训练可被纳入康复计划中。步态训练最终可进阶至包括无设备辅助的步行和台阶步行。康复计划也可涵盖蹬自行车、髌骨松动、胫股关节松动和理疗（热、冰、NMES）。

最近的关注点集中在全膝关节置换术后的膝关节伸肌持续无力和相对较轻的膝关节屈肌持续无力 [81-86]。手术前，与健侧相比，患侧的股四头肌力量通常减弱。这种缺陷在术后直至约 6 个月内加剧。术后 6 个月时，肌力通常略好于术前水平，但自此肌力下降的速度比预期的正常老化造成的下降速度要快。与未受累侧相比，股四头肌的肌力缺陷平均为 20%，与相同年龄的健康对照组相比，在 30% 至 48%。

物理治疗师在防止这种力量减退方面发挥着重要作用。建议康复计划包括更积极的股四头肌和腘绳肌强化训练，如让患者以一次重复最大重量（one repetition maximum，1RM）的 70% 进行 10 ~ 15 次重复 [71, 81-83]。离心训练能增加肌肉力量和横截面积，故其常会被纳入康复计划中 [82]。尤其是在交叉韧带被移除的情况下，本体感觉再训练应被包括在内 [87]。有关计算 70%1RM 的信息，请参见专栏 11-1。

处理全膝关节置换术后的爆发力不足可能与解决肌力不足一样重要 [86]。研究表明，全膝关节置换术后的股四头肌和腘绳肌产生爆发力的能力较弱。下肢爆发力的不对称与跌倒的风险增加有关 [84, 88]。因此，爆发力训练可适时纳入患者的康复计划中。

10 年左右进展为需要全膝关节置换术[89]。

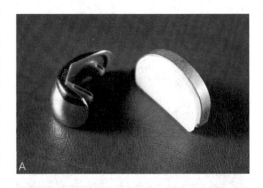

专栏 11-1 **如何计算一次重复最大重量（1RM）**

1RM 是指仅能以正确的技术完成一次特定运动的最大负重。如果患者在肱二头肌弯举中只能举起 10 磅一次，那么 10 磅就是此时该患者的 1RM。如果你希望患者以 1RM 的 70% 进行锻炼，则你将指导患者以 7 磅的重量进行肱二头肌弯举。随着患者力量的提升，1RM 也随之增加。

高龄或存在不适的患者通过上述方法确定各项锻炼的 1RM 可能存在难度。被普遍接受的替代方案是，若患者可在某负重下进行 10 到 15 次为极限的重复运动，且无肌肉疲劳的迹象（姿势维持良好，无晃动等），那么此负重的大小约为患者的 70% 1RM。此方法也可适用于弹性阻力。同样，如果患者可使用某弹力带进行 10 到 15 次为极限的重复运动，则该弹力带提供的阻力约为 70%1RM 的阻力。

单髁膝关节置换术

手术

如果 OA 仅存在于单个胫股关节间室，则该患者可能适合单髁膝关节置换术（UKA）。虽然该术语可用于髌股关节置换，但更常用于描述内侧或外侧胫股关节置换。

单髁膝关节置换术比全膝关节置换术耗时更短、难度更低。手术假体具有股骨和胫骨组件，可修复一半的膝关节。其组件更小，因而切口更小。两条交叉韧带都保留了下来。该手术可为日间手术，术后恢复比全膝关节置换术更快。图 11.20 显示了典型的单髁假体和单髁膝关节置换术后膝关节的 X 线片。

术后阶段

单髁膝关节置换术后的物理治疗与全膝关节置换术后的物理治疗相似，但恢复时间更短。单髁膝关节置换术后患者的疼痛和肿胀通常会减轻，步态和活动度的进展更快。

胫骨高位截骨术

手术

如果年轻患者患有 OA，截骨术可能可以帮助患者推迟进行全膝关节置换术的时间。截骨术的目的是改变关节力线，进而将承重受力面移向受损较小的区域。平均而言，患者会在截骨术后

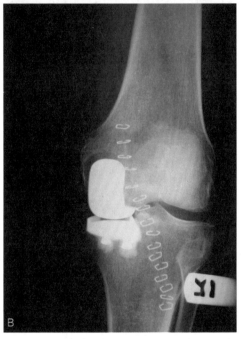

图 11.20 单髁膝关节假体由股骨和胫骨组件组成，可修复半个胫股关节（A）。图 B 显示了单髁膝关节置换术后的 X 线片

在内侧间室 OA 的情况下，可以从胫骨近端外侧截骨来减少膝内翻，从而使外侧间室承受更大的应力。在这种情况下，在楔形骨被移除后，骨面被聚集在一起以重新对齐关节。这被称为"闭合楔形"截骨术。另一种方法，可以在内侧胫骨上做一个"开放楔形"，并用钢板和螺钉横跨固定来获得相同的结果。图 11.21 描绘了内翻畸形的开放楔形和闭合楔形截骨术。

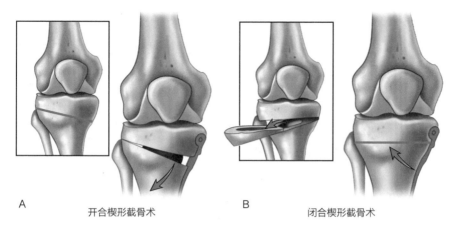

A　开合楔形截骨术　　　B　闭合楔形截骨术

图 11.21　对于需要全膝关节置换术的年轻患者，截骨术可能是一种临时解决方案。开合楔形截骨术（A）或闭合楔形截骨术（B）将矫正内翻畸形

术后阶段

康复计划里有什么？　根据截骨术是开合还是闭合楔形，以及使用的固定类型，患者可能会在术后 2 到 8 周内被限制负重。患者可能会佩戴铰链式支具并锁定在伸膝位，同时在前 4 周内仅于锻炼时移除。最终，患者将被允许在支具解锁的情况下行走。电刺激和冷冻疗法可包含在早期康复计划中。

前 4 周的典型肌力训练包括足跟滑动（0°～90°）、股四头肌等长收缩训练、踝泵、短弧股四头肌强化、抗阻踝背屈和跖屈，以及在支具锁定伸展位下的四平面直腿抬高（图 11.22）。拉伸运动通常包括非负重腓肠肌、腘绳肌、髂胫束和股四头肌拉伸。

至第 4～6 周时，若患者能够保持膝关节完全伸展，则可以允许其在不配戴支具的情况下进行直腿抬高练习。可尝试增加固定式自行车训练。一般来说，在术后 6 到 7 周之前不允许进行闭链运动。至第 7～8 周，可尝试增加有限关节活动范围内的开链和闭链股四头肌肌力训练[90, 91]。

前交叉韧带损伤（CPG）

前交叉韧带（ACL）可防止胫骨在股骨上前移。ACL 损伤包括无关节不稳的Ⅰ度扭伤、伴一定程度关节不稳的Ⅱ度扭伤（前交叉缺损），以及 ACL 断裂或撕裂的Ⅲ度扭伤。无意外情况下，Ⅰ度扭伤通常会痊愈。Ⅱ度扭伤可能需要一些短期活动 / 运动调整。而对于生活方式较活跃的患者，Ⅲ度扭伤通常需要进行手术修复。

病因 / 致病因素

大多数 ACL 损伤（65%～95%）是非接触性的[92-95]。常见的损伤机制发生在减速过程中的脚掌着地之时，膝关节屈曲外翻合并股骨内旋和胫骨外旋（图 11.23）。而这通常在运动时腿部着地并试图转体后出现。尽管少见，但也有可能在接触性损伤中撕裂 ACL，通常是当股骨前侧受到撞击并导致膝关节过度伸展之时[95-97]。

多年来，了解 ACL 撕裂的影响因素一直是研究的动力。解剖学、激素、生物力学和神经肌肉因素都已被证实。这包括性别（女性更易发生 ACL 撕裂）、股骨髁间切迹缩小、胫骨平台过浅、膝关节松弛、腘绳肌对比股四头肌相对较弱、核心和 / 或四肢本体感觉减弱，以及髋、膝的神经肌肉控制较差所导致的动态膝外翻[96, 98, 99]。女性在经期的排卵前阶段（第 10 天到第 14 天）风险最大[96, 100–103]。

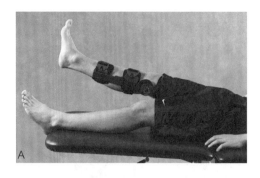 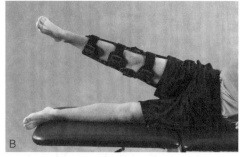

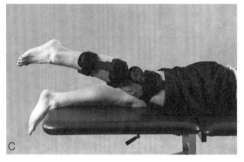 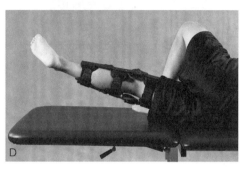

图 11.22 楔形截骨后，可能需要在支具锁定伸展位下的四平面直腿抬高

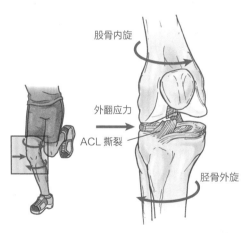

图 11.23 ACL 最常在不接触的情况下撕裂，即脚掌着地时，膝关节屈曲外翻合并股骨内旋和胫骨外旋

症状

受伤时可能会听到爆裂声或啪啪声。ACL 损伤后，患者经常会主诉明显的肿胀和疼痛。膝关节的活动度通常会显著受限，股四头肌肌力亦然。ACL 完全撕裂时，膝关节会感觉不稳，好似会软脚一般。伤后通常很难即刻行走。

临床体征

ACL 负责防止胫骨在股骨上前移，因此大多数诊断试验依赖于通过直接的前向应力来检测胫骨的前向活动。现有三项测试可用于辅助诊断 ACL 撕裂。这三项测试的信度和效度存在争议，因此使用时常不限于单项测试 [104, 105]。

Lachman 试验

患者取仰卧位，膝关节屈曲 30°。检查者单手稳定患者的股骨，另一只手抓住胫骨。拇指放在胫骨粗隆上，检查者在胫骨近端施加前向的应力（图 11.24）。与健侧相比，胫骨过度前移表明试验结果呈阳性。一些研究表明，若一侧活动超对侧 3 毫米，或总平移达 10 毫米，则表明 ACL 撕裂。

前抽屉试验

患者仰卧，膝关节屈曲 90°，脚踩检查床。检查者坐于患者脚上以稳定肢体。检查者拇指横跨胫股关节内外侧，同时手指包绕胫骨后部。指示患者保持放松；检查者在试验期间触诊腘绳肌

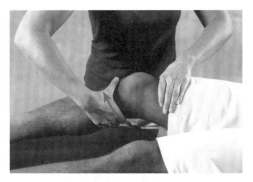

图 11.24 检查 ACL 撕裂的 Lachman 试验

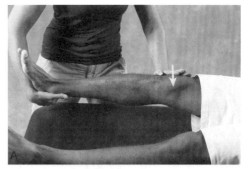

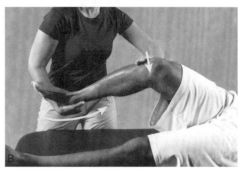

图 11.26 检查 ACL 撕裂的轴移试验。检查者施加外翻力（A），同时弯曲患者膝盖（B）

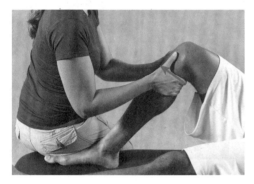

图 11.25 检查 ACL 撕裂的前抽屉试验

肌腱以确保其放松。检查者同时前拉近端胫骨，并感受前移量（图 11.25）。与健侧相比，胫骨过度前移则表明试验结果呈阳性。若一侧活动超对侧 3 毫米，或总平移达 10 毫米，则表明 ACL 撕裂。

轴移试验

患者取仰卧位，患侧腿伸膝和微屈髋。检查者单手托住患者的足跟，另一只手放在膝关节的远端。检查者内旋胫骨，施加外翻力，随后屈曲膝关节。如果 ACL 松弛或撕裂，胫骨将处于股骨前侧位置，但随着膝关节屈曲时，髂胫束将向后降低胫骨，并且检查者会在膝前侧探查到撞击声（图 11.26）。

常见的干预措施

对 ACL 缺陷患者的治疗计划可能会侧重于下肢强化（尤其是股四头肌和腘绳肌）、拉伸运动、心血管耐力和神经肌肉训练。大多数打算重返高水平运动的患者最终会接受 ACL 重建，但有些患者通过活动调整便可能对膝关节功能感到满意[106-109]。在康复前，很难确定患者是否无须手术即可康复[110]。然而，即使患者最终接受手术，术前康复已被证明可以改善术后效果[111-113]。

股四头肌肌力训练已被证明非常重要，可作为功能恢复的预测指标[114]。开链和闭链运动皆可包含在治疗计划中；两种类型的锻炼相结合比单独使用一种锻炼更能获得力量和功能增益[92, 115, 116]。在闭链运动中，患者可能会被要求在 0° 到 45° 的范围内进行深蹲或腿部推举练习，以最大限度地减少 ACL 和髌股关节的压力（图 11.27）[117]。

腘绳肌的强化也非常重要，因为腘绳肌有助于 ACL 防止胫骨前移。强化此重要肌群可提升膝关节的稳定性[118, 119]。腘绳肌强化运动可以在开链或闭链中进行（图 11.28）。

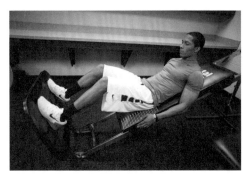

图 11.27　在 ACL 撕裂后的治疗计划中可包括 0° 至 45° 的小范围股四头肌肌力训练

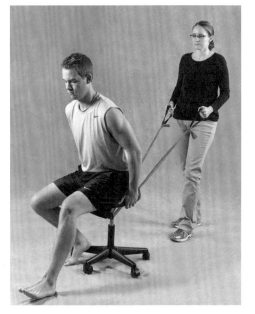

图 11.28　腘绳肌的闭链强化对 ACL 缺损的患者有益

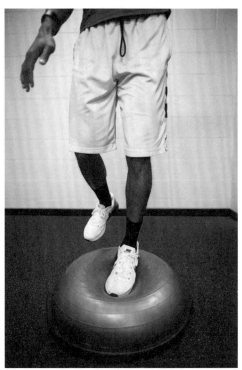

图 11.29　神经肌肉再训练通常包含在 ACL 撕裂后的治疗计划中

神经肌肉训练包括敏捷性、本体感觉、快速伸缩复合训练和扰动训练。最近的研究表明，神经肌肉训练在 ACL 缺陷患者的康复中起着重要作用[112, 113, 117, 120–123]。最初，这可能涉及患侧单腿站立或借助半圆球或平衡板站立（图 11.29）。对于将重返体育运动的患者，神经肌肉活动将进阶至包括快速伸缩复合训练和敏捷性训练。

预防措施

对青春期前和青春期儿童进行干预可以降低 ACL 撕裂的风险。干预措施包括强化腘绳肌、髋外展肌和髋外旋肌。快速伸缩复合训练、平衡训练以及针对转体和跳跃着地的技术反馈训练已被证明是有益的。

结论：ACL 撕裂的患者	
疾病描述和原因	ACL 非接触性撕裂，即脚掌着地时，膝外翻、股骨内旋和胫骨外旋
特殊试验	Lachman、前抽屉、轴移试验
拉伸	重获膝关节活动度
力量训练	针对股四头肌和腘绳肌的开链运动和闭链运动（膝关节伸展 0° ~ 45°）
其他训练	神经肌肉再训练，包括本体感觉训练、快速伸缩复合训练、平衡再训练和技术反馈 [98, 122, 123]
避免	跳跃着地和转体时塌陷至外翻

手术患者的干预措施

若 ACL 缺损患者无法应对韧带松弛或撕裂引起的不稳定，则可能需要进行 ACL 重建术。用于重建 ACL 的移植材料可取自患者身体（自体移植）或取自尸体（异体移植）。常见的是使用来自髌腱或半腱肌 - 股薄肌的自体移植物。由于取材部位会影响术后康复方案，因此接下来分别讨论这两种手术技术和术后康复方法。

ACL 重建 / 髌腱移植

术前阶段

许多研究表明术前物理治疗对 ACL 撕裂大有裨益。在此阶段，患者教育、拉伸、肌力训练和神经肌肉训练可能使一些患者能够针对损伤进行功能管理。如果患者选择进行重建手术，则术前锻炼将改善手术效果。治疗计划通常包括与保守治疗的患者相类似的锻炼。

术前股四头肌肌力是评判 ACL 重建术后功能结果的一个有效指标 [111, 112, 114, 124, 125]。一些研究人员建议，术前患侧股四头肌肌力应至少为健侧的 90%。此外，倘若患者术前伸膝活动度完整，直腿抬高中无伸肌迟滞，以及积液较少或无积液，则有助于康复 [114]。

手术

髌腱的中三分之一常被用以 ACL 重建。在这项手术中，移植物是通过沿着膝盖中线的切口而取出的。从髌骨下侧和胫骨粗隆处取骨，形成骨 - 髌腱 - 骨（BPTB）移植物（图 11.30）。随后根据 ACL 的位置，将移植物的末端固定在胫骨前部和股骨后部。

相比之下，取髌腱做移植物的优点是不易断裂。最大的并发症是膝关节前部疼痛，尤见于跪姿。患者可能会经历持续多年的跪姿或跪走时的疼痛。

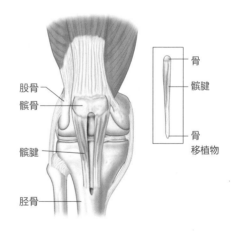

图 11.30　髌腱的中三分之一可用作 ACL 移植物。部分髌骨和胫骨粗隆被用以固定移植物

 临床警示

因为移植物的血液供应在被取出时便被破坏，故移植物将开始死亡。这个过程被称为移植物的坏死。完成移植后，新细胞开始侵入移植物，并随着时间的推移变得类似于天然 ACL 的胶原蛋白（韧带化）。随此过程，移植物在术后 6 到 8 周最为脆弱 [126]。移植物强度将在术后 12 到 24 个月内持续增大 [127, 128]。在 ACL 重建后的康复早期数月内，物理治疗师需牢记此愈合过程。图 11.31 描述了移植物愈合的过程。

术后阶段

在 ACL 髌腱移植术后，治疗计划常包括以下内容。

- 髌骨松动，侧重于头端滑动以防止低位髌骨
- 疼痛和控制积液
- 使用等长、向心、离心、开链和闭链的运动组合，加强髋部（尤其是臀肌）、股四头肌、腘绳肌和腓肠肌的力量
- 拉伸腘绳肌、腓肠肌和膝后部，目标是在术后 2 周内实现完全伸展 / 过伸的活动度和屈曲达到 110° [114]
- 股四头肌的 NMES
- 蹬自行车
- 扰动训练，例如单腿站立 [129, 130]

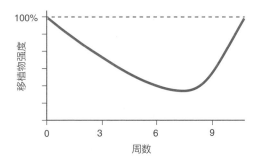

图 11.31 术后 6 到 8 周，髌腱移植物最易受损

🚩 临床警示

通常建议患者最初将主动开链股四头肌肌力训练限制在 90° 至 45° 的关节活动范围内，以防对移植物造成伤害。闭链股四头肌活动也将在有限的关节活动范围内进行（通常从 0° 到 60°），以尽量减少对移植物和髌股关节的压力。

患者通常会日夜佩戴铰链式长腿支具或限位器。随着患者对伸膝运动的控制能力得到改善，可能会解锁或停用支具。患者能够无痛安全行走前，可借助拐杖行走。

📖 康复计划里有什么？　近期研究表明，无论是否接受重建手术，股四头肌无力是 ACL 损伤后的常见问题。研究表明，相较于健侧，患侧股四头肌的力量缺损将在术后 2 年内持续，并且力量缺损百分比平均达到 20%[124]。目前推荐更积极的股四头肌强化训练，包括使用神经肌肉训练和离心运动[114, 131-133]。如果患者伴有半月板或关节软骨损伤，一则在 ACL 重建时一并处理，二则术后康复计划将更趋于保守。

ACL 重建 / 腘绳肌移植

手术

半腱肌肌腱 ± 股薄肌肌腱可用作 ACL 重建的自体移植物。这种移植类型的优点是鲜有膝前痛和跪痛，缺点是移植物随着时间的推移更有可能断裂。在这项手术中，外科医生取半腱肌肌腱 ± 股薄肌肌腱。通常将肌腱对折并缝合在一起以形成移植物（图 11.32），随后根据 ACL 的位置将移植物插入膝关节。

术后阶段

在 ACL 腘绳肌肌腱移植术后，治疗计划常包括以下内容。

- 疼痛和积液控制
- 使用等长、向心、离心、开链和闭链的运动组合，加强髋部（尤其是臀肌）、股四头肌和腓肠肌的力量
- 拉伸腓肠肌和膝后部，目标是在术后 2 周内实现完全伸展 / 过伸的活动度和屈曲达到 110° [114]
- 股四头肌的 NMES
- 蹬自行车
- 扰动训练，例如单腿站立 [129, 130]

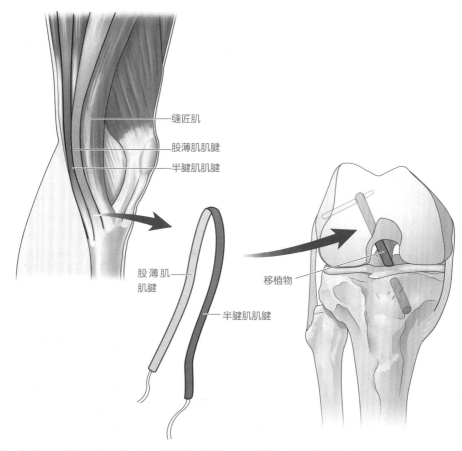

缝匠肌

股薄肌肌腱

半腱肌肌腱

股薄肌
肌腱

半腱肌肌腱

移植物

图 11.32　半腱肌和股薄肌肌腱可用作 ACL 重建术的移植物。肌腱被移除、折叠并用于重建 ACL

🚩 **临床警示**

在拉伸和强化腘绳肌时必须小心，以免损伤刀口。一般来说，可以在手术 1 周后进行温和的腘绳肌拉伸，但抗阻的开链腘绳肌锻炼可能要到术后 12 周才能开始。

与使用髌腱移植物进行 ACL 修复的情况一样，通常建议腘绳肌移植患者最初将主动开链股四头肌力训练限制在 90° 至 45° 的关节活动范围内，目的是防止损伤移植物。闭链股四头肌活动也在有限的关节活动范围内进行（通常从 0° 到 60°），以尽量减少对移植物和髌股关节的应力。患者通常会日夜佩戴铰链式长腿支具或限位器。随着患者对伸膝运动的控制能力得到改善，可能会解锁或停用支具。患者能够无痛安全行走前，可借助拐杖行走。

📖 **康复计划里有什么？**　一些研究表明，在使用腘绳肌移植物重建 ACL 后，腘绳肌无力将是一个更大的问题。在康复的后期阶段，应将注意力转向患侧腘绳肌相较于健侧腘绳肌的力量缺损。同样，如果患者伴有半月板或关节软骨损伤，一则在 ACL 重建时一并处理，二则术后康复计划将更趋于保守。

后交叉韧带损伤（CPG）

后交叉韧带（PCL）比 ACL 更强、更硬且更宽，因此不易损伤。PCL 防止胫骨在股骨上后移。PCL 损伤包括无关节不稳的Ⅰ度扭伤，伴一定程度关节不稳的Ⅱ度扭伤（后交叉缺损），以及 PCL 断裂或撕裂的Ⅲ度扭伤。无意外情况下，Ⅰ度扭伤通常会痊愈。Ⅱ度扭伤可能需要一些短期活动/运动调整。而对于经常参与体育运动的患者，Ⅲ度扭伤通常需要进行手术修复。

病因/致病因素

PCL 损伤的常见原因是胫骨前部受到直接打击（"仪表板损伤"）、跌倒时屈膝伴踝跖屈着地或膝关节突然剧烈过伸。具体而言，足球和摩托车相关损伤占 PCL 创伤的绝大部分[92, 134]。

症状

常见的症状包括疼痛、肿胀和膝关节压痛。患者可能会主诉不稳或有软脚的感觉。爬楼梯或跑步时症状可能会加重。虽然与 ACL 撕裂后的症状相似，但 PCL 撕裂后的症状通常更加模糊，从而导致经常无法诊断。

临床体征

PCL 撕裂的诊断通常取决于一系列检查。患者病史和主诉、MRI 结果和特殊试验都是有用的。物理治疗师可能会在临床诊断中使用下述特殊试验。

后抽屉试验

患者仰卧，膝关节屈曲 90°，脚踩检查床。检查者坐在患者的脚上以稳定肢体。用拇指横跨胫股关节的内侧和外侧，检查者向后推动近端胫骨，并感受后移量（图 11.33）。与健侧相比，胫骨过度向后平移表明试验结果呈阳性。

后坠试验

患者仰卧，屈髋屈膝 90°，检查者托住患者足跟。指导患者放松，检查者观察膝关节外观（图 11.34）。如果胫骨与健侧相比向下坠落，则表明 PCL 撕裂。

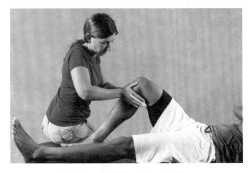

图 11.33 检查 PCL 撕裂的后抽屉试验

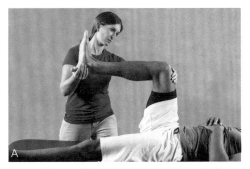

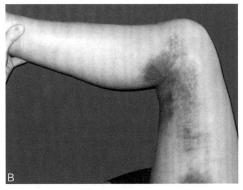

图 11.34 检查 PCL 撕裂的后坠试验（A）。胫骨后移则表明后坠试验结果呈阳性（B）

反轴移试验

患者取仰卧位，患侧屈髋屈膝约 70°。检查者一手托住患者的足跟，另一只手放在膝关节的远端。检查者外旋胫骨，施加外翻力，然后伸展膝关节（图 11.35）。如果 PCL 松弛或撕裂，胫骨将一直位于股骨的后部位置，但当膝关节伸直时，髂胫束将使胫骨前移，并且检查者将在前侧检测到膝关节咔嗒声。

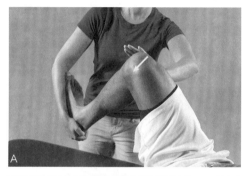

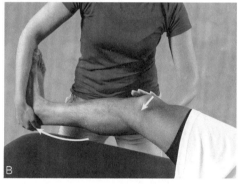

图 11.35　检查 PCL 撕裂的反轴移试验。检查者施加外翻力（A），同时伸展患者膝盖（B）

常见的干预措施

与 ACL 损伤相比，PCL 损伤的患者更有可能在无须手术干预的情况下恢复。许多研究表明，Ⅰ度或Ⅱ度扭伤患者通常会恢复到发病前的运动和活动水平；即使在Ⅲ度扭伤的情况下也是如此[135-139]。

> **临床警示**
>
> PCL 撕裂或修复的患者在做肌力训练时，应注意给予胫骨支撑以防止其向后滑动。图 11.36 展示了借助步行腰带来支撑近端胫骨。

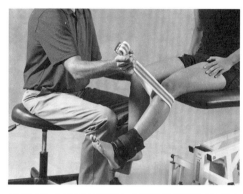

图 11.36　在做肌力训练时，可借助步行腰带或枕头来支撑近端胫骨，以避免对 PCL 造成压力

一般而言，PCL 损伤后的康复会比 ACL 损伤后更慢且康复计划更保守[140]。患者可能使用限制膝关节屈曲的铰链式支具。无论使用或不使用 CPM，

> **康复计划里有什么？**

恢复膝关节活动度是普遍的目标。由于在膝屈曲末端 PCL 上的应力增加，因此物理治疗师可能会限制膝关节屈曲活动度的大小。髌骨松动也可能包含在康复计划中。肌力训练应侧重于股四头肌，这有助于 PCL 防止胫骨后移。而在 0° 到 45° 范围内进行闭链股四头肌练习可能是主要选择，目的是最大限度地减少对髌股关节和 PCL 的应力。侧重于离心阶段已被证明是有效的[141]。而神经肌肉训练、核心稳定和扰动训练可包含在康复计划中。

结论：PCL 撕裂的患者	
疾病描述和原因	胫骨前部受到直接打击（"仪表板损伤"）或跌倒时屈膝伴踝跖屈着地
特殊试验	后抽屉、后坠、反轴移试验
拉伸	重获关节活动度，避免末端范围的膝屈曲
力量训练	膝伸肌闭链 0° 至 45°，侧重于离心
其他训练	本体感觉训练
避免	末端范围的膝屈曲，胫骨的后坠

手术患者的干预措施

PCL 重建

手术前，患者可能会接受康复治疗，目标是活动度正常化、增强力量和优化功能。治疗计划通常包括活动度训练、股四头肌强化、有限关节活动范围内的腘绳肌强化、髌骨松动、所有平面的直腿抬高和扰动训练[142]。

手术

虽可通过手术修复原生 PCL，但重建是更常见的方法。类似于 ACL 重建，手术重建通常涉及移植物的使用。通常使用髌腱的中三分之一或半腱肌肌腱作为移植物。

术后阶段

PCL 重建术后的治疗计划通常包括拉伸、肌力训练、步态训练和固定式自行车锻炼。患者应尽快恢复伸膝活动度到全范围。建议松动髌骨以保持该关节的活动性。

> **临床警示**
>
> 被动拉伸通常会限制在膝屈曲 90° 至少 2 周，目标是在 6 至 12 周内实现全范围膝屈曲活动度。

康复计划里有什么？ 术后早期阶段的肌力训练通常包括股四头肌等长训练、直腿抬高至髋屈曲 / 外展 / 内收训练，以及腓肠肌的弹力带抗阻训练。术后 2 至 4 周开始进行有限关节活动范围内（0° ~ 60°）的股四头肌等张训练。通常在术后 18 周之前不允许进行主动和抗阻的腘绳肌强化训练。在 PCL 重建后，患者可能会被限制负重 2 至 4 周。

内侧副韧带损伤（CPG）

膝关节最常受伤的韧带是内侧副韧带（MCL）。MCL 从股骨内侧髁上方延伸至内侧胫骨髁，同时为内侧膝关节提供稳定性以防止外翻。该韧带的损伤可分为 Ⅰ、Ⅱ 或 Ⅲ 度扭伤。

病因 / 致病因素

MCL 扭伤通常是脚与地面接触时膝关节外侧受到打击，产生的外翻应力牵张或撕裂 MCL 所致。MCL 扭伤常见于美式橄榄球、高山滑雪、冰球、足球、英式橄榄球、篮球和棒球等运动中。

> **注意……**
>
> 注意 MCL 损伤患者是否有其他韧带损伤。孤立性 MCL 损伤很少见，通常与交叉韧带损伤一起发生。

症状

MCL 损伤后，膝关节肿胀和疼痛为典型表现。患者可能会主诉膝关节内侧有压痛。膝关节可能会感觉不稳，同时可能会打软外翻。

临床体征

外翻应力试验

患者仰卧并屈膝 20°。在膝关节屈曲 20° 时，MCL 是外翻运动的主要约束。检查者支撑患者小腿，同时触诊内侧关节间隙。在膝关节上施加外翻应力（图 11.37）。微小的间隙被认为是正常的，但膝关节内侧的间隙过大则表明试验结果呈阳性。随后在伸膝的情况下重复该试验，此体位下应观察不到间隙。

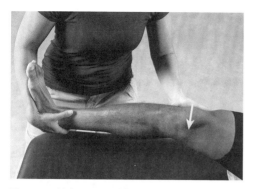

图 11.37　检查 MCL 撕裂的外翻应力试验

常见的干预措施

与交叉韧带相比，MCL 的愈合能力更强[143, 144]。大多数研究人员一致认为，Ⅰ度或Ⅱ度扭伤患者无须手术重建或修复即可康复。同时许多研究人员发现，即便是Ⅲ扭伤，患者恢复运动的能力也很强[145]。

单纯性 MCL 扭伤患者的康复通常包括强化股四头肌、恢复正常活动度、早期负重和使用固定式自行车。贴扎可用于增加膝关节内侧的本体感觉反馈和稳定性（图 11.38）。

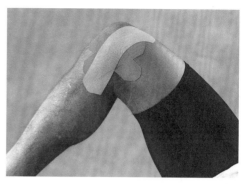

图 11.38　膝关节内侧贴扎可用于增加膝关节内侧的本体感觉反馈和稳定性

 临床警示

3 至 4 周内应避免外翻应力，以促进 MCL 愈合。当患者在 20° 外翻应力试验中展现出膝稳定性时，便可在治疗计划中添加更积极的侧向活动。

结论：MCL 撕裂的患者	
疾病描述和原因	脚与地面接触时膝关节外侧受到打击导致 MCL 撕裂
特殊试验	外翻应力试验
拉伸	重获正常的膝关节活动度
力量训练	股四头肌
其他训练	本体感觉训练
避免	膝关节外翻应力

手术患者的干预措施

MCL 的维修 / 重建

如果患者的冠状面稳定性持续存在问题，则可能需要修复或重建 MCL。修复术包括缝合韧带的断端。而在重建术中，取自半腱肌肌腱的移植物将被用于重塑 MCL。

术后阶段

 康复计划里有什么？

在手术后的前 2 周内，康复计划中可能包括髌

股关节松动、股四头肌和腘绳肌在有限关节活动范围内（0° ~ 90°）的肌力训练、在同一关节活动范围内的活动度锻炼以及直腿抬高练习。应避免外翻应力和胫骨旋转。患者可佩戴伸膝锁定的铰链式支具。应提倡非负重步态。

2 周之后，患者可增加屈曲范围，增加髋关节强化训练，并开始做站立位腘绳肌弯举训练。如果患者表现出良好的股四头肌控制，则可使用铰链式支具来允许一定程度的屈曲。在此阶段，

可以将固定式自行车的使用增加到康复计划中。至术后 6 ~ 8 周，可以增加本体感觉训练和双腿下蹲至 70°。

半月板撕裂（CPG）

膝关节的半月板较易撕裂。半月板撕裂后的愈合能力取决于几个因素：半月板撕裂发生的位置、撕裂的原因以及撕裂的大小。而这反过来又决定了治疗的方案。

本章前面讨论了半月板的血液供应。血液流动是愈合的必需条件。如果撕裂发生在外侧三分之一（"红区"），则比内侧三分之二的软骨撕裂更容易愈合。如果撕裂是由急性创伤引起的，则比退行性变化更容易愈合。如果撕裂涉及多层半月板并伴有广泛的软骨损伤，则愈合的可能性较低。图 11.39 描绘了常见的半月板撕裂。

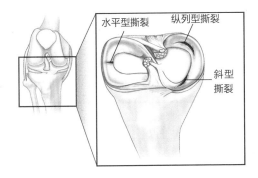

图 11.39　常见的半月板撕裂包括斜型、水平型和纵列型撕裂

病因 / 致病因素

通常，半月板撕裂是由急性创伤、慢性退行性变化或膝关节松弛而导致的。急性撕裂经常发生在接触性运动和涉及单腿侧跳和转体的运动中。最常发生在单膝微屈着地并进行转体之时。慢性退行性撕裂的发生风险随年龄渐增，在 60 岁以上且存在与工作相关的跪姿、下蹲和 / 或爬楼梯病史的男性脑卒中风险增加 [146]。

症状

半月板撕裂的患者在触诊关节间隙时可能有压痛。患者可能会出现疼痛和屈膝末端和伸膝的活动受限。患者可能会主诉膝关节绞索、弹响或腿软。

临床体征

有数个试验可用来检查半月板撕裂。由于这些试验的敏感性和特异性有待商榷，故物理治疗师可尝试使用组合试验来筛查半月板撕裂。虽然关节间隙压痛不是一项特殊试验，但其也被视为一个临床体征。

半月板回旋挤压试验

患者取仰卧位。检查者将患者腿部摆在髋屈曲和膝完全屈曲的位置。在触诊内侧关节间隙的同时，检查者外旋患者的胫骨并伸展膝关节，聆听并感觉是否有弹响以评估内侧半月板。重复试验，换为内旋胫骨，触诊外侧关节间隙以检查外侧半月板（图 11.40）。弹响或症状复现则表明试验结果呈阳性。

提拉研磨试验

患者取俯卧位，屈膝至 90°。检查者通过用膝盖压住患者大腿来增加患者下肢的稳定性。检查者握住患者足踝，向上牵引膝关节，然后内外旋转胫骨。作为证明半月板撕裂的一环，此环节不应重现患者的疼痛。随后，检查者通过胫骨施加向下的力来挤压关节，并内外旋转胫骨（图 11.41）。此环节若重现患者的疼痛，则表明试验结果呈阳性。

Thessaly 试验

Thessaly 试验分别在屈膝 5° 和 20° 时进行。患者单腿站立，手扶检查者以求支撑。检查者指示患者弯曲膝关节，随后左右扭转下肢。该动作各方向皆重复 3 次（图 11.42）。患者症状复现则表明试验结果呈阳性 [147]。

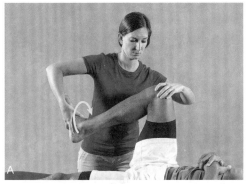

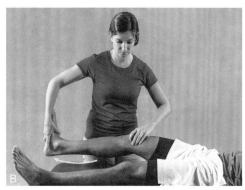

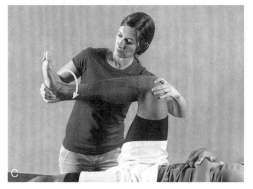

图 11.40　检查内侧半月板撕裂的半月板回旋挤压试验。检查者弯曲患者的膝盖并外旋胫骨（A）。在伸展膝盖的同时，检查者在内侧关节间隙上触诊是否有弹响（B）。重复该动作，内旋胫骨（C）以测试外侧半月板

Ege 试验

患者取站立位，双脚分开 12 至 15 英寸。患者双腿最大限度外旋并同时下蹲，随后缓慢站起。如果患者感觉到疼痛或弹响，则表明内侧半月板撕裂。患者双腿最大限度内旋并同时下蹲，随后缓慢站起（图 11.43）。此环节引起的疼痛或弹响则表明外侧半月板撕裂[148]。

常见的干预措施

半月板撕裂后的治疗计划通常会以活动度正常化、增强肌力和改善膝关节神经肌肉控制为目标[149]。可尝试用理疗来控制疼痛或积液，包括 NMES[150]。

肌力训练计划可能包括锻炼股四头肌、腘绳肌和腓肠肌。可以尝试部分下蹲、长弧股四头肌训练、站立勾脚尖和腘绳肌弯举。神经肌肉训练可能包括膝关节体位的动态控制和使用不稳定平面（图 11.44）。

预防措施

避免涉及过度跪姿、下蹲、爬楼梯、每天步行超过 2 小时或搬运重物的职业将降低半月板撕裂的风险。应适当指导有风险的患者减轻体重。如果患者有膝关节 ACL 缺损，应建议他们与医生讨论推迟手术将引起的半月板撕裂风险增大的情况。

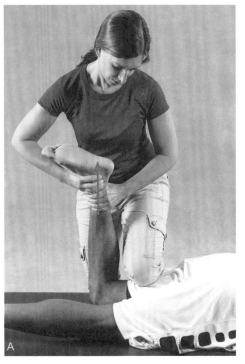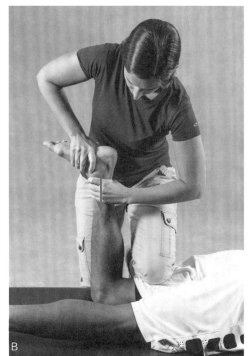

图 11.41　检查半月板撕裂的提拉（A）研磨（B）试验

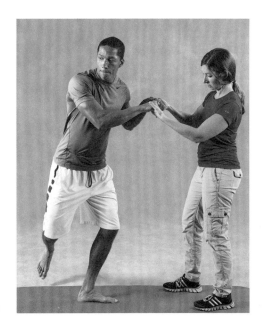

图 11.42　检查半月板撕裂的 Thessaly 试验

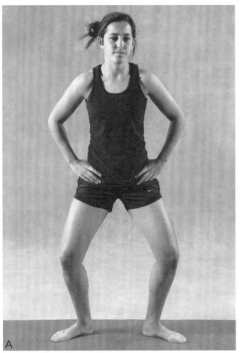

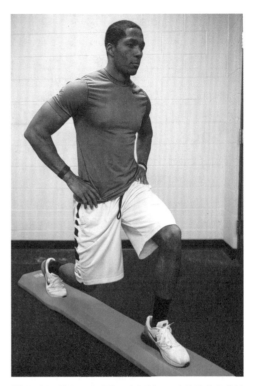

图 11.44　神经肌肉训练可包括使用平衡泡沫垫来改善膝关节控制

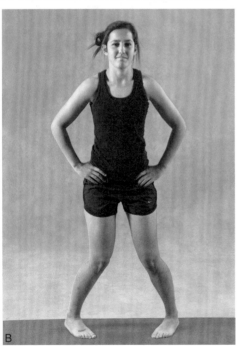

图 11.43　检查半月板撕裂的 Ege 试验。患者先双腿外旋（A）下蹲，再双腿内旋（B）下蹲

结论：半月板撕裂的患者	
疾病描述和原因	创伤或退行性变化导致的半月板撕裂。急性创伤通常发生在单膝微屈着地并进行转体之时
特殊试验	半月板回旋挤压提拉研磨、Thessaly、Ege 试验
拉伸	重获膝关节活动度
力量训练	股四头肌、腘绳肌、腓肠肌
其他训练	本体感觉训练
避免	涉及过度跪姿、下蹲、爬楼梯、步行或搬运重物的职业

手术患者的干预措施

半月板撕裂的手术治疗包括修复、切除（半月板切除术）或异体半月板移植。如果撕裂位于软骨的外三分之一处，通常会进行修复。如果撕裂位于内三分之二处，则常见半月板部分切除术。半月板移植是近年的外科进展成果。由于修复和移植后的康复是相同的，因此一同叙述。

半月板切除术

半月板部分切除术是切除撕裂附近的一部分组织。半月板全切术则将整个半月板移除。因为半月板在膝关节受力分布中的作用，故半月板部分切除术优于半月板全切术。研究表明，切除半月板后膝关节会加速其退行性变化[31]。

术后阶段

半月板切除术后，患者可能会寻求物理治疗，其目的是控制肿胀和疼痛、恢复活动度、提升力量和使步态正常化。可以使用冷冻疗法和电刺激等理疗。

锻炼计划通常包括强化髋部、股四头肌、腘绳肌和腓肠肌[150]。侧重强化股四头肌是至关重要的，以便解决半月板切除术后通常持续 6 个月或更长时间的股四头肌无力[151, 152]。强化股四头肌有着减轻动态关节负荷[24]和改善软骨健康状况的潜力[153]。

半月板修复/移植

在软骨血管区域出现半月板撕裂的情况下，可以进行半月板修复。该外科手术是通过关节镜进行的。外科医生将使用缝线或铆钉来修复撕裂处（图 11.45）。

如果年轻（小于 50 岁）患者有半月板全切史，且伴有胫股关节疼痛，则软骨移植可能是有益的。在这种情况下，异体移植物将被插入膝关节。而异体移植物由整个半月板和一个拧入胫骨顶部的骨桥组成。

术后阶段

半月板修复或移植后的物理治疗可能会针对活动度、力量、步态和疼痛问题展开。与半月板切除术后相比，移植后的康复治疗将不那么激进，并且进展更缓慢。

> ⚑ 临床警示 ————
>
> 手术修复后，前 2 周的活动度可能会限制在 0° 到 90°，6 周后允许全范围活动度。患者通常在 6 周内避免负重。

患者可能佩戴铰链式长腿支具，该支具最初锁定在完全伸展状态。早期的目标是保持膝关节完全伸展。典型治疗方法有髌骨松动，拉伸膝关节至 90° 屈曲位和伸展位。

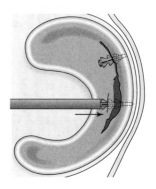

图 11.45　位于半月板的外三分之一处的撕裂可进行修复

最初的强化练习可能包括等长股四头肌收缩和直腿抬高。可以在第 6 周左右增加站立位腘绳肌弯举，以及短弧股四头肌训练（关节活动范围为 90° 至 30°）和包括外展、伸展和屈曲的多平面髋关节运动。闭链股四头肌训练可在术后 6 至 9 周进行。手术 2 到 3 周后可以进行早期的本体感觉训练，包括重量转移和使用平衡板的训练；手术 9 到 12 周后可以进行更积极的神经肌肉再训练。

髂胫束综合征

髂胫束综合征（ITBS）或髂胫束摩擦综合征是特征为膝关节外侧的髂胫束出现拉伤或炎症的一种疾病（图 11.46）。回想一下，髂胫束是阔筋膜的增厚区域，从骨盆沿大腿外侧向下延伸到股骨远端和胫骨外侧。炎症发生在髂胫束跨越股骨外侧髁的部分。ITBS 被称为"跑步者膝"。

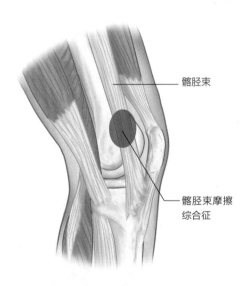

图 11.46　髂胫束综合征导致膝关节外侧距关节间隙 1 英寸附近的疼痛

病因 / 致病因素

长期以来，人们一直认为 ITBS 是膝关节反复屈伸时髂胫束摩擦股骨外侧髁的应力造成的[154]。当伸膝时，髂胫束位于股骨外上髁的前方，但当屈膝大于 30° 时，其移动到外上髁的后方。

这种疾病常见于跑步者和骑行者，而这两项运动都涉及膝关节的反复屈伸。由于髂胫束下方的脂肪垫在屈膝 30° 时受到挤压，故 Fairclough 等人近期提出 ITBS 疼痛的来源可能是脂肪垫受到激惹[155]。

下肢运动学的异常与 ITBS 有关。患有 ITBS 的跑步者存在冠状面和水平面的运动学改变。具体来说，ITBS 患者可能有髋内收和胫骨内旋的增加。而此姿势增加了髂胫束上的应力，这可能会导致反复屈伸下的炎症或拉伤[156, 157]。

髂胫束过紧和髋外展肌无力可能会增加 ITBS 发生的可能性。而膝内翻也可能通过增加髂胫束上的应力来产生影响。下坡或侧坡跑会因膝关节生物力学的代偿性改变而增加患病风险。以内八字的姿势骑行可能会导致 ITBS。腿长不均也可能增加患病风险。

症状

患者常见主诉膝关节外侧疼痛，且跑步或骑行后加重，可能会抱怨在外侧膝关节间隙约 1 英寸处触诊有压痛。其标志性体征为承重屈膝 30° 时的膝外侧疼痛。

临床体征

ITBS 的临床体征包括膝部髂胫束的压痛，以及存在诸如髂胫束过紧等影响因素。Noble compression 试验用以评估该区域的压痛。物理治疗师还可能使用 Ober 试验或改良 Ober 试验来评估髂胫束的长度。

> 注意……
> 使用 Ober 试验进行再评估时需注意，收集数据时应使用相同版本的试验（Ober 或改良 Ober）；这两个试验不可互换[158]。

Ober 试验

患者侧卧，测试侧朝上。对侧轻度屈髋屈膝。检查者将患者的腿抱在一只手臂上抬起，然后在髂嵴处将骨盆稳定。患者屈膝至 90°，检查者轻轻引导其伸髋，并让腿坠向床面。据 Ober 所言，正常的活动度应该允许腿落到床面（图 11.47）。

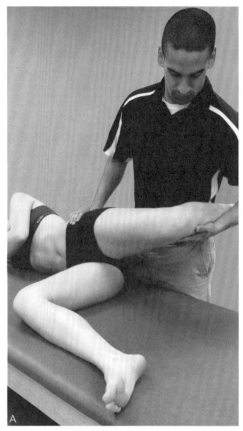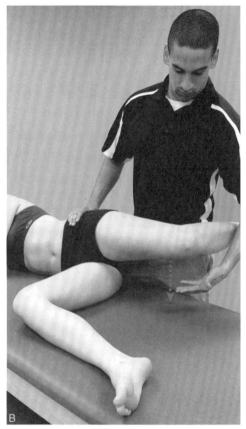

图 11.47 检查髂胫束紧张的 Ober 试验。检查者用一只手带动患者腿部屈膝外展，并用另一只手稳定患者骨盆（A）。接着，检查者引导患者腿部轻微伸髋，并使患者腿部自然下落（B）

活动度丧失或两侧的测试结果不对称则表明试验结果呈阳性。

改良 Ober 试验

改良 Ober 试验在如前所述的情况下进行，除去膝关节保持完全伸展。同样，正常的活动度应该允许腿落到床面（图 11.48）。活动度丧失或两侧的测试结果不对称则表明试验结果呈阳性。

Noble compression 试验

患者取仰卧位。检查者将患者的髋和膝关节屈曲到 90°。随后检查者在股骨外侧髁附近对髂胫束施加压力，同时伸展患者下肢（图 11.49）。若患者在膝屈曲 30° 时疼痛再现，则表明试验结果呈阳性。

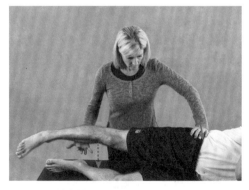

图 11.48 检查髂胫束紧张的改良 Ober 试验。此试验中，膝关节保持伸展

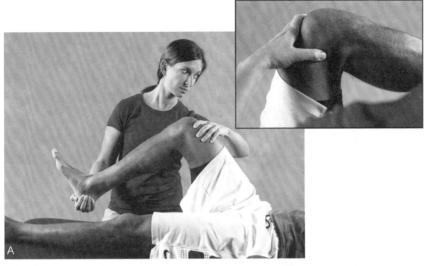

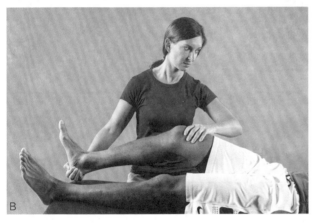

图 11.49 检查髂胫束综合征的 Noble compression 试验。检查者将患者的髋关节和膝关节置于屈曲状态（A）并在伸展膝关节的同时挤压髂胫束（B）

常见的干预措施

ITBS 的治疗计划可能包括理疗、拉伸运动、肌力训练和有关正常下肢运动学的患者教育。冷冻疗法、超声治疗和电刺激最初可用于减轻炎症或疼痛。

髂胫束拉伸很难完成[159]。髂胫束的有效拉伸是通过让患者侧卧且稳定髂嵴，将健侧腿跨于患侧腿之上来完成的（图 11.50）。患者可以尝试用泡沫轴拉伸髂胫束，即侧卧并将泡沫轴置于大腿下方，通过上下移动身体达到按摩和拉伸髂胫束的效果。

肌力训练是治疗 ITBS 的关键组成部分。与健侧以及与正常对照组相比，ITBS 患者的患侧髋外展力量减弱[156]。强化髋外展肌对纠正异常运动学和缓解疼痛至关重要[156, 157, 160–162]。最后，ITBS 患者可能需要处理跑步、步行或骑行过程中的动作模式（发力）问题[163, 164]。

预防措施

多个因素与 ITBS 发生风险增加有关。有 ITBS 风险的患者应避免过度训练、侧坡跑步或下坡跑步。如果无法避免侧坡跑，应时常交换双腿的位置（避免一侧腿持续承受较大压力）。合适的跑鞋可提供良好的支撑，以保持足部的正常力线。维持髋外展肌强健和髂胫束灵活是很重要的。同时，骑自行车的人应该避免内八姿势。

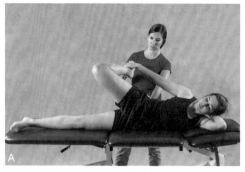

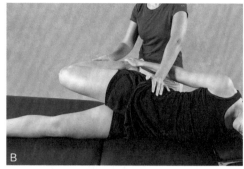

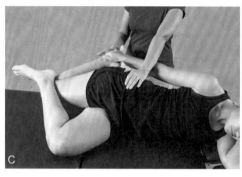

图 11.50　拉伸髂胫束可先侧躺并稳定骨盆，同时外展腿部（A）。随后患者伸髋（B）和内收腿部，使用对侧腿强化拉伸（C）

结论：髂胫束综合征的患者	
疾病描述和原因	髂胫束摩擦股骨外侧髁产生的炎症，与髂胫束过紧以及跑步和骑行时膝关节反复屈伸相关
特殊试验	Noble compression 试验，Ober 试验，改良 Ober 试验
拉伸	髂胫束
力量训练	髋外展
其他训练	避免膝内侧塌陷
避免	过度训练，侧坡跑或下坡跑，内八姿势骑行

髌股疼痛综合征

髌股疼痛综合征（PFPS）是下肢常见的劳损[165]。该综合征是指因久坐（电影征）、下蹲、跪姿以及上下楼梯而加重的膝前疼痛。PFPS 患者的余生中罹患髌股关节 OA 的风险增加[31, 165]。

髌股关节承受了超过体重的压力。在下蹲和从坐到站的过程中，髌股关节上的压力约为体重的 7 倍。髌骨下的结构，包括关节软骨，被认为与 PFPS 的出现有关。

病因 / 致病因素

长期以来，这种疾病一直被认为是髌骨轨迹异常所致。PFPS 的病因或致病因素很多，不仅涉及膝关节的"局部"因素，还涉及髋关节和足 / 踝的生物力学。此外，似乎有来自中枢疼痛通路的作用[166]。接下来分别讨论来自髋部、膝部和足 / 踝的影响因素。

髋关节的影响因素

膝关节附近的数个 PFPS 影响因素最近已成为备受关注的主题。与正常受试者相比，PFPS 患者更可能发生下肢运动学改变（尤其是在跑步、单腿跳和单腿蹲等期间）。具体来说，PFPS 的患者更有可能表现出髋关节内收和内旋的增加，且在女性中尤为如此。

与这些发现一致的是，许多 PFPS 患者也表现出髋伸肌、髋外展肌和髋外旋肌无力。与正常受试者相比，PFPS 患者反复表现出臀大肌和臀中肌 15% 至 25% 的无力 [22, 167–173]。

膝关节内侧塌陷导致股骨在髌骨下方向内侧旋转 [15]。这增加了髌骨外侧和股骨外侧髁之间的接触，导致髌股关节磨损增加。表 11-8 总结了髋关节的影响因素。

表 11-8　髌股关节影响因素

髋	髋关节内收增加
	髋关节内旋增加
	臀中肌无力（外展）
	臀大肌无力（伸展和外旋）
膝	骨的形状（滑车沟较浅）
	Q 角较大
	VMO 相对 VL 较弱
	VMO 相对 VL 收缩时机延迟
	髂胫束、外侧支持带紧张
足／踝	旋前／外翻增加
	旋后增加

膝关节的影响因素

膝关节中的多种因素会影响 PFPS。包括髌骨轨迹、Q 角、股内侧斜肌与股外侧肌的相对肌力、外侧结构的紧张度以及股内外侧肌的相对收缩时机。一些研究表明，PFPS 患者表现出髌骨的轨迹外移。这似乎与骨骼的几何形状有关。髌骨的轨迹外移程度随着静态 Q 角的增大而加重。Q 角是髌骨横向移动趋势的量化值 [11, 21, 165]。女性的 Q 角大于男性，这导致女性罹患 PFPS 的可能性增加。

会对髌骨产生动态影响的软组织有很多，其中包括股内侧斜肌（VMO）。VMO 会对髌骨内

侧产生近乎水平方向的拉力，这与附着于髌骨外侧的股外侧肌（VL）产生的作用力相对。PFPS 的一个因素似乎是 VMO 与 VL 相比相对较弱。一些研究表明，VMO 与 VL 相比激活相对延迟（指收缩的时机而非力量大小）。

对滑车沟中髌骨运动的其他制约可能会外拉髌骨。髂胫束的紧张度及后续外侧支持带的紧张度可能会增加侧向移位。图 11.51 说明了作用于髌骨的诸多力。表 11-8 总结了膝关节对 PFPS 的影响因素。

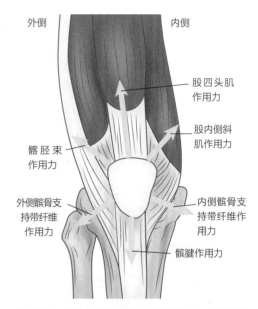

图 11.51　多种力作用于髌骨。在 PFPS 中，外侧作用力可能会超过内拉髌骨的力

足／踝的影响因素

关于足部对 PFPS 影响的共识较少。文献报道称，PFPS 患者通常是旋前足且足弓较低 [174]。而这往往会增加膝关节的外翻力，从而增加 Q 角。然而，据 Thijs 等人报道，与正常受试者相比，PFPS 患者更可能存在旋前减少和足外侧负重 [175]。本研究中的受试者大多是男性，故可能可以解释结果为何相互矛盾。足部生物力学的改变（无论过度旋前或旋后）可能对 PFPS 有影响。表 11-8 中总结了足部和踝部的影响因素。

症状

PFPS 的常见症状是膝前痛，其随着膝关节长时间屈曲以及下蹲、爬楼梯、跑步和跪姿而加重。患者在下蹲或从坐到站时可能会出现捻发音。他们可能会在长时间屈膝后抱怨膝关节僵硬。

临床体征

PFPS 的临床体征在很大程度上依赖于患者病史、发现起影响作用的结构存在紧绷或无力、髌骨轨迹异常、发现捻发音以及患者在压迫 / 下蹲 / 走楼梯时主诉复现。以下试验和测量有益于数据收集。

Q 角测量

Q 角可以在患者处于仰卧位或站立位时测量，同时膝关节弯曲或伸展和股四头肌放松或收缩。标准 Q 角测量是在患者仰卧、膝关节伸展和放松的情况下进行的。应使量角器的轴心对准髌骨的中心。量角器的近端臂延伸至髂前上棘（ASIS），远端臂将胫骨粗隆一分为二（图 11.52）。粗略地说，这种测量模拟了髌骨上的股四头肌和胫骨上的髌腱的拉力线。其提供了外移髌骨出滑车沟的作用力的相对概念。男性的正常 Q 角在 11° ~ 13°，女性在 15° ~ 17°[10-12]。

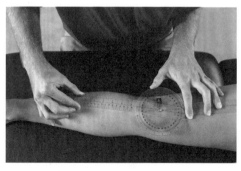

图 11.52　使用 ASIS、髌骨中心和胫骨粗隆作为体表标志来测量 Q 角

Ely 试验

Ely 试验用以评估股直肌的长度。患者处俯卧位，检查者弯曲患者的膝关节，并防止骨盆前倾或腰椎伸展（图 11.53）。正常活动度应为 135°。小于此值表明可能存在导致 PFPS 的股直肌紧张。

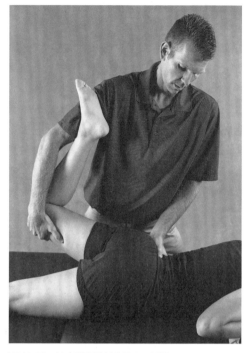

图 11.53　检查股直肌长度的 Ely 试验

功能性活动试验

患者进行各种功能试验，包括下蹲、上台阶、下台阶和跪下。患者疼痛的再现表明试验结果呈阳性。重现患者疼痛的常见功能性活动是下台阶或蹲下。

挤压试验

有几项试验旨在将髌骨挤压到滑车沟中。患者伸膝仰卧。检查者可以直接向下推髌骨，将其压入沟中，或向尾端滑动髌骨，然后指导患者进行股四头肌等长收缩（图 11.54）。两种压力试验的阳性表示为疼痛复现。

支持带紧张度试验

内侧或外侧支持带的紧张度可作为 PFPS 的评估指征。患者仰卧，膝关节伸展和放松。检查者向内侧和外侧滑动患者的髌骨。正常的髌骨滑动范围为大于等于髌骨宽度的四分之一。

可以用另一种方法来评估外侧支持带的紧张度。患者仰卧，膝关节伸展和放松。检查者试图向上提起髌骨外侧缘（图 11.55）。无法将外侧缘抬高到水平面以上表明试验结果为阳性[176]。

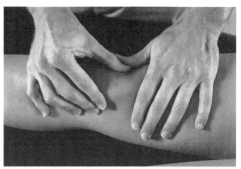

图 11.56　检查 PFPS 的髌骨轨迹试验

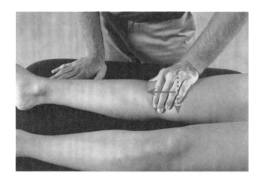

图 11.54　检查 PFPS 的挤压试验。检查者挤压髌骨，同时向尾端滑动并阻止股四头肌等长收缩时的头端滑动

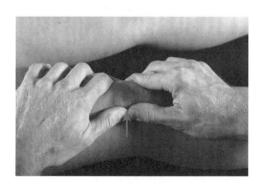

图 11.55　检查 PFPS 的支持带紧张度试验

髌骨轨迹试验

患者仰卧，膝关节伸展和放松。检查者适度轻触髌骨两侧以观察髌骨的移动方向，而非阻止或改变其移动。检查者指示患者进行股四头肌等长收缩（图 11.56）。髌骨侧向运动多于头端运动则表明髌骨轨迹异常。

捻发音触诊试验

患者仰卧或站立。检查者将掌根置于患者前膝，并轻轻按压。当患者屈膝或进行深蹲时，检查者会触及捻发音（图 11.57）。而捻发音是一个异常的发现。

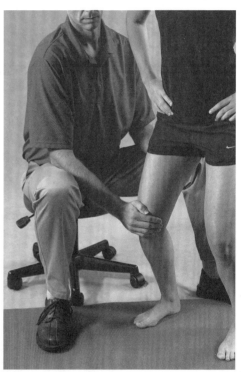

图 11.57　检查 PFPS 的捻发音触诊试验

常见的干预措施

知晓髌股疼痛综合征的多种影响因素后，治疗涉及髋、膝和踝也便不足为奇。拉伸、肌力训练和神经肌肉再训练皆常用于改善下肢运动学。使用理疗可以缓解疼痛和肿胀。也可尝试使用矫形器、贴布和支具。

髋关节的干预措施

当代研究强调髋关节无力或神经运动控制丧失是 PFPS 的重要影响因素。解决这些问题可有效减轻 PFPS 患者的疼痛。强化髋外展肌、伸肌和外旋肌的锻炼通常被包括在治疗计划中 [165, 165, 177-181]。旨在使步行、跑步、蹲下和跳跃期间下肢运动学正常化的神经肌肉再教育也可能包含在治疗计划中。

膝关节的干预措施

PFPS 的物理治疗通常包括强化股四头肌。

由于 VMO 能够作为外移的动态制约，故练习应针对此肌肉。

临床警示

物理治疗师面临的挑战是强化膝伸肌，但要避免因髌股关节压力而加剧疼痛。一般来说，相比开链，PFPS 患者更倾向于耐受闭链伸展。在闭链中，髌股关节的应力在 0° ～ 40° 范围内最小（见图 11.58A）。在开链中，应力在 60° ～ 90° 范围内最小（见图 11.58B） [182]。

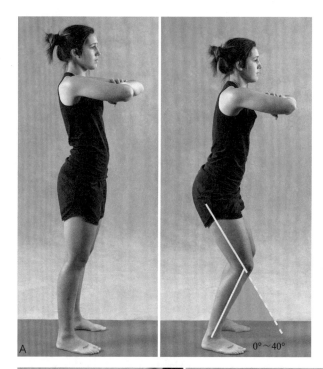

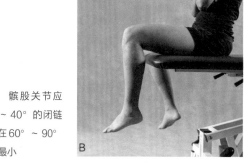

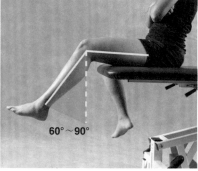

图 11.58 髌股关节应力在 0° ～ 40° 的闭链中最小，在60° ～ 90° 的开链中最小

最初，患者可以进行股四头肌等长训练。股四头肌等长训练、直腿抬高和直腿抬高伴髋外旋都是常用的练习[183, 184]。作为进阶，可增加闭链练习（0°～40°），例如部分下蹲、靠墙蹲和腿部推举。为了强化 VMO，患者可在下蹲的同时夹球（图 11.59）。也可使用开链伸膝练习（60°～90°范围）。VMO 和 VL 的收缩时机可以通过使用生物反馈来干预[185]。

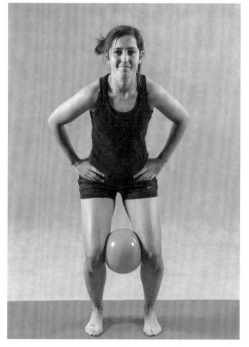

图 11.59　下蹲伴等长内收可以强化 VMO

针对紧张结构的牵张也可能被纳入治疗计划。这包括拉伸髂胫束、外侧支持带、阔筋膜张肌、股四头肌和腘绳肌[176, 186]。针对外侧支持带的自我拉伸，让患者在伸膝下进行内侧髌骨滑动。而这在患侧朝上的侧卧位时进行最为有效（图 11.60）。

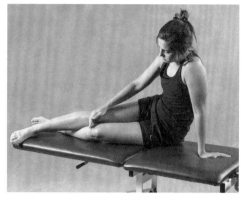

图 11.60　教育患者通过内侧滑动髌骨来自我拉伸外侧支持带

髌骨带或弹性贴布的使用可包含在治疗计划中。Jenny McConnell[187] 最先提出用贴布固定髌骨以改善其对位和轨迹[188-191]。研究表明其可有效减轻疼痛。髌骨贴扎的技术有很多。专栏 11-2 详细介绍了用于 PFPS 的 McConnell 贴扎技术。

足 / 踝关节的干预措施

为了尽量减少旋前或旋后对膝关节的影响，治疗计划可能包括拉伸腓肠肌和比目鱼肌。患者可尝试用矫形器来改善对足部的控制。

预防措施

强化髋伸肌、髋外旋肌和髋外展肌可以降低 PFPS 发生的风险。拉伸运动应侧重于维持股直肌、腘绳肌和腓肠肌的灵活性。适宜条件下，患者可能会受益于使用矫形器来纠正足部力学。

专栏 11-2 | McConnell 贴扎技术

力线评估

髌骨力线的评估在于滑动、内-外侧倾斜、头-尾端倾斜和旋转。患者仰卧，膝关节伸展并放松。

滑动

检查者将拇指和食指轻轻放在患者髌骨两侧以评估髌骨位置，并触诊但不干扰其运动。指示患者等长收缩股四头肌。检查者注意髌骨是否在滑车沟中移行，或者其是否有内外移行的趋势。PFPS 患者存在轨迹外移是很常见的。

内-外侧倾斜

检查者用拇指和食指触诊患者髌骨的外侧和内侧缘，并关注髌骨是否水平。如果一侧较低，则患者的髌骨倾斜。PFPS 患者常见外侧较低，而这表明外侧结构的紧绷。

头-尾端倾斜

检查者用拇指和食指触诊患者髌骨的上极和下极，注意髌骨从头到尾是否水平。如果一端较低，则患者的髌骨倾斜。PFPS 患者常见尾端较低，而这可能会刺激髌骨远端的脂肪垫。

旋转

检查者触诊患者髌骨的上极和下极，注意它们是否与股骨的长轴对齐。如果它们未对齐，则患者的髌骨存在旋转。在 PFPS 患者中常见的是下极向外旋转。

贴扎

首先，矫正滑动。检查者将患者髌骨向内侧滑动，同时将贴布从髌骨外侧缘粘贴到膝内侧（图 A）。然后要求患者进行引起疼痛的运动以确定贴布是否有效。如果贴布无效，则将其移除。

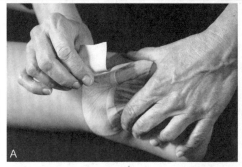

其次，如果检测到内侧倾斜的异常，则将其矫正。如果患者的髌骨内侧较高，则从髌骨的纵中线开始将第二条贴布覆于第一条贴布上（图 B）。同样，要求患者进行引起疼痛的运动，以确定这条贴布的有效性。如果贴布无效，则将其移除。

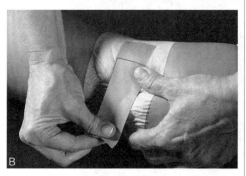

然后，如果检测到头-尾端倾斜的异常，则将其矫正。将一条贴布从髌骨外侧缘开始覆于第一条贴布上。其覆盖了髌骨较高一侧的上半部分或下半部分（图 C）。常见的是，PFPS 患者需要在上半部分使用贴布以将下极抬离脂肪垫。同样，要求患者进行引起疼痛的运动，以确定这条贴布的有效性。如果贴布无效，则将其移除。

专栏 11-2 　McConnell 贴扎技术（续）

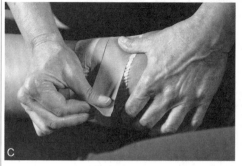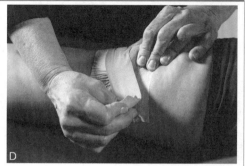

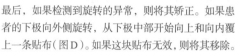

最后，如果检测到旋转的异常，则将其矫正。如果患者的下极向外侧旋转，从下极中部开始向上和向内覆上一条贴布（图 D）。如果这块贴布无效，则将其移除。

结论：髌股疼痛综合征的患者

疾病描述和原因	可能由髋部、膝部和 / 或踝部和足部的多种因素引起的髌股关节激惹
特殊试验	Q 角测量、Ely 试验、功能性活动试验、挤压试验、支持带紧张度试验、髌骨轨迹试验、捻发音触诊试验
拉伸	外侧支持带、髂胫束、股直肌、腘绳肌、腓肠肌
力量训练	髋外展肌、髋伸肌、髋外旋肌、VMO
其他训练	闭链 0° ～ 40°，开链 60° ～ 90°，神经肌肉控制，VMO 相对 VL 的收缩时机
避免	足 / 踝旋前

手术患者的干预措施

如果髌骨严重不稳，且保守治疗失败，则患者可能需要手术治疗。手术选择包括松解紧绷的外侧支持带、收紧拉长的内侧支持带、重建滑车沟、将胫骨粗隆转移到更内侧的位置以及胫骨或股骨的去旋截骨术。

髌腱病

髌腱病是指从髌腱发生炎症到慢性退化的一系列疾病。这种疾病通常被称为"跳跃者膝"。如果肌腱病转变成慢性，患者容易发生肌腱部分或完全断裂。常受累的肌腱部分是髌骨下极的近端。

在骨骼未成熟的年轻运动员中，髌腱上的压力可能导致胫骨结节下的生长板发炎，称为胫骨结节骨软骨炎。这是过度使用股四头肌造成的反复创伤。股直肌的缩短会增加胫骨结节骨软骨炎发生的可能性。胫骨结节骨软骨炎可导致胫骨结节处的骨骼增生（图 11.61）。

病因 / 致病因素

髌腱病似乎是由髌腱的离心负荷 / 过度使用引起的。跳跃、跑步，特别是篮球和排球相关的运动员，其患病风险最高。跳跃和着地的运动学可能是一种因素；与正常对照组相比，髌腱病患者的着地模式更加直立，并伴随膝伸肌的应力增加 [190, 191]。图 11.62 展示了这种差异。

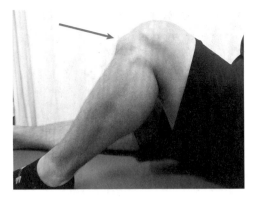

图 11.61 胫骨结节骨软骨炎指胫骨结节下的生长板发炎，可导致胫骨结节处的骨骼增生

股四头肌和腘绳肌短缩可能会导致髌腱病[192]，还可能会导致踝关节背屈活动受限[193, 194]。在背屈受限的情况下，踝关节无法有效地吸收跳跃着地的冲击力，因而膝伸肌受到的力将增大。

症状

髌腱病的患者会在跳跃、跑步和下蹲时抱怨髌腱疼痛。此症状的发作是渐进的。运动后可能会首先注意到疼痛，但随着炎症的进展疼痛会变得更加频繁。

临床体征

髌腱病的临床体征与收缩性组织的疾病特征相一致：拉伸、收缩和触诊出现疼痛。髌腱病通常在肌腱起点处的髌骨下极存在压痛。为了评估这一点，应在患者伸膝仰卧、股四头肌放松时触诊肌腱。抗阻伸膝时患者的疼痛再现是髌腱病的第二个临床体征。最后，在特定情况下，患者会抱怨在被动屈膝的末端范围疼痛会加剧。

此外，以下试验可用于诊断此疾病[195]。由于髌腱的炎症通常发生在较深的纤维中，因此肌腱的拉紧形成了一种保护屏障，可减轻触诊时的疼痛。这两个试验便通过比较松弛肌腱与紧张肌腱的压痛进行评估。

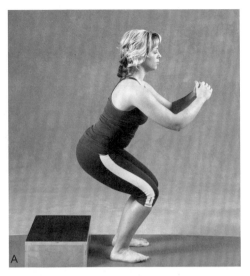

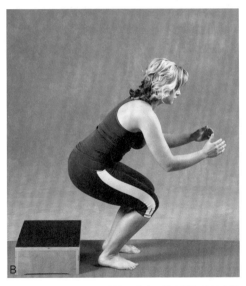

图 11.62 运动员跳跃的着地模式可能会增加髌腱病发生的风险。直立着地（A）时股四头肌和髌腱受到的应力增大。深蹲着地（B）时臀大肌的激活程度增大

被动屈-伸试验

患者伸膝仰卧，股四头肌放松。检查者触诊最大压痛点。然后患者将膝关节弯曲至90°，检查者再次施加压力（图11.63）。比较两个体位的触痛程度。如果屈曲体位压痛较轻，则确认试验结果呈阳性。

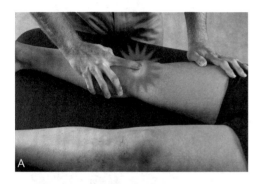

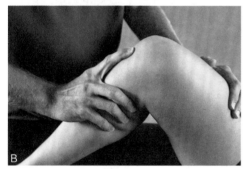

图11.63　髌腱病的被动屈-伸试验。随着伸膝和股四头肌放松（A），肌腱有触痛。当屈膝且肌腱的表面纤维拉紧时（B），触痛减轻

站立主动股四头肌试验

患者伸膝站立，股四头肌放松。检查者触诊最大压痛点。然后指示患者测试腿屈膝30°单腿站立。再次触诊该点，比较两个体位的压痛（图11.64）。如果股四头肌收缩时压痛减少，则证明试验结果呈阳性。

常见的干预措施

髌腱病的治疗计划可能包括理疗、拉伸运动、强化运动和神经肌肉再训练。最初，包括冷冻疗法在内的抗炎理疗可能有助于控制疼痛和肿胀。对股直肌、腘绳肌和腓肠肌进行拉伸是有效的治疗选择。

加强臀大肌、股四头肌和腓肠肌力量尤为关键。臀大肌对于跳跃着地或深蹲时的矢状面控制很重要，并且可以缓冲股四头肌和髌腱的应力。强化股四头肌可进行向心或离心训练，但离心训练最有效[196-198]。在斜板上进行的深蹲比在水平表面上进行的更能有效治疗髌腱病（图11.65）[199, 200]。在开链或闭链中强化腓肠肌也是治疗髌腱病的重要部分[201]。

预防措施

应适当鼓励患者减重。维持股直肌、腘绳肌和腓肠肌的柔韧性以及股四头肌和臀大肌的力量将大有裨益。如有必要，可鼓励患者佩戴矫形器来矫正足部力学。应指导运动员在跳跃着地时避免僵硬的着地模式。

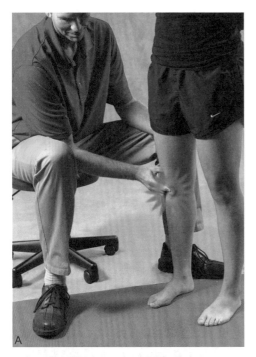

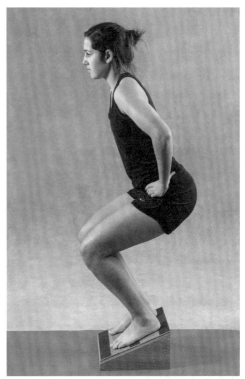

图 11.65 斜板深蹲可包含在髌腱病的治疗计划中

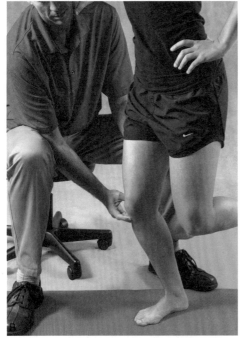

图 11.64 髌腱病的站立主动股四头肌试验。与被动屈 – 伸试验类似，在伸膝和股四头肌放松的情况下（A），肌腱有触痛。当屈膝且肌腱的表面纤维拉紧时（B），触痛减轻

结论：髌腱病的患者	
疾病描述和原因	与臀大肌无力相关的髌腱炎症，以及跳跃相关运动员的股四头肌和腓肠肌紧张
特殊试验	被动屈 - 伸试验、站立主动股四头肌试验
拉伸	股四头肌、腘绳肌、腓肠肌
力量训练	臀大肌、股四头肌、腓肠肌
其他训练	股四头肌离心收缩，跳跃相关运动员的着地模式
避免	以直立姿势跳跃着地

髌腱断裂

髌腱断裂是一种罕见但致残率较高的情况，可能由髌腱病引起。髌腱断裂可能是部分的或完全的。其好发于髌骨下极的髌腱起点处。

病因 / 致病因素

断裂的原因通常是在膝关节屈曲时，跳跃着地或跌倒所造成的创伤。因为髌腱非常粗壮，故断裂并不常见。当发生断裂时，通常存在诱发因素，例如慢性髌腱病、使用髌腱移植物的 ACL 重建史或髌腱内注射类固醇。与髌腱断裂相关的其他疾病包括糖尿病、系统性红斑狼疮、肥胖、慢性肾病、类风湿关节炎和甲状旁腺功能亢进。

症状

髌腱完全断裂的典型症状是无法主动伸膝。患者会感到疼痛和行走困难。他们可能无法行走或者通过站立期代偿性的膝过伸来行走。可能会存在肿胀和瘀伤。

临床体征

由于缺乏远端附着，髌骨将被向上拉。此现象被称为高位髌骨，可以通过 X 线片或触诊发现。髌腱触诊可能会因肿胀而受阻，但一般可以发现其断裂。诊断髌腱断裂无特殊试验。

常见的干预措施

肌腱的手术修复将先于使用物理治疗。

手术患者的干预措施

髌腱修复 / 重建

髌腱断裂手术可能涉及将肌腱末端缝合在一起，并将肌腱末端重新连接到骨骼上，或使用自体腘绳肌或同种异体尸体（通常是跟腱）来增强髌腱。图 11.66A 描绘了通过缝合来修复髌腱断裂，图 11.66B 描绘了使用自体半腱肌移植物来进行重建。

术后阶段

髌腱修复后的治疗很大程度上取决于修复的类型，以及患者的年龄和一般健康状况。一般来说，经过简单的修复后，患者能够拄拐行走，并点地负重。铰链式支具通常锁定在安全伸膝位。

▶ 临床警示

除非患者正在进行运动治疗，否则应始终佩戴支具。活动度可能会被限制在 0° ～ 30°。

 康复计划里有什么？　患者可以从股四头肌、腘绳肌和臀大肌的等长收缩运动开始练习。可使用髌骨松动，还可尝试腘绳肌和腓肠肌的温和拉伸。通常使用冷冻疗法和电刺激等理疗来控制疼痛和肿胀。

3 周后，患者可进展至允许被动屈膝至 90°。主动伸膝以及被动过伸仍然受到限制。患者可尝试开始可耐受步行、足跟滑动和支具锁定伸膝下的全平面直腿抬高。术后 7 到 10 周，患者将被允许积极收缩股四头肌，并在有限的关节活动范围内开始部分下蹲训练。

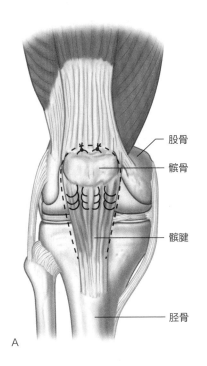

A

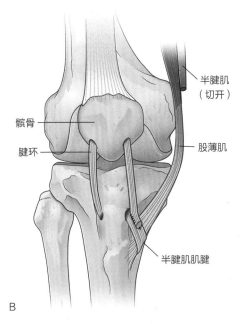

半腱肌
（切开）

髌骨

腱环

股薄肌

半腱肌肌腱

B

图 11.66 髌腱断裂可以通过将末端缝合在一起（A）或使用移植物（B）来进行手术修复

股骨

髌骨

髌腱

胫骨

胫骨平台骨折

涉及胫骨近端并破坏胫骨承重表面的骨折称为胫骨平台骨折。这些骨折可能涉及内侧或外侧胫骨平台或中心区域。其可能为涉及胫骨两侧的双髁骨折。在高冲击创伤的情况下，胫骨可能会发生横向骨折，骨干与干骺端出现分离。图 11.67 描绘了典型的外侧胫骨平台骨折。

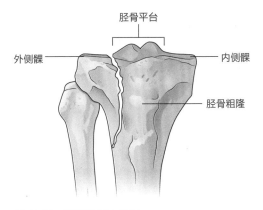

胫骨平台

外侧髁

内侧髁

胫骨粗隆

图 11.67 外侧胫骨平台骨折

病因 / 致病因素

通常，这些骨折是由机动车事故、跌倒或运动损伤引起的。其本质是膝关节上的压力与内翻或外翻力相结合。胫骨平台外侧比内侧更常见骨折。

症状

患者通常会存在创伤史，主诉膝关节疼痛和肿胀，并无法负重。如果侧副韧带或交叉韧带损伤，则不稳将可能是主要症状。

临床体征

诊断胫骨平台骨折无特殊试验。通常，医生将根据患者的症状和病史要求其进行X线片检查。

常见的干预措施

如果胫骨平台骨折没有出现移位，则患者可能不需要进行手术修复。在这种情况下，患者通常会佩戴铰链式支具，并锁定在完全伸膝位。同时，患者可能会被限制负重 3 月之久。根据骨折和其他软组织损伤的类型，患者可能会在数周内被限制进行活动度和 / 或肌力训练。

手术患者的干预措施

胫骨平台 ORIF

如果骨折移位，或者存在半月板或韧带损伤，患者会接受 ORIF 形式的手术修复。这通常涉及使用螺钉、钢板等固定（图 11.68）。

术后阶段

 临床警示

在 ORIF 之后，患者可能会佩戴铰链式支具，并在完全伸膝状态下锁定 6 周。支具仅在治疗时移除。步态限制通常为非负重（NWB）12 周。AAROM 仅在切口愈合情况允许的条件下进行，但在急性期通常只允许进行活动范围为 0° ~ 70° 的训练。通常，术后目标设定为 4 周可达屈曲 90°。

最初的肌力训练包括全平面直腿抬高和针对 VMO 收缩的股四头肌等长收缩。踝关节强化、健侧肢体强化和髌骨松动通常被纳入治疗计划中。由于患者负重受限（6 至 12 周），所以闭链强化训练被延后。当负重限制解除时，本体感觉再训练也可被纳入治疗计划。

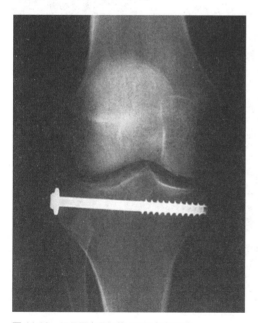

图 11.68 胫骨平台骨折的 ORIF 螺钉固定

髌骨骨折

髌骨易于骨折。这里可能发生的骨折类型包括非移位型和移位型，而移位型可进一步细分为横断型、上 / 下极型、纵向型和粉碎型（图 11.69）。

非移位型　　　横断型　　　上 / 下极型

纵向型　　　　　粉碎型

图 11.69 髌骨骨折类型包括非移位型、横断型、上 / 下极型、纵向型和粉碎型

病因 / 致病因素

髌骨骨折常见的原因是跌倒或车祸造成的直接打击。其也可能发生在股四头肌强力收缩导致的撕脱骨折中。在使用髌腱移植物重建 ACL 后，有发生髌骨骨折的案例。这可能是术中截取部分髌骨所致。

症状

患者会主诉膝前痛和肿胀。屈 / 伸膝将出现疼痛。走路通常会出现疼痛。

临床体征

诊断髌骨骨折没有特殊试验。通常，医生将根据患者的症状和病史要求其进行 X 线片检查。

常见的干预措施

如果骨折没有移位，则无须手术干预即可愈合。在这种情况下，患者通常会佩戴支具，保持膝关节完全伸展，并且在大约 6 周内维持非负重或部分负重。在这段制动时期之后，患者通常需要物理治疗来恢复活动和力量。当患者制动时，他们可以在所有平面上通过直腿抬高来保持髋关节功能，并通过拉伸和肌力训练来保持踝关节功能。

制动期后，治疗计划通常包括温和拉伸和肌力训练。而这些要数周后才可开始，以便促进骨骼愈合。一般来说，轻柔的 PROM 将在伤后 6 周开始，最初应避免屈曲超过 90°。轻微的主动股四头肌收缩通常在伤后 6 至 8 周开始，注意不要对骨折部位造成压力。伤后 9 到 12 周，患者通常可以准备开始股四头肌的抗阻训练。治疗计划的目标可能是在伤后 12 周内使活动度正常化。

手术患者的干预措施

髌骨 ORIF

如果骨折移位，患者很可能会接受髌骨 ORIF。手术可以通过尖针、钢丝和/或螺钉来完成，具体取决于碎片的数量和骨折的位置。有时可能需要去除粉碎性骨折的小碎片。很少会切除整个髌骨（髌骨切除术），因为这种手术经常会由于失去机械杠杆作用而导致长期的股四头肌无力。图 11.70 展示了使用钢丝张力带治疗髌骨横断型骨折的方法。

术后阶段

术后的康复计划将取决于骨折的类型和使用的固定装置。患者配戴铰链式支具，并锁定在完全或几乎完全伸展位。患者将保持非负重或点地负重步态长达 6 周，或者最初可能在耐受的情况下负重（weight-bearing as tolerated，WBAT）。患者可在手术后 1 周内开始进行主动协助的屈伸活动度练习。

> **临床警示**
>
> 患者通常会在术后 6 周内被限制膝关节屈曲不超过 90°，但常见的目标又是在第 6 周能达到 90°。

肌力训练通常包括等长股四头肌和腘绳肌训练、髋外展和内收等长收缩训练，以及踝关节弹力带抗阻训练。术后 2 周，康复计划可能包括直腿抬高。术后 6 至 10 周，患者可能会使用固定式自行车、踏步机和低负荷阻力锻炼。

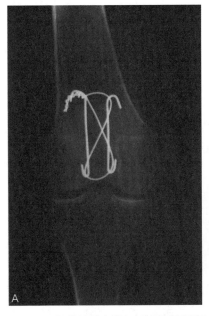
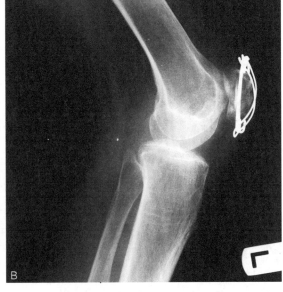

图 11.70 使用钢丝张力带治疗髌骨横断型骨折

总结

膝关节几乎没有骨性稳定，并且严重依赖韧带和半月板约束来处理它所承受的力。膝关节、髋关节以及足 / 踝关节的生物力学改变对膝关节病变的影响最为显著。在恢复膝关节功能时，物理治疗团队必须考虑整个下肢动力链。

复习题

1. 髌股关节在开链运动中的什么范围受压最小？在闭链运动中的什么范围受压最小？这将如何影响你的治疗？

2. 髌股疼痛综合征是髋部和足部生物力学改变引起膝关节受力的一个很好的例子。与你的实训搭档讨论髋关节如何影响髌股疼痛综合征中的膝关节。髋关节生物力学会影响其他哪些膝关节病变？

3. 讨论血液供应与半月板的相关性。

4. 针对膝关节韧带扭伤和软骨损伤的临床实践指南已制定。这会以何种方式影响你的患者教育或干预措施？

5. 对比与膝关节伸肌相关的病变，包括髌股疼痛综合征、髌腱病、髌腱断裂和胫骨结节骨软骨炎。

6. 对于以下每个特殊试验，请说出试验阳性所代表的疾病。

   a. 前抽屉试验

   b. 提拉研磨试验

   c. 捻发音触诊试验

   d. Ege 试验

   e. Ely 试验

   f. Lachman 试验

   g. 半月板回旋挤压试验

   h. Noble compression 试验

   i. Ober 试验

   j. 被动屈 - 伸试验

   k. 轴移试验

   l. 后抽屉试验

   m. 后坠试验

   n. Q 角测量

   o. 支持带紧张度试验

   p. 反轴移试验

   q. 站立主动股四头肌试验

   r. Thessaly 试验

   s. 外翻应力试验

患者案例：髂胫束综合征

患者评估		
患者姓名： ×××××	**年龄：** 33 岁	**BMI：** 22.4 千克 / 米²

诊断 / 病史

医学诊断： 髂胫束综合征　　　　　　　　**物理治疗师诊断：** 继发于 ITBS 的右膝外侧疼痛

诊断测试 / 结果： X 线片诊断为阴性　　　**相关医学病史：** 无异常

先前的功能水平： 非常活跃，每日跑步

患者目标： 减轻疼痛，回归运动

用药： 布洛芬 800 毫克 bid　　　　　　　**注意事项：** 无

社会支持 / 安全隐患

患者居住条件 / 支持 / 障碍： 独居

患者工作条件 / 职业 / 娱乐活动： 疗养院管理员、跑步者

生命体征

静息时体温： 97.8°F　**血压：** 126/68mmHg　**心率：** 58 次 / 分　**呼吸频率：** 12 次 / 分　**血氧饱和度：** 99%

主诉

患者为男性，右膝关节疼痛 2 ~ 3 个月。主诉无显著诱因，疼痛在跑步之后加重。他每周至少跑 4 次，每次 45 分钟

身体评估

定位： 警觉并能定位　**言语 / 视觉 / 听觉：** 正常　**皮肤完整性：** 完整

关节活动度： 在正常范围内

力量： 臀中肌无力右侧 4/5，左侧 5/5　　**肌张力：** 未测试　　**平衡 / 协调：** 未测试　**耐力：** 正常

姿势： 冠状面，膝关节 5° 内翻

触诊： 触诊无痛　**感受 / 本体感觉：** 未测试　**水肿：** 无

疼痛

疼痛评分和位置： 最好 0/10，最坏 7/10　　**缓解因素：** 休息，冰敷，服用布洛芬

激惹因素： 跑步、盘腿　　**激惹性：** 患者表示跑步后膝盖疼痛持续一小时左右，已减少跑步距离和频率

功能检查

患者是功能独立的

特殊试验

试验名称： 改良 Ober 试验　**结果：** 阳性　　**试验名称：** Noble compression 试验　　**结果：** 阳性

评估

患者的症状和体征同髂胫束综合征（跑步者膝）一致

短期治疗目标

1. 患者疼痛将减轻 20%
2. 患者臀中肌力量增加，可通过运动的耐受性来证明
3. 患者可独立居家锻炼

长期治疗目标

1. 患者臀中肌力量为 5/5
2. 患者疼痛将减轻 50%
3. 患者将有意识地控制动态外翻

治疗计划

频率 / 持续时间： 每周 2 次，共 6 周

内容： 理疗、治疗性运动、神经再教育、患者教育

患者案例问题

1. 哪些因素可能导致患者的髂胫束综合征？
2. 关于要避免或减少的特定活动，你会告诉患者什么？
3. 第一次见到患者时，你会收集哪些数据？
4. 如果治疗计划没有为你提供指导，你可以对这位患者使用什么理疗？为什么？是否有禁忌的理疗方式？
5. 如果治疗计划没有具体为你提供指导，请选择针对该患者的三种治疗性练习。证明你的选择。

参考文献

1. Reese, N. B., & Bandy, W. D.(2010). *Joint range of motion and muscle length testing.* New York : Elsevier Health Sciences.

2. Almquist, P. O., Arnbjörnsson, A., Zätterström, R., Ryd, L., Ekdahl, C., & Fridén, T.(2002). Evaluation of an external device measuring knee joint rotation: An in vivo study with simultaneous Roentgen stereometric analysis. *Journal of Orthopaedic Research, Official Publication of the Orthopaedic Research Society, 20,* 427 – 432.

3. Hill, P. F., Vedi, V., Williams, A., Iwaki, H., Pinskerova, V., & Freeman, M. A.(2000). Tibiofemoral movement 2: The loaded and unloaded living knee studied by MRI. *Journal of Bone and Joint Surgery (British volume), 82–B,* 1196 – 1198.

4. Patel, V. V., Hall, K., Ries, M., Lotz, J., Ozhinsky, E., Lindsey, C., Lu, Y., & Majumdar, S.(2004). A three-dimensional MRI analysis of knee kinematics. *Journal of Orthopaedic Research, Official Publication of the Orthopaedic Research Society, 22,* 283 – 292.

5. Hubbard, J. K., Sampson, H. W., & Elledge, J. R.(1997). Prevalence and morphology of the vastus medialis oblique muscle in human cadavers. *The Anatomical Record, 249,* 135 – 142.

6. Smith, T. O., Nichols, R., Harle, D., & Donell, S. T.(2009). Do the vastus medialis obliquus and vastus medialis longus really exist? A systematic review. *Clinical Anatomy, 22,* 183 – 199.

7. Waligora, A. C., Johanson, N. A., & Hirsch, B. E.(2009). Clinical anatomy of the quadriceps femoris and extensor apparatus of the knee. *Clinical Orthopaedics and Related Research, 467,* 3297 – 3306.

8. Fleming, B. C. Renstrom, P. A., Ohlen, G., Johnson, R. J., Peura, G. D., Beynnon, B. D., & Badger, G. J.(2001). The gastrocnemius muscle is an antagonist of the anterior cruciate ligament. *Journal of Orthopaedic Research, Official Publication of the Orthopaedic Research Society, 19,* 1178 – 1184.

9. Neptune, R. R., Kautz, S. A., & Zajac, F. E.(2001). Contributions of the individual ankle plantar flexors to support, forward progression and swing initiation during walking. *Journal of Biomechanics, 34,* 1387 – 1398.

10. Horton, M. G., & Hall, T. L.(1989). Quadriceps femoris muscle angle: Normal values and relationships with gender and selected skeletal measures. *Physical Therapy, 69,* 897 – 901.

11. Livingston, L. A.(1998). The quadriceps angle: A review of the literature. *Journal of Orthopaedic and Sports Physical Therapy, 28,* 105 – 109.

12. Woodland, L. H., & Francis, R. S.(1992). Parameters and comparisons of the quadriceps angle of college-aged men and women in the supine and standing positions. *American Journal of Sports Medicine, 20,* 208 – 211.

13. Escamilla, R. F., Zheng, N., Macleod, T. D., Edwards, W. B., Imamura, R., Hreljac, A., Fleisig, G. S., et al.(2009). Patellofemoral joint force and stress during the wall squat and one-leg squat. *Medicine and Science in Sports and Exercise, 41,* 879 – 888.

14. Voskanian, N.(2013). ACL Injury prevention in female athletes: Review of the literature and practical considerations in implementing an ACL prevention program. *Current Reviews in Musculoskeletal Medicine, 6,* 158 – 163.

15. Powers, C. M.(2003). The influence of altered lower-extremity kinematics on patellofemoral joint dysfunction: A theoretical perspective. *Journal of Orthopaedic and Sports Physical Therapy, 33,* 639 – 646.

16. Powers, C. M.(2010). The influence of abnormal hip mechanics on knee injury: A biomechanical perspective.

Journal of Orthopaedic and Sports Physical Therapy, 40, 42 – 51.

17. Ramskov, D., Barton, C., Nielsen, R. O., & Rasmussen, S.(2015). High eccentric hip abduction strength reduces the risk of developing patellofemoral pain among novice runners initiating a self-structured running program: A 1-year observational study. *Journal of Orthopaedic and Sports Physical Therapy, 45,* 153 – 161.

18. Chappell, J. D., Yu, B., Kirkendall, D. T., & Garrett, W. E.(2002). A comparison of knee kinetics between male and female recreational athletes in stop-jump tasks. *American Journal of Sports Medicine, 30,* 261 – 267.

19. Malinzak, R. A., Colby, S. M., Kirkendall, D. T., Yu, B., & Garrett, W. E.(2001). A comparison of knee joint motion patterns between men and women in selected athletic tasks. *Clinical Biomechanics (Bristol Avon), 16,* 438 – 445.

20. Shimokochi, Y., & Shultz, S. J.(2008). Mechanisms of noncontact anterior cruciate ligament injury. *Journal of Athletic Training, 43,* 396 – 408.

21. Lathinghouse, L. H., & Trimble, M. H.(2000). Effects of isometric quadriceps activation on the Q-angle in women before and after quadriceps exercise. *Journal of Orthopaedic and Sports Physical Therapy, 30,* 211 – 216.

22. Nakagawa, T. H., Moriya, E. T. U., Maciel, C. D., & Serrão, F. V.(2012). Trunk, pelvis, hip, and knee kinematics, hip strength, and gluteal muscle activation during a single-leg squat in males and females with and without patellofemoral pain syndrome. *Journal of Orthopaedic and Sports Physical Therapy, 42,* 491 – 501.

23. Souza, R. B., Draper, C. E., Fredericson, M., & Powers, C. M.(2010). Femur rotation and patellofemoral joint kinematics: A weight-bearing magnetic resonance imaging analysis. *Journal of Orthopaedic and Sports Physical Therapy, 40,* 277 – 285.

24. Mikesky, A. E., Meyer, A., & Thompson, K. L.(2000). Relationship between quadriceps strength and rate of loading during gait in women. *Journal of Orthopaedic Research, Official Publication of the Orthopaedic Research Society, 18,* 171 – 175.

25. Badlani, J. T., Borrero, C., Golla, S., Harner, C. D., & Irrgang, J. J.(2013). The effects of meniscus injury on the development of knee osteoarthritis: Data from the osteoarthritis initiative. *American Journal of Sports Medicine, 41,* 1238 – 1244.

26. Egloff, C., Hügle, T., & Valderrabano, V.(2012). Biomechanics and pathomechanisms of osteoarthritis. *Swiss Medical Weekly, 142,* w13583.

27. Felson, D. T., Zhang, Y., Hannan, M. T., Naimark, A., Weissman, B., Aliabadi, P., & Levy, D.(1997). Risk factors for incident radiographic knee osteoarthritis in the elderly: The Framingham Study. *Arthritis & Rheumatism, 40,* 728 – 733.

28. Felson, D. T., Niu, J., Gross, K. D., Englund, M., Sharma, L., Cooke, T. D., Guermazi, A., et al.(2013). Valgus malalignment is a risk factor for lateral knee osteoarthritis incidence and progression: Findings from the Multicenter Osteoarthritis Study and the Osteoarthritis Initiative. *Arthritis & Rheumatism, 65,* 355 – 362.

29. Gunardi, A. J., Brennan, S. L., Wang, Y., Cicuttini, F. M., Pasco, J. A., Kotowicz, M. A., Nicholson, G. C., et al.(2013). Associations between measures of adiposity over 10 years and patella cartilage in population-based asymptomatic women. *International Journal of Obesity, 2005, 37,* 1586 – 1589.

30. Hashikawa, T., Osaki, M., Ye, Z., Tomita, M., Abe, Y., Honda, S., Takamura, N., et al.(2011). Factors associated with radiographic osteoarthritis of the knee among community-dwelling Japanese women: The Hizen-Oshima Study. *Journal of Orthopaedic Science, Official Journal of the Japanese Orthopaedic Association, 16,* 51 – 55.

31. Kim, Y. M., & Joo, Y. B.(2012). Patellofemoral osteoarthritis. *Knee Surgery & Related Research, 24,* 193 – 200.

32. Kujala, U. M., Kaprio, J., & Sarna, S.(1994). Osteoarthritis of weight bearing joints of lower limbs in former élite male athletes. *The BMJ, 308,* 231 – 234.

33. Maetzel, A., Mäkelä, M., Hawker, G., & Bombardier, C.(1997). Osteoarthritis of the hip and knee and mechanical occupational exposure—A systematic overview of the evidence. *Journal of Rheumatology, 24,* 1599 – 1607.

34. Molloy, M. G., & Molloy, C. B.(2011). Contact sport and osteoarthritis. *British Journal of Sports Medicine, 45,* 275 – 277.

35. Muthuri, S. G., Hui, M., Doherty, M., & Zhang, W.(2011). What if we prevent obesity? Risk reduction in knee osteoarthritis estimated through a meta-analysis of observational studies. *Arthritis Care & Research, 63,* 982 – 990.

36. Richmond, S. A., Fukuchi, R. K., Ezzat, A., Schneider, K., Schneider, G., & Emery, C. A.(2013). Are joint injury, sport activity, physical activity, obesity, or occupational activities predictors for osteoarthritis? A systematic review. *Journal of Orthopaedic and Sports Physical Therapy, 43,* 515 – 524.

37. Shelbourne, K. D., Urch, S. E., Gray, T., & Freeman, H.(2012). Loss of normal knee motion after anterior cruciate ligament reconstruction is associated with

radiographic arthritic changes after surgery. *American Journal of Sports Medicine, 40,* 108 – 113.

38. Stratford, P. W., Kennedy, D. M., & Woodhouse, L. J.(2006). Performance measures provide assessments of pain and function in people with advanced osteoarthritis of the hip or knee. *Physical Therapy, 86,* 1489 – 1496.

39. Altman, R., Asch, E., Bloch, D., Bole, G., Borenstein, D., Brandt, K., Christy, W., et al.(1986). Development of criteria for the classification and reporting of osteoarthritis. Classification of osteoarthritis of the knee. Diagnostic and Therapeutic Criteria Committee of the American Rheumatism Association. *Arthritis and Rheumatism, 29,* 1039 – 1049.

40. Alnahdi, A. H., Zeni, J. A., & Snyder-Mackler, L.(2012). Muscle impairments in patients with knee osteoarthritis. *Sports Health, 4,* 284 – 292.

41. Brakke, R., Singh, J., & Sullivan, W.(2012). Physical therapy in persons with osteoarthritis. *PM&R: The Journal of Injury, Function, and Rehabilitation, 4,* S53 – 58.

42. Ettinger, W. H., Jr., Burns, R., Messier, S. P., Applegate, W., Rejeski, W. J., Morgan, T., Shumaker, S., et al.(1997). A randomized trial comparing aerobic exercise and resistance exercise with a health education program in older adults with knee osteoarthritis. The Fitness Arthritis and Seniors Trial (FAST). *Journal of the American Medical Association, 277,* 25 – 31.

43. Felson, D. T., Lawrence, R. C., Hochberg, M. C., McAlindon, T., Dieppe, P. A., Minor, M. A., Blair, S. N., et al.(2000). Osteoarthritis: New insights. Part 2: Treatment approaches. *Annals of Internal Medicine, 133,* 726 – 737.

44. Iwamoto, J., Sato, Y., Takeda, T., & Matsumoto, H.(2011). Effectiveness of exercise for osteoarthritis of the knee: A review of the literature. *World Journal of Orthopedics, 2,* 37 – 42.

45. Smith, T. O., King, J. J., & Hing, C. B.(2012). The effectiveness of proprioceptive-based exercise for osteoarthritis of the knee: A systematic review and meta-analysis. *Rheumatology International, 32,* 3339 – 3351.

46. Tanaka, R., Ozawa, J., Kito, N., & Moriyama, H.(2013). Efficacy of strengthening or aerobic exercise on pain relief in people with knee osteoarthritis: A systematic review and meta-analysis of randomized controlled trials. *Clinical Rehabilitation, 27,* 1059 – 1071.

47. van Baar, M. E., Assendelft, W. J., Dekker, J., Oostendorp, R. A., & Bijlsma, J. W.(1999). Effectiveness of exercise therapy in patients with osteoarthritis of the hip or knee: A systematic review of randomized clinical trials. *Arthritis and Rheumatism, 42,* 1361 – 1369.

48. Wang, S. Y., Olson-Kellogg, B., Shamliyan, T. A., Choi, J. Y., Ramakrishnan, R., & Kane, R. L.(2012). Physical therapy interventions for knee pain secondary to osteoarthritis: A systematic review. *Annals of Internal Medicine, 157,* 632 – 644.

49. Péloquin, L., Bravo, G., Gauthier, P., Lacombe, G., & Billiard, J. S.(1999). Effects of a cross-training exercise program in persons with osteoarthritis of the knee: A randomized controlled trial. *Journal of Clinical Rheumatology: Practical Reports on Rheumatic and Musculoskeletal Diseases, 5,* 126 – 136.

50. Brandt, K. D., Heilman, D. K., Slemenda, C., Katz, B. P., Mazzuca, S. A., Braunstein, E. M., & Byrd, D.(1999). Quadriceps strength in women with radiographically progressive osteoarthritis of the knee and those with stable radiographic changes. *The Journal of Rheumatology, 26,* 2431 – 2437.

51. Slemenda, C., Brandt, K. D., Heilman, D. K., Mazzuca, S., Braunstein, E. M., Katz, B. P., & Wolinsky, F. D.(1997). Quadriceps weakness and osteoarthritis of the knee. *Annals of Internal Medicine, 127,* 97 – 104.

52. Slemenda, C., Heilman, D. K., Brandt, K. D., Katz, B. P., Mazzuca, S. A., Braunstein, E. M., & Byrd, D.(1998) Reduced quadriceps strength relative to body weight: A risk factor for knee osteoarthritis in women? *Arthritis and Rheumatism, 41,* 1951 – 1959.

53. Tan, J., Balci, N., Sepici, V., & Gener, F. A.(1995). Isokinetic and isometric strength in osteoarthrosis of the knee. A comparative study with healthy women. *American Journal of Physical Medicine & Rehabilitation, 74,* 364 – 369.

54. Bennell, K. L., Hunt, M. A., Wrigley, T. V., Hunter, D. J., McManus, F. J., Hodges, P. W., Li, L., & Hinman, R. S.(2010). Hip strengthening reduces symptoms but not knee load in people with medial knee osteoarthritis and varus malalignment: A randomised controlled trial. *Osteoarthritis and Cartilage, 18,* 621 – 628.

55. Gadikota, H. R., Kikuta, S., Qi, W., Nolan, D., Gill, T. J., & Li, G.(2013). Effect of increased iliotibial band load on tibiofemoral kinematics and force distributions: A direct measurement in cadaveric knees. *Journal of Orthopaedic and Sports Physical Therapy, 43,* 478 – 485.

56. Sled, E. A., Khoja, L., Deluzio, K. J., Olney, S. J., & Culham, E. G.(2010). Effect of a home program of hip abductor exercises on knee joint loading, strength, function, and pain in people with knee osteoarthritis: A clinical trial. *Physical Therapy, 90,* 895 – 904.

57. Fitzgerald, G. K., Piva, S. R., & Irrgang, J. J.(2004). Reports of joint instability in knee osteoarthritis: Its

prevalence and relationship to physical function. *Arthritis and Rheumatism, 51,* 941 – 946.

58. Fitzgerald, G. K., Childs, J. D., Ridge, T. M., & Irrgang, J. J.(2002). Agility and perturbation training for a physically active individual with knee osteoarthritis. *Physical Therapy, 82,* 372 – 382.

59. Lin, D. H., Lin, Y. F., Chai, H. M., Han, Y. C., & Jan, M. H.(2007). Comparison of proprioceptive functions between computerized proprioception facilitation exercise and closed kinetic chain exercise in patients with knee osteoarthritis. *Clinical Rheumatology, 26,* 520 – 528.

60. Lin, D. H., Lin, C. H. J., Lin, Y. F., & Jan, M. H.(2009). Efficacy of 2 non-weight-bearing interventions, proprioception training versus strength training, for patients with knee osteoarthritis: A randomized clinical trial. *Journal of Orthopaedic and Sports Physical Therapy, 39,* 450 – 457.

61. Wegener, L., Kisner, C., & Nichols, D.(1997). Static and dynamic balance responses in persons with bilateral knee osteoarthritis. *Journal of Orthopaedic and Sports Physical Therapy, 25,* 13 – 18.

62. Hinman, R. S., Heywood, S. E., & Day, A. R.(2007). Aquatic physical therapy for hip and knee osteoarthritis: Results of a single-blind randomized controlled trial. *Physical Therapy, 87,* 32 – 43.

63. Wyatt, F. B., Milam, S., Manske, R. C., & Deere, R.(2001). The effects of aquatic and traditional exercise programs on persons with knee osteoarthritis. *Journal of Strength and Conditioning Research, 15,* 337 – 340.

64. Keating, E. M., Faris, P. M., Ritter, M. A., & Kane, J.(1993). Use of lateral heel and sole wedges in the treatment of medial osteoarthritis of the knee. *Orthopaedic Review, 22,* 921 – 924.

65. Sasaki, T., & Yasuda, K.(1987). Clinical evaluation of the treatment of osteoarthritic knees using a newly designed wedged insole. *Clinical Orthopaedics and Related Research, 221,* 181 – 187.

66. Gaasbeek, R. D. A., Groen, B. E., Hampsink, B., van Heerwaarden, R. J., & Duysens, J.(2007). Valgus bracing in patients with medial compartment osteoarthritis of the knee. A gait analysis study of a new brace. *Gait & Posture, 26,* 3 – 10.

67. Cushnaghan, J., McCarthy, C., & Dieppe, P.(1994). Taping the patella medially: A new treatment for osteoarthritis of the knee joint? *The BMJ, 308,* 753 – 755.

68. Shull, P. B., Shultz, R., Silder, A., Dragoo, J. L., Besier, T. F., Cutkosky, M. R., & Delp, S. L.(2013). Toe-in gait reduces the first peak knee adduction moment in patients with medial compartment knee osteoarthritis. *Journal of Biomechanics, 46,* 122 – 128.

69. Vincent, K. R., Conrad, B. P., Fregly, B. J., & Vincent, H. K.(2012). The pathophysiology of osteoarthritis: A mechanical perspective on the knee joint. *PM&R: The Journal of Injury, Function, and Rehabilitation, 4,* S3 – 9.

70. Brander, V., & Stulberg, S. D.(2006). Rehabilitation after hip- and knee-joint replacement. An experience- and evidence-based approach to care. *American Journal of Physical Medicine & Rehabilitation, 85,* S98 - 118；quiz S119-123.

71. Mizner, R. L., Petterson, S. C., Stevens, J. E., Axe, M. J., & Snyder-Mackler, L.(2005). Preoperative quadriceps strength predicts functional ability one year after total knee arthroplasty. *The Journal of Rheumatology, 32,* 1533 – 1539.

72. Rooks, D. S., Huang, J., Bierbaum, B. E., Bolus, S. A., Rubano, J., Connolly, C. E., Alpert, S., et al.(2006). Effect of preoperative exercise on measures of functional status in men and women undergoing total hip and knee arthroplasty. *Arthritis and Rheumatism, 55,* 700 – 708.

73. Brosseau, L., Milne, S., Wells, G., Tugwell, P., Robinson, V., Casimiro, L., Pelland, L., et al.(2004). Efficacy of continuous passive motion following total knee arthroplasty: A metaanalysis. *Journal of Rheumatology, 31,* 2251 – 2264.

74. Harvey, L. A., Brosseau, L., & Herbert, R. D.(2010). Continuous passive motion following total knee arthroplasty in people with arthritis. *Cochrane Database of Systematic Reviews,* CD004260.

75. Milne, S., Brosseau, L., Robinson, V., Noel, M. J., Davis, J., Drouin, H., Wells, G., et al.(2003). Continuous passive motion following total knee arthroplasty. *Cochrane Database of Systematic Reviews,* CD004260.

76. Beaupré, L. A., Davies, D. M., Jones, C. A., & Cinats, J. G.(2001). Exercise combined with continuous passive motion or slider board therapy compared with exercise only: A randomized controlled trial of patients following total knee arthroplasty. *Physical Therapy, 81,* 1029 – 1037.

77. Chiarello, C. M., Gundersen, L., & O' Halloran, T.(1997). The effect of continuous passive motion duration and increment on range of motion in total knee arthroplasty patients. *Journal of Orthopaedic and Sports Physical Therapy, 25,* 119 – 127.

78. Denis, M., Moffet, H., Caron, F., Ouellet, D., Paquet, J., & Nolet, L.(2006). Effectiveness of continuous passive motion and conventional physical therapy after total

knee arthroplasty: A randomized clinical trial. *Physical Therapy, 86,* 174 – 185.

79. MacDonald, S. J., Bourne, R. B., Rorabeck, C. H., McCalden, R. W., Kramer, J., & Vaz, M.(2000). Prospective randomized clinical trial of continuous passive motion after total knee arthroplasty. *Clinical Orthopaedics and Related Research, 30–35.*

80. Maniar, R. N., Baviskar, J. V., Singhi, T., & Rathi, S. S.(2012). To use or not to use continuous passive motion post-total knee arthroplasty: Presenting functional assessment results in early recovery. *Journal of Arthroplasty, 27,* 193 – 200.

81. Bade, M. J., & Stevens-Lapsley, J. E.(2011). Early high-intensity rehabilitation following total knee arthroplasty improves outcomes. *Journal of Orthopaedic and Sports Physical Therapy, 41,* 932 – 941.

82. LaStayo, P. C., Meier, W., Marcus, R. L., Mizner, R., Dibble, L., & Peters, C.(2009). Reversing muscle and mobility deficits 1 to 4 years after TKA: A pilot study. *Clinical Orthopaedics and Related Research, 467,* 1493 – 1500.

83. Meier, W., Mizner, R. L., Marcus, R. L., Dibble, L. E., Peters, C., & LaStayo, P. C.(2008). Total knee arthroplasty: muscle impairments, functional limitations, and recommended rehabilitation approaches. *Journal of Orthopaedic and Sports Physical Therapy, 38,* 246 – 256.

84. Portegijs, E., Sipilä, S., Pajala, S., Lamb, S. E., Alen, M., Kaprio, J., Kosekenvuo, M., et al.(2006). Asymmetrical lower extremity power deficit as a risk factor for injurious falls in healthy older women. *Journal of the American Geriatrics Society, 54,* 551 – 553.

85. Silva, M., Shepherd, E. F., Jackson, W. O., Pratt, J. A., McClung, C. D., & Schmalzried, T. P.(2003). Knee strength after total knee arthroplasty. *Journal of Arthroplasty, 18,* 605 – 611.

86. Valtonen, A., Pöyhönen, T., Heinonen, A., & Sipilä, S.(2009). Muscle deficits persist after unilateral knee replacement and have implications for rehabilitation. *Physical Therapy, 89,* 1072 – 1079.

87. Fuchs, S., Thorwesten, L., & Niewerth, S.(1999). Proprioceptive function in knees with and without total knee arthroplasty. *American Journal of Physical Medicine & Rehabilitation, 78,* 39 – 45.

88. Skelton, D. A., Kennedy, J., & Rutherford, O. M.(2002). Explosive power and asymmetry in leg muscle function in frequent fallers and non-fallers aged over 65. *Age and Ageing, 31,* 119 – 125.

89. Aglietti, P., Buzzi, R., Vena, L. M., Baldini, A., & Mondaini, A.(2003). High tibial valgus osteotomy for medial gonarthrosis: A 10- to 21-year study. *Journal of Knee Surgery, 16,* 21 – 26.

90. Aalderink, K. J., Shaffer, M., & Amendola, A.(2010). Rehabilitation following high tibial osteotomy. *Clinics in Sports Medicine, 29,* 291 – 301, ix.

91. Noyes, F. R., Mayfield, W., Barber-Westin, S. D., Albright, J. C., & Heckmann, T. P.(2006). Opening wedge high tibial osteotomy: An operative technique and rehabilitation program to decrease complications and promote early union and function. *American Journal of Sports Medicine, 34,* 1262 – 1273.

92. Logerstedt, D. S., Scalzitti, D., Risberg, M. A., Engebretsen, L., Webster, K. E., Feller, J., Snyder-Mackler, L., et al.(2017). Knee stability and movement coordination impairments: Knee ligament sprain revision 2017. *Journal of Orthopaedic and Sports Physical Therapy, 47,* A1 – A47.

93. Boden, B. P., Breit, I., & Sheehan, F. T.(2009). Tibiofemoral alignment: Contributing factors to noncontact anterior cruciate ligament injury. *The Journal of Bone and Joint Surgery (American), 91,* 2381 – 2389.

94. Dai, B., Herman, D., Liu, H., Garrett, W. E., & Yu, B.(2012). Prevention of ACL injury, Part I: Injury characteristics, risk factors, and loading mechanism. *Research in Sports Medicine, 20,* 180 – 197.

95. Krosshaug, T., Nakamae, A., Boden, B. P., Engebretsen, L., Smith, G., Slauterbeck, J. R., Hewett, T. E., et al.(2007). Mechanisms of anterior cruciate ligament injury in basketball: Video analysis of 39 cases. *American Journal of Sports Medicine, 35,* 359 – 367.

96. Alentorn-Geli, E, Myer, G. D., Silvers, H. J., Samitier, G., Romero, D., Lázaro-Haro, C., & Cugat, R.(2009). Prevention of non-contact anterior cruciate ligament injuries in soccer players. Part 1: Mechanisms of injury and underlying risk factors. *Knee Surgery, Sports Traumatology, Arthroscopy: Official Journal of ESSKA, 17,* 705 – 729.

97. Koga, H., Nakamae, A., Shima, Y., Iwasa, J., Myklebust, G., Engebretsen, L., Bahr, R., et al.(2010). Mechanisms for noncontact anterior cruciate ligament injuries: Knee jointkinematics in 10 injury situations from female team handball and basketball. *American Journal of Sports Medicine, 38,* 2218 – 2225.

98. Hewett, T. E., Myer, G. D., Ford, K. R., Paterno, M. V., & Quatman, C. E.(2012). The 2012 ABJS Nicolas Andry Award: The sequence of prevention: A systematic approach to prevent anterior cruciate ligament injury. *Clinical Orthopaedics and Related Research, 470,* 2930 – 2940.

99. Smith, H. C., Vacek, P., Johnson, R. J., Slauterbeck, J. R., Hashemi, J., Shultz, S., & Beynnon, B. D.(2012). Risk factors for anterior cruciate ligament injury: A review of

the literature—Part 1: Neuromuscular and anatomic risk. *Sports Health, 4*, 69 – 78.

100. Arendt, E. A., Bershadsky, B., & Agel, J.(2002). Periodicity of noncontact anterior cruciate ligament injuries during the menstrual cycle. *Journal of Gender-Specific Medicine, Official Journal of the Partnership in Women' s Health at Columbia, 5*, 19 – 26.

101. Hewett, T. E.(2000). Neuromuscular and hormonal factors associated with knee injuries in female athletes. Strategies for intervention. *Sports Medicine (Auckland, NZ), 29*, 313 – 327.

102. Hewett, T. E., Zazulak, B. T., & Myer, G. D.(2007). Effects of the menstrual cycle on anterior cruciate ligament injury risk: A systematic review. *American Journal of Sports Medicine, 35*, 659 – 668.

103. Zazulak, B. T., Paterno, M., Myer, G. D., Romani, W. A., & Hewett, T. E.(2006). The effects of the menstrual cycle on anterior knee laxity: A systematic review. *Sports Medicine (Auckland, NZ), 36*, 847 – 862.

104. Cooperman, J. M., Riddle, D. L., & Rothstein, J. M.(1990). Reliability and validity of judgments of the integrity of the anterior cruciate ligament of the knee using the Lachman' s test. *Physical Therapy, 70*, 225 – 233.

105. Katz, J. W., & Fingeroth, R. J.(1986). The diagnostic accuracy of ruptures of the anterior cruciate ligament comparing the Lachman test, the anterior drawer sign, and the pivot shift test in acute and chronic knee injuries. *American Journal of Sports Medicine, 14*, 88 – 91.

106. Buss, D. D., Min, R., Skyhar, M., Galinat, B., Warren, R. F., & Wickiewicz, T. L.(1995). Nonoperative treatment of acute anterior cruciate ligament injuries in a selected group of patients. *American Journal of Sports Medicine, 23*, 160 – 165.

107. Button, K., van Deursen, R., & Price, P.(2006). Classification of functional recovery of anterior cruciate ligament copers, non-copers, and adapters. *British Journal of Sports Medicine, 40*, 853 – 859.

108. Ciccotti, M. G., Lombardo, S. J., Nonweiler, B., & Pink, M.(1994). Non-operative treatment of ruptures of the anterior cruciate ligament in middle-aged patients. Results after long-term follow-up. *The Journal of Bone & Joint Surgery (America), 76*, 1315 – 1321.

109. Fridén, T., Zätterström, R., Lindstrand, A., & Moritz, U.(1991). Anterior-cruciate-insufficient knees treated with physiotherapy. A three-year follow-up study of patients with late diagnosis. *Clinical Orthopaedics and Related Research, 263*, 190 – 199.

110. Moksnes, H., Snyder-Mackler, L., & Risberg, M. A.(2008). Individuals with an anterior cruciate ligament-defi cient knee classified as noncopers may be candidates for nonsurgical rehabilitation. *Journal of Orthopaedic and Sports Physical Therapy, 38*, 586 – 595.

111. Eitzen, I., Holm, I., & Risberg, M. A.(2009). Preoperative quadriceps strength is a significant predictor of knee function two years after anterior cruciate ligament reconstruction. *British Journal of Sports Medicine, 43*, 371 – 376.

112. Eitzen, I., Moksnes, H., Snyder-Mackler, L., & Risberg, M. A.(2010). A progressive 5-week exercise therapy program leads to significant improvement in knee function early after anterior cruciate ligament injury. *Journal of Orthopaedic and Sports Physical Therapy, 40*, 705 – 721.

113. Hartigan, E., Axe, M. J., & Snyder-Mackler, L.(2009). Perturbation training prior to ACL reconstruction improves gait asymmetries in non-copers. *Journal of Orthopaedic Research: Official Publication of the Orthopaedic Research Society, 27*, 724 – 729.

114. Adams, D., Logerstedt, D. S., Hunter-Giordano, A., Axe, M. J., & Snyder-Mackler, L.(2012). Current concepts for anterior cruciate ligament reconstruction: A criterion-based rehabilitation progression. *Journal of Orthopaedic and Sports Physical Therapy, 42*, 601 – 614.

115. Mikkelsen, C., Werner, S., & Eriksson, E.(2000). Closed kinetic chain alone compared to combined open and closed kinetic chain exercises for quadriceps strengthening after anterior cruciate ligament reconstruction with respect to return to sports: A prospective matched follow-up study. *Knee Surgery, Sports Traumatology, Arthroscopy: Official Journal of ESSKA, 8*, 337 – 342.

116. Tagesson, S., Oberg, B., Good, L., & Kvist, J.(2008). A comprehensive rehabilitation program with quadriceps strengthening in closed versus open kinetic chain exercise in patients with anterior cruciate ligament deficiency: A randomized clinical trial evaluating dynamic tibial translation and muscle function. *American Journal of Sports Medicine, 36*, 298 – 307.

117. Fitzgerald, G. K., Axe, M. J., & Snyder-Mackler, L.(2000). Proposed practice guidelines for nonoperative anterior cruciate ligament rehabilitation of physically active individuals. *Journal of Orthopaedic and Sports Physical Therapy, 30*, 194 – 203.

118. Kålund, S., Sinkjaer, T., Arendt-Nielsen, L., & Simonsen, O.(1990). Altered timing of hamstring muscle action in anterior cruciate ligament deficient patients. *American Journal of Sports Medicine, 18*, 245 – 248.

119. Solomonow, M., Baratta, R., Zhou, B. H., Shoji, H., Bose, W., Beck, C., & D' Ambrosia, R.(1987). The synergistic action of the anterior cruciate ligament and thigh muscles

in maintaining joint stability. *American Journal of Sports Medicine, 15,* 207 – 213.

120. Beard, D. J., Dodd, C. A., Trundle, H. R., & Simpson, A. H.(1994). Proprioception enhancement for anterior cruciate ligament deficiency. A prospective randomised trial of two physiotherapy regimes. *The Journal of Bone and Joint Surgery (British), 76,* 654 – 659.

121. Fitzgerald, G. K., Axe, M. J., & Snyder-Mackler, L.(2000). The efficacy of perturbation training in nonoperative anterior cruciate ligament rehabilitation programs for physically active individuals. *Physical Therapy, 80,* 128 – 140.

122. Powers, C. M., & Fisher, B.(2010). Mechanisms underlying ACL injury-prevention training: The brain-behavior relationship. *Journal of Athletic Training, 45,* 513 – 515.

123. Yoo, J. H., Lim, B. O., Ha, M., Lee, S. W., Oh, S. J., Lee, Y. S., & Kim, J. G.(2010). A meta-analysis of the effect of neuromuscular training on the prevention of the anterior cruciate ligament injury in female athletes. *Knee Surgery, Sports Traumatology, Arthroscopy: Official Journal of ESSKA, 18,* 824 – 830.

124. de Jong, S. N., van Caspel, D. R., van Haeff, M. J., & Saris, D. B. F.(2007). Functional assessment and muscle strength before and after reconstruction of chronic anterior cruciate ligament lesions. *Arthroscopy: The Journal of Arthroscopy & Related Surgery, 23,* 21 – 28, 28.e1–3.

125. Keays, S. L., Bullock-Saxton, J. E., Newcombe, P., & Keays, A. C.(2003). The relationship between knee strength and functional stability before and after anterior cruciate ligament reconstruction. *Journal of Orthopaedic Research: Official Publication of the Orthopaedic Research Society, 21,* 231 – 237.

126. Prodromos, C.(2018). *The anterior cruciate ligament: Reconstruction and basic science.* 2nd edition. Philadelphia, PA : Elsevier.

127. Kondo, E., Yasuda, K., Katsura, T., Hayashi, R., Kotani, Y., & Tohyama, H.(2012). Biomechanical and histological evaluations of the doubled semitendinosus tendon autograft after anterior cruciate ligament reconstruction in sheep. *American Journal of Sports Medicine, 40,* 315 – 324.

128. Marumo, K., Saito, M., Yamagishi, T., & Fujii, K.(2005). The 'ligamentization' process in human anterior cruciate ligament reconstruction with autogenous patellar and hamstring tendons: A biochemical study. *American Journal of Sports Medicine, 33,* 1166 – 1173.

129. Risberg, M. A., Holm, I., Myklebust, G., & Engebretsen, L.(2007). Neuromuscular training versus strength training during first 6 months after anterior cruciate ligament reconstruction: A randomized clinical trial. *Physical Therapy, 87,* 737 – 750.

130. White, K., Di Stasi, S. L., Smith, A. H., & Snyder-Mackler, L.(2013). Anterior cruciate ligament-specialized post-operative return-to-sports (ACL-SPORTS) training: A randomized control trial. *BMC Musculoskeletal Disorders, 14,* 108.

131. Gerber, J. P., Marcus, R. L., Leland, E. D., & LaStayo, P. C.(2009). The use of eccentrically biased resistance exercise to mitigate muscle impairments following anterior cruciate ligament reconstruction: A short review. *Sports Health, 1,* 31 – 38.

132. Gerber, J. P., Marcus, R. L., Dibble, L. E., Greis, P. E., Burks, R. T., & LaStayo, P. C.(2007). Safety, feasibility, and efficacy of negative work exercise via eccentric muscle activity following anterior cruciate ligament reconstruction. *Journal of Orthopaedic and Sports Physical Therapy, 37,* 10 – 18.

133. Gerber, J. P., Marcus, R. L., Dibble, L. E., Greis, P. E., Burks, R. T., & LaStayo, P. C.(2009). Effects of early progressive eccentric exercise on muscle size and function after anterior cruciate ligament reconstruction: A 1-year follow-up study of a randomized clinical trial. *Physical Therapy, 89,* 51 – 59.

134. Schulz, M. S., Russe, K., Weiler, A., Eichhorn, H. J., & Strobel, M. J.(2003). Epidemiology of posterior cruciate ligament injuries. *Archives of Orthopaedic and Trauma Surgery, 123,* 186 – 191.

135. Grassmayr, M. J., Parker, D. A., Coolican, M. R. J., & Vanwanseele, B.(2008). Posterior cruciate ligament deficiency: Biomechanical and biological consequences and the outcomes of conservative treatment. A systematic review. *Journal of Science and Medicine in Sport, 11,* 433 – 443.

136. Patel, D. V., Allen, A. A., Warren, R. F., Wickiewicz, T. L., & Simonian, P. T.(2007). The nonoperative treatment of acute, isolated (partial or complete) posterior cruciate ligament-deficient knees: An intermediate-term follow-up study. *HSS Journal: The Musculoskeletal Journal of Hospital for Special Surgery, 3,* 137 – 146.

137. Shelbourne, K. D., Davis, T. J., & Patel, D. V.(1999). The natural history of acute, isolated, nonoperatively treated posterior cruciate ligament injuries. A prospective study. *American Journal of Sports Medicine, 27,* 276 – 283.

138. Shelbourne, K. D., & Muthukaruppan, Y.(2005). Subjective results of nonoperatively treated, acute, isolated posterior cruciate ligament injuries. *Arthroscopy: The Journal of Arthroscopic & Related Surgery, 21,* 457 – 461.

139. Toritsuka, Y., Horibe, S., Hiro-Oka, A., Mitsuoka, T., & Nakamura, N.(2004). Conservative treatment for rugby football players with an acute isolated posterior cruciate

ligament injury. *Knee Surgery, Sports Traumatology, Arthroscopy: Official Journal of ESSKA, 12,* 110 – 114.

140. Lee, B. K., & Nam, S. W.(2011). Rupture of posterior cruciate ligament: Diagnosis and treatment principles. *Knee Surgery & Related Research, 23,* 135 – 141.

141. MacLean,C. L., Taunton, J. E., Clement, D. B., Regan, W. D., & Stanish, W. D.(1999). Eccentric kinetic chain exercise as a conservative means of functionally rehabilitating chronic isolated insufficiency of the posterior cruciate ligament. *Clinical Journal of Sports Medicine: Official Journal of the Canadian Academy of Sport Medicine, 9,* 142 – 150.

142. Beecher, M., Garrison, J. C., & Wyland, D.(2010). Rehabilitation following a minimally invasive procedure for the repair of a combined anterior cruciate and posterior cruciate ligament partial rupture in a 15-year-old athlete. *Journal of Orthopaedic and Sports Physical Therapy, 40,* 297 – 309.

143. Indelicato, P. A.(1995). Isolated medial collateral ligament injuries in the knee. *Journal of the American Academy of Orthopaedic Surgeons, 3,* 9 – 14.

144. Woo, S. L., Vogrin, T. M., & Abramowitch, S. D.(2000). Healing and repair of ligament injuries in the knee. *Journal of the American Academy of Orthopaedic Surgeons, 8,* 364 – 372.

145. Laprade, R. F., & Wijdicks, C. A.(2012). The management of injuries to the medial side of the knee. *Journal of Orthopaedic and Sports Physical Therapy, 42,* 221 – 233.

146. Snoeker, B. A. M., Bakker, E. W. P., Kegel, C. A. T., & Lucas, C.(2013). Risk factors for meniscal tears: A systematic review including meta-analysis. *Journal of Orthopaedic and Sports Physical Therapy, 43,* 352 – 367.

147. Karachalios, T., Hantes, M., Zibis, A. H., Zachos, V., Karantanas, A. H., & Malizos, K. N.(2005). Diagnostic accuracy of a new clinical test (the Thessaly test) for early detection of meniscal tears. *Journal of Bone & Joint Surgery (American), 87,* 955 – 962.

148. Akseki, D., Ozcan, O., Boya, H., & Pinar, H.(2004). A new weight-bearing meniscal test and a comparison with McMurray' s test and joint line tenderness. *Arthroscopy: The Journal of Arthroscopic and Related Surgery, 20,* 951 – 958.

149. Stensrud, S., Roos, E. M., & Risberg, M. A.(2012). A 12-week exercise therapy program in middle-aged patients with degenerative meniscus tears: A case series with 1 year follow up. *Journal of Orthopaedic and Sports Physical Therapy, 42,* 919 – 931.

150. Logerstedt, D. S., Scalzitti, D. A., Bennell, K. L., Hinman, R. S., Silvers-Granelli, H., Ebert, J., Hambly, K., et al.(2018). Knee pain and mobility impairments: Meniscal and articular cartilage lesions revision 2018. *Journal of Orthopaedic and Sports Physical Therapy, 48,* A1 – A50.

151. Glatthorn, J. F., Berendts, A. M., Bizzini, M., Munzinger, U., & Maffiuletti, N. A.(2010). Neuromuscular function after arthroscopic partial meniscectomy. *Clinical Orthopaedics and Related Research, 468,* 1336 – 1343.

152. McLeod, M. M., Gribble, P., Pfile, K. R., & Pietrosimone, B. G.(2012). Effects of arthroscopic partial meniscectomy on quadriceps strength: A systematic review. *Journal of Sport Rehabilitation, 21,* 285 – 295.

153. Roos, E. M., & Dahlberg, L.(2005). Positive effects of moderate exercise on glycosaminoglycan content in knee cartilage: A four-month, randomized, controlled trial in patients at risk of osteoarthritis. *Arthritis and Rheumatism, 52,* 3507 – 3514.

154. Jelsing, E. J., Finnoff, J. T., Cheville, A. L., Levy, B. A., & Smith, J.(2013). Sonographic evaluation of the iliotibial band at the lateral femoral epicondyle: Does the iliotibial band move? *Journal of Ultrasound in Medicine: Official Journal of the American Institute of Ultrasound in Medicine, 32,* 1199 – 1206.

155. Fairclough, J., Hayashi, K., Toumi, H., Lyons, K., Bydder, G., Phillips, N., Best, T. M., et al.(2006). The functional anatomy of the iliotibial band during flexion and extension of the knee: Implications for understanding iliotibial band syndrome. *Journal of Anatomy, 208,* 309 – 316.

156. Fredericson, M., Cookingham, C. L., Chaudhari, A. M., Dowdell, B. C., Oestreicher, N., & Sahrmann, S. A.(2000). Hip abductor weakness in distance runners with iliotibial band syndrome. *Clinical Journal of Sport Medicine: Official Journal of the Canadian Academy of Sport Medicine, 10,* 169 – 175.

157. Noehren, B., Davis, I., & Hamill, J.(2007). ASB clinical biomechanics award winner 2006 prospective study of the biomechanical factors associated with iliotibial band syndrome. *Clinical Biomechanics (Bristol Avon), 22,* 951 – 956.

158. Reese, N. B., & Bandy, W. D.(2003). Use of an inclinometer to measure flexibility of the iliotibial band using the Ober test and the modified Ober test: Differences in magnitude and reliability of measurements. *Journal of Orthopaedic and Sports Physical Therapy, 33,* 326 – 330.

159. Falvey, E. C., Clark, R. A., Franklyn-Miller, A., Bryant, A. L., Briggs, C., & McCrory, P. R.(2010). Iliotibial band syndrome: An examination of the evidence behind a number of treatment options. *Scandinavian Journal of Medicine & Science in Sports, 20,* 580 – 587.

160. Baker, R. L., Souza, R. B., & Fredericson, M.(2011). Iliotibial band syndrome: Soft tissue and biomechanical factors in evaluation and treatment. *PM&R: The Journal*

of Injury, Function, and Rehabilitation, 3, 550 – 561.

161. Beers, A., Ryan, M., Kasubuchi, Z., Fraser, S., & Taunton, J. E.(2008). Effects of multi-modal physiotherapy, including hip abductor strengthening, in patients with iliotibial band friction syndrome. *Physiotherapy Canada, 60,* 180 – 188.

162. Fredericson, M., & Wolf, C.(2005). Iliotibial band syndrome in runners: Innovations in treatment. *Sports Medicine (Auckland, NZ), 35,* 451 – 459.

163. Ferber, R., Noehren, B., Hamill, J., & Davis, I. S.(2010). Competitive female runners with a history of iliotibial band syndrome demonstrate atypical hip and knee kinematics. *Journal of Orthopaedic and Sports Physical Therapy, 40,* 52 – 58.

164. van der Worp, M. P., van der Horst, N., de Wijer, A., Backx, F. J. G., & Nijhuis-van der Sanden, M. W. G.(2012). Iliotibial band syndrome in runners: A systematic review. *Sports Medicine (Auckland, NZ), 42,* 969 – 992.

165. Davis, I. S., & Powers, C. M(2010). Patellofemoral pain syndrome: proximal, distal, and local factors. An International Retreat, April 30–May 2, 2009, Fells Point, Baltimore, MD. *Journal of Orthopaedic and Sports Physical Therapy, 40,* A1 - 16.

166. Rathleff, M. S., Roos, E. M., Olesen, J. L., Rasmussen, S., & Arendt-Nielsen, L.(2013). Lower mechanical pressure pain thresholds in female adolescents with patellofemoral pain syndrome. *Journal of Orthopaedic and Sports Physical Therapy, 43,* 414 – 421.

167. Bolgla, L. A., Malone, T. R., Umberger, B. R., & Uhl, T. L.(2008). Hip strength and hip and knee kinematics during stair descent in females with and without patellofemoral pain syndrome. *Journal of Orthopaedic and Sports Physical Therapy, 38,* 12 – 18.

168. Cichanowski, H. R., Schmitt, J. S., Johnson, R. J., & Niemuth, P. E.(2007). Hip strength in collegiate female athletes with patellofemoral pain. *Medicine and Science in Sports and Exercise, 39,* 1227 – 1232.

169. Ireland, M. L., Willson, J. D., Ballantyne, B. T., & Davis, I. M.(2003). Hip strength in females with and without patellofemoral pain. *Journal of Orthopaedic and Sports Physical Therapy, 33,* 671 – 676.

170. Prins, M. R., & van der Wurff, P.(2009). Females with patellofemoral pain syndrome have weak hip muscles: A systematic review. *Australian Journal of Physiotherapy, 55,* 9 – 15.

171. Robinson, R. L., & Nee, R. J.(2007). Analysis of hip strength in females seeking physical therapy treatment for unilateral patellofemoral pain syndrome. *Journal of Orthopaedic and Sports Physical Therapy, 37,* 232 – 238.

172. Souza, R. B., & Powers, C. M.(2009). Differences in hip kinematics, muscle strength, and muscle activation between subjects with and without patellofemoral pain. *Journal of Orthopaedic and Sports Physical Therapy, 39,* 12 – 19.

173. Willson, J. D., & Davis, I. S.(2009). Lower extremity strength and mechanics during jumping in women with patellofemoral pain. *Journal of Sport Rehabilitation, 18,* 76 – 90.

174. Barton, C. J., Bonanno, D., Levinger, P., & Menz, H. B.(2010). Foot and ankle characteristics in patellofemoral pain syndrome: A case-control and reliability study. *Journal of Orthopaedic and Sports Physical Therapy, 40,* 286 - 296.

175. Thijs, Y., Van Tiggelen, D., Roosen, P., De Clercq, D., & Witvrouw, E.(2007). A prospective study on gait-related intrinsic risk factors for patellofemoral pain. *Clinical Journal of Sport Medicine: Official Journal of the Canadian Academy of Sport Medicine, 17,* 437 – 445.

176. Piva, S. R., Fitzgerald, K., Irrgang, J. J., Jones, S., Hando, B. R., Browder, D. A., & Childs, J. D.(2006). Reliability of measures of impairments associated with patellofemoral pain syndrome. *BMC: Musculoskeletal Disorders, 7,* 33.

177. Boling, M., Padua, D., Marshall, S., Guskiewicz, K., Pyne, S., & Beutler, A.(2010). Gender differences in the incidence and prevalence of patellofemoral pain syndrome. *Scandinavian Journal of Medicine & Science in Sports, 20,* 725 – 730.

178. Dolak, K. L., Silkman, C., Medina McKeon, J., Hosey, R. G., Lattermann, C., & Uhl, T. L.(2011). Hip strengthening prior to functional exercises reduces pain sooner than quadriceps strengthening in females with patellofemoral pain syndrome: A randomized clinical trial. *Journal of Orthopaedic and Sports Physical Therapy, 41,* 560 – 570.

179. Fukuda, T. Y., Melo, W. P., Zaffalon, B. M., Rossetto, F. M., Magalhães, E., Bryk, F. F., & Martin, R. L.(2012). Hip posterolateral musculature strengthening in sedentary women with patellofemoral pain syndrome: A randomized controlled clinical trial with 1-year follow-up. *Journal of Orthopaedic and Sports Physical Therapy, 42,* 823 – 830.

180. Mascal, C. L., Landel, R., & Powers, C.(2003). Management of patellofemoral pain targeting hip, pelvis, and trunk muscle function: 2 case reports. *Journal of Orthopaedic and Sports Physical Therapy, 33,* 647 – 660.

181. Nakagawa, T. H., Muniz, T. B., Baldon Rde, M., Dias Maciel, C., de Menezes Reiff, R. B., & Serrão, F. V.(2008). The effect of additional strengthening of hip abductor and lateral rotator muscles in patellofemoral pain syndrome: A randomized controlled pilot study. *Clinical Rehabilitation,*

22, 1051 – 1060.

182. Steinkamp, L. A., Dillingham, M. F., Markel, M. D., Hill, J. A., & Kaufman, K. R.(1993). Biomechanical considerations in patellofemoral joint rehabilitation. *American Journal of Sports Medicine, 21*, 438 – 444.

183. Kaya, D., Doral, M. N., & Callaghan, M.(2012). How can we strengthen the quadriceps femoris in patients with patellofemoral pain syndrome? *Muscles, Ligaments and Tendons Journal, 2*, 25 – 32.

184. Roush, M. B., Sevier, T. L., Wilson, J. K., Jenkinson, D. M., Helfst, R. H., Gehlsen, G. M., & Basey, A. L.(2000). Anterior knee pain: a clinical comparison of rehabilitation methods. *Clinical Journal of Sport Medicine: Official Journal of the Canadian Academy of Sport Medicine, 10*, 22 – 28.

185. Ng, G. Y. F., Zhang, A. Q., & Li, C. K.(2008). Biofeedback exercise improved the EMG activity ratio of the medial and lateral vasti muscles in subjects with patellofemoral pain syndrome. *Journal of Electromyography and Kinesiology: Official Journal of the International Society of Electrophysiology and Kinesiology, 18*, 128 – 133.

186. Puniello, M. S.(1993). Iliotibial band tightness and medial patellar glide in patients with patellofemoral dysfunction. *Journal of Orthopaedic and Sports Physical Therapy, 17*, 144 – 148.

187. McConnell, J.(1986). The management of chondromalacia patellae: A long term solution. *Australian Journal of Physiotherapy, 32*, 215 – 223.

188. Warden, S. J., Hinman, R. S., Watson, M. A., Jr, Avin, K. G., Bialocerkowski, A. E., & Crossley, K. M.(2008). Patellar taping and bracing for the treatment of chronic knee pain: A systematic review and meta-analysis. *Arthritis and Rheumatism, 59*, 73 – 83.

189. Whittingham, M., Palmer, S., & Macmillan, F.(2004). Effects of taping on pain and function in patellofemoral pain syndrome: A randomized controlled trial. *Journal of Orthopaedic and Sports Physical Therapy, 34*, 504 – 510.

190. Bisseling, R. W., Hof, A. L., Bredeweg, S. W., Zwerver, J., & Mulder, T.(2008). Are the take-off and landing phase dynamics of the volleyball spike jump related to patellar tendinopathy? *British Journal of Sports Medicine, 42*, 483 – 489.

191. Bisseling, R. W., Hof, A. L., Bredeweg, S. W., Zwerver, J., & Mulder, T.(2007). Relationship between landing strategy and patellar tendinopathy in volleyball. *British Journal of Sports Medicine, 41*, e8.

192. Witvrouw, E., Bellemans, J., Lysens, R., Danneels, L., & Cambier, D.(2001). Intrinsic risk factors for the development of patellar tendinitis in an athletic population. A two-year prospective study. *American Journal of Sports Medicine, 29*, 190 – 195.

193. Backman, L. J., & Danielson, P.(2011). Low range of ankle dorsiflexion predisposes for patellar tendinopathy in junior elite basketball players: A 1-year prospective study. *American Journal of Sports Medicine, 39*, 2626 – 2633.

194. Malliaras, P., Cook, J. L., & Kent, P.(2006). Reduced ankle dorsiflexion range may increase the risk of patellar tendon injury among volleyball players. *Journal of Science and Medicine in Sport, 9*, 304 – 309.

195. Rath, E., Schwarzkopf, R., & Richmond, J. C.(2010). Clinical signs and anatomical correlation of patellar tendinitis. *Indian Journal of Orthopaedics, 44*, 435 – 437.

196. Jonsson, P., & Alfredson, H.(2005). Superior results with eccentric compared to concentric quadriceps training in patients with jumper's knee: A prospective randomised study. *British Journal of Sports Medicine, 39*, 847 – 850.

197. Larsson, M. E. H., Käll, I., & Nilsson-Helander, K.(2012). Treatment of patellar tendinopathy—A systematic review of randomized controlled trials. *Knee Surgery, Sports Traumatology, Arthroscopy: Official Journal of ESSKA, 20*, 1632 – 1646.

198. Saithna, A., Gogna, R., Baraza, N., Modi, C., & Spencer, S.(2012). Eccentric exercise protocols for patella tendinopathy: Should we really be withdrawing athletes from sport? A systematic review. *Open Orthopaedics Journal, 6*, 553 – 557.

199. Purdam, C. R., Jonsson, P., Alfredson, H., Lorentzon, R., Cook, J. L., & Khan, K. M.(2004). A pilot study of the eccentric decline squat in the management of painful chronic patellar tendinopathy. *British Journal of Sports Medicine, 38*, 395 – 397.

200. Young, M. A., Cook, J. L., Purdam, C. R., Kiss, Z. S., & Alfredson, H.(2005). Eccentric decline squat protocol offers superior results at 12 months compared with traditional eccentric protocol for patellar tendinopathy in volleyball players. *British Journal of Sports Medicine, 39*, 102 – 105.

201. Janssen, I., Steele, J. R., Munro, B. J., & Brown, N. A.(2013). Predicting the patellar tendon force generated when landing from a jump. *Medicine and Science in Sports and Exercise, 45*, 927 – 934.

第十二章
足部和踝关节的骨科干预

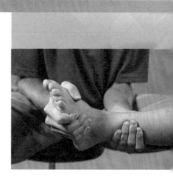

解剖学和生理学

常见损伤

学习目标

12.1　描述足部和踝关节的解剖结构。

12.2　列出正常的足部和踝关节活动度。

12.3　描述正常足部和踝关节的运动学，包括足部如何在步态中从一个灵活的调节器转变为一个刚性的推动器。

12.4　描述下肢控制"自上而下"与"自下而上"的理念。

12.5　描述和讨论前、后、内、外向和牵引的足部和踝关节松动技术的原理和目的。

12.6　描述常见的足部和踝关节病变和典型表现。

12.7　讨论各种足部和踝关节病变的影响因素，以及相关的预防措施。

12.8　描述用于诊断常见足部和踝关节疾病的临床试验以及如何实施这些试验。

12.9　讨论足部和踝关节病变的常见干预措施。

12.10　描述对足部和踝关节的手术干预和术后治疗，包括踝关节 ORIF 和跟腱修复。

12.11　解释过度或长时间旋前对足底筋膜炎、胫骨后肌肌腱功能障碍、胫骨中部应力综合征和跗管综合征的影响。

12.12　描述特定足部和踝关节病变的临床警示。

解剖学和生理学

足部和踝关节作为下肢运动链中最远端的组成部分，承受着极端的旋转和承重应力。当足部接触地面时，其必须足够灵活，以便吸收和消散初始着地时的力，同时还需适应不平坦的地面。但足部又必须足够稳定，以便为身体提供支撑基础，并在步态周期的推进期传递力量。此外，足部必须能够在几分之一秒内从柔性结构变为刚性结构。这些相互矛盾的功能在很大程度上是依赖足的解剖结构而实现的。

骨与关节的解剖学和生理学

同手一般，足部和踝关节在结构和功能上都非常复杂。此区域包含 28 块骨头和 30 个关节。它们包括胫腓骨远端、跗骨（距骨、跟骨、足舟骨、骰骨和三块骨）、跖骨和趾骨。

足部和踝关节包括远端胫腓关节，小腿骨和距骨间的踝关节，距骨和跟骨间的距下关节，后足和中足间的距舟关节和跟骰关节，以及中足和前足骨中的数个关节。

分别从内侧和外侧观察，足部从足跟到距骨头呈现为弓形。而这便是内侧和外侧的纵弓。足部还存在一个从内向外的横弓。

足部和踝关节的骨骼如图 12.1 所示，总结见表 12-1。在专栏 12-1 中总结了足部的各个区域。鉴于术语的多样繁复，厘清足部的运动对于理解这个区域的关节是必要的。关于运动和位置的术语的总结，请参见专栏 12-2。

远端胫腓关节

远端胫腓关节形成了踝关节的近端部分。该关节由胫腓韧带稳定。这个关节并非一个滑膜关节，而是一个韧带联合。这些骨头被多条韧带紧密地固定着。此处的活动受到限制，同时此关节的稳定性对于保持踝关节功能是很重要的。由于前侧的距骨起到楔形作用，胫骨和腓骨在踝关节背屈中轻度分离。高位踝扭伤会破坏这个关节，稍后将讨论这种疾病。图 12.2 展示了此关节。

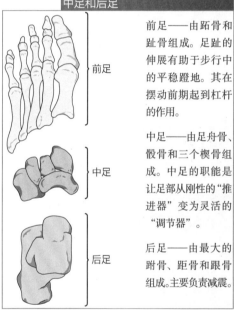

专栏 12-1　足部在功能上分为三个区域：前足、中足和后足

前足——由跖骨和趾骨组成。足趾的伸展有助于步行中的平稳蹬地。其在摆动前期起到杠杆的作用。

中足——由足舟骨、骰骨和三个楔骨组成。中足的职能是让足部从刚性的"推进器"变为灵活的"调节器"。

后足——由最大的跗骨、距骨和跟骨组成。主要负责减震。

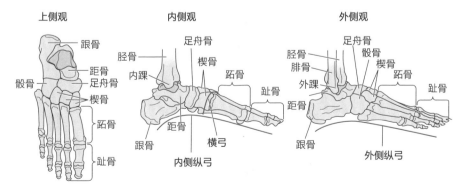

图 12.1　足部和踝关节包括胫腓骨远端及足部的 26 块骨

表 12-1	足部和踝关节的解剖学和生理学			
关节	解剖学	正常关节活动度及运动	骨性标志	临床注意事项
远端胫腓关节	两块小腿骨间的韧带联合，由关节囊、胫腓前后韧带和骨间韧带稳定	此处有极少运动发生，背屈扩宽了两块骨之间的距离		高位踝扭伤累及此关节
胫距关节（距小腿关节）	胫骨、腓骨和距骨穹隆之间的铰链关节。外侧由数条小韧带稳定，内侧由强壮的三角韧带稳定	背屈 20° 跖屈 50°		踝背屈受限导致足底筋膜炎、足趾畸形、跟腱病和步态偏移。松弛位为跖屈 10° 和内/外翻中立位
距下关节	距骨和跟骨之间的关节，有多个关节面。由距跟韧带稳定	旋后(非负重位: 内翻、跖屈和跟骨内收)。旋前(非负重位: 外翻、背屈和跟骨外展)		距骨相对于跟骨的运动贯穿整个步态周期。距下关节在初始着地时旋后，在站立中期旋前，在站立后期旋后
跗横关节	该关节包含: • 距舟关节 • 跟骰关节			此关节的双运动轴使足部旋后呈刚性和旋前呈柔性
跗跖(TMT)关节	允许最小滑动的平面关节		第五跖骨的基部可在足外侧被触及。仅在第五跗跖关节的远端	
跖趾关节	由副韧带稳定和拥有两个自由度的髁状关节	屈曲和伸展，外展和内收		拇趾伸展受限可导致足底筋膜炎和拇趾外翻畸形
趾间关节	拥有一个自由度的铰链关节	屈曲和伸展		

专栏 12-2 足部和踝关节动作和位置的术语总结

背屈 / 跖屈

背屈和跖屈主要发生在胫距关节处，其在矢状面上围绕冠状（内 - 外）轴旋转。背屈和跖屈如下图所示。

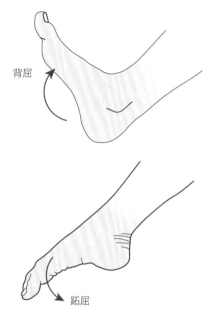

内翻 / 外翻

内翻和外翻是指发生在距下关节和中足关节处的运动，其在冠状面上围绕矢状（前 - 后）轴旋转。足内翻带动足底朝内，而外翻则带动足底朝外。这些动作通常与其他动作协同发生。

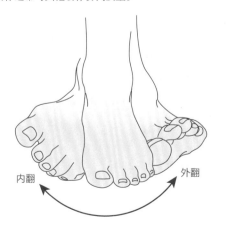

内翻和外翻亦指跟骨的位置。跟骨内翻亦称为跟骨内收，而跟骨外翻便为外展。

外展 / 内收

术语外展和内收可用于指示拇趾、前足、距骨或跟骨的运动或位置。拇趾的外展 / 内收发生在第一跖趾关节处。前足的外展 / 内收发生在跗跖关节及其远端的所有关节。下图描绘了拇趾和前足的外展和内收。

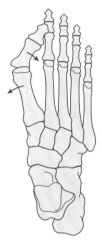

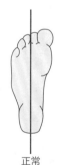
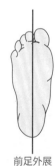
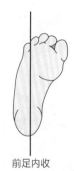

正常　　　　前足外展　　　　前足内收

除了前足外展和内收外，跟骨还可在距骨上外展或内收。在讨论开链运动时，这些术语最为常用。跟骨外展伴随着跟骨外翻。当讨论距下关节的闭链运动时，距骨而非跟骨被认为是活动骨。在闭链旋前时，距骨相对跟骨内收；而在闭链旋后时，距骨相对跟骨外展。这将在"距下关节"部分讨论。

专栏 12-2　　足部和踝关节动作和位置的术语总结（续）

内翻/外翻

术语内翻和外翻是用以描述由关节分开的两个节段的位置。内翻表示远端相对于近端靠近身体中线。外翻表示远端相对于近端远离身体中线。在足部，这些术语通常用于描述跟骨相对于距骨和小腿，以及前足相对于后足的运动。下图说明了这两个区域的内翻和外翻。

旋前/旋后

旋前和旋后是发生在距下关节和跗横关节处的组合运动。非负重位的旋前是指跟骨背屈、外翻和外展。而负重位的旋前的力线与之类似，即伴有扁平足和跟骨外翻。同时，距骨相对跟骨内收。

非负重位的旋后包括跟骨跖屈、内翻和内收。负重位的旋后的力线与之类似，即伴有内侧足弓升高和跟骨内翻。同时，距骨相对跟骨外展。下图描绘了负重/非负重位的旋前和旋后。

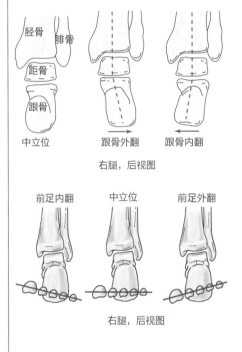

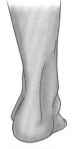

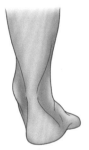

胫距（距小腿）关节

距骨与远端胫腓骨间形成的关节称为胫距（距小腿）关节或踝关节。该关节作为铰链关节主要允许矢状面上的运动。踝足复合体的大部分背屈和跖屈发生在这里。胫距关节通常被称为踝榫关节。榫眼是一种带有凹槽的结构，可容纳与之匹配的榫头。远端胫骨和腓骨形成了匹配距骨上侧的榫眼，如图 12.2 所示。这种相互连接的关节增加了踝足复合体的稳定性。

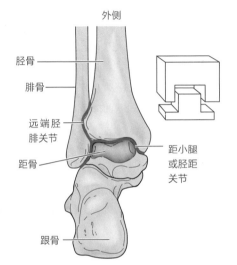

图 12.2　远端胫腓关节和胫距关节是组成踝关节的两个关节。胫距关节亦称为踝榫关节

距下关节

距骨和跟骨间形成的关节称为距跟关节或距下关节。此为足部三个关键关节中的第一个。距骨并非位于跟骨正上方，而是靠近内侧。旋前时，距骨相对跟骨向内下滑动，同时跟骨倾斜外翻。旋后时，距骨相对跟骨向外上滑动，同时跟骨倾斜内翻。这种运动允许距下关节在承重期间抑制来自腿部的旋转力量。小腿的内旋导致距骨向内侧滑动并伴随足部内旋。而当小腿外旋时，足部则旋后。图 12.3 描述了在旋前和旋后时，距骨在跟骨上的运动。

距舟关节

距舟关节是足部三个关键关节中的第二个。随着小腿内旋和距骨向内下滑动，足舟骨随着距骨而被下拉，并带动足内侧纵弓变平。随着小腿外旋，足舟骨随着距骨而被上拉，进而抬高内侧纵弓。图 12.4 描述了旋前和旋后对足舟骨的影响。这种关系可见于本章后述的足舟骨下降试验。

跗横关节

足部三个关键关节中的第三个便是跗横关节，其是近端的距骨和跟骨以及远端的足舟骨和骰骨间形成的 S 形关节。该关节有两个运动轴，分别为纵轴和斜轴，如图 12.5 所示。两轴在旋后时交错，在旋前时不交错[1]。当两轴交错时，中足跗骨锁定，足部变得僵硬。当两轴不交错时，足部保持灵活。

图 12.3　距下关节是足部三个关键关节之一。当足旋前时，距骨相对跟骨向内下滑动，同时跟骨倾斜外翻。足旋后时，距骨相对跟骨向外上滑动，同时跟骨倾斜内翻

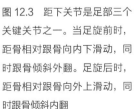

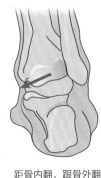

旋前

距骨内翻，跟骨外翻

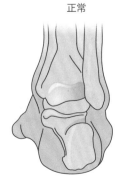

正常

正常

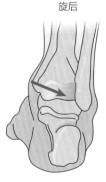

旋后

距骨外翻，跟骨内翻

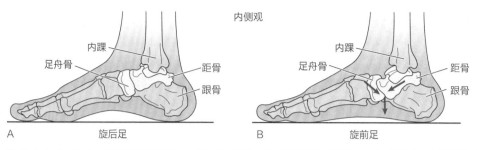

图 12.4　距舟关节是足部三个关键关节之一。当足部旋后时,足舟骨紧随距骨相对跟骨上滑,这抬高了内侧纵弓(A)。足部旋前时,足舟骨紧随距骨下滑。其可能成为旋前足的负重点(B)

该关节允许足部提供相互矛盾的功能,即为稳定性和步态推进保持刚性,但又在缓冲旋转力和适应不平坦的地面时兼具柔韧性。这些将在"足部和踝关节的运动学"中进一步讨论。

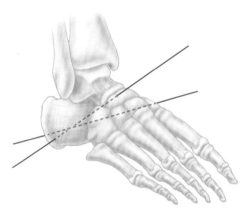

图 12.5　中足的跗横关节有两个运动轴。当足旋前时,两轴几乎平行,使足部灵活。但在足旋后时,两轴交错导致足部变成一个刚性结构

跗跖关节

跗跖(tarsometatarsal,TMT)关节是跖骨远端和相应跗骨近端间形成的关节。"列"用于描述跗骨和第一至第五跖骨间的组合。例如,第一列用于指代第一楔骨和第一跖骨。第五列是指骰骨和第五跖骨。跗跖关节允许在三个平面上的运动。图 12.6 描绘了 TMT 关节,以及第一和第五列。

跖趾关节

在跖骨(metatarsal,MTP)关节处,跖骨的凸形远端与各趾的凹形近节趾骨相连。这些关节拥有两个自由度。与手不同,足部的 MTP 关节伸展多于屈曲。在步态站立后期足跟抬离时,这种伸展保证了足趾与地板的持续接触。

软组织

韧带

远端胫腓关节的韧带包括胫腓前韧带和胫腓后韧带。此外,骨间膜在此区域延续为骨间韧带。在踝背屈的过程中,踝榫略微增宽才能适应距骨的较宽部分。而胫腓关节的韧带允许这种轻微的活动发生,同时还能维持关节的稳定性。

踝关节由内侧强健的韧带系统和外侧三条较小的韧带所稳定。内侧的韧带复合体称为三角韧带或内侧副韧带。这种扇形韧带分为浅层与深层,并将胫骨内踝同足舟骨、距骨和跟骨相连接。三角韧带为内踝提供了抵抗外翻力量的显著稳定性。

外侧的三条韧带构成了外侧副韧带。它们是距腓前韧带、距腓后韧带和跟腓韧带。这三条韧带虽不及内侧的三角韧带强劲,但有助于控制内翻力量。

足底众多韧带共同协助支撑纵弓。这些韧带中最重要的两条是跳跃韧带(跟舟足底韧带)和足底长韧带。跳跃韧带支撑内侧纵弓。而足底长韧带为足外侧提供足弓支撑。它们由足底筋膜加固。图 12.7 显示了足部和踝关节的韧带。

图 12.6　跗跖关节如红线所示。与之相连的跗骨和跖骨合称为"列"。第一列由楔骨和第一跖骨形成，第五列由骰骨和第五跖骨形成

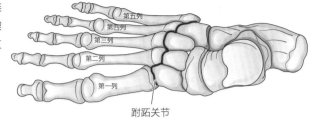

跗跖关节

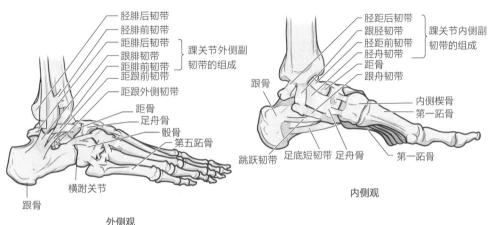

胫腓后韧带
胫腓前韧带
距腓后韧带
跟腓韧带　　}　踝关节外侧副
距腓前韧带　　韧带的组成
距跟前韧带
距跟外侧韧带
距骨
足舟骨
骰骨
第五跖骨
横跗关节
跟骨

外侧观

胫距后韧带
跟胫韧带　　}　踝关节内侧副
胫距前韧带　　韧带的组成
胫舟韧带
距骨
跟舟韧带
内侧楔骨
第一跖骨
跟骨
跳跃韧带　足底短韧带　足舟骨　第一跖骨

内侧观

图 12.7　足部和踝关节内侧与外侧的韧带

足底筋膜

足底筋膜也称为足底腱膜，其为一条从跟骨下端延伸到近节趾骨的厚实结缔组织束（图12.8）。这种腱膜为踝足复合体提供了高达 14%的承重能力[2]。足底筋膜充当稳定纵弓的浅层韧带。这种结构将在足底筋膜炎这一疾病中深入讨论。

屈肌支持带

屈肌支持带作为一种宽阔的结缔组织束，从内踝延伸到跟骨的内侧。此支持带容纳固定了足后侧的外在肌肌腱，并形成了跗管的穹窿部。

表 12-2 总结了足部和踝关节的韧带。

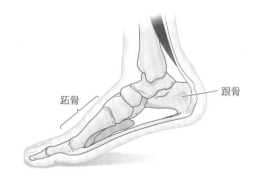

距骨

跟骨

图 12.8　足底筋膜在足部生物力学中很重要，其承受足部高达 14% 的负荷

表 12-2 足部和踝关节结缔组织的解剖学和生理学

结构	解剖学	功能	临床注意事项
关节囊	跨越胫距关节；由前后增厚区所加固；内外侧有强健的韧带加固		前侧关节囊可能在跖屈位损伤中受累
远端胫腓韧带	三条韧带稳定远端胫腓关节： • 胫腓前韧带 • 胫腓后韧带 • 胫腓骨间韧带	稳定远端胫腓关节。让踝榫随着背屈而增宽，随着跖屈而变窄	稳定胫距关节的跖屈和背屈。可能在高位踝扭伤时受累
踝关节内侧（三角）韧带	踝关节韧带的三角系统。韧带从内踝延伸至距骨、跟骨和足舟骨	从内侧维持胫距关节	可称为踝关节内侧副韧带。稳定足踝，防止其外翻。韧带结构非常宽、厚，导致其很少损伤
踝关节外侧韧带	三条韧带位于外侧： • 距腓前韧带 • 距腓后韧带 • 跟腓韧带	从外侧维持胫距关节	可称为踝关节外侧副韧带。稳定足踝，防止其内翻。距腓前韧带是踝关节最容易发生扭伤的韧带[3]
跟舟足底（跳跃）韧带	位于足底表面，从跟骨延伸到足舟骨	支撑内侧纵弓和距骨头	韧带断裂导致扁平足畸形
足底长韧带	位于足底外侧，从跟骨中部到骰骨和第三到第五跖骨	支撑外侧纵弓	
足底筋膜[4, 5]	位于足底，从跟骨到 MTP 关节和近节趾骨	支撑足的纵弓。通过绞盘机制，通过拇趾伸展来提升足弓高度	足底筋膜炎是一种常见疾患
屈肌支持带	从内踝延伸至跟骨内侧	固定足后侧的外在肌肌腱	形成跗管的穿窿部。该区域肿胀可导致跗管综合征

跗管

跗管是由屈肌支持带在踝内侧的浅表延伸形成的结构。支持带形成了管道穿窿部，而管道底部由胫骨内踝、距骨和跟骨构成。胫骨后肌、趾长屈肌、拇长屈肌的肌腱以及胫动脉和神经皆于此管道中穿行（图 12.9）。跗管的骨性底部和韧带穿窿使管道的大小相对固定，这会导致管道内的神经受压。

滑囊

跟骨后部有两个滑囊：较大的跟皮下囊和跟骨后滑囊。跟皮下囊位于跟腱表面。跟骨后滑囊位于跟腱和跟骨之间，靠近跟腱的止点。这些滑囊可能会发炎并导致足跟后部疼痛。可参见图 12.10 所描绘的滑囊。

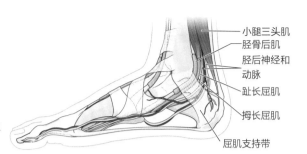

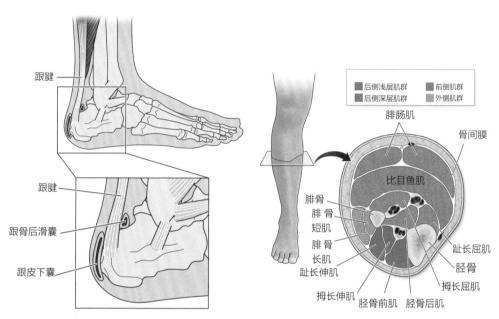

图 12.9 踝管由从内踝到跟骨的屈肌支持带组成。胫神经在管道中穿行，可能于此处受压

图 12.10 两个跟骨滑囊，一个跟皮下囊和一个跟骨后滑囊，可能是足跟后部疼痛的来源

图 12.11 小腿肌肉的横截面。肌肉分为四组，每组三块肌肉，由厚实的筋膜隔开。因为第三腓骨肌起点位于截面下方，故其未于图中显示

足部和踝关节的肌肉

踝关节肌肉和足部外在肌肉皆位于小腿。这些肌肉共有 12 块，可以将其分为四组肌群来更好地研究和理解它们。在小腿前侧可见一组肌群中的三块肌肉。小腿后侧有浅层肌群和深层肌群，分别有三块肌肉。小腿外侧的三块肌肉则组成了最后一组肌群。这四组肌群由筋膜彼此隔开。图 12.11 描绘了小腿肌肉的横截面，从中可见这些肌群。

足部和踝关节的肌肉常以其动作、附着处或位置来命名。与手和腕相同，包含"屈肌"或"伸肌"的肌肉名称预示其动作。名称含"趾"的肌肉是足趾肌肉，而名称含"拇"的肌肉则指代拇趾肌肉。名称中带有"胫骨"的肌肉将穿行于腿和足的内侧，而名称中带有"腓骨"的肌肉则穿行于其外侧。

足部和踝关节肌肉的起点、止点、支配神经和主要运动及临床注意事项总结在表 12-3 中。

表 12-3 足部和踝关节肌肉的解剖学和肌动学

肌肉	起点	止点	支配神经	主要运动	临床注意事项
胫骨前肌	胫骨近端	第一跖骨和第二楔骨	腓总神经	踝背屈和内翻	
趾长伸肌	胫骨、腓骨和骨间膜近端	第二至第五趾的中节和远节趾骨	腓总神经	第二至第五趾伸展，适当协助踝背屈	
拇长伸肌	腓骨中三分之一和骨间膜	拇趾的远节趾骨	腓总神经	拇趾伸展，适当协助踝背屈和内翻	
腓骨长肌	腓骨上半部	第一跖骨和第一楔骨的基底部	腓总神经	足外翻和跖屈；此外，它还起到了动态支撑横弓的作用	
腓骨短肌	腓骨下半部	第五跖骨的基底部	腓总神经	踝外翻和跖屈	
第三腓骨肌	腓骨前侧	第五跖骨的基底部	腓总神经	踝外翻和背屈	
腓肠肌	股骨髁	跟骨后侧	胫神经	踝跖屈，膝屈曲	与比目鱼肌和跖肌汇为跟腱。常见有肌腱病变
比目鱼肌	胫腓骨后侧	跟骨后侧	胫神经	踝跖屈	要拉伸比目鱼肌，屈膝可排除腓肠肌成为干扰因素
跖肌	股骨外上髁	跟骨后侧	胫神经	较弱的跖屈肌和膝屈肌[6]。其主要作用可能是本体感受器之一[7]	与上肢的掌长肌类似，7% 到 20% 的人缺少这种肌肉。此肌腱可在不影响踝跖屈力量的情况下进行肌腱移植[8]
胫骨后肌	近端胫骨的后侧	分为三束，止点广泛：足舟骨、中间和外侧楔骨、骰骨和第二至第四跖骨底	胫神经	踝跖屈和内翻	足部和踝关节内侧的关键稳定器。肌腱功能障碍可影响内侧足弓
趾长屈肌	胫骨后部	第二至第五趾的远节趾骨	胫神经	第二至第五趾屈曲，踝跖屈，较弱的踝内翻	

续表

肌肉	起点	止点	支配神经	主要运动	临床注意事项
拇长屈肌	腓骨后表面	拇趾的远节趾骨	胫神经	拇趾屈曲和踝跖屈，较弱的踝内翻	
蚓状肌	趾长屈肌肌腱	趾背腱膜	胫神经	MTP 关节屈曲，PIP 关节和 DIP 关节伸展	
骨间背肌	跖骨之间	背侧：第二至第四近节趾骨基底部 足底：第三至第五近节趾骨基底部	胫神经	足趾外展和内收；支撑足的纵弓 [9]	
足底方肌	跟骨底面	趾长屈肌肌腱	胫神经	通过伸直拉伸趾长屈肌以促进足趾屈曲	

小腿前侧肌肉

前侧肌群包含胫骨前肌、趾长伸肌和拇长伸肌。这三块肌肉都可以背屈踝关节，归功于其在踝关节前方穿过足踝。此外，胫骨前肌使足部内翻。趾长伸肌将伸展第二至第五趾，而拇长伸肌则伸展拇趾。

小腿外侧肌肉

三块腓骨肌是踝外翻肌：腓骨长肌、腓骨短肌和第三腓骨肌。除了外翻踝关节，它们还可以分别协助踝关节背屈或跖屈。

小腿后侧肌肉——浅层肌群

小腿后侧浅层肌群皆为跖屈肌，包括腓肠肌、比目鱼肌和跖肌。其赋予了小腿轮廓和形状。通常，鉴于腓肠肌和比目鱼肌的共同肌腱止点，而合称它们为腓肠肌。

小腿后侧肌肉——深层肌群

小腿后侧深层肌群包括胫骨后肌、趾长屈肌和拇长屈肌。因为这三块肌肉在内踝后侧进入足部，所以它们都能跖屈和内翻踝关节。此外，趾长屈肌屈曲第二至第五趾，拇长屈肌屈曲拇趾。

足底固有肌

起止于足部的肌肉称为足底固有肌，包括蚓状肌、骨间背侧肌、骨间足底肌和足底方肌。

神经

坐骨神经的分支为膝关节远端的肌肉提供神经支配。回想一下，就在腿后侧膝关节的近端，坐骨神经分成两条神经：胫神经和腓总神经。

胫神经在小腿后侧延续并支配小腿后侧的所有肌肉：腓肠肌、比目鱼肌、跖肌、胫骨后肌、趾长屈肌和拇长屈肌。它通过跗管进入足底并支配足部的内在肌肉，包括蚓状肌和骨间肌。图12.12A描绘了胫神经。

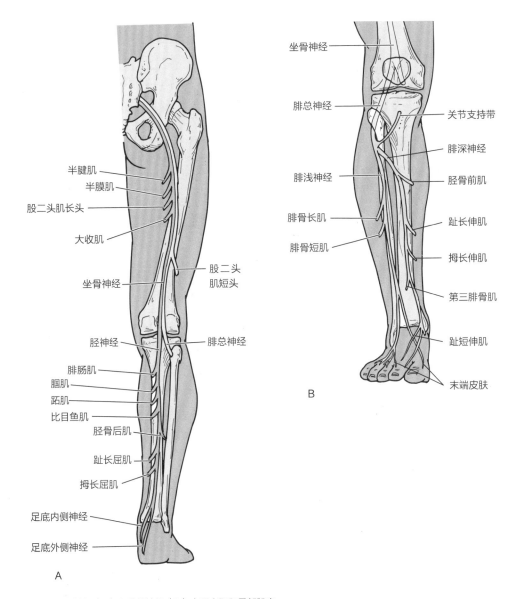

图 12.12 胫神经（A）和腓总神经（B）支配小腿和足部肌肉

腓总神经环绕腓骨头并沿着小腿前部向下延伸。它支配胫骨前肌、趾长伸肌和拇长伸肌，以及三块腓骨肌肉（腓骨长肌、腓骨短肌和第三腓骨肌）。图 12.12B 描绘了腓总神经。表 12-4 总结了小腿神经解剖结构。

表 12-4	小腿神经解剖学和生理学		
结构	解剖学	功能	临床注意事项
胫神经	坐骨神经的分支，沿小腿后侧延伸至足底	支配小腿后侧肌群和足内在肌	跗管综合征是神经在踝关节内侧受到夹挤引起的
腓总神经	坐骨神经的分支，绕过腓骨头向下延伸到小腿前部	支配小腿前侧肌群和外侧肌群	

足部和踝关节的运动学

静态力线

　　静态足部力线是指，足部处于距下关节中立位时（subtalar joint neutral，STJN）跟骨和前足的位置。在这个位置，正常的力线应表现为跟骨与小腿在一条直线上，即跟骨不存在内翻或外翻。而这个位置称为跟骨直立位。从中立位开始的正常活动度为跟骨内翻 20° 和外翻 10°。前足和后足不应存在相对旋转。如果前足相对后足朝内，则称为前足内翻。若朝外，则前足处于外翻状态。图 12.13 展示了前足内翻的足部骨骼。

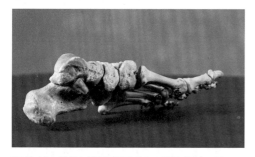

图 12.13　足部力线显示前足内翻。而跟骨垂直于地面。注意前足的内翻

动态力线

　　静态力线会影响步态中的动态力线。当处于非负重状态下时，如果患者显示出跟骨内翻和 / 或前足内翻的静态力线，则负重状态下的患者通常会通过过度旋前进行代偿。相反，如果患者非负重状态下存在跟骨外翻和 / 或前足外翻的静态力线，则负重状态下的代偿通常是旋后。非负重状态下看似应该旋后的足部，在负重时将变成旋前足，反之亦然。

注意……

注意负重对足旋前和旋后的影响。非负重状态下看似非常内旋和旋后的足部会产生旋前的代偿，以使第一列能够接触地面。

　　除了动态力线受静态力线的影响外，肌肉力量和收缩时机也在动态力线中起作用。维持足部动态力线的三个重要肌肉是胫骨后肌、腓骨长肌和腓肠肌。

- 胫骨后肌是最强的踝关节内翻肌。当足跟在初始着地接触地面时，足部在承受体重时发生旋前。而胫骨后肌通过离心收缩来减缓足部旋前，以便控制内侧足弓的塌陷。到站立中期，胫骨后肌向心收缩来帮助将足部向上拉回旋后位，以便为站立终期和摆动前期做准备。这样，胫骨后肌在控制足部的旋前和旋后方面起主要作用。

- 腓骨长肌为横弓提供动态支撑，归功于它自外向内地横跨足底。由于它附着在第一跖骨和第一楔骨上，所以它能够在摆动前期外翻足部以协助将负荷转移到足内侧和拇趾 [10]。腓骨长肌和胫骨后肌的图示以及它们如何影响足部动态力线可见于图 12.14。

- 在正常步态的站立终期，需要踝关节背屈约 10° 并伴随膝关节伸展。小腿三头肌必须长度适宜以便允许这种活动范围。如果小腿三头肌限制背屈，患者可能会通过压平中足和纵弓来获得必要的活动范围（图 12.15）。而这或许会导致足部的过度旋前以及足部和踝关节病变。

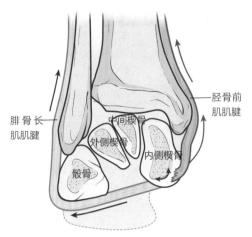

图 12.14 胫骨后肌和腓骨长肌是足内侧纵弓和横弓的重要稳定器

腓骨长肌肌腱
中间楔骨
外侧楔骨
内侧楔骨
骰骨
胫骨前肌肌腱

步态中足的正常生物力学

在从初始着地到站立中期的步态周期中，足部旋前完成了足的两个重要功能。一是分散来自小腿的内在旋转力，二是将足从刚性转变为柔性。

虽然踝关节的运动轴主要位于冠状面，但此运动轴实际上为自后内侧往前外侧斜向贯通。足部大体在位置上相对小腿外旋。这有助于足部在初始着地时产生内在旋转力。这种旋转力在很大程度上被距骨相对跟骨向内下侧的滑动所吸收，进而导致足部旋前。

除了在初始着地时吸收小腿的旋转力，足部旋前还通过交错运动轴来解锁跗横关节。这种关节解锁允许足部暂时灵活以及适应不平坦的地面。

从站立中期到摆动前期，足必须开始旋后。这将足部转变成一个刚性杠杆，以允许来自跖屈肌的力量推动身体向前。如果足部保持松动和灵活，则腓肠肌的功能便会减弱。图 12.16 说明了在步态站立期足部旋前和旋后的变化。

足底筋膜的绞盘机制

一种在站立后期协助足部旋后的机制称为绞盘机制。回想一下，足底筋膜从跟骨延伸到近节趾骨。绞盘效应是指由于拇趾处的足底筋膜拉长而引起的足部纵弓抬高（图 12.17）。

在摆动前期，枢轴点成为拇趾的跖趾关节。从站立终期到摆动前期，跖趾关节的伸展活动度迅速增大，最大可达 80°。这种伸展延长了跖趾关节处的筋膜，并导致跟骨和距骨头之间的筋膜缩短，从而抬高了纵弓。足弓的抬高促使足部旋后，并增加了其推进时的刚度。

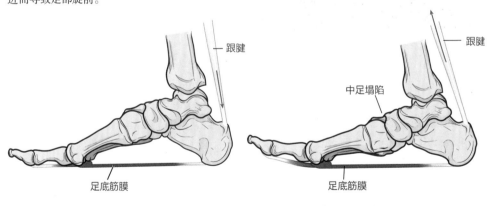

跟腱
足底筋膜
正常长度的小腿三头肌

跟腱
中足塌陷
足底筋膜
小腿三头肌短缩

图 12.15 正常的小腿三头肌长度允许步态所需的伸膝下的 10° 背屈。如果小腿三头肌短缩，一种代偿方法是压平中足和纵弓

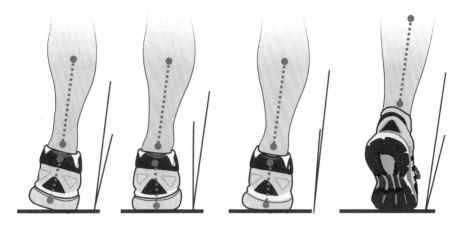

图 12.16　足部从初始着地到站立中期开始旋前，然后开始旋后。旋前吸收旋转力，而旋后将足部转化为刚性杠杆

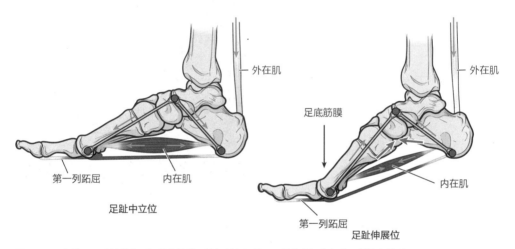

图 12.17　在第一跖趾关节上延长足底筋膜可缩短其在跟骨和跖骨头之间的部分，并抬高纵弓

步态中过度旋前或旋后的影响

通常，我们观察到的步态异常与过度旋前或旋后有关。过度旋前的患者将难以在推进前转为旋后的位置。当柔软的足部推进身体时，小腿三头肌提供的力量无法产生理想的效果。患者可能会滚推足内侧来取代拇趾的推进。

过度旋后的患者将难以适应不平坦的地面和胫骨的旋转力。力会扩散到整个足部，而这可能会导致一些退行性变化。由于足部相对不灵活，这类患者很容易出现踝关节扭伤。

自上而下或自下而上的传导方式

踝足复合体的静态力线与上方的骨盆、髋关节和膝关节的静态力线互相影响。长期以来，人们一直认为，在"自下而上"的肢体控制中，足部控制着膝关节和髋关节的位置。研究人员已探明足是导致髋膝疾患的原因之一，并找到了支持这一观点的证据[11]。

但最近研究人员开始认识到上方（近端）部位对足部位置的影响，即"自上而下"的控制类型。例如，髋外旋肌和外展肌无力的患者难以控制膝关节。这些患者在跑步和跳跃期间可能会增加动态膝外翻。而这种外翻的增加可能导致足部在负重状态下的过度旋前。

因为目前皆有证据支持这两种传导方式，所以在对患者进行康复治疗时，应考虑足部与其他部位的相互影响。请熟记自上而下和自下而上的传导方式。

关节松动术

足部和踝关节的关节松动术可用于增加活动度或减轻疼痛。踝关节的松弛位是跖屈 10° 和内翻/外翻中立位。表 12-5 列出了足部和踝关节的主要运动以及增加相关方向活动度的远端节段的滑动松动术。

远端胫腓关节

前/后向滑动

鉴于踝关节在背屈时轻度分离，腓骨相对胫骨的前向或后向滑动可用于增加踝背屈的活动度。患者仰卧，检查者用一只手稳定在患者的脚的顶部，用另一只手对腓骨施加前向或后向的力（图 12.18）。

胫距关节

前向滑动

较凸的距骨相对较凹的胫骨前向滑动可增加踝关节跖屈的活动度。患者仰卧，小腿下方垫有毛巾卷。检查者用一只手稳定患者小腿。检查者用另一只手托起跟骨并施加向上的力使距骨向前滑动（图 12.19）。

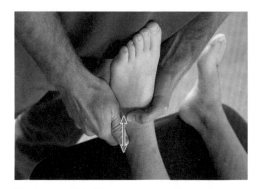

图 12.18　胫腓关节前/后向滑动以增加踝关节背屈活动度

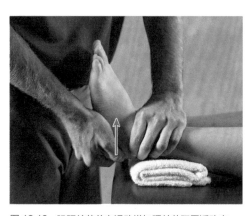

图 12.19　胫距关节前向滑动增加踝关节跖屈活动度

后向滑动

距骨相对胫骨和腓骨后向滑动用于增加踝背屈的活动度。患者仰卧，小腿下方垫有毛巾卷。检查者用一只手在患者关节前触摸关节间隙。检查者用另一只手的虎口在距骨上施加一个后向的力（图 12.20）。

表 12-5　用于增加关节活动度的滑动方向	
受限活动	松动术中的滑动方向
踝关节背屈	胫腓关节前/后向滑动；胫距关节后向滑动
踝关节跖屈	胫距关节前向滑动
跟骨内翻	距下关节外向滑动
跟骨外翻	距下关节内向滑动
一般踝关节活动	胫距关节牵引

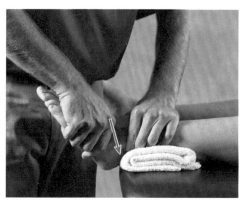

图 12.20　胫距关节后向滑动增加踝关节背屈活动度

牵引

　　将距骨牵离胫骨和腓骨可用于一般的关节受限。患者可以坐着或仰卧。检查者用一只手稳定患者远端胫骨。检查者用另一只手抓住距骨并向远端拉离（图 12.21）。或者，检查者可以双手握住距骨并向远端拉离。

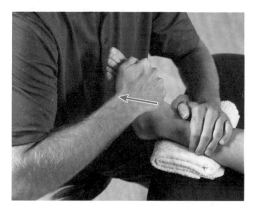

图 12.21　牵引胫距关节，以解决关节活动限制

距下关节

内 / 外向滑动

　　可相对距骨来松动跟骨，以增加内翻和外翻。患者可以坐着或仰卧，脚露出床尾。检查者用一只手稳定患者的距骨，另一只手抓住跟骨。内或外向滑动伴随着轻微的牵引力（图 12.22）。内向滑动促进外翻，外向滑动促进内翻。

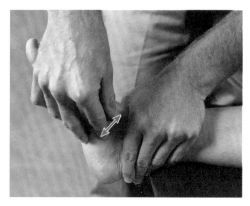

图 12.22　距下关节内 / 外向滑动以促进外 / 内翻

跗骨关节

　　可以使用前后向滑动来松动跗骨关节。检查者用一只手的拇指和食指稳定患者的跗骨，另一只手的拇指和食指在相邻的跗骨上前后向滑动。跗跖关节也可以通过前后向滑动来进行松动。这些松动可用于解决中足受限。图 12.23 显示了足舟骨相对距骨的松动。

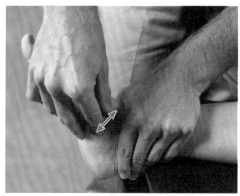

图 12.23　足舟骨相对距骨的前 / 后向滑动，用于解决中足受限

跖趾关节和趾间关节

　　跖趾关节和指间关节可沿用凹凸法则进行松动。这些关节的近端较凸，而远端则较凹。

常见损伤

外侧踝关节扭伤（CPG）

韧带联合扭伤（高位踝扭伤）

足底筋膜炎（CPG）

跟腱病（CPG）

胫后肌腱功能障碍

胫骨中部应力综合征

间室综合征

跗管综合征

踝关节和跟骨骨折

应力性骨折

足趾畸形

前面已经讨论了足部在站立期早期保持柔性而在站立期后期保持刚性的必要性。实现这一点的机制是跗横关节的旋前和旋后。在正常步态中，日复千次的脚步伴随着反复的足部和踝关节旋前和旋后。此外，足部必须同时吸收数倍于体重的内在旋转力和压缩力。不难理解，在这些情况下，异常的生物力学、过度使用或损伤导致的疾患便很常见。本节将讨论借助物理疗法治疗的足部和踝关节常见病变。

外侧踝关节扭伤（CPG）

外踝的稳定性主要来自骨关节的吻合性、腓骨肌和三条韧带。稳定外踝的韧带包括距腓前韧带、跟腓韧带和距腓后韧带。在外踝扭伤中，一条或多条的上述韧带存在损伤或撕裂。几近75%的外踝扭伤涉及独立的距腓前韧带损伤[3]。图12.24描绘了外侧踝关节扭伤。

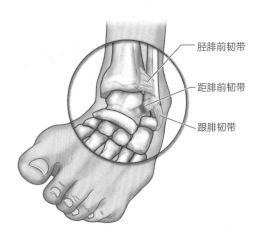

图 12.24 外侧踝关节扭伤最常见于距腓前韧带，并伴有跖屈和内翻损伤

踝关节扭伤根据严重程度分级。Ⅰ度扭伤是踝关节韧带被牵张的结果，Ⅱ度扭伤是部分撕裂的结果，Ⅲ度扭伤是一条或多条韧带完全撕裂的结果。

病因 / 致病因素

跖屈伴内翻是常见的损伤机制，例如发生在跳跃或踩坑后侧脚着地时。这些损伤中近一半与体育运动有关。风险最高的是跑步和跳跃运动，尤其是篮球、橄榄球和足球运动。

症状

外踝扭伤后，患者通常会主诉踝关节外侧疼痛。负重会加重疼痛。该部位常见肿胀和瘀伤。患者可能有踝关节不稳定的感觉。

临床体征

压痛、肿胀和疼痛是踝关节扭伤后评估患者的关键要素。此外，以下试验中是否出现韧带松弛或疼痛可能是衡量受伤程度和恢复情况的指标。

前抽屉试验

该试验用于评估距腓前韧带的完整性。患者取坐位，足部被抬离床面。检查者一手放在患者足踝前上方以稳定小腿。当患者足部略微跖屈时，检查者用另一只手抓住跟骨周围并分离关节。检查者保持跟骨的分离，并在跟骨和距骨上施加向前的力（图 12.25）。若患者的症状在距腓前韧带上重现或足部移位大于 5 毫米，则表明测试结果呈阳性。

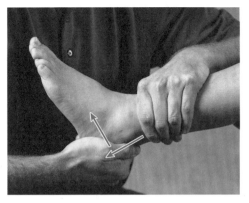

图 12.25　检查踝关节前侧不稳定的前抽屉试验。这项试验在外踝扭伤中可能是阳性的

注意……

前抽屉试验可见于多个关节，包括肩、膝和踝。所以病历应注明你所测试的关节。例如，记录"踝关节前抽屉试验"。

内侧距骨倾斜应力试验

该试验用于评估各个外踝韧带的完整性。患者取坐位，足部被抬离床面。检查者用一只手稳定在患者足踝上方的小腿内侧。当患者足部完全跖屈时，检查者用另一只手抓住跟骨周围并分离关节。保持跟骨的分离，并在跟骨和距骨上施加向内侧的力，使足部内翻。该方法可评估距腓前韧带。重复试验，患者足部处于中立位可评估跟腓韧带，背屈时，则可以评估距腓后韧带（图 12.26）。试验阳性表现为患者的症状复现于外踝韧带。

常见的干预措施

保护阶段

伤后应立即在组织愈合的急性期保护患者的足踝。在此期间，患者可能会佩戴夹板或石膏。此阶段的渐进式负重已被证明是有益的。包括冷冻疗法、透热疗法或电刺激在内的理疗可用于控制肿胀、疼痛和炎症。

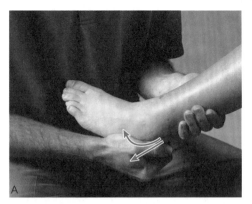

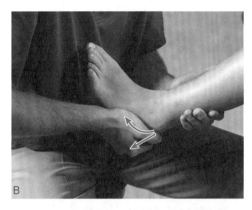

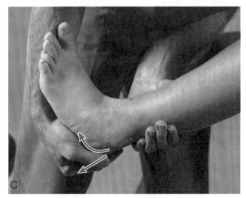

图 12.26　检查扭伤后踝关节外侧不稳定的内侧距骨倾斜应力试验。踝跖屈（A）测试距腓前韧带，中立位（B）测试跟腓韧带，踝背屈(C)测试距腓后韧带。在每个位置，都先牵引足踝，并施加一个向内侧的力

在保护阶段，研究表明手法治疗是有帮助的，包括淋巴引流、软组织松动以及疼痛耐受范围内的Ⅰ度和Ⅱ度关节松动。包括距骨和远端胫腓关节的前后向关节松动已被证实有益。患者可尝试开始跖屈和背屈的主动活动度训练。可以在此期间开始温和的抗阻运动，包括足内在肌的锻炼[12]。

临床警示

考虑到患侧韧带的应力，在此期间应避免进行较大幅度的跖屈和内翻。

训练阶段

在第二阶段，目标包括减轻疼痛和使活动度、力量、本体感觉和协调性正常化。手法治疗可能包括长轴牵引、距骨滑动和动态关节松动术[12]。外踝扭伤的动态关节松动术（mobilization with movement，MWM）涉及距骨的后向滑动。这是通过在患者做闭链踝背屈的同时施以一个后向的力来完成的。可以借助阻力带，也可以徒手提供力量（图12.27）。

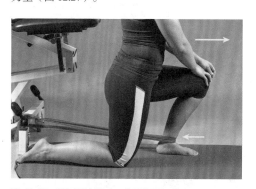

图 12.27　距骨后向松动，伴踝背屈运动

活动度训练可以被动和主动地进行。可以在坐位中使用平衡板来促进恢复正常活动度，如图12.28所示。可以使用阻力带或重物来强化踝关节跖屈、背屈、内翻和外翻。重点应放在踝关节内翻和外翻上。

随着这一阶段的进展，结合本体感觉再训练以最大限度地减少复发的可能性至关重要[13-16]。事实上，既往受伤是踝关节扭伤公认的风险因素。物理治疗师可以通过包括本体感觉再训练在内的干预措施来降低复发风险。患者可尝试负重功能性训练，例如上下台阶、足跟和足趾抬高、站在不稳定的表面上以及站立扰动活动，如图12.29所示。鼓励患者使用支具或贴布来增强稳定性，同时降低再次受伤的风险。

预防措施

因为踝关节扭伤复发的风险很高，所以预防是很重要的。在高风险体育运动中，患者可以通过护踝支具或足踝贴扎来降低风险[17-19]。在训练方案中加入本体感觉运动和赛前热身运动会降低风险[20, 21]。

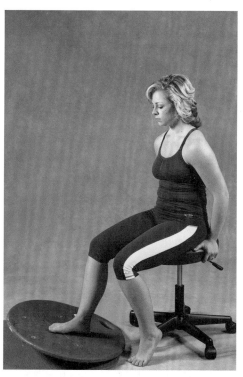

图 12.28　在踝关节康复的早期阶段，患者可以进行坐位下的平衡板训练来促进踝关节活动度的恢复

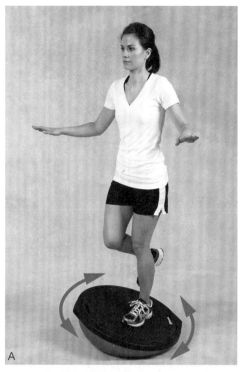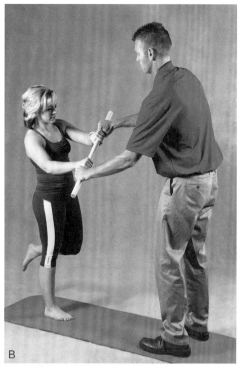

图 12.29 站立扰动训练用于本体感觉再训练，是踝关节扭伤治疗计划的重要部分，目的是降低复发风险。患者可尝试挑战不稳定的表面（A）或被施加外力（B）

结论：外侧踝关节扭伤的患者

疾病描述和原因	由踝内翻所致的足踝外侧韧带损伤，常见的是距腓前韧带损伤
特殊试验	前抽屉试验、内侧距骨倾斜应力试验
拉伸	无痛范围内
力量训练	所有的踝关节动作，侧重内翻和外翻
其他训练	本体感觉
避免	较大幅度的跖屈和内翻

韧带联合扭伤（高位踝扭伤）

踝关节韧带联合扭伤也称为高位踝扭伤。这种损伤并非足外侧韧带的扭伤，而是涉及远端胫腓关节的韧带（图 12.30）。根据扭伤的严重程度，踝关节的稳定性可能会受到影响。

远端胫腓关节是一种纤维联合。两块骨头通常保持非常接近，因此它们可以像螺栓上的扳手一样锁定在距骨上。该关节韧带的破坏可能导致

踝榫分离。当这种情况发生时，踝关节的稳定性便会丧失。与外踝扭伤相比，韧带联合损伤的疼痛更甚，并且需要大约两倍的时间才能恢复[22]。

这种类型的踝扭伤不如外踝扭伤常见。文献报道 1% 到 18% 的踝扭伤属于韧带联合损伤[23]。然而，其诊断难度更大，而轻度的韧带联合损伤可能无法检测到。

病因 / 致病因素

与外踝扭伤的内翻机制相反，高位踝扭伤常见的原因是足部相对胫骨外旋。其也可能是由于踝槽内距骨的极度背屈或突然外翻。这些机制都倾向于分离远端胫腓骨，扭伤稳定关节的韧带。韧带联合损伤通常与草地运动（例如橄榄球和足球运动）以及将脚固定在靴子中的运动（例如滑雪和曲棍球运动）有关。

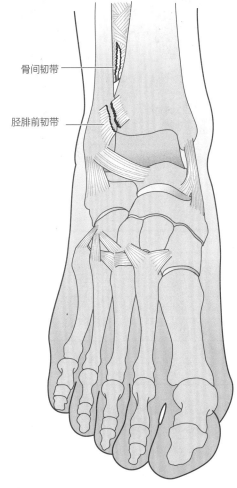

图 12.30 踝关节的韧带联合扭伤或高位踝扭伤，累及远端胫腓关节和常受累的骨间膜

骨间韧带

胫腓前韧带

症状

高位踝扭伤患者常抱怨远端胫腓关节前侧的疼痛和压痛。疼痛可能会因足部外旋或踝背屈而加剧，且疼痛可能会延伸至小腿。如果被诊断为外踝扭伤的患者的症状持续存在，则应考虑高位踝扭伤。

临床体征

踝背屈或足外旋的踝关节前侧疼痛是高位踝扭伤的有力指征。此外，以下试验中的疼痛复现可能有助于诊断这种疾病。

外旋试验

外旋试验是在患者处于坐位或仰卧位时进行的。检查者将患者的膝关节弯曲至90°，并将足踝保持在中立位，相对胫骨外旋患者足部（图 12.31）。韧带联合区域的疼痛显示试验结果呈阳性。

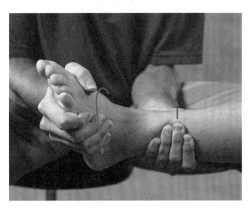

图 12.31 检查高位踝扭伤的外旋试验

挤压试验

挤压试验是在患者处于坐位或仰卧位的情况下进行的。检查者在患者小腿上方将腓骨向胫骨挤压（图 12.32）。这会导致远端关节处的两块骨头分离。联合韧带区域的疼痛表明试验结果呈阳性。挤压试验阳性的患者已被证实将耗费更长的时间来康复和重返运动 [22, 24]。

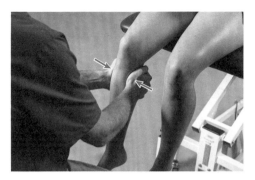

图 12.32　检查高位踝扭伤的挤压试验

背屈策略

　　背屈策略是在患者处于坐位的情况下完成的。检查者一只手稳定患者的腿，另一只手背屈患者的足踝（图 12.33）。联合韧带区域的疼痛表明试验结果呈阳性。

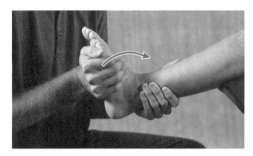

图 12.33　高位踝扭伤的背屈策略

背屈加压试验

　　该试验是背屈策略的一种变式。患者站立并弯曲双膝以使足踝处于背屈状态。患者主诉背屈时的疼痛程度，检查者记录可得的背屈范围。随后重复试验，检查者在患者踝关节周围徒手加压以稳定踝榫（图 12.34）。症状通过加压改善则表明试验结果呈阳性。伴随着加压，患者可能会主诉疼痛减轻和 / 或活动度增加。

常见的干预措施

保护阶段

　　最初，患者将处于无负重的保护阶段，目的是防止对韧带的进一步损伤。冷冻疗法或电刺激可用于控制肿胀、疼痛和炎症。可视损伤程度决定患者是否需要使用石膏或夹板制动。

 临床警示 ——————————

　　应注意避免夹板在小腿上侧过紧，以防止两块骨头分开。无痛范围内的主动活动训练可能会包含在治疗计划中，须对进行较大幅度的踝背屈保持谨慎态度。

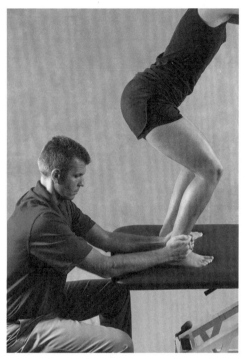

图 12.34　高位踝扭伤的背屈加压试验

训练阶段

　　随着疼痛和肿胀消退，患者可尝试开始部分负重的步行。垫高足跟可用于防止行走期间的过度背屈。可以开始进行双腿的低水平平衡再训练，以及温和的足踝肌肉强化训练。应着重强化腓骨肌群和腓肠肌[25]。蹬自行车和水下运动可能包含在此阶段中。

　　随着患者能够承受更多的负荷，康复计划可能涵盖更积极的锻炼，包括单腿负重强化训练、单 / 双腿提踵以及单腿平衡再训练。在重返体育运动之前，干预措施可能包括专项运动练习，包括跑步、跳跃和单腿侧跳。

结论：高位踝扭伤的患者	
疾病描述和原因	由足部外旋、外翻或极度背屈导致的远端胫腓关节的韧带损伤，可能会使踝关节失去稳定性
特殊试验	外旋试验、挤压试验、背屈策略、背屈加压试验
拉伸	无痛范围内恢复踝关节活动度
力量训练	腓骨肌、腓肠肌
其他训练	本体感觉
避免	较大幅度的踝背屈

手术患者的干预措施

若由于踝榫分离导致保守干预失败，则可能需要进行手术固定。除了韧带联合扭伤外，需要手术的患者通常还合并三角韧带损伤或腓骨骨折。

螺钉固定 (ORIF)

将一至两个螺钉横穿过胫腓骨以将其固定在一起，直至韧带愈合。在愈合期间，这些螺钉将保留 9 至 16 周。外科医生可以在 ORIF 之前通过关节镜对远端胫腓关节进行清创。三角韧带也可以在手术过程中进行修复或重建。

术后阶段

手术后，患者保持非负重或点地负重 6 ~ 8 周或更长时间。一些外科医生建议在移除螺钉之前让患者保持非负重状态。

移除螺钉后，患者可能需要穿石膏靴（承重有限）中，直到螺钉原先的位置被填充。初始目标是减少肿胀和疼痛。治疗计划中通常包括在术后 2 ~ 4 周开始的无痛范围内的踝关节活动度训练。蹬自行车和水下运动可能被纳入治疗计划。

在 6 ~ 8 周时，可以开始温和的肌力训练。可以开始双腿站立的本体感觉再训练。术后 12 ~ 16 周的治疗计划可进阶至加入跑步和跳跃。

足底筋膜炎（CPG）

足底浅筋膜从跟骨延伸到足底的近节趾骨。足底筋膜炎是一种以筋膜起点处的炎症和退化为特征并导致足跟疼痛的疾病（图 12.35）[26]。足底筋膜经常变厚、变紧。筋膜的炎症和最终退化被认为是由作用于其上而导致微撕裂和瘢痕的异常应力所引起的。

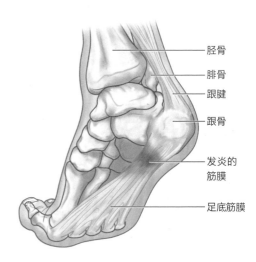

图 12.35　足底筋膜炎是指引起足跟底部疼痛的足底筋膜炎症

标注：胫骨、腓骨、跟腱、跟骨、发炎的筋膜、足底筋膜

病因 / 致病因素

足底筋膜炎的病因尚不完全清楚，但其与足部生物力学异常 [27]、肥胖、背屈活动度受限 [28] 和拇趾伸展受限有关。一般来说，足底筋膜炎发生在足部过度旋前 [27, 29, 30] 或旋后 [31] 的人群中。在运动员中（尤其是在旋后增加的运动页中），其多与跑步运动有关。职业涉及在坚硬表面上站立和行走的人更容易罹患足底筋膜炎 [32]。

文献支持足底筋膜炎与踝背屈或拇趾伸展活动度受限之间的联系。还有证据表明过度旋前和旋后也可能导致筋膜炎。

踝背屈受限

足底筋膜炎的一个影响因素是踝背屈活动度受限。在步态周期中，仅在足跟抬离前，胫骨已超过距骨而产生踝背屈。正常步态需要伸膝伴10°的踝背屈。若腓肠肌过短而达不到此范围，则可能通过下落距骨并使内侧纵弓变平来获得此动作，如图12.15（第384页）所示。足弓变平便会牵张足底筋膜，进而导致炎症。

拇趾伸展受限

足底筋膜炎的另一个影响因素便是拇趾伸展的活动度受限。在站立终期，当身体超过足部时，拇趾的跖趾关节成为枢轴点。随着拇趾的伸展，它成为缩短跟骨和跖骨头之间的那段足底筋膜的绞盘。这便会启动抬高纵弓的绞盘机制。如果拇趾的跖趾关节受到限制（例如由于拇趾僵硬或骨性关节炎），足部的枢轴点会向后足中部移动，从而牵张足底筋膜（图12.36）。

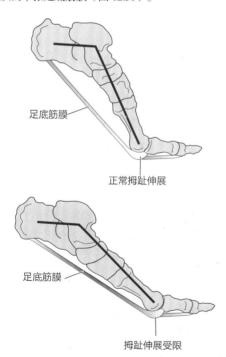

图 12.36　拇趾的正常伸展动作有助于抬高足弓，并在站立后期将足旋后。如果拇趾伸展受限，则将促进足底筋膜炎的发生

过度旋前和过度旋后

如上所述，踝背屈或拇趾伸展的活动度受限会导致过度旋前和筋膜应力。但不管是什么原因，过度旋前都会拉长筋膜而产生应力、炎症和退化。同样，过度旋后也会对筋膜造成应力。在旋后位，本该由足旋前消耗的来自体重的作用力会传递到整个足部结构。而筋膜便是一种吸收这种多余作用力的结构。此外，无论是异常旋前还是旋后，筋膜皆非呈从后足到前足的平直状，而是如拧过的抹布般存在略微扭转。

症状

足底筋膜炎患者会抱怨足跟内侧的疼痛。该区域可能有触痛。长时间活动限制后的负重会加剧疼痛。一个典型的主诉便是晨起走路时疼痛。长时间的负重也会加剧疼痛（如，整日站立）。

临床体征

诊断主要基于患者的症状和体征。触诊跟骨内侧的筋膜起点可能会诱发疼痛。筋膜可能会变厚、变紧。踝背屈的活动度可能受到限制。患者可能会在X线片上显示骨刺长入筋膜，如图12.37所示。

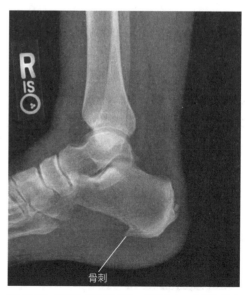

图 12.37　足部矢状位 X 线片。跟骨上有一个长入足底筋膜的骨刺

绞盘试验

患者可以取站立位或坐位进行该试验，但已证实在负重时进行试验更加敏感[33]。患者站在凳上，用跖骨头支撑，同时足趾露出凳缘。检查者指示患者双脚等重站立。检查者伸展患者拇趾的MTP关节，同时允许拇趾的IP关节屈曲。患者复现疼痛则表明试验结果呈阳性。为了使该试验的结果客观化，可以评估疼痛侧拇趾伸展的活动度（图12.38）。

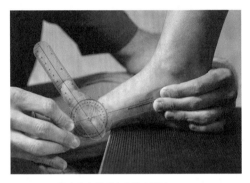

图12.38　检查足底筋膜炎的绞盘试验

足舟骨下降试验

该试验不用于诊断足底筋膜炎，而是提供旋前作为影响因素的相关信息。患者取站立位，检查者将患者调整到距下关节中立位（STJN），尝试在足内侧触诊舟骨粗隆，并测量粗隆到地板的距离。然后指示患者采取放松的站立姿势，并再次进行测量（图12.39）。在过度旋前的患者中，舟骨粗隆会向地板下坠。何种下降程度应被视为试验结果呈阳性尚存在争议，但一般来说，下降超过10毫米便会被视为试验结果呈阳性[34]。

常见的干预措施

大多数患者会通过保守措施来恢复，其中包括活动调整、穿鞋调整、物理治疗和减重。最初，物理治疗计划可能包括手法治疗、拉伸和肌力锻炼、贴扎、使用矫形器和/或夜间夹板以及患者教育。

包括关节松动和软组织松解的手法治疗可有效缓解足底筋膜炎的症状[35-37]。具体而言，可尝试针对腓肠肌的软组织松解来增强小腿的灵活性。而下肢的关节活动度可以通过关节松动术来改善。

拉伸腓肠肌和足底筋膜的运动也很有效[38-40]。拉伸腓肠肌时，保持足部刚性可确保小腿肌肉得到最大限度的拉伸，而非让中足扁平。这可以通过在脚下放置内侧足弓支撑物，同时进行负重拉伸来完成（图12.40）[41]。

足底筋膜的拉伸可通过伸展拇趾直至出现牵张感，同时手按足弓辅以筋膜按摩来进一步地拉伸。滚木棍就是一种常用于拉伸筋膜的技术。图12.41展示了足底筋膜拉伸技术。

还可将肌力锻炼纳入治疗计划。肌力锻炼通常针对足部内在肌肉和胫骨后肌。可以采用足趾抓毛巾、单腿站立和抗阻足踝内翻来补充治疗计

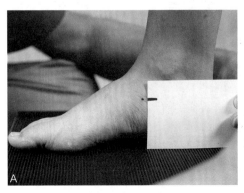

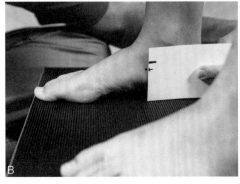

图12.39　足舟骨下降试验用于评估足旋前。在距下关节中立位（A）和放松站立姿势（B）下测量舟骨粗隆到地板的距离。下降超过10毫米表示旋前过度

划。图 12.42 描述了足内在肌强化训练。

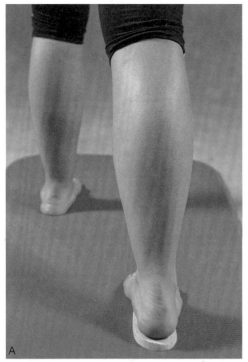 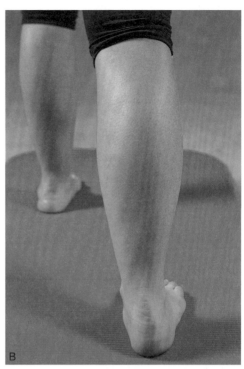

图 12.40 腓肠肌拉伸，伴随使足旋后并锁定中足的内侧足弓支撑（A）。这可以最大限度地拉伸小腿肌肉，防止中足塌陷（B）

贴布 [39, 42, 43]、矫形器 [44-48] 和夜间夹板 [49-51] 可用于控制足部的位置。而上述方式皆有证据支持其效力。用低位岱式（low-Dye）或高位岱式（high-Dye）贴扎法来控制旋前的方法可能被纳入治疗计划。使用低位岱式贴扎法，检查者在踝关节以下使用贴布；高位岱式贴扎法则涉及小腿的下三分之一。这两种技术都可以控制足旋前，但如果需要，高位岱式贴扎法已被证明可以更好地控制后足 [52]。专栏 12-3 描述了低位岱式贴扎法。

治疗计划中可能包括理疗（如，冷冻疗法、离子电渗疗法或超声透入疗法）。虽然支持这些理疗的疗效的证据较薄弱，但仍有一些研究展现了其效力。

关于跟骨骨刺的患者教育常是有益的。患者会认为骨刺是他们疼痛的根源，除非将其移除，否则疼痛不会消退。重要的是让他们理解骨刺只是筋膜炎的症状，而非其原因。随着筋膜变厚、变紧，它便会拉动跟骨，并导致骨骼长入筋膜。患者所经历的疼痛来自筋膜炎本身，而不是骨刺。此外，随着对筋膜的治疗和症状的缓解，骨刺会被重新吸收并消失。

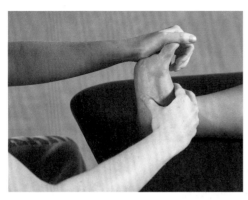
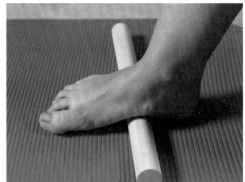
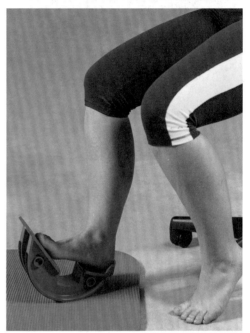

图 12.41　足底筋膜拉伸的三种方法。通过伸展拇趾并向足弓内施压来拉伸筋膜

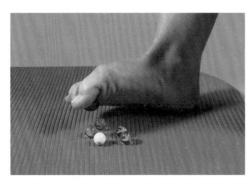
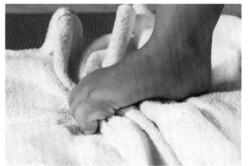

图 12.42　足底筋膜炎的治疗计划中经常包括帮助稳定筋膜的足内在肌强化训练。常用的方法是用足趾抓弹珠或毛巾

专栏 12-3　足底筋膜炎的低位岱式贴扎法

治疗筋膜炎的方法有很多。如果贴布仅位于踝关节下方，则常称为低位岱式贴扎法。下面描述一种方法。

基本方法如下。

1. 使用宽 1~1/2 英寸的硬贴布。

2. 皮肤应清洁干燥。

3. 从足部处于中立位开始。

4. 使用贴布时，抚平褶皱。

5. 指示患者如有麻木、疼痛或指甲发青，则撕掉贴布。

步骤 1　自第五跖骨下方绕过足跟直至第一跖骨底粘贴贴布（图 A）。

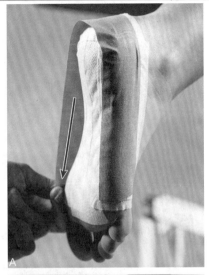

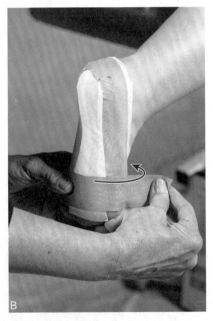

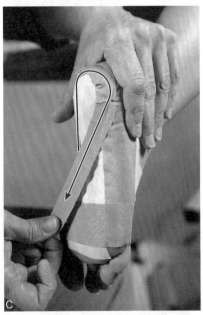

步骤 2　将一条贴布缠绕足部并横跨跖骨头。贴布的末端应位于足的顶部（图 B）。

步骤 3　将一条长贴布纵向撕成两半，使贴布宽 3/4 英寸。从第一跖骨头开始，一路绕过跟骨，然后再返回起点（图 C）。

专栏 12-3　足底筋膜炎的低位岱式贴扎法（续）

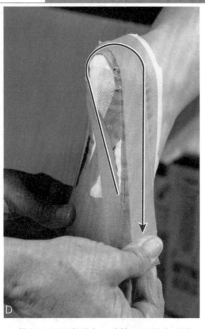

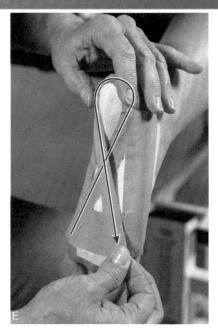

步骤 4　使用上面的窄贴布，从第五跖骨头开始，一路绕过跟骨，然后返回起点。贴布现在在足底形成 X 形（图 D）。

步骤 5　使用上述窄贴布，从第一跖骨头开始，一路绕过跟骨，再一路下至第五跖骨头（图 E）。

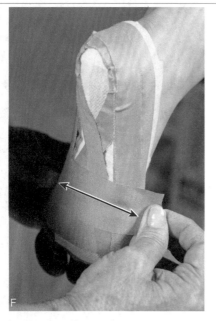

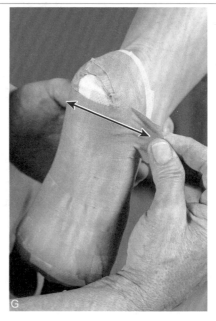

步骤 6　使用完整宽度的贴布，在足部第 2 条贴布附近约 1/2 英寸处横向粘贴，并且两侧均止于足部第 1 条贴布（图 F）。

步骤 7　继续在足部以相邻贴布重叠 50% 的方式粘贴贴布，以便封闭足底。在跟骨处留出开口（图 G）。

专栏 12-3　**足底筋膜炎的低位岱式贴扎法（续）**

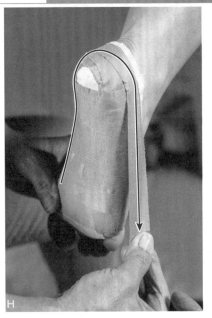

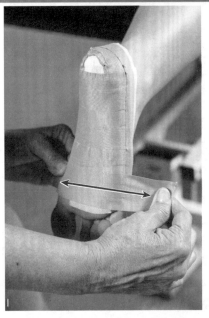

步骤 8　如步骤 1 所述，在足部周围贴上完整宽度的贴布，以便覆盖、封闭贴布的末端（图 H）。

步骤 9　如步骤 2 般在跖骨头上粘贴完整宽度的贴布（图 I）。

步骤 10　让患者足部负重站立，重新调整穿过足顶部的贴布，以确保它们不会太紧。

预防措施

足底筋膜炎与踝关节背屈受限、肥胖和需要长时间站立或行走的职业有关。预防措施包括减重、伸展运动和穿减震功能良好的鞋。可以穿摇摇鞋以减少筋膜上的应力，如图 12.43 所示 [53]。

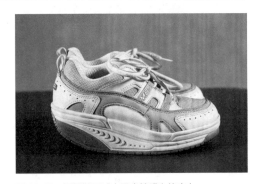

图 12.43　摇摇鞋可减少足底筋膜上的应力

结论：足底筋膜炎的患者

疾病描述和原因	足底筋膜炎与足部生物力学异常、肥胖和背屈活动度受限或拇趾伸展受限有关
特殊试验	绞盘试验、足舟骨下降试验
拉伸	小腿三头肌、足底筋膜
力量训练	足内在肌、胫骨后肌
其他训练	无
避免	患者担心跟骨骨刺

跟腱病（CPG）

跟腱是人体最大和最强的肌腱，止于跟骨后部。跟腱病包括跟腱的急性炎症和慢性退行性改变。

急性跟腱炎被认为是过度使用造成的[54]。它常见于跑步相关的运动员，但其他运动员和非运动员也可能会遇到这种情况。作为一种退行性肌腱病，它被认为是肌腱随着年龄的增长和过度使用而发生结构变化的结果。图12.44描述了跟腱病。

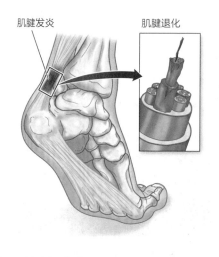

肌腱发炎　　　　肌腱退化

图 12.44　跟腱病是指腓肠肌肌腱的退化和 / 或炎症

病因 / 致病因素

导致跟腱病的影响因素多种多样。例如，背屈活动度减小、距下关节活动异常、腓肠肌无力、过度旋前、穿鞋不当、跑步量或速度增加以及肥胖。

在伸膝测量时小于约 12° 的踝背屈活动度受限者，其患病风险更大。过度内翻[55]或总活动度小于 25°[56] 的距下关节活动度异常，可导致风险增加。跖屈力量或耐力不足也会增加发生跟腱病的可能性[57, 58]。步态中存在过度旋前的人风险会增加[56, 58]。跑者跟腱病的发展与速度 / 里程的激增或山地训练的增加相关。

有证据表明这种病变通常是由于肌腱的慢性退化而非炎症，异常的肌腱结构可能先于症状出现并导致跟腱病[59, 60]。与跟腱病相关的医学风险因素包括肥胖、高血压、高脂血症和糖尿病。

症状

罹患此病者常主诉跟腱（尤其是中三分之一到跟骨止点处）周围感到疼痛和僵硬。在长时间不活动后再负重时，症状会加剧，尤见于晨起之时。适当活动常会导致症状减轻，因此患者可能会在早晨的晚些时候自觉良好。然而，久站、行走或跑步则会导致疼痛加剧。

临床体征

跟腱病的临床体征包括拉伸、收缩和触诊时的疼痛。疼痛和背屈活动度受限是常见的。患者通常会在单腿提踵时表现出无力、耐力下降和疼痛。而触诊肌腱可能会引起疼痛。同时，可触及局部区域的肿胀。

三项特殊试验可能有助于评估跟腱病患者。前两项是触诊试验，结合使用时效果更佳[61]。最后一项试验可能有助于确定跟腱是否断裂。

弧形征

患者俯卧，足踝放松悬垂在桌子边缘。检查者触诊跟腱是否有肿胀区域。指示患者主动跖屈和背屈踝关节，同时继续轻触该区域（图12.45）。在跖屈和背屈期间，肿胀区域的活动表明试验结果呈阳性。

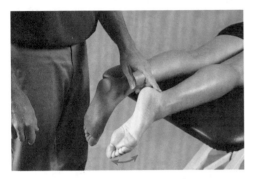

图 12.45　检查跟腱病的弧形征

伦敦皇家医院试验

患者俯卧，足踝放松并悬垂出床尾。检查者触诊跟腱找到最痛部位。指示患者主动背屈踝关节。当踝关节处于最大背屈位时，检查者再次触诊该区域（图 12.46）。若在踝关节处于最大背屈位、跟腱被拉伸时，压痛减少或消失，则表明试验呈阳性。

Thompson 试验

患者俯卧，屈膝至 90°。检查者一手抓住足踝来稳定腿部，另一只手挤压患者的小腿（图12.47）。当挤压小腿时，正常可见足跖屈。足部反应缺乏则表明试验结果呈阳性，并表明跟腱断裂。

常见的干预措施

物理治疗对跟腱病有显著疗效。治疗计划最初可能涉及休息和抗炎理疗，随后进阶至拉伸和肌力锻炼。可尝试使用矫形器、足跟垫或抗旋前贴扎。

急性期

肌腱的休息可能需借用助行设备。足跟垫可能有助于缓解肌腱上的应力。教育患者避免爬坡和赤脚行走可能有助于最大限度地减少肌腱应力。抗炎理疗可能包括冷冻疗法、离子电渗疗法或低强度激光。拉伸运动有助于恢复背屈和距下关节活动度。也可尝试软组织松解和关节松动。

亚急性期

随着患者的进展，侧重肌腱离心负荷的肌力训练将会是有益的[62-65]。离心肌力训练对跟腱中三分之一处疼痛的患者最为有效，而对止点处疼痛的患者效果较差。

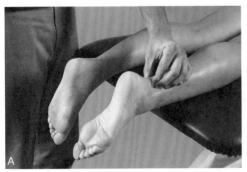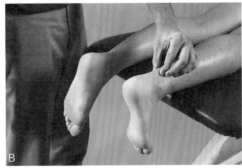

图 12.46　检查跟腱病的伦敦皇家医院试验。检查者在足踝放松的情况下触诊肌腱（A）。将诱发的压痛与踝背屈位（B）进行比较

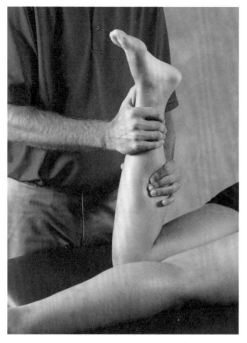

图 12.47　检查跟腱断裂的 Thompson 试验。如果小腿受到挤压时，足未跖屈，则表明跟腱断裂

　　为了离心地强化腓肠肌和比目鱼肌，患者可以在台阶边缘进行受控下降运动（图 12.48）[66]。也可以使用阻力带进行非负重的腓肠肌离心肌力训练。

　　如果保守治疗不成功，患者可能需要接受肌腱清创手术。然而，肌腱断裂是跟腱病患者需要手术的更常见原因。肌腱病会导致肌腱退化，从而导致肌腱衰竭断裂。这将在下文的手术干预部分讨论。

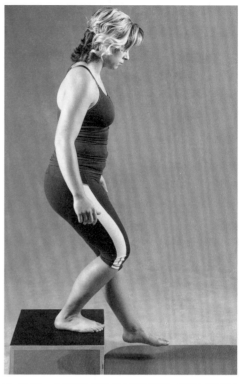

图 12.48　小腿三头肌的离心下降练习。患者可以通过增加台阶高度来进阶

预防措施

　　因为跟腱病在跑步运动员中最常见，所以关于谨慎增加跑步量、提高速度、添加山地训练以及在停赛后重返运动场的患者教育对于预防很重要。而穿合适的鞋履也可以预防跟腱病。

结论：跟腱病的患者	
疾病描述和原因	腓肠肌肌腱的炎症或恶化与踝背屈活动度降低、生物力学异常、腓肠肌无力、鞋类不当、跑步量过大和肥胖有关
特殊试验	弧形征、伦敦皇家医院试验、Thompson 试验
拉伸	小腿三头肌、距下关节
力量训练	小腿三头肌
其他训练	离心训练
避免	快速增加跑步量和提高速度

手术患者的干预措施

跟腱断裂的修复

手术修复可以通过单一开放切口或几个经皮小切口进行。将跟腱的断端靠近并缝合在一起。患者可能在短期内接受石膏或夹板制动。如果外科医生难以将肌腱断端靠近，则患者可能在最初几周内采取跖屈位的制动方式。

术后阶段

最初，患者可能患侧不负重。2 至 3 周后，通常允许患者在耐受的情况下负重，并允许逐渐增加背屈的活动度。到大约 6 周时，治疗计划通常包括踝跖屈和背屈的渐进活动度训练、阻力带肌力锻炼和双腿提踵。整个康复过程可能需要 6 到 12 个月。

胫骨后肌肌腱功能障碍

胫骨后肌是后侧深层肌群之一，位于腓肠肌下方。其穿行于内踝后，止于足底。在正常的足部生物力学中，胫骨后肌是内侧纵弓的主要动态稳定器。当胫骨后肌收缩时，足跖屈和内翻，并抬高内侧纵弓。在此旋后位，跗中关节被锁定并且足部呈刚性。让足部从柔性转变为刚性的机制在很大程度上依赖于胫骨后肌的正常功能。

在胫骨后肌肌腱功能障碍（posterior tibialis tendon dysfunction，PTTD）中，这些关键的生物力学因胫骨后肌效能不足而发生改变。该疾病分 I 期到IV期。在 I 期中，肌腱完好无损且功能正常，但有炎症或退化的苗头（图 12.49）。在 I 期中，患者可能开始呈现与过度旋前相关的步态变化[67]。

随着退化的进展，肌腱拉长并出现失能。到了III期，足部呈现出扁平的外观。最终，累及胫距关节（图 12.50）。专栏 12-4 总结了 PTTD 的各个分期。

专栏 12-4　**PTTD 的分期**

> I 期：肌腱炎症或退变，触诊稍有不适；尚保持着内侧纵弓；可能会观察到足部过度旋前。
> II 期：胫骨后肌肌腱拉长且出现失能；内侧纵弓变平；患者将被诊断为获得性扁平足畸形；此畸形可以被动矫正。
> III 期：扁平足畸形是僵硬的；距下关节退行性改变在 X 线片上可见。
> IV 期：III 期的改变仍在，X 线片可见胫距关节退行性改变。

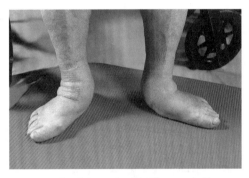

图 12.50　获得性扁平足与 II 期后的 PTTD 相关

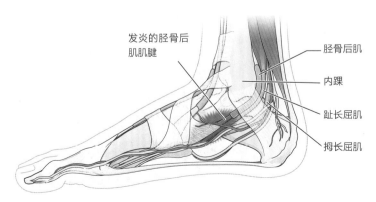

发炎的胫骨后肌肌腱

胫骨后肌

内踝

趾长屈肌

拇长屈肌

图 12.49　PTTD 始于肌腱的炎症和退变

病因 / 致病因素

PTTD 的病因尚不完全明确，但似乎与足弓结构异常、足内翻无力和步态的生物力学改变有关。尽管在年轻跑者中可观察到 I 期 PTTD，但其常见于中年女性，更常见于存在过度旋前的人群[68, 69]。同时，其也更常见于患有高血压、糖尿病和肌腱附近有类固醇注射史的人群。

相关研究发现 PTTD 可能是足弓塌陷的原因，也可能是结果。例如，已发现 PTTD 患者存在内翻肌力降低[70, 71]。在 II 期时，PTTD 患者的跳跃韧带发生明显变化[72]。患有 PTTD 的女性与未患有此病的女性相比，髋伸肌和髋外展肌存在无力的情况[73]。

症状

PTTD 的早期症状是内踝后侧以及沿内侧纵弓的疼痛和 / 或肿胀。患者可能会注意到自己的足弓变平。这两个迹象都显著指向 PTTD。此外，患者可能会抱怨平衡或行走能力减弱。

临床体征

PTTD 的诊断主要基于患者的病史和症状。在初始评估中可能已经进行了以下两个试验。

单腿提踵试验

患者无支撑站立。检查者指示患者先后在健、患侧分别进行单腿提踵。检查者关注患者提踵的能力。此外，检查者从测试侧踝关节的内侧或后侧观察提踵的质量（图 12.51）。无法在无支撑的情况下进行单腿提踵则表示试验结果呈阳性，该结果同时可作为 II 至 IV 期 PTTD 的指征。在肌腱病变的早期，患者可能可以做到提踵，但运动模式会有所改变，如图 12.52 所示[71, 74]。

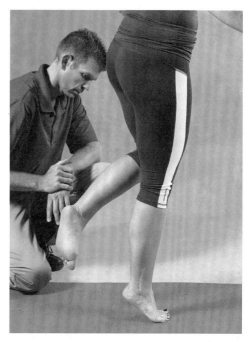

图 12.51　检查 PTTD 的单腿提踵试验

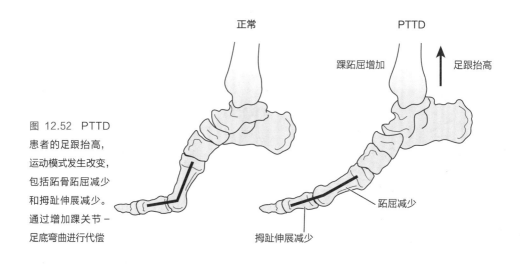

图 12.52　PTTD 患者的足跟抬高，运动模式发生改变，包括跖骨跖屈减少和拇趾伸展减少。通过增加踝关节 – 足底弯曲进行代偿

正常

PTTD

踝跖屈增加　　足跟抬高

跖屈减少

拇趾伸展减少

单足站立平衡试验

如果患者无法进行单腿提踵，则此试验可用作替代方法[75]。检查者指示患者单足站立。如有需要，检查者可提供协助（图 12.53）。患者在无手支撑的情况下，无法靠患侧腿站立 10 秒则表明试验结果呈阳性。

有效的锻炼包括拉伸腓肠肌和比目鱼肌，以及强化胫骨后肌、胫骨前肌、腓肠肌和腓骨肌[70, 77]。足部跖屈伴内收是激活胫骨后肌的有效锻炼方式[78]。Kulig 的研究认为，使用矫形器的离心锻炼在减轻疼痛和改善功能方面比使用矫形器的向心锻炼更有效[76]。在图 12.54 中，患者正在进行胫骨后肌锻炼，侧重离心收缩阶段。

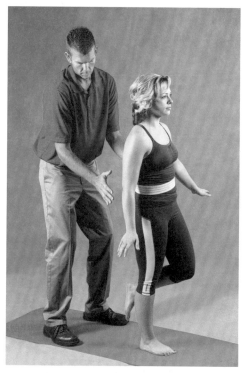

图 12.53　检查 PTTD 的单足站立平衡试验。该试验可作为单腿提踵试验的替代试验

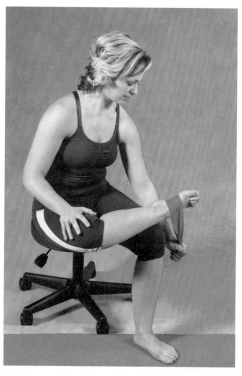

图 12.54　患者可以利用弹性阻力在跖屈位下进行足内收练习，以强化胫骨后肌。强调离心收缩阶段对治疗 PTTD 很重要

常见的干预措施

在 I 期即识别 PTTD 是治疗有效的必要条件。到了 II 期，足弓塌陷已经发生。I 期患者进行锻炼可有效减轻疼痛并增强功能[70, 76, 77]。患者使用支撑内侧纵弓的矫形器是有益的[76]。

除了拉伸和强化足部和踝关节的肌肉外，治疗计划中还可能包括强化髋伸肌、髋外展肌和髋外旋肌的锻炼。强化核心力量以及骨盆和髋部的控制能力的锻炼可能对 PTTD 的治疗有益[73]。

结论：胫后肌腱功能障碍的患者

疾病描述和原因	胫骨后肌肌腱的炎症和退化与过度旋前、足内翻无力、髋外展肌无力和髋伸肌无力有关
特殊试验	单腿提踵试验、单足站立平衡试验
拉伸	腓肠肌、比目鱼肌
力量训练	胫骨后肌、胫骨前肌、腓肠肌、腓骨肌、髋外展肌、髋伸肌和髋外旋肌
其他训练	胫骨后肌离心训练
避免	膝内侧塌陷

胫骨中部应力综合征

胫骨中部应力综合征（MTSS）是指胫骨或胫骨后肌和比目鱼肌起点的一种劳损。其通常被称为"胫骨夹板（shin splints）"。这种疾病最初被认为是由胫骨后肌或比目鱼肌起点处的骨膜炎症引起的。但新的证据表明，疼痛可能与骨应力、胫骨的骨吸收或肌肉起点处的肌腱病有关[79, 80]。

病因 / 致病因素

多种因素与发生 MTSS 的风险增加有关。MTSS 主要是跑者的一种疾病，并更常见于女性[81, 82]。过度旋前的跑者更容易出现 MTSS[81, 83-85]。MTSS 更常见于终日长距离跑步以及在丘陵或崎岖地面上跑步而过度训练的人[86]。其似乎也与 BMI 过高有关[82, 87, 88]。

下肢肌肉的紧绷或不平衡也可能导致 MTSS。腓肠肌和比目鱼肌紧绷而导致背屈受限是一个影响因素[89-91]。

症状

MTSS 患者的主诉是胫骨内侧疼痛。跑步后疼痛立即加重，休息后通常会好转。患者可能会注意到胫骨内侧存在压痛。还可能会出现肿胀。

临床体征

MTSS 的诊断基于症状和临床体征，即伴有胫骨远端三分之一处的运动后疼痛（压痛）（图 12.55）。在做出此诊断时，物理治疗师将排除其他疾病，包括胫骨应力性骨折和间室综合征。没有用于确认 MTSS 的特殊试验。

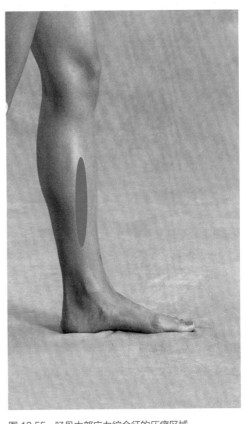

图 12.55　胫骨中部应力综合征的压痛区域

常见的干预措施

保护阶段

最初通常使用休息、冰敷和抬高患肢来缓解 MTSS 的症状。跑者减少或停止跑步直至症状消退尤为重要。离子电渗疗法、超声透入疗法和超声疗法可能有效[92]。

治疗计划可能包括下肢拉伸和肌力锻炼。拉

伸腓肠肌和比目鱼肌已被证明是有效的[89-91, 93, 94]。在此阶段蹬自行车或使用水疗有助于保持体能。髋伸肌、髋外展肌和髋外旋肌的强化可纳入治疗计划，目的是解决跑步的异常生物力学问题。

亚急性期

随着症状消退，患者可以开始强化胫骨前肌、胫骨后肌和腓肠肌。侧重这些肌肉的离心收缩控制可能对治疗是有效的[95]。在跑者重返运动之前，

应该解决鞋类的问题。减震鞋垫[96]或控制足旋前的矫形器[94]可能有助于治疗。

预防措施

应指导跑者调整跑步距离，隔日交替进行长跑和短跑。跑者应避免主要在丘陵或崎岖地面上跑步[86]。指导跑者缓慢增加每周的跑步距离，建议每周的增量少于30%[34]。应为足过度旋前的人推荐矫形器。

结论：胫骨中部应力综合征的患者	
疾病描述和原因	应力作用于胫骨或胫骨后肌和比目鱼肌的起点，其在足过度旋前的跑步者中常见
特殊试验	无
拉伸	小腿三头肌
力量训练	小腿三头肌、胫骨前肌、胫骨后肌、髋外展肌、髋伸肌和髋外旋肌
其他训练	胫骨前肌、胫骨后肌和小腿三头肌的离心训练
避免	膝内侧塌陷，训练过度

间室综合征

正如本章前面所讨论的，小腿肌肉包括三块前侧肌肉、三块外侧肌肉和两层后侧肌肉（每层包含三块肌肉）。这些肌群都分别被一层厚厚的筋膜组织包绕。此筋膜组织几乎无弹性，不扩张。间室综合征是一种非常痛苦的状况，由于间室内的压力增加，导致间室中肌肉和神经的血液供应减少。其常见于腿部或手臂。

间室综合征的两种主要类型分别是急性和慢性。急性间室综合征是一种可致永久性组织损伤的紧急情况。肌肉和神经血液供应不足便会导致瘫痪。而慢性间室综合征与暂时增加间室压力的重复性活动有关。因此，其通常会随着活动的停止而消退。

病因／致病因素

急性间室综合征是由创伤所导致的组织出血和肿胀引起的。其通常与骨折、挤压伤或石膏过紧有关。慢性间室综合征通常与锻炼或活动有关。在涉及重复运动的运动中很常见，例

如骑行和跑步。

症状

在急性间室综合征中，其症状通常始于伤后数小时之内。深度酸痛为主要症状。患者可能会主诉有针刺感和四肢紧绷感。典型的表现还有肿胀和瘀伤（图12.56）。

临床体征

间室综合征的症状通常足以迫使患者就医。若怀疑是间室综合征，临床症状应为疼痛因肌肉收缩或肌肉拉伸而加剧。同时，患者将有毛细血管再灌注时间较长的体征。

毛细血管再灌注试验

患者取仰卧位。检查者维持患者的肢体高于其心脏，并挤压足趾末端而使其变白。当停止挤压时，检查者记录该区域需要多长时间才能变成粉色（图12.57）。毛细血管再灌注时间超过2秒表示试验结果呈阳性。

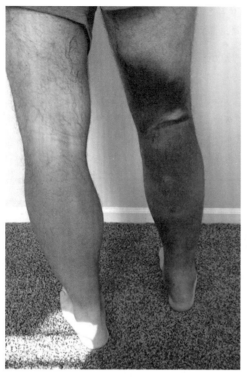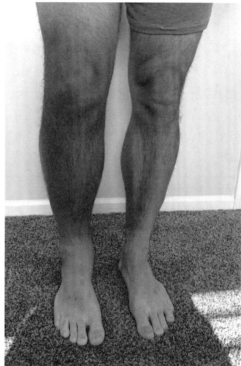

图 12.56　创伤后急性间室综合征常伴有肿胀和瘀伤

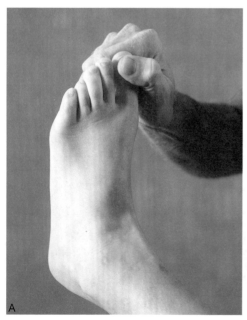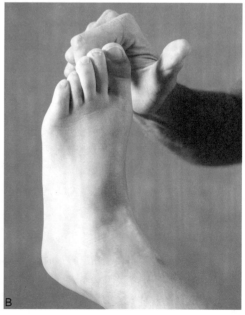

图 12.57　检查间室综合征的毛细血管再灌注试验。检查者向足趾末端施加压力（A）。当释放足趾（B）时，检查者计算表明血液回流的足趾变粉所需时间。小于 2 秒是正常的毛细血管再灌注时间

常见的干预措施

在急性间室综合征中，患者必须得到临床救助。可能需要通过手术打开间室，此手术称为筋膜切开术。而有慢性间室综合征症状的患者可能首先将症状报告给他们的物理治疗师。合理的治疗有赖于对症状的识别。对这些患者的物理治疗干预可能包括软组织松解、拉伸和有关锻炼调整的患者教育。

 临床警示

对于物理治疗师来说，识别佩戴石膏或弹性绷带的急性间室综合征患者的早期征兆是很重要的。

跗管综合征

足部和踝关节内侧的跗管包含有胫神经和后侧深层肌肉的肌腱。跗管综合征是一种神经病变，由屈肌支持带下的胫神经或其足底分支受压或卡压引起。

胫神经通过跗管后，分为三支：跟支、足底内侧神经和足底外侧神经（图 12.58）。神经病变可能部分或全部累及这些神经。

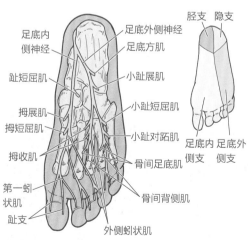

图 12.58　胫神经分三支，为足底提供感觉。在跗管综合征中，患者可能会抱怨足底内侧或整个足底有烧灼或麻木感

病因 / 致病因素

任何压迫胫神经的东西都可能导致跗管综合征。其常见于旋前增加的人。随着距骨向下内侧滑动以及跟骨外翻，穿行管中的胫神经和肌腱可能在支持带和跗骨之间被拉伸或挤压。其也可能发生在该部位出现占用性结构异常的人身上，例如肿瘤、静脉曲张、关节骨刺或囊肿。如果通过跗管的结构由于炎症或损伤而肿胀，也可能会发生跗管综合征。

症状

患者可能会抱怨足底疼痛、麻木、刺痛、有烧灼感或痉挛感。这可能仅限于足底内侧，也可能整个足底都能感觉到。站立和行走时疼痛通常会加重，而不负重后疼痛便会减轻。患者还可能会注意到足部肌肉无力。

临床体征

跗管综合征可能导致足内在肌无力。同时，沿胫神经走行可能存在压痛。可以使用单丝试验来检测足底的感觉丧失。

蒂内尔征

蒂内尔征是一种通过在多处轻敲神经来检测神经激惹性的试验。对于这种病变，蒂内尔征是通过用手指或反射锤敲击踝关节内侧的胫神经来进行的（图 12.59）。足底胫神经支配的区域有针刺感则表明试验结果呈阳性。

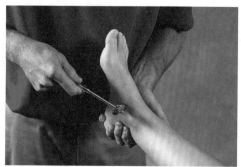

图 12.59　检查跗管综合征的蒂内尔征。胫神经位于踝关节内侧

常见的干预措施

通过拉伸、肌力训练和夹板来解除对胫神经施压的源头，这些通常都被归入治疗计划中。为获得步态所需的动作，腓肠肌紧张可能导致中足变平，进而促成此病变。强化胫骨后肌还有助于改善对旋前的控制并最大限度地减少对跗管的应力。鉴于足内在肌的无力较常见，所以对足内在肌的强化亦尤为重要。患者可以使用矫形器来控制旋前。借助抗旋前贴扎可能是有益的。

结论：跗管综合征的患者	
疾病描述和原因	跗管内胫神经受压，伴有过度旋前、胫骨后肌无力和背屈活动度受限
特殊试验	踝关节内侧的蒂内尔征
拉伸	小腿三头肌
力量训练	胫骨后肌、足内在肌
其他训练	无
避免	过度旋前

踝关节和跟骨骨折

足部和踝关节骨折是很常见的。小腿、足部和踝关节的任何骨骼都可能发生骨折，但常见的完全性骨折多累及胫骨、腓骨和跟骨。

踝关节骨折通常涉及远端胫骨和／或腓骨。这经常是跌倒或机动车事故导致的。如果胫骨和腓骨远端均骨折，则称为双踝骨折。如果胫骨后踝也发生骨折，则称为三踝骨折。图 12.60 是描绘三踝骨折的 X 线片。

足部常见的骨折部位是跟骨。跟骨骨折通常发生于从梯子的高处或屋顶坠落。跟骨骨折经常双侧发生或与髋关节或骨盆骨折合并发生。这些骨折可能会导致残疾、长期疼痛和骨性关节炎。

病因／致病因素

足部和踝关节骨折通常由跌倒、机动车事故或与体育运动相关的损伤引起。

症状

疼痛是骨折最常见的指标。患者还会抱怨活动受限、行走困难，以及可能存在畸形。还可能会出现肿胀。

临床体征

有创伤史并主诉活动疼痛、活动受限、畸形和行走困难，将怀疑骨折。而 X 线片常被用于骨折的确诊。

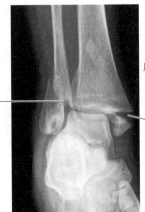
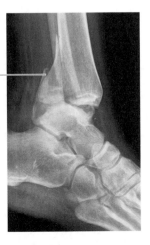

外踝骨折

后踝骨折

内踝骨折

图 12.60 三踝骨折累及胫骨内踝、外踝和后踝

常见的干预措施

一般来说，骨折后患者会通过夹板、石膏、内固定或外固定来制动。应指导患者抬高肢体以减轻肿胀。最初几天可以使用冰块。在不影响骨折部位的情况下，维持附近未受累关节的活动性很重要。

远端胫骨和 / 或腓骨骨折

如果远端胫骨或腓骨骨折稳定且力线良好，则可以简单地对患者进行石膏固定。对于不稳定、双踝或三踝骨折，患者可能会接受切开复位内固定术（图 12.61）。

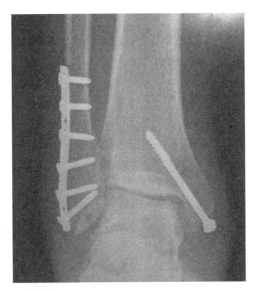

图 12.61 治疗双踝骨折的 ORIF

康复计划里有什么？ 术后阶段的初始康复计划是可变的，从石膏固定到有平面限制的早期活动。早期活动可降低深静脉血栓形成的风险，但可能会增加手术部位感染和固定失败的风险[97]。患者应保持未受累关节的活动和力量。

石膏或支架通常在术后 6 至 8 周移除。此时，患者可能会穿步行靴或佩戴空气夹板。主动和主动协助的活动度练习通常在这个时候开始，先从背屈和跖屈开始，然后进阶至内翻和外翻。可以使用固定式自行车训练。到第 8 周，可尝试可耐受的负重。

踝关节跖屈、背屈、内翻和外翻的肌力训练通常在伤后 2 个月左右被纳入康复计划中。此外，患者可能会受益于一般性的下肢强化和本体感觉再训练。

跟骨骨折

跟骨骨折后的康复较慢。最初，无论是非手术还是 ORIF 后，患者都将佩戴石膏制动。此阶段不允许负重。为了保持未受累关节的活动性和力量，以及维持心血管功能，患者可寻求相关的锻炼。

在手术或受伤后 6 至 8 周，患者通常可以开始尝试患肢负重。踝足关节的活动度训练可能包含在此时的康复计划中。继续未受累关节和心血管的锻炼。

到手术或受伤后 9 至 12 周，如果耐受，则可以进阶至完全负重。胫距关节和距下关节的关节松动可能被纳入康复计划。腓肠肌和足底筋膜的软组织松解可能是有益的。可以开始对包括腓肠肌在内的踝关节进行渐进式的等长到等张的肌力强化。

应力性骨折

应力性骨折是骨骼中出现小裂缝，常见于腿部和足部，尤其是胫骨、足舟骨和跖骨。

病因 / 致病因素

当骨骼受到反复的应力而没有足够的时间愈合时，就会发生应力性骨折。小腿和足部的应力性骨折常见于跑者的劳损。应力性骨折的发展与静态力线、肌肉力量和耐力、骨量和训练有关。

应力性骨折在高足弓[98]、髋外旋增加[99]、腿长不均[99,100]和扁平足的人群中更为常见[101]。它与步行和跑步中的过度旋前有关[102-104]。

正常的肌肉力量、收缩时机和耐力对于预防应力性骨折是很重要的。肌肉有助于消散冲击力。当肌肉变弱、容易疲劳或收缩时机异常时，它们预防休克的能力就会降低。疲劳还可能导致跑步中的生物力学改变，进一步增加应力性骨折发生的风险。应力性骨折与肌肉的力量和体积大小有关；较小的肌肉量会增加应力性骨折发生的风险 [89, 100, 105, 106]。

骨骼强度也很重要。应力性骨折发生在骨量较小且密度较小的骨骼中。这可能是它们在女性中更常见的原因之一。骨质疏松症会增加其风险。

研究将训练地面视为应力性骨折的一个因素。训练地面类型的转换远比固定训练地面的硬度带来的影响大。如果跑者一直在坚硬的地面上训练，则改用较软的地面（草地、沙地）便会增加应力性骨折发生的风险。从柔软的地面换至坚硬的地面也会增加风险。

症状

应力性骨折表现为渐进发作的疼痛，且跑步后疼痛加剧。也可能出现肿胀和压痛。

临床体征

最初根据病史来考虑应力性骨折。X 线片可能对急性应力性骨折的诊断没有帮助；骨扫描或 MRI 可能会提供更多信息。

常见的干预措施

在诊断出应力性骨折后，该区域的休息很关键。这包括使用拐杖，以及借助夹板或缓冲鞋来保护患处。水疗可能有助于维持体能，同时最大限度地减少负重。

随着疼痛的消退，鼓励渐进式负重。允许患者在没有设备的情况下行走，在疼痛允许的情况下走得更快、更远。例如，跑者在一周内没有疼痛之后才能恢复体育运动。此时，允许患者 2 周内隔日跑步，但速度和距离是平时的一半 [107]。对于应力性骨折患者，物理治疗师若提供带有进阶标准的特定方案，那这将有助于其重返体育运动。

预防措施

应力性骨折与增加跑步距离过快、鞋子质量差以及肥胖有关。在开始跑步计划之前，应告知肌肉质量低的女性跑者相关风险。

结论：应力性骨折的患者	
疾病描述和原因	与高足弓、髋外旋活动度增加、腿长不均、骨量减少和扁平足相关的骨小裂纹
特殊试验	无
拉伸	腿部和足部的短缩肌肉
力量训练	腿部和足部的无力肌肉
其他训练	循序渐进的重返跑步方案
避免	改变训练地面，运动疲劳

足趾畸形

拇趾外翻

拇趾外翻是一种足部畸形，通常被称为拇趾骨囊炎。在这种畸形中，拇趾外展，导致第一跖趾关节突出（图 12.62）。这种情况是很痛苦的，且患者难以舒适地穿鞋。

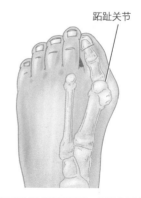

跖趾关节

图 12.62　拇趾外翻或囊肿畸形。拇趾外展合并第一跖趾关节突出、肿胀和疼痛

导致拇趾外翻的因素尚不完全清楚，但可能是扁平足或韧带松弛。鞋头过窄的鞋子可能会加重畸形。随着畸形的进展，第二趾可能会从上或下越过拇趾。一般来说，这种畸形不需要手术矫正，但如果拇趾滑囊炎引起的疼痛和受限无法忍受，则可以进行截骨术以去除多余的骨头并重新对齐拇趾。

爪状趾和锤状趾

爪状趾畸形的特点是跖趾关节伸展，而近端和远端趾间关节屈曲。它可能发生在第二至第五趾；当拇趾存在拇趾滑囊炎时，其多见于第二趾。这种畸形可能归因于类风湿关节炎[107]。

锤状趾在跖趾关节的伸展和近端趾间关节的屈曲类似于爪状趾。但是在锤状趾中，远端趾间关节未屈曲，而是伸展且平贴地面。锤状趾也可能出现在第二至第五趾中。图 12.63 描绘了爪状趾和锤状趾畸形。

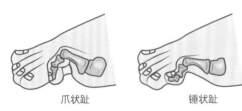

爪状趾　　　　　　　锤状趾

图 12.63　爪状趾和锤状趾畸形

总结

下肢动力链中生物力学的改变会影响足部和踝关节，继而导致病变。踝关节的生物力学改变也可能会影响下肢动力链。了解下肢生物力学以及足部和踝关节的解剖学和病理学对于有效治疗和预防该区域的疾患是必要的。

复习题

1. 足部能够从柔性转变为刚性是很重要的。这是如何在足部完成的？在步态周期的哪个阶段，足部需要柔性？什么时候足部需要刚性？

2. 许多足部病变都存在着过度旋前作为影响因素。列出其中四种疾病。采用自上而下的传导方式，治疗计划如何解决这个问题？采用自下而上的传导方式呢？

3. 对比 PTTD 和 MTSS。

4. 许多病变都与小腿三头肌紧绷有关。列出四种疾病。与你的实训搭档一起探究中足背屈活动度受限是如何导致病变的。

5. 针对跟腱病、踝关节扭伤和足底筋膜炎的临床实践指南已制定。这会以何种方式影响你的患者教育或干预措施？

6. 对于以下每个特殊试验，请说出试验阳性所代表的疾病。

   a. 前抽屉试验

   b. 弧形征

   c. 毛细血管再灌注试验

   d. 背屈策略

   e. 外旋试验

   f. 内侧距骨倾斜应力试验

   g. 足舟骨下降试验

   h. 伦敦皇家医院试验

   i. 挤压试验

   j. Thompson 试验

   k. 蒂内尔征

   l. 单腿提踵试验

   m. 绞盘试验

患者案例：足底筋膜炎

患者评估

患者姓名：××××××	年龄：　48 岁	BMI：　29.4 千克 / 米 ^{2}

诊断 / 病史

医学诊断： 足底筋膜炎　　　　　　　**物理治疗师诊断：** 足底筋膜炎继发于足跟疼痛

诊断测试 / 结果： X 线片诊断为跟骨骨刺　　**相关医学病史：** 血脂异常、慢性阻塞性肺病、骨性关节炎、淋巴水肿

先前的功能水平： 极少活动

患者目标： 减轻疼痛，工作无疼痛

用药： 冠脂妥每天 20 毫克（分三次服用），布洛芬每天 800 毫克（分三次服用）　**注意事项：** 无

社会支持 / 安全隐患

患者居住条件 / 支持 / 障碍： 独居

患者工作条件 / 职业 / 娱乐活动： 全职出纳，喜欢看电视、拜访朋友、做饭

生命体征

静息时体温： 98.4° F　**血压：** 140/80mmHg　**心率：** 82 次 / 分　**呼吸频率：** 14 次 / 分　**血氧饱和度：** 95%

主诉

患者为女性，有 2 ~ 3 个月的足跟疼痛史。主诉无故起病。抱怨晨起及午休后返岗时，疼痛非常严重。当时数分钟内无法步行

身体评估

定位： 警觉并能定位　**言语 / 视觉 / 听觉：** 正常　**皮肤完整性：** 完整

关节活动度： 伸膝踝背屈限制在 10° 以内，由于骨性关节炎，双侧拇趾伸展小于 40°

力量： 所有下肢肌肉的力量评级为 4/5　　　　　**触诊：** 无压痛　**肌张力：** 未测试

平衡 / 协调： 未测试感受 / 本体感觉：未测试　　**姿势：** 胸椎后凸增加

耐力： 患者步行 30 英尺后自觉缺氧　　　　　**水肿：** 双侧淋巴水肿，从脚到膝盖；凹陷性水肿 2+

疼痛

疼痛评分和位置： 最好 0/10，最坏 9/10　　**缓解因素：** 休息，服用布洛芬

激惹因素： 坐后、睡后站立　　　　　　　　**激惹性：** 步行几分钟后，疼痛消退

功能检查

患者是功能独立的

特殊试验

试验名称： 足舟骨下降试验　　　结果：阳性

评估

患者的症状和体征与左足底筋膜炎一致

短期治疗目标

1. 患者疼痛将减少 15%

2. 患者的伸膝背屈活动度至少增加 15°

3. 患者可独立居家锻炼

长期治疗目标

1. 患者伸膝背屈可达 20°

2. 患者疼痛将减少 35%

3. 患者将在下床前有意识地进行拉伸

治疗计划

频率 / 持续时间： 每周 3 次共 2 周，每周 1 次共 4 周

内容： 理疗、治疗性运动、神经再教育、患者教育

患者案例问题

1. 哪些因素可能导致患者的足底筋膜炎？

2. 关于要避免或减少的特定活动，你会告诉患者什么？

3. 第一次见到患者时，你会收集哪些数据？

4. 如果治疗计划没有为你提供指导，你可以对这位患者使用什么理疗？为什么？是否有禁忌的理疗方式？

5. 如果治疗计划没有具体为你提供指导，请选择针对该患者的三种治疗性练习。证明你的选择。

参考文献

1. Martin, R. L., Davenport, T. E., Reischl, S. F., McPoil, T. G., Matheson, J. W., Wukich, D. K., & McDonough, C. M. (2014). Heel pain—Plantar fasciitis: Revision 2014. *Journal of Orthopaedic and Sports Physical Therapy, 44,* A1–A33.

2. Kim, W. & Voloshin, A. S. (1995). Role of plantar fascia in the load bearing capacity of the human foot. *Journal of Biomechanics, 28,* 1025–1033.

3. Golanó, P., Vega, J., de Leeuw, P. A., Malagelada, F., Manzanares, M. C., Götzens, V., & van Dijk, C. N. (2010). Anatomy of the ankle ligaments: A pictorial essay. *Knee Surgery, Sports Traumatology, Arthroscopy, 18,* 557–569.

4. Chen, D., Li, B., Aubeeluck, A., Yang, Y. F., Huang, Y. G., Zhou, J. Q., & Yu, G. R. (2014). Anatomy and biomechanical properties of the plantar aponeurosis: A cadaveric study. *PLoS ONE, 9.*

5. Hicks, J. H. (1954). The mechanics of the foot. II. The plantar aponeurosis and the arch. *Journal of Anatomy, 88,* 25–30.

6. Spina, A. A. (2007). The plantaris muscle: Anatomy, injury, imaging, and treatment. *Journal of the Canadian Chiropractic Association, 51,* 158–165.

7. Moore, K. L. (2013). *Clinically oriented anatomy.* Philadelphia, PA : Lippincott Williams & Wilkins.

8. Simpson, S. L., Hertzog, M. S., & Barja, R. H. (1991). The plantaris tendon graft: An ultrasound study. *Journal of Hand Surgery, 16,* 708–711.

9. Palastanga, N. (1994). *Anatomy and human movement: Structure and function.* Woburn, MA:Butterworth-Heinemann.

10. Andrews, J. R., Harrelson, G. L., & Wilk, K. E. (2012). *Physical rehabilitation of the injured athlete.* Amsterdam, The Netherlands : Elsevier Health Sciences.

11. Levinger, P., & Gilleard, W. (2004). An evaluation of the rearfoot posture in individuals with patellofemoral pain syndrome. *Journal of Sports Science and Medicine, 3,* 8–14.

12. Martin, R. L., Davenport, T. E., Paulseth, S., Wukich, D. K., Orthopaedic Section American Physical Therapy Association. (Godges, J. J., & 2013). Ankle stability and movement coordination impairments: Ankle ligament sprains. *Journal of Orthopaedic and Sports Physical Therapy, 43,* A1–40.

13. Ben Moussa Zouita, A., Majdoub, O., Ferchichi, H., Grandy, K., Dziri, C., & Ben Salah, F. Z. (2013). The effect of 8-weeks proprioceptive exercise program in postural sway and isokinetic strength of ankle sprains of Tunisian athletes. *Annals of Physical and Rehabilitation Medicine, 56,* 634–643.

14. Postle, K., Pak, D. & Smith, T. O. (2012). Effectiveness of proprioceptive exercises for ankle ligament injury in adults: A systematic literature and meta-analysis. *Manual Therapy, 17,* 285–291.

15. Schiftan, G. S., Ross, L. A., & Hahne, A. J. (2014). The effectiveness of proprioceptive training in preventing ankle sprains in sporting populations: A systematic review and meta-analysis. *Journal of Science and Medicine in Sport, Sports Medicine Australia, 18,* 238–244.

16. Webster, K. A., & Gribble, P. A. (2010). Functional rehabilitation interventions for chronic ankle instability: A systematic review. *Journal of Sport Rehabilitation, 19,* 98–114.

17. Aaltonen, S., Karjalainen, H., Heinonen, A., Parkkari, J., & Kujala, U. M. (2007). Prevention of sports injuries: Systematic review of randomized controlled trials. *Archives of Internal Medicine, 167,* 1585–1592.

18. Bahr, R., & Bahr, I. A. (1997). Incidence of acute volleyball injuries: A prospective cohort study of injury

mechanisms and risk factors. *Scandinavian Journal of Medicine & Science in Sports, 7,* 166 – 171.

19. Dizon, J. M. R., & Reyes, J. J. B. (2010). A systematic review on the effectiveness of external ankle supports in the prevention of inversion ankle sprains among elite and recreational players. *Journal of Science and Medicine in Sport, Sports Medicine Australia, 13,* 309 – 317.

20. LaBella, C. R., Huxford, M. R., Grissom, J., Kim, K. Y., Peng, J., & Christoffel, K. K. (2011). Effect of neuromuscular warm-up on injuries in female soccer and basketball athletes in urban public high schools: Cluster randomized controlled trial. *Archives of Pediatric and Adolescent Medicine, 165,* 1033 – 1040.

21. Wedderkopp, N., Kaltoft, M., Lundgaard, B., Rosendahl, M., & Froberg, K. (1999). Prevention of injuries in young female players in European team handball. A prospective intervention study. *Scandinavian Journal of Medicine & Science in Sports, 9,* 41 – 47.

22. Hopkinson, W. J., St Pierre, P., Ryan, J. B., & Wheeler, J. H. (1990). Syndesmosis sprains of the ankle. *Foot and Ankle, 10,* 325 – 330.

23. Lin, C.-F., Gross, M. L., & Weinhold, P. (2006). Ankle syndesmosis injuries: Anatomy, biomechanics, mechanism of injury, and clinical guidelines for diagnosis and intervention. *Journal of Orthopaedic and Sports Physical Therapy, 36,* 372 – 384.

24. Nussbaum, E. D., Hosea, T. M., Sieler, S. D., Incremona, B. R., & Kessler, D. E. (2001). Prospective evaluation of syndesmotic ankle sprains without diastasis. *American Journal of Sports Medicine, 29,* 31 – 35.

25. Williams, G. N., & Allen, E. J. (2010). Rehabilitation of syndesmotic (high) ankle sprains. *Sports Health, 2,* 460 – 470.

26. Lemont, H., Ammirati, K. M., & Usen, N. (2003). Plantar fasciitis: A degenerative process (fasciosis) without in-flammation. *Journal of the American Podiatric Medical Association, 93,* 234 – 237.

27. Pohl, M. B., Hamill, J., & Davis, I. S. (2009). Biomechanical and anatomic factors associated with a history of plantar fasciitis in female runners. *Clinical Journal of Sport Medicine, Official Journal of the Canadian Academy of Sport Medicine, 19,* 372 – 376.

28. Patel, A., & DiGiovanni, B. (2011). Association between plantar fasciitis and isolated contracture of the gastrocnemius. *Foot & Ankle International, 32,* 5 – 8.

29. Irving, D. B., Cook, J. L., Young, M. A., & Menz, H. B. (2007). Obesity and pronated foot type may increase the risk of chronic plantar heel pain: A matched case-control study. *BMC Musculoskeletal Disorders, 8,* 41.

30. Wearing, S. C., Smeathers, J. E., Urry, S. R., Hennig, E. M., & Hills, A. P. (2006). The pathomechanics of plantar fasciitis. *Sports Medicine (Auckland, NZ), 36,* 585 – 611.

31. Ribeiro, A. P., Trombini-Souza, F., Tessutti, V., Rodrigues Lima, F., Sacco Ide, C., & João, S. M. (2011). Rearfoot alignment and medial longitudinal arch configurations of runners with symptoms and histories of plantar fasciitis. *Clinics (São Paulo, Brazil), 66,* 1027 – 1033.

32. Werner, R. A., Gell, N., Hartigan, A., Wiggerman, N., & Keyserling, W. M. (2010). Risk factors for plantar fasciitis among assembly plant workers. *PM&R: The Journal of Injury, Function, and Rehabilitation, 2,* 110 – 116.

33. De Garceau, D., Dean, D., Requejo, S. M., & Thordarson, D. B. (2003). The association between diagnosis of plantar fasciitis and Windlass test results. *Foot & Ankle International, 24,* 251 – 255.

34. Nielsen, R. G., Rathleff, M. S., Simonsen, O. H., & Langberg, H. (2009). Determination of normal values for navicular drop during walking: A new model correcting for foot length and gender. *Journal of Foot and Ankle Research, 2,* 12.

35. Brantingham, J. W., Bonnefi n, D., Perle, S. M., Cassa, T. K., Globe, G., Pribicevic, M., Hicks, M., et al. (2012). Manipulative therapy for lower extremity conditions: Update of a literature review. *Journal of Manipulative and Physiological Therapeutics, 35,* 127 – 166.

36. Cleland, J. A., Abbott, J. H., Kidd, M. O., Stockwell, S., Cheney, S., Gerrard, D. F., & Flynn, T. W. (2009). Manual physical therapy and exercise versus electrophysical agents and exercise in the management of plantar heel pain: A multicenter randomized clinical trial. *Journal of Orthopaedic and Sports Physical Therapy, 39,* 573 – 585.

37. Renan-Ordine, R., Alburquerque-Sendín, F., de Souza, D. P. R., Cleland, J. A., & Fernández-de-Las-Peñas, C. (2011). Effectiveness of myofascial trigger point manual therapy combined with a self-stretching protocol for the management of plantar heel pain: A randomized controlled trial. *Journal of Orthopaedic and Sports Physical Therapy, 41,* 43 – 50.

38. Garrett, T. R., & Neibert, P. J. (2013). The effectiveness of a gastrocnemius-soleus stretching program as a therapeutic treatment of plantar fasciitis. *Journal of Sport Rehabilitation, 22,* 308 – 312.

39. Landorf, K. B., & Menz, H. B. (2008). Plantar heel pain and fasciitis. *BMJ Clinical Evidence, 02,* 1111.

40. Sweeting, D., Parish, B., Hooper, L., & Chester, R. (2011). The effectiveness of manual stretching in the treatment of plantar heel pain: A systematic review. *Journal of Foot*

and Ankle Research, 4, 19.

41. Jung, D. Y., Koh, E. K., Kwon, O. Y., Yi, C. H., Oh, J. S., & Weon, J. H. (2009). Effect of medial arch support on displacement of the myotendinous junction of the gastrocnemius during standing wall stretching. Journal of Orthopaedic and Sports Physical Therapy, 39, 867 – 874.

42. Franettovich, M., Chapman, A., Blanch, P., & Vicenzino, B. (2008). A physiological and psychological basis for anti-pronation taping from a critical review of the literature. Sports Medicine (Auckland, NZ), 38, 617 – 631.

43. van de Water, A. T. M., & Speksnijder, C. M. (2010). Efficacy of taping for the treatment of plantar fasciosis: A systematic review of controlled trials. Journal of the American Podiatric Medical Association, 100, 41 – 51.

44. Al-Bluwi, M. T., Sadat-Ali, M., Al-Habdan, I. M., & Azam, M. Q. (2011). Efficacy of EZStep in the management of plantar fasciitis: A prospective, randomized study. Foot and Ankle Specialist, 4, 218 – 221.

45. Drake, M., Bittenbender, C., & Boyles, R. E. (2011). The short-term effects of treating plantar fasciitis with a temporary custom foot orthosis and stretching. Journal of Orthopaedic and Sports Physical Therapy, 41, 221 – 231.

46. Hume, P., Hopkins, W., Rome, K., Maulder, P., Coyle, G., & Nigg, B. (2008). Effectiveness of foot orthoses for treatment and prevention of lower limb injuries: A review. Sports Medicine (Auckland, NZ), 38, 759 – 779.

47. Lee, S. Y., McKeon, P., & Hertel, J. (2009). Does the use of orthoses improve self-reported pain and function measures in patients with plantar fasciitis? A meta-analysis. Physical Therapy in Sport: Official Journal of the Association of Chartered Physiotherapists in Sports Medicine, 10, 12 – 18.

48. Uden, H., Boesch, E., & Kumar, S. (2011). Plantar fasciitis— To jab or to support? A systematic review of the current best evidence. Journal of Multidisciplinary Healthcare, 4, 155 – 164.

49. Beyzadeo ğ lu, T., Gökçe, A., & Bekler, H. (2007). The effectiveness of dorsiflexion night splint added to conservative treatment for plantar fasciitis. Acta Orthopaedica et Traumatologica Turcica, 41, 220 – 224.

50. Lee, W. C. C., Wong, W. Y., Kung, E., & Leung, A. K. L. (2012). Effectiveness of adjustable dorsiflexion night splint in combination with accommodative foot orthosis on plantar fasciitis. Journal of Rehabilitation Research and Development, 49, 1557 – 1564.

51. Sheridan, L., Lopez, A., Perez, A., John, M. M., Willis, F. B., & Shanmugam, R. (2010). Plantar fasciopathy treated with dynamic splinting: A randomized controlled trial.

52. Keenan, A. M., & Tanner, C. M. (2001). The effect of high-Dye and low-Dye taping on rearfoot motion. Journal of the American Podiatric Medical Association, 91, 255 – 261.

53. Fong, D. T. P., Pang, K. Y., Chung, M. M. L., Hung, A. S. L., & Chan, K. M. (2012). Evaluation of combined prescription of rocker sole shoes and custom-made foot orthoses for the treatment of plantar fasciitis. Clinical Biomechanics (Bristol Avon), 27, 1072 – 1077.

54. Carcia, C. R., Martin, R. L., Houck, J., Orthopaedic Section of the American Physical Therapy Association. (Wukich, D. K., & 2010). Achilles pain, stiffness, and muscle power deficits: Achilles tendinitis. Journal of Orthopaedic and Sports Physical Therapy, 40, A1 – 26.

55. Kaufman, K. R., Brodine, S. K., Shaffer, R. A., Johnson, C. W., & Cullison, T. R. (1999). The effect of foot structure and range of motion on musculoskeletal overuse injuries. American Journal of Sports Medicine, 27, 585 – 593.

56. Kvist, M. (1994). Achilles tendon injuries in athletes. Sports Medicine (Auckland, NZ), 18, 173 – 201.

57. Mahieu, N. N., Witvrouw, E., Stevens, V., Van Tiggelen, D., & Roget, P. (2006). Intrinsic risk factors for the development of achilles tendon overuse injury: A prospective study. American Journal of Sports Medicine, 34, 226 – 235.

58. McCrory, J. L., Martin, D. F., Lowery, R. B., Cannon, D. W., Curl, W. W., Read, H. M. Jr, Hunter, D. M., et al. (1999). Etiologic factors associated with Achilles tendinitis in runners. Medicine and Science in Sports and Exercise, 31, 1374 – 1381.

59. Fredberg, U., Bolvig, L., Pfeiffer-Jensen, M., Clemmensen, D., Jakobsen, B. W., & Stengaard-Pedersen, K. (2004). Ultrasonography as a tool for diagnosis, guidance of local steroid injection and, together with pressure algometry, monitoring of the treatment of athletes with chronic jumper' s knee and Achilles tendinitis: A randomized, double-blind, placebo-controlled study. Scandinavian Journal of Rheumatology, 33, 94 – 101.

60. Fredberg, U., Bolvig, L., Lauridsen, A., & Stengaard-Pedersen, K. (2007). Influence of acute physical activity immediately before ultrasonographic measurement of Achilles tendon thickness. Scandinavian Journal of Rheumatology, 36, 488 – 489.

61. Maffulli, N., Kenward, M. G., Testa, V., Capasso, G., Regine, R., & King, J. B. (2003). Clinical diagnosis of Achilles tendinopathy with tendinosis. Clinical Journal of Sport Medicine: Official Journal of the Canadian

Academy of Sport Medicine, 13, 11 – 15.

62. Ohberg, L., Lorentzon, R., Alfredson, H., & Maffulli, N. (2004). Eccentric training in patients with chronic Achilles tendinosis: Normalised tendon structure and decreased thickness at follow up. *British Journal of Sports Medicine, 38,* 8 – 11.

63. Rompe, J. D., Furia, J., & Maffulli, N. (2009). Eccentric loading versus eccentric loading plus shock-wave treatment for midportion achilles tendinopathy: A randomized controlled trial. *American Journal of Sports Medicine, 37,* 463 – 470.

64. Rompe, J. D., Nafe, B., Furia, J. P., & Maffulli, N. (2007). Eccentric loading, shock-wave treatment, or a wait-and-see policy for tendinopathy of the main body of tendo Achillis: A randomized controlled trial. *American Journal of Sports Medicine, 35,* 374 – 383.

65. Silbernagel, K. G., Thomeé, R., Eriksson, B. I., & Karlsson, J. (2007). Full symptomatic recovery does not ensure full recovery of muscle-tendon function in patients with Achilles tendinopathy. *British Journal of Sports Medicine, 41,* 276 – 280 ; discussion 280.

66. Alfredson, H., Pietilä, T., Jonsson, P., & Lorentzon, R. (1998). Heavy-load eccentric calf muscle training for the treatment of chronic Achilles tendinosis. *American Journal of Sports Medicine, 26,* 360 – 366.

67. Rabbito, M., Pohl, M. B., Humble, N., & Ferber, R. (2011). Biomechanical and clinical factors related to stage I posterior tibial tendon dysfunction. *Journal of Orthopaedic and Sports Physical Therapy, 41,* 776 – 784.

68. Dyal, C. M., Feder, J., Deland, J. T., & Thompson, F. M. (1997). Pes planus in patients with posterior tibial tendon insufficiency: Asymptomatic versus symptomatic foot. *Foot & Ankle International, 18,* 85 – 88.

69. Williams, D. S., McClay, I. S., & Hamill, J. (2001). Arch structure and injury patterns in runners. *Clinical Biomechanics (Bristol Avon), 16,* 341 – 347.

70. Alvarez, R. G., Marini, A., Schmitt, C., & Saltzman, C. L. (2006). Stage I and II posterior tibial tendon dysfunction treated by a structured nonoperative management protocol: An orthosis and exercise program. *Foot & Ankle International, 27,* 2 – 8.

71. Houck, J. R., Neville, C., Tome, J., & Flemister, A. S. (2009). Foot kinematics during a bilateral heel rise test in participants with stage II posterior tibial tendon dysfunction. *Journal of Orthopaedic and Sports Physical Therapy, 39,* 593 – 603.

72. Shibuya, N., Ramanujam, C. L., & Garcia, G. M. (2008). Association of tibialis posterior tendon pathology with other radiographic findings in the foot: A case-control study. *Journal of Foot and Ankle Surgery: Official Publication of the American College of Foot and Ankle Surgeons, 47,* 546 – 553.

73. Kulig, K., Popovich, J. M., Noceti-Dewit, L. M., Reischl, S. F., & Kim, D. (2011). Women with posterior tibial tendon dysfunction have diminished ankle and hip muscle performance. *Journal of Orthopaedic and Sports Physical Therapy, 41,* 687 – 694.

74. Kohls-Gatzoulis, J., Angel, J. C., Singh, D., Haddad, F., Livingstone, J., & Berry, G. (2004). Tibialis posterior dysfunction: A common and treatable cause of adult acquired flatfoot. *BMJ, 329,* 1328 – 1333.

75. Kulig, K., Lee, S. P., Reischl, S. F., & Noceti-DeWit, L. (2014). Effect of tibialis posterior tendon dysfunction on unipedal standing balance test. *Foot & Ankle International, 36,* 83 – 89.

76. Kulig, K., Reischl, S. F., Pomrantz, A. B., Burnfield, J. M., Mais-Requejo, S., Thordarson, D. B., & Smith, R. W. (2009). Nonsurgical management of posterior tibial tendon dysfunction with orthoses and resistive exercise: A randomized controlled trial. *Physical Therapy, 89,* 26 – 37.

77. Kulig, K., Lederhaus, E. S., Reischl, S., Arya, S., & Bashford, G. (2009). Effect of eccentric exercise program for early tibialis posterior tendinopathy. *Foot & Ankle International, 30,* 877 – 885.

78. Kulig, K., Burnfi eld, J. M., Requejo, S. M., Sperry, M., & Terk, M. (2004). Selective activation of tibialis posterior: Evaluation by magnetic resonance imaging. *Medicine and Science in Sports and Exercise, 36,* 862 – 867.

79. Galbraith, R. M., & Lavallee, M. E. (2009). Medial tibial stress syndrome: Conservative treatment options. *Current Reviews in Musculoskeletal Medicine, 2,* 127 – 133.

80. Moen, M. H., Tol, J. L., Weir, A., Steunebrink, M., & De Winter, T. C. (2009). Medial tibial stress syndrome: A critical review. *Sports Medicine (Auckland, NZ), 39,* 523 – 546.

81. Bennett, J. E., Reinking, M. F., Pluemer, B., Pentel, A., Seaton, M., & Killian, C. (2001). Factors contributing to the development of medial tibial stress syndrome in high school runners. *Journal of Orthopaedic and Sports Physical Therapy,31,* 504 – 510.

82. Plisky, M. S., Rauh, M. J., Heiderscheit, B., Underwood, F. B., & Tank, R. T. (2007). Medial tibial stress syndrome in high school cross-country runners: Incidence and risk factors. *Journal of Orthopaedic and Sports Physical Therapy, 37,* 40 – 47.

83. Messier, S. P., & Pittala, K. A. (1988). Etiologic factors associated with selected running injuries. *Medicine and*

Science in Sports and Exercise, 20, 501 – 505.

84. Sommer, H. M., & Vallentyne, S. W. (1995). Effect of foot posture on the incidence of medial tibial stress syndrome. Medicine and Science in Sports and Exercise, 27, 800 – 804.

85. Viitasalo, J. T., & Kvist, M. (1983). Some biomechanical aspects of the foot and ankle in athletes with and without shin splints. American Journal of Sports Medicine, 11, 125 – 130.

86. Rauh, M. J. (2014). Summer training factors and risk of musculoskeletal injury among high school cross-country runners. Journal of Orthopaedic and Sports Physical Therapy, 44, 793 – 804.

87. Hamstra-Wright, K. L., Huxel Bliven, K. C., & Bay, C. (2015). Risk factors for medial tibial stress syndrome in physically active individuals such as runners and military personnel: A systematic review and meta-analysis. British Journal of Sports Medicine, 49, 362 – 369.

88. Yagi, S., Muneta, T., & Sekiya, I. (2013). Incidence and risk factors for medial tibial stress syndrome and tibial stress fracture in high school runners. Knee Surgery, Sports Traumatology, Arthroscopy: Official Journal of ESSKA, 21, 556 – 563.

89. Beck, B. R. (1998). Tibial stress injuries. An aetiological review for the purposes of guiding management. Sports Medicine (Auckland, NZ), 26, 265 – 279.

90. Fredericson, M. (1996). Common injuries in runners. Diagnosis, rehabilitation and prevention. Sports Medicine (Auckland, NZ), 21, 49 – 72.

91. Wilder, R. P., & Sethi, S. (2004). Overuse injuries: Tendinopathies, stress fractures, compartment syndrome, and shin splints. Clinical Sports Medicine, 23, 55 – 81, vi.

92. Winters, M., Eskes, M., Weir, A., Moen, M. H., Backx, F. J., & Bakker, E. W. (2013). Treatment of medial tibial stress syndrome: A systematic review. Sports Medicine (Auckland, NZ), 43, 1315 – 1333.

93. Dugan, S. A., & Weber, K. M. (2007). Stress fractures and rehabilitation. Physical Medicine and Rehabilitation Clinics of North America, 18, 401 – 416, viii.

94. Loudon, J. K., & Dolphino, M. R. (2010). Use of foot orthoses and calf stretching for individuals with medial tibial stress syndrome. Foot & Ankle Specialist, 3, 15 – 20.

95. Herring, K. M. (2006). A plyometric training model used to augment rehabilitation from tibial fasciitis. Current Sports Medicine Reports, 5, 147 – 154.

96. Thacker, S. B., Gilchrist, J., Stroup, D. F., & Kimsey, C. D. (2002). The prevention of shin splints in sports: A systematic review of literature. Medicine and Science in Sports and Exercise, 34, 32 – 40.

97. Keene, D. J., Williamson, E., Bruce, J., Willett, K., & Lamb, S. E. (2014). Early ankle movement versus immobilization in the postoperative management of ankle fracture in adults: A systematic review and meta-analysis. Journal of Orthopaedic and Sports Physical Therapy, 44, 690 – 701.

98. Simkin, A., Leichter, I., Giladi, M., Stein, M., & Milgrom, C. (1989). Combined effect of foot arch structure and an orthotic device on stress fractures. Foot & Ankle, 10, 25 – 29.

99. Finestone, A., Shlamkovitch, N., Eldad, A., Wosk, J., Laor, A., Danon, Y. L., Milgrom, C. (1991). Risk factors for stress fractures among Israeli infantry recruits. Military Medicine, 156, 528 – 530.

100. Bennell, K. L., Malcolm, S. A., Thomas, S. A., Reid, S. J., Brukner, P. D., Ebeling, P. R., & Wark, J. D. (1996). Risk factors for stress fractures in track and fi eld athletes. A twelve-month prospective study. American Journal of Sports Medicine, 24, 810 – 818.

101. Sullivan, D., Warren, R. F., Pavlov, H., & Kelman, G. (1984). Stress fractures in 51 runners. Clinical Orthopaedics and Related Research, 187, 188 – 192.

102. Dixon, S. J., Creaby, M. W., & Allsopp, A. J. (2006). Comparison of static and dynamic biomechanical measures in military recruits with and without a history of third metatarsal stress fracture. Clinical Biomechanics (Bristol Avon), 21, 412 – 419.

103. Milner, C. E., Hamill, J., & Davis, I. S. (2010). Distinct hip and rearfoot kinematics in female runners with a history of tibial stress fracture. Journal of Orthopaedic and Sports Physical Therapy, 40, 59 – 66.

104. Pohl, M. B., Mullineaux, D. R., Milner, C. E., Hamill, J., & Davis, I. S. (2008). Biomechanical predictors of retrospective tibial stress fractures in runners. Journal of Biomechanics, 41, 1160 – 1165.

105. Armstrong, D. W., Rue, J.-P. H., Wilckens, J. H., & Frassica, F. J. (2004). Stress fracture injury in young military men and women. Bone, 35, 806 – 816.

106. Hoffman, J. R., Chapnik, L., Shamis, A., Givon, U., & Davidson, B. (1999). The effect of leg strength on the incidence of lower extremity overuse injuries during military training. Military Medicine, 164, 153 – 156.

107. Miller, M. D., DeLee, J., & Thompson, S. R. (2014). DeLee & Drez 's orthopaedic sports medicine: Principles and practice. Philadelphia, PA: Elsevier/Saunders.